食疗保健200典

SHILIAO BAOJIAN LIANGBAIDIAN

药补不如食补
饮食不当会导致疾病
饮食合理可强身健体

郭凡剑 编著

陕西出版集团
三秦出版社

图书在版编目（CIP）数据

食疗保健200典 / 郭凡剑 编著.—西安：三秦出版社，2011.6
ISBN 978-7-80736-839-7

Ⅰ. ① 食… Ⅱ. ① 郭… Ⅲ. ①食物疗法 Ⅳ. ① R247.1

中国版本图书馆CIP数据核字（2010）第196116号

食疗保健200典

郭凡剑 编著

出版发行	陕西出版集团 三秦出版社
	陕西新华发行集团有限责任公司
社　　址	西安市北大街147号
电　　话	（029）87205121
邮政编码	710003
印　　刷	万裕文化产业有限公司
开　　本	720×1000 1/16
成品尺寸	170×240
印　　张	31.25
字　　数	320千字
版　　次	2011年6月第1版
	2011年6月第1次印刷
印　　数	1-23000
标准书号	ISBN 978-7-80736-839-7
定　　价	58.00元

网　　址 WWW.sqcbs.com

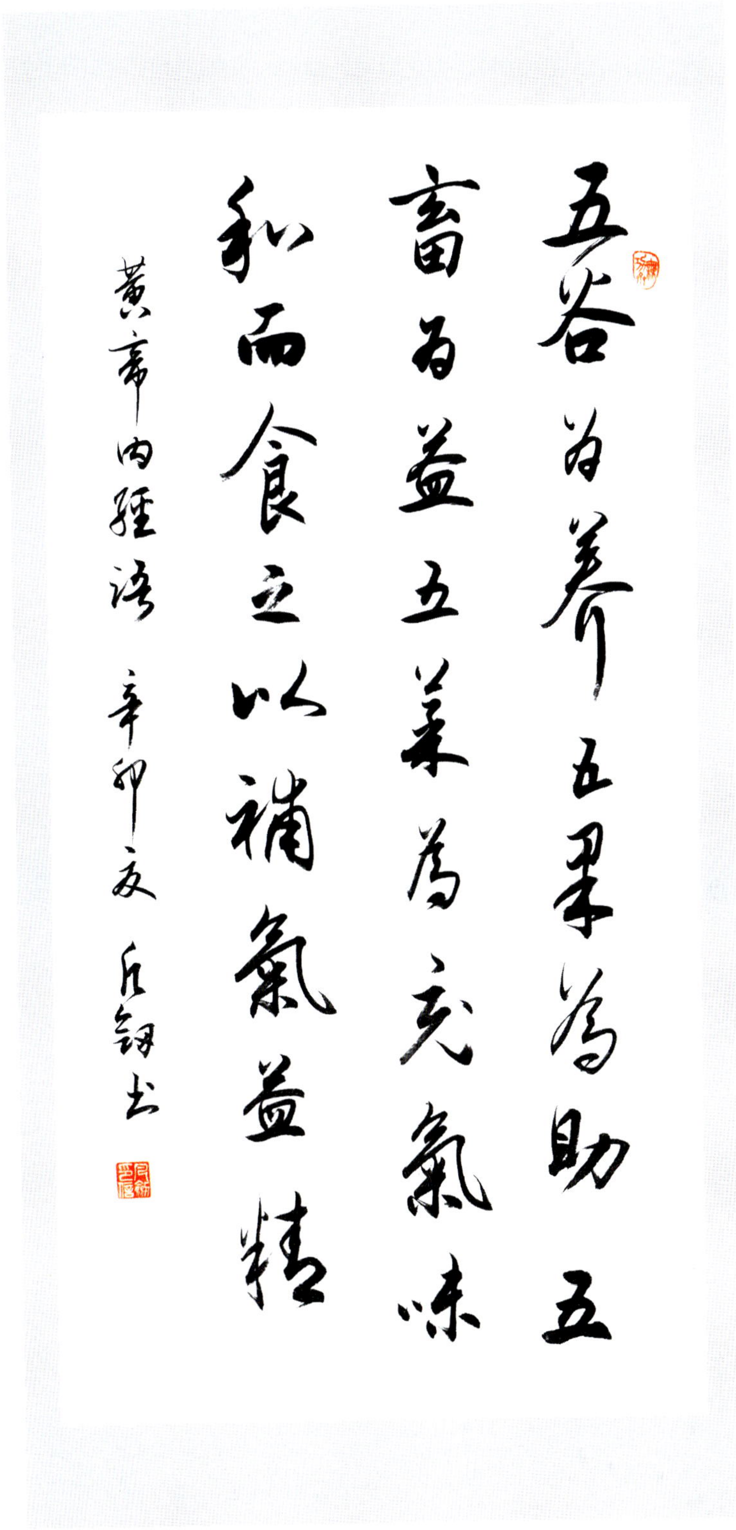
五谷為養五果為助五
畜為益五菜為充氣味
和而食之以補氣益精
黃帝內經語
辛卯夏
書

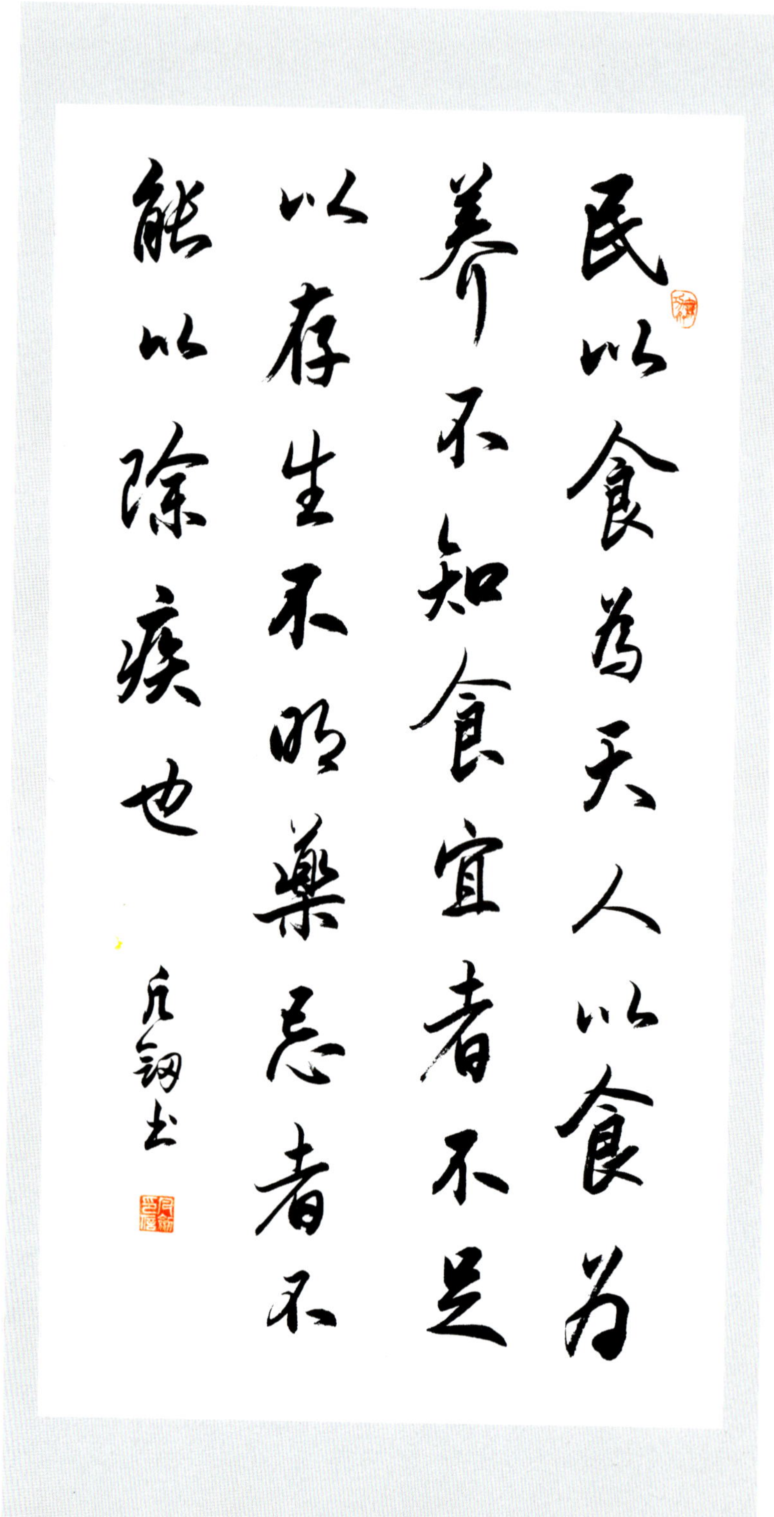
民以食为天人以食为养不知食宜者不足以存生不明药忌者不能以除疾也

前言

——“药食同源”话食疗

“民以食为天”“人以食为养”。饮食是供给人体营养、维持生命活动的源泉，人体的健康需要健康的饮食来维持。唐代药王孙思邈说：“安身之本，必资于食”“不知食宜者，不足以存生也”。保持良好的饮食习惯，合理的膳食调养，不仅能补充营养，更能祛病延年，而不当的饮食则会引起疾病。

一、如何认识“药食同源”

运用食物疗疾祛病、健体强身，在我国有着悠久的历史。古代社会中，人们在寻找食物的过程中发现了各种食物和药物的性味和功效，并认识到许多食物可以药用，许多药物也可以食用，这就是“药食同源”“药食同功”理论产生的基础，也是食物疗法的基本依据。随着生产、生活实践的发展，古代医学家将中药的“四性”“五味”理论运用到食物之中，认为食物也具有“四性”“五味”，食物和药物一样能防治疾病，两者之间很难严格区分，唐代《黄帝内经·太素》中就指出“空腹食之为食物，患者食之为药物”。在西方，同样有人重视食物在医疗保健方面的重要作用，希腊医学之父希波可拉底说：“食物是最好的药品，最好的食物就是最好的药品”。随着中医精气学说和阴阳五行学说的形成，食疗在中医理论的指导下，有了进一步的发展，四时进补、辨证施食、以脏补脏及以形补形的思想相继形成。《黄帝内经》说“五谷为养，五果为助，五畜为益，五菜为充，气味和而服之，以补精益气”“五味入口，藏于胃，以养五脏气”。“五味入胃，各归所喜，故酸先入肝，苦先入心，甘先入脾，辛先入肺，咸先入肾。久而增气，物化之常也。”所以，我国传统饮食文化中，特别讲究荤素调配、五味调和、烹调有方、四时宜忌、饮食有节等原则。

我国古代养生家都十分重视饮食的适度，在健康饮食方面有许多精辟的论述和宝贵经验。《黄帝内经》就明确指出了不良的饮食习惯和不合理的膳食结构与疾病的发生密切相关。“阴之所生，本在五味；阴之五宫，伤在五味……是故谨和五味，骨正筋柔，气血以流，腠理以密，如是则骨气以精，谨道如法，长有天命。”也就是说，饮食对于人体健康是一把双刃剑，人体赖以生存的物质基础，来源于饮食五味；蓄藏这些物质的五脏，损害它们的祸根也在饮食五味。饮食合理，可以强健身体，饮食不当，就会导致疾病。所以，药王孙思邈就曾经告诫人们：“食不欲杂，杂则或有所犯；有所犯者，或有所伤，或当时虽无灾苦，积久为人作患。”用现在的话说就是：食物要合理搭配，否则就可能相克，食物相克就可能伤及身体，虽然当时不会感觉到有什么灾病痛苦，但这些危害是渐进的，日久积累，就会损害人体健康甚至危及生命。这是“病从口入”的一个重要原因。

二、怎样看待“药补不如食补”

药以治病为务，食以养生为主。民间谚语说“药补不如食补”，此话不无道理。唐代孙思邈就十分重视和推崇食疗、食养，他在《千金要方》中说：“为医者，当须洞晓病源，知其所犯，以食治之，食疗不愈，后乃用药可。”“不知食宜者，不足以存生也；不明药忌者，不能以除病也”。“若能用食平疴释情祛疾者，可谓良工。”他在《备急千金要方》和《千金翼方》中列出食养、食疗食物154种，分为谷类、蔬菜、果实、鸟兽四类，其中大部分是日常食品，具体论述了它们的性味、功效、主治和禁忌，书中又列“补益”专项，对病后虚弱、年老体弱者，提供了不少有益的方剂。《千金要方》一书中专列第二十六卷“食治篇”，其中记载了食养、食疗果实类30种，蔬菜类63种，谷类24种，鸟兽类45种，共162种。

俗语说“三分治疗七分养”，意思是说人患了疾病，除了进行有的放矢的治疗外，主要靠休息和合理的膳食来“养”。通过膳食来“养”就是平常所说的食疗。

食物疗法是指通过饮食调理，促使患者得到康复和增强机体生理功能的治疗方法。不同的病症，有不同的食疗方法，如对高血压症病人，原则上讲究节制饮食，不过饥过饱，不暴饮暴食，切实控制食盐的摄入，限制动物蛋白的摄入，避免食用高动物脂肪食品，防止胆固醇的增加，同时避免刺激性较强的食品，等等。不管哪一种食疗，都要把握共同的食疗原则。要根据机体情况，按中医八纲辨证分清表里、寒热、虚实、阴阳，做到“食气相投”；要注意正治与反治，标本缓急，脏腑补泻与汗、吐、下、和、温、清、补、消等八法的运用。食物补养还要注意讲究四时和人的年龄的区别，因时因地灵活选用食物。比如，春季由寒转暖，阳气升发，气候温暖多风，人体气血趋向于表，聚集一冬的内热散发出来，在饮食上就应注意清温平淡；夏季则强调饮食清淡、平和；秋季雨水少，空气干燥，应多吃补气滋阴、生津润燥的食品；冬季气温下降，自然界阴气最盛，阳气最弱，阴长阳消达到顶点，人体遭受寒气冷风侵袭，寒邪最易入肾而引起多种疾患，饮食上就要注重增加厚味、益肾抑阴护阳，以提高抗御风寒的能力。人的年龄不同，食物补养的原则也不一样，如中年是人体由盛转衰的转折点，为了减慢衰老速度，就需要提供保护类饮食和能量性饮食，同时适当增加抗衰老食物等等。

三、食疗保健应注意什么

纵观历代养生学家论著，对食疗、食养都主张饮食有节，清淡薄味为宜，并强调要饭后稍事休息，保持情志愉快，这样才能四季脾旺不受邪，“尽终天年，度百岁乃去”。所以，在运用食疗保健时，要特别注意以下几个方面的问题。

注意宜忌。中医特别强调不相宜食物的禁忌（叫做禁口或忌口）。一般食忌大约可以分为温燥食物、生冷食物、油腻食物、发物、荤腥、盐糖调料、烟茶酒等七类。病症的饮食宜忌是根据病症的寒热、虚实、阳阴、表里，结合食物的四性、五味、升降浮沉及归经等特性来加以确定的。日常生活中人们一般只注重禁口“发物”（发物是指食用后能引起旧疾复发、新病加重的某些食物），却往往忽视其他方面的禁忌，这也是导致某些病症发生或者治疗效果不佳的重要原因。当然，对饮食宜忌不能绝对化，具体情况要具体分析，在讲一般原则的同时要注意个体差异，如有的人对某种食物过敏，就应禁忌。

辨证施膳。就是要根据不同病情、证候、体质、年龄、性别、健康等情况，加以辨证分析，结合个体差异、生活习惯等不同特点，有区别地选择食物。

因时施膳。《素问·六元正纪大论》中说："用寒远寒，用凉远凉，用温远温，用热远热，食宜同法"。意思是告诫人们，要根据四季气候的变迁，辩证用药，用寒凉的药物治病，要避开寒凉的气候，用温热的药物治病，要避开炎热的季节；饮食也同样要因时而宜，如夏季炎热，人体出汗较多，宜常食西瓜、西红柿等祛暑生津之品，而冬季寒冷，人体容易感受风寒之邪，应多食温热的饮食，如羊肉，等等。

因地施膳。也就是要根据不同地区的地理特点、气候条件、饮食习惯，选择不同的食物来调养。如西北地区气候寒冷、干燥少雨，宜多食温热性质的食物，以补充身体的热量，抵御风寒。

平衡膳食。人类的食物是多种多样的，各种食物所含的营养成分不完全相同。只有根据食物所含营养素的特点，均衡地摄取食物，才能保证营养合理、膳食平衡，达到防病健身的目的。

四、本书的编写目的及内容简介

合理饮食是食疗养生的基本要求之一。药有"温、热、寒、凉"四性和"辛、甘、酸、苦、咸"五味，而食物也同样有"四味"、有"五性"。各种不同的食物，都有其特有的"偏性"，对这种偏性的正确认识是进行食疗养生的前提；各类人群（如儿童、老人、孕妇）、各类体质（如偏寒性体质、偏热性体质）、各类病症（如肾病、肝病），饮食调养各有宜忌。所以，本书依据老祖宗"食既能充饥，也能疗疾"的思想，精心选取了日常生活中随手可得的200种常见食物，按蔬菜篇、瓜果篇、谷物篇、肉禽蛋乳篇、干（坚）果篇、水产篇、菌类篇、其它篇等八个类型，用通俗易懂的文字，向读者详细介绍了每种食物的药用功效、营养价值、科学食用方法、日常食用时的宜与忌等，并向读者推荐了每种食物安全、有效、实用、简单易学的食疗养生配方，以求让读者了解中华医药"药食同源""药食同功"文化的灵魂与精髓，在满足口腹之欲的同时，把饮食与防病、治病结合起来，学会在日常生活中根据自身需求，恰当而合理地选择和搭配食物，"寓疗于食，食中求疗"。

CONTENTS

目　录

一、蔬菜类

二、瓜果类

三、谷物类

四、肉禽蛋乳类

五、干（坚）果类

六、水产类

七、菌类

八、其它类

一、蔬菜类

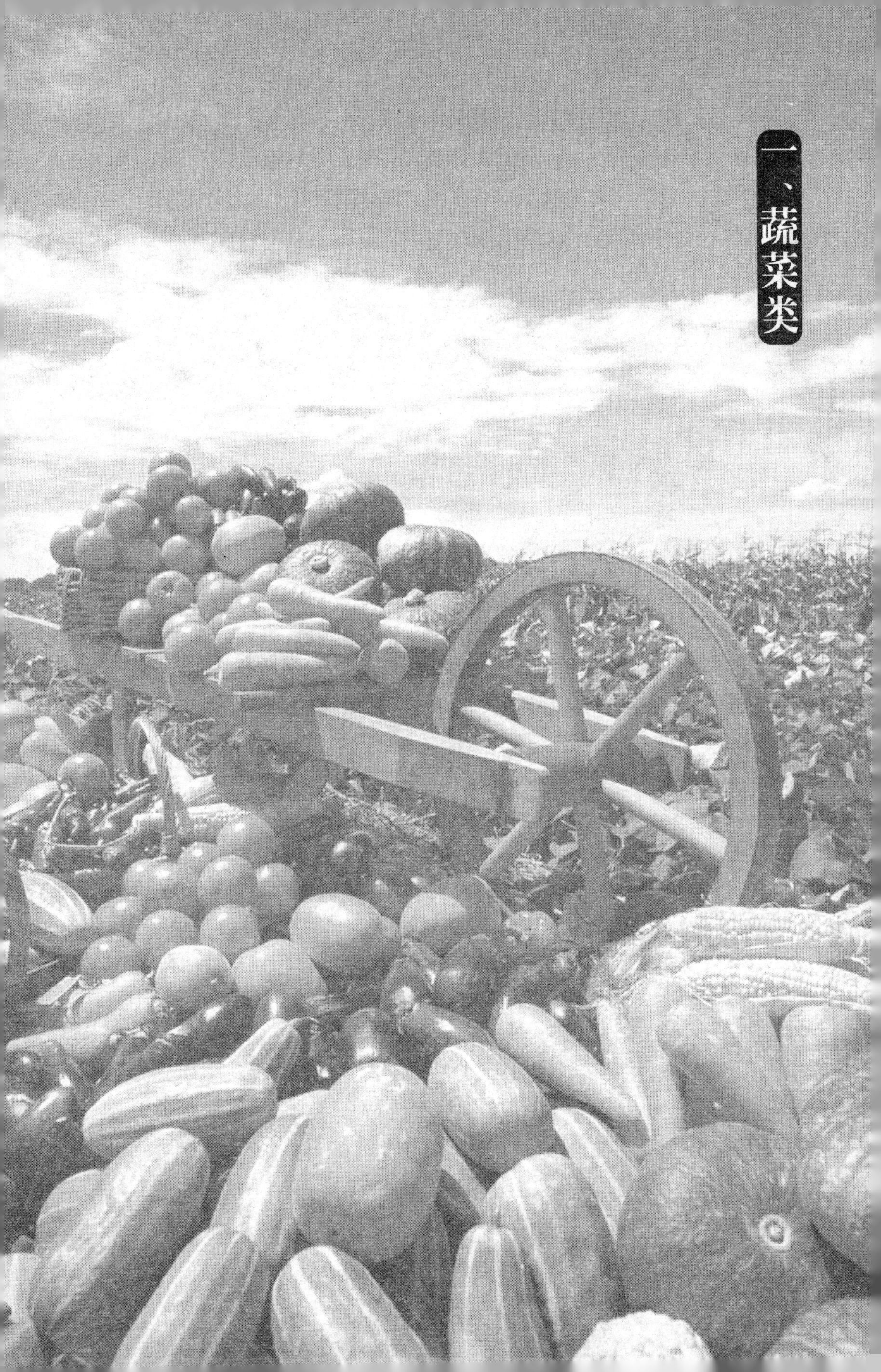

菠 菜 (bo cai)

菠菜是一种营养丰富的常见蔬菜，古代中国人称之为“红嘴绿鹦哥”，古代阿拉伯人称它为“蔬菜之王”。菠菜又称菠棱、赤根菜、波斯草、鹦鹉菜。我国各地都有栽培。冬、春季采收，去须根洗净食用。

菠菜的品质以色泽浓绿，根为红色，不着水，茎叶不老，无抽苔开花，不带黄烂叶者为佳。

一、菠菜有哪些药用价值和营养价值

传统中医认为菠菜是一味家常食用良药，具有补血止血、利五脏、通血脉、止渴润肠、滋阴平肝、助消化的作用，可用于治疗高血压、头痛、目眩、风火赤眼、糖尿病、便秘等病症。

现代医药学、生物学研究表明：菠菜中含有大量的β胡萝卜素，维生素 B_6、叶酸、铁和钾的含量也很高。其中丰富的铁对缺铁性贫血有改善作用，因此被推崇为养颜佳品。菠菜叶中含有铬和一种类胰岛素样物质，作用与胰岛素非常相似，能使血糖保持稳定。丰富的 B 族维生素能够防止口角炎、夜盲症等维生素缺乏症的发生。菠菜中含有大量的抗氧化剂如维生素 E 和硒元素，具有抗衰老、促进细胞增殖作用，既能激活大脑功能，又可增强青春活力，预防止老年痴呆症。哈佛大学的一项研究还发现，每周食用 2~4 次菠菜的中老年人，因摄入了维生素 A 和胡萝卜素，可降低患视网膜退化的危险，从而保护视力。

二、常吃菠菜的好处

(一) 促进人体新陈代谢。菜中所含微量元素，能促进人体新陈代谢，增进身体健康。大量食用菠菜，可降低中风的危险。

(二) 清洁皮肤、抗衰老。菠菜具有促进培养细胞增殖的作用，既抗衰老又能增强青春活力。民间有用菠菜捣烂取汁洗脸美容的方法：每周洗脸数次，连续使用一段时间，可清洁皮肤毛孔，减少皱纹及色素斑，保持皮肤光洁。

(三) 通肠导便、防治痔疮。菠菜含有大量的植物粗纤维，具有促进肠道蠕动的作用，利于排便，而且能促进胰腺分泌，帮助消化。对于痔疮、慢性胰腺炎、便秘、肛裂等病症有治疗作用。

（四）促进生长发育、增强抗病能力。菠菜中所含的胡萝卜素，在人体内转变成维生素A，能维护正常视力和上皮细胞的健康，增加预防传染病的能力，促进儿童生长发育。

（五）保障营养、增进健康。菠菜中含有丰富的胡萝卜素、维生素C、钙、磷及一定量的铁、维生素E等有益成分，能供给人体多种营养物质。菠菜所含的铁质，对缺铁性贫血有较好的辅助治疗作用。

三、食用菠菜应注意什么

（一）肾炎和肾结石患者不宜食用。菠菜所含草酸与钙盐能结合成草酸钙结晶，使肾炎病人的尿色混浊、盐类结晶增多。

（二）由于菠菜的润肠通燥功能较强，脾虚便溏者不宜多吃。

（三）菠菜含有草酸，圆叶品种含量尤多，食用后影响人体对钙的吸收，因此，一次食用不宜过多。另外，做菠菜时，要先将菠菜用开水烫一下，然后再炒、拌或做汤，可除去80%的草酸含量。

（四）菠菜含草酸较多，不宜与含钙丰富的食物（如豆类、豆腐及木耳、虾米、海带、紫菜等）共煮，否则会形成草酸钙，既不利于钙的吸收，又有碍消化。

四、常见的菠菜保健食谱

（一）金苓菠菜汤

配料 石斛、茯苓各20克，沙参12克，菠菜400克，素汤（豆芽加水熬炼而成）800毫升，葱白、姜块各适量。

做法 石斛、茯苓、沙参以水煎取药汁200毫升；菠菜洗净，切4厘米段，葱白切段，生姜切片。将菠菜急焯一下捞起；炒锅放旺火上，加花生油烧热，下生姜煸赤，挑去生姜；爆入精盐，倒入药汁和素汤，烧沸后倒入菠菜，汤沸后调味精即可。

功用 此菜由菠菜配以甘淡滋补的药物，具有益胃养阴，健脾助食的功效。对于胃肠燥热、阴亏液少、食欲不振者，有一定的食疗作用。

（二）菠菜粥

配料 菠菜、大枣各50克，粳米100克。

做法 将粳米、大枣洗净，加水熬成粥。熟后再加入菠菜煮沸即可。

功用 此粥营养丰富，具有健脾益气，养血补虚的功效，常用于治疗缺铁性贫血，每日1次，连服半月。

（三）菠菜拌藕片

配料 菠菜、鲜藕各200克，盐、麻油、味精适量。

做法 将菠菜拣翠嫩者，洗净，入沸水中稍焯；鲜藕去皮切片，入开水氽断生；将两者混合加入盐、麻油、味精拌匀即可。

功用 本菜具有清肝明目的功效，适用于肝血不足所致的视物不清、头昏肢颤等病症。

（四）菠菜羊肝汤

配料 鲜菠菜、羊肝各50克，盐、麻油、味精适量。

做法 将菠菜洗净切段，羊肝切片；锅内加水约750毫升，烧沸后放入羊肝，稍滚下菠菜，并加入适量盐、麻油、味精，滚后即可。吃羊肝、菠菜并喝汤。

功用 此汤具有养肝明目的功效，适用于视力模糊、两目干涩等病症。

（五）菠菜猪血汤

配料 鲜菠菜、熟猪血各500克，姜片、葱段各适量。

做法 鲜菠菜洗净切段，猪血切条；将锅置火上，加猪油，将葱、姜煸香，倒入猪血煸炒，烹入料酒，煸炒至水干，加入肉汤、盐、胡椒、菠菜，煮沸后，盛入汤盆即成。

功用 此汤具有养血止血、敛阴润燥的功能，适用于血虚肠燥、贫血及出血等病症。

（六）菠菜汤

配料 菠菜250克，食油（或芝麻油）、酱油和盐适量。

做法 菠菜切段，煮汤；加少许食油或芝麻油、酱油和盐调味食。

功用 本汤以菠菜清热润肠，用于肠胃燥热、心烦口渴、大便秘结。

（七）菠菜鸡金汤

配料 鸡内金10克，菠菜根（或菠菜）250克。

做法 鸡内金焙研为末，用菠菜根（或菠菜）切碎，煎汤取汁送服。

功用 本方取菠菜根清热生津止渴、鸡内金收涩固肾的功效，故对下消（糖尿病）有辅助治疗的功效。

（八）菠菜猪肝汤

配料 菠菜250克，猪肝60克，芝麻油、酱油、盐适量。

做法 菠菜、猪肝共煮熟（不可太过），以芝麻油、酱油、食盐等调味食。

功用 菠菜能养肝明目，猪肝为补肝明目之妙品，配伍应用其效甚佳。用于肝虚目昏，或夜盲症、黄昏后视物不清。

白 菜 (bai cai)

大白菜古时又叫菘，有“菜中之王”的美名。在我国北方的冬季，大白菜更是餐桌上必不可少的日常食用蔬菜，有“冬日白菜美如笋”之说。大白菜具有较高的营养价值，有“百菜不如白菜”的说法。

一、白菜有哪些药用价值和营养价值

白菜中含有丰富的维生素C、E，多吃白菜，可以起到很好的护肤和养颜效果。美国纽约激素研究所的科学家发现，白菜中的一些微量元素，能帮助分解同乳腺癌相联系的雌激素，中国和日本妇女乳腺癌率之所以比西方妇女低得多，原因是她们常吃白菜。白菜中的纤维素不但能起到润肠、促进排毒的作用，还能促进人体对动物蛋白质的吸收。白菜具有清热除烦、通利肠胃的功能，对便秘、热咳都有一定疗效。所含粗纤维和脂肪结合后，可防止血浆胆固醇的形成，抑制动脉粥样硬化的形成。中医认为白菜微寒味甘，有养胃生津、除烦解渴、利尿通便、清热解毒的功效，主治肺热、咳嗽、咽干、口渴、头痛、大便干结、丹毒、痔疮出血等病症。民间也常说“鱼生火，肉生痰，白菜豆腐保平安。”

二、吃白菜的好处

(一) 利肠通便，帮助消化。大白菜中含有大量的粗纤维，可促进肠壁蠕动，帮助消化，防止大便干燥，促进排便，稀释肠道毒素，既能治疗便秘，又有助于营养吸收。

(二) 消食健胃，补充营养。大白菜味美清爽，开胃健脾，含有蛋白质、脂肪、多种维生素及钙、磷、铁等矿物质，常吃有助于增强机体免疫功能，对减肥健美很有帮助。

(三) 防癌抗癌。白菜含有活性成分吲哚-3-甲醇，能帮助体内分解与乳腺癌发生相关的雌激素，如果妇女每天吃500克左右的白菜，可使乳腺癌发生率减少。此外，白菜所含微量元素钼可抑制人体对亚硝酸胺的吸收、合成和积累，所以有一定抗癌作用。

(四) 预防心血管疾病。白菜中的有效成分能降低人体胆固醇水平，增加血管弹性，常吃可预防动脉粥样硬化和某些心血管疾病。

三、常见的白菜保健食疗食谱

(一) 白菜墩

配料 大白菜心 1 棵（约 500 克），腊肉片 20 克，葱段、姜片各适量。

做法 将白菜心洗净、沥水，切成 2 段，放入搪瓷盆内，加入葱段、姜片、腊肉片、料酒、肉汤，上笼蒸约 1 小时，待白菜酥烂时，放入盐、味精、白胡椒粉、鸡油即可。

功用 具有养胃通络、滑窍利水的功效。适用于小便不利、胃纳不佳、大便干结等病症。

(二) 开水白菜

配料 白菜心 500 克。

做法 将白菜心洗净，放入沸水中焯至断生，立即捞入凉开水中漂凉，再捞出顺放在案板上，用刀修整齐，放在汤碗内，加佐料，上笼用旺火蒸 2 分钟取出，滗去汤；用沸清汤 250 毫升过一次，沥水；炒锅置旺火，放入高汤，再加入少许胡椒粉，烧沸后，撇去浮沫，倒入盛有菜心的汤碗内，上笼蒸熟即成。

功用 本菜汤清如水，菜嫩味鲜，具有益胃通便，增强食欲的功效。适用于热病愈后体虚消化力弱、大便不畅等病症。

(三) 金边白菜

配料 大白菜 500 克，干红辣椒丝 7.5 克，湿淀粉适量。

做法 大白菜洗净，切成 3 厘米长、1.5 厘米宽的长条；辣椒去子切成 3 厘米长的段；菜油烧至 7 成热，将辣椒炸焦，放入姜末、白菜，旺火急速煸炒，加醋、酱油、精盐、白糖，煸至刀茬处出现金黄色，用湿淀粉勾芡，浇上麻油，翻炒后即可装盆。

功用 此菜具有养胃助食的功效，适用于脾胃虚弱、食欲不振等病症。

(四) 瓦口白菜

配料 白菜 1000 克。

做法 拣白菜嫩菜心横切，整放盘中，将香油、酱油、醋煮滚后浇 2~3 次，即成。

功用 此菜具有清热解毒的功效，对于肺胃蕴热、口燥食少者有辅助治疗作用。

特别提醒 大白菜性偏寒凉，胃寒腹痛、大便清泻及寒痢的人不可多吃。

荸　荠 (bi ji)

荸荠，莎草科荸荠属浅水性宿根草本，我国长江以南各地普遍栽培。古称凫茈，俗称马蹄，以球茎作蔬菜食用。荸荠皮色紫黑，肉质洁白，味甜多汁，清脆可口，自古就有“地下雪梨”的美誉，北方人把它叫做江南人参。荸荠既可作为水果，又可算作蔬菜，是大众喜爱的时令食品。

一、荸荠有哪些药用价值和营养价值

中医认为荸荠是寒性食物，能清热止渴、利湿化痰、凉血解毒、利尿通便、降血压，用于热病伤津烦渴、咽喉肿痛、口腔炎、湿热黄疸、高血压病、小便不利、麻疹、肺热咳嗽、矽肺、痔疮出血等症。

现代营养学研究显示，荸荠的磷含量在根茎蔬菜中是最高的，能促进人体生长发育和维持生理功能，对牙齿、骨骼的发育有很大好处，同时可促进体内的糖、脂肪、蛋白质三大物质的代谢，调节酸碱平衡，因此荸荠适于儿童食用。英国在对荸荠的研究中发现了一种不耐热的抗菌成分——荸荠英，这种物质对金黄色葡萄球菌、大肠杆菌及绿脓杆菌都有一定的抑制作用，对降低血压也有一定效果，还对肺部、食道和乳腺的癌肿有防治作用。荸荠还有预防急性传染病的功能，在麻疹、流行性脑膜炎较易发生的春季，荸荠是很好的防病食品，既可清热生津，又可补充营养，有清热泻火的良好功效，最宜用于发烧病人。

二、吃荸荠的保健作用有哪些

（一）抗肿瘤。荸荠含有抗癌成分。上海肿瘤防治研究协作组在筛选中药时发现，荸荠的各种制剂在动物体内都有抑癌作用。新加坡《中医学报》曾介绍食用荸荠可治疗食道癌。

（二）抗菌。荸荠对金黄色葡萄球菌、大肠杆菌及绿脓杆菌都有抑制作用，也是夏季治疗急性肠胃炎的佳品。

（三）防治呼吸道病症。在呼吸道传染病较多的季节，吃鲜荸荠有利于防治流脑、麻疹、百日咳及急性咽喉炎。

（四）利肠通便、利尿排淋。荸荠含有粗蛋白、淀粉，能促进大肠蠕动，临床上常用于治疗热邪引起的食积痞满和大便燥结等。荸荠水煎液能利尿排淋，是尿道感染患者的食疗佳品。

(五) 治疗糖尿病。荸荠质嫩多汁，可生津止渴，对糖尿病患者有一定的辅助治疗作用。

(六) 清肺化痰。荸荠甘寒，能清肺热，又富含黏液质，有生津润肺化痰作用，所以能清化痰热，治疗肺热咳嗽、咳吐黄粘浓痰等症。

(七) 其他。临床常用荸荠治疗舌赤少津、咽干喉疼、醉酒昏睡等症。高血压、便秘及痔疮出血等患者，宜食用鲜荸荠；将荸荠捣烂外敷，可治妇女乳头裂。制成荸荠粉，内服清咽化痰，对嗓子、声带保健大有裨益。

三、吃荸荠应注意什么

(一) 荸荠不宜生吃。因为荸荠生长在泥中，外皮和内部都有可能附着较多的细菌和寄生虫，所以一定要洗净煮透后食用。

(二) 不适宜小儿消化力弱、脾胃虚寒、有血淤的人食用。

(三) 低血压患者多食用荸荠，会使病情加重。

四、荸荠保健食疗配方

(一) 海蜇荸荠汤

配料 海蜇皮 50 克，荸荠 100 克。

做法 海蜇皮洗净，荸荠去皮切片同煮汤。吃海蜇皮、荸荠，饮汤，每日 2 次。

功用 清热化痰、滋阴润肺，也适用于阴虚阳亢的高血压患者。

(二) 当归荸荠薏米粥

配料 当归 15 克，荸荠 30 克，薏米 100 克。

功用 将当归切成片，入锅煮 30 分钟，去渣后加入荸荠和薏米煮成粥，出锅后加蜂蜜食用。

功用 清热解毒、活血止痛、健脾利湿。适用于咽喉肿痛、痰热咳嗽、心烦口渴患者。

(三) 荸荠柽柳汤

配料 荸荠 90 克，柽柳叶 15 克 (鲜枝叶 30 克)。

做法 将荸荠、柽柳叶一同水煎。每日分 2 次饮服。

功用 温中益气、消风毒，适用于麻疹透发不快。

(四) 荸荠五汁饮

配料 荸荠、鲜藕、梨、鲜芦汁、鲜麦冬各适量。

做法 一同榨汁饮用。

功用 生津消热、降低血压。

五、荸荠治病小验方推荐

(一) 治食道癌：荸荠10只，带皮蒸煮，每日服食。

(二) 治咽喉肿痛：荸荠绞汁冷服，每次125克。

(三) 预防流感：鲜荸荠250克，甘蔗1根，切段，入锅煎煮，熟食，有清热消炎、生津止渴之效，适于发热后期的心烦口渴和低烧不退，还可预防流感。

(四) 通肠利便：荸荠500克，煮熟捣烂，加盐、姜、豆粉，挤成丸子，油炸后捞起。生粉勾芡成卤，浇在丸上，味鲜滑口，可消食开胃，利肠通便。

(五) 治癌症放疗中或放疗后引起的津液亏损、大便秘结：生荸荠20枚（洗干净，并用温水烫）榨汁，然后加入半杯甘蔗汁和匀饮用，每日1~2杯。

(六) 治痰核、瘰疬：荸荠100克，海蜇100克，煮汤服，每日2~3次。

(七) 治阴虚肺燥、痰热咳嗽：鲜荸荠150克，打碎绞汁，加入藕汁100毫升，梨汁60毫升，芦根汁60毫升同服。每日1~2次。

(八) 治癌症手术后、放化疗中脾胃虚弱：荸荠60克，香菇30克，嫩豆腐400克，葱花9克，油、盐、胡椒粉、味精各适量。将香菇洗净，温水发开去蒂切丝（保留菇水）；将豆腐切成小块状，葱切碎，荸荠洗净削皮、并切成小片。取香菇、荸荠、豆腐一起置锅中煮汤，汤沸后加入油、盐、胡椒粉、味精，再入葱花煮片刻即可，佐餐服用。

(九) 治癌症病人肝肾阴虚：荸荠150克，大鲜蘑菇14朵，枸杞子15克，酱油20克，鲜番茄1只，白糖、米酒、精炼油、芝麻油各适量。将荸荠洗净切片，蘑菇蒂削平后洗净，放沸水锅中煮25秒钟捞出，用冷水漂凉。锅置小火上烘热，下油，将蘑菇、荸荠放在油锅中，反复翻炒，至菇面呈金黄色，加入米酒、白糖、枸杞子、酱油及开水200毫升，加盖，用小火焖煮，至汤汁基本干，淋上麻油，然后将切片番茄放在蘑菇上即可。

(十) 治癌症病人脾肺两虚：荸荠100克，蘑菇100克，鸡蛋3只，植物油、香葱、盐适量。将荸荠洗净切片；蘑菇洗净，切片；香葱洗净去根须，切成葱花。取鸡蛋放入碗内，投入蘑菇、荸荠、油、盐，用筷子打搅拌匀。再放入烧热的油锅中，不停翻炒，待成小块状时即可服用。

菜　花 (cai hua)

菜花又叫花菜、花椰菜，属十字花科，是甘蓝的变种，为洁白、短缩、肥嫩的花蕾、花枝、花轴等聚合而成的花球，是一种粗纤维含量少，品质鲜嫩，营养丰富，风味鲜美，人们喜食的蔬菜。

一、菜花有哪些药用价值和营养价值

菜花的营养较一般蔬菜丰富。它含有蛋白质、脂肪、碳水化合物、食物纤维、维生素 A、B、C、E、P、U 和钙、磷、铁等矿物质。中医认为菜花性凉、味甘，可补肾填精、健脑壮骨、补脾和胃，主治久病体虚、肢体痿软、耳鸣健忘、脾胃虚弱、小儿发育迟缓等病症。菜花质地细嫩，味甘鲜美，食后极易消化吸收，其嫩茎纤维，烹炒后柔嫩可口，适宜于中老年人、小孩和脾胃虚弱、消化功能不强的人食用。尤其在暑热之际，口干渴、小便呈金黄色、大便硬实或不畅通时，用菜花煎汤，频频饮服，有清热解渴、利尿通便的功效。菜花含有抗氧化、防癌症的微量元素，长期食用可以减少乳腺癌、直肠癌及胃癌等癌症的发病概率。据美国防癌协会的报道，在众多的蔬菜水果中，菜花、大白菜的抗癌效果排在前列，已被各国营养学家列入抗癌食谱。

一般人群都能食用，没有特殊禁忌。

二、吃菜花有哪些好处

(一) 抗癌防癌。菜花含有抗氧化、防癌症的微量元素，长期食用可以减少乳腺癌、直肠癌及胃癌等癌症的发病几率。尤其是在防治胃癌、乳腺癌方面效果尤佳。研究表明，菜花不但能给人补充一定量的硒和维生素 C，同时也能供给丰富的胡萝卜素，可起到阻止癌前病变细胞形成的作用，抑制癌肿生长。

(二) 软化血管。菜花是含有类黄酮最多的食物之一，类黄酮除了可以防止感染，还是最好的血管清理剂，能够阻止胆固醇氧化，防止血小板凝结成块，因而减少心脏病与中风的危险。

(三) 增加血管壁强度。有些人的皮肤一旦受到小小的碰撞和伤害就会变得青一块紫一块，这是因为体内缺乏维生素 K。补充维生素 K 的最佳途径就是多吃菜花。

多吃菜花还会使血管壁加强，不容易破裂。

(四) 解肝脏毒。丰富的维生素 C 含量，使菜花可增强肝脏解毒能力，并能提高机体的免疫力，可防止感冒和坏血病的发生。

(五) 提高免疫力。菜花的维生素 C 含量极高，不但有利于人的生长发育，促进肝脏解毒，更重要的是能提高人体免疫功能，增强人的体质，提高人体机体免疫功能，增加抗病能力。

(六) 美白肌肤。菜花中还含有二硫酚硫酮，可以降低形成黑色素的酶及阻止皮肤色素斑的形成，经常食用可滑肠开胃，对肌肤有很好的美白效果。

三、食用菜花应注意什么

(一) 菜花虽然营养丰富，但常有残留的农药，还容易生菜虫，所以在吃之前，将菜花放在盐水里浸泡几分钟，菜虫就跑出来了，还有助于去除残留农药。

(二) 菜花焯水后，应放入凉开水内过凉，捞出沥净水再用。

(三) 菜花加热烧煮时间不宜过长，否则会丧失和破坏防癌抗癌的营养成分。

(四) 菜花最好用蒸、炒方法食用。花菜具有抗癌作用，但是英国一项研究警告，如果用水煮菜花，会把其中的抗癌成分损失七成以上。所以，研究报告建议，烹煮花菜最好用蒸、炒的方法。

四、菜花保健食疗食谱推荐

(一) 香菇炒菜花

配料　菜花 250 克，香菇 15 克，鸡油 10 克，鸡汤 100 毫升，花生油、精盐、味精、葱、生姜、淀粉各适量。

做法　菜花择洗干净，切成小块，放入沸水锅内焯一下捞出；香菇用温水泡发，去蒂洗净。炒锅上火，放花生油烧热，下葱、姜煸出香味，加鸡汤、精盐、味精，烧开后捞出葱、姜，放入香菇、菜花，用小火稍煨入味后，用水淀粉勾芡，淋上鸡油，盛入盘内即可食用。

功用　益气健胃、补虚强身。适用于食欲不振、吐泻乏力等症，也可以防治佝偻病。

(二) 鸭肉炒菜花

配料　鸭胸肉、菜花、葱花、食用油、料酒、盐、鸡精、粉芡。

做法　把鸭胸肉切片，菜花洗净劈成小朵，坐开水锅，下锅焯一下，捞出过凉水，沥净水备用；坐铁锅放食用油，油热后将葱花炝出香味，然后把焯好的菜花和鸭胸肉一同放入翻炒，放料酒、盐、鸡精，快速翻炒勾芡出锅。

功用　补虚益气。

(三) 牛奶花椰菜泥

配料 菜花20克，牛奶20克。

做法 菜花清洗干净，放入开水中氽烫至软。将沥干水分的花椰菜剁成碎末。最后将菜花末放入准备好的牛奶中，调稀即可。

功用 可补肾填精、健脑壮骨、补脾和胃，特别适合生长发育期儿童和在污染环境中生活的人食用。

(四) 海虾花椰菜

配料 海虾仁4~6只，新鲜花椰菜50克，油适量，盐少许。

做法 海虾仁挑去沙筋洗净，切成小段。花椰菜洗净切成小块后沥干备用。炒锅中加入少许油和盐，油热后放入花椰菜。翻炒均匀后，加入少量的水，加盖闷煮。待花椰菜煮熟后，加入海虾仁翻炒，虾仁颜色转为红色即可。

功用 本款菜式红白相间，鲜嫩可口，其中的海虾不仅营养丰富，更能提供优质天然的碘元素，是宝宝的理想食谱。

(五) 蟹堡花椰菜

配料 海蟹1只、花椰菜50克，盐适量。

做法 将海蟹洗净，挖出蟹肉加盐调味填塞成蟹堡。花椰菜切成小块，在盐水中氽烫备用。将蟹堡铺上一层铝箔纸，放入烤箱内烤熟。排入花椰菜摆盘即可。

功用 海蟹是高蛋白质食物，又含丰富的碘元素，结合花椰菜丰富的营养功效，具有相当高的营养保健价值。

葱（cong）

葱又称芤、菜伯、四季葱、青葱，是百合科草本植物葱的全草或茎，有香葱、火葱、大葱等品种。葱在东亚国家以及各华人地区中，常作为一种很普通的香料调味品或蔬菜食用，与蒜、姜、花椒合称“调味四君子”。鳞茎入药，称为葱白。我国各地都有栽培，多在冬、春采收，去须根，洗净用。

一、葱有哪些药用价值和营养价值

葱是蔬药兼优的食物，药用价值很高，我国民间用葱来治疗伤风感冒、头痛鼻塞、急慢性鼻炎、鼻窦炎、小儿蛔虫腹痛、痈疮肿毒等已很普遍。中医认为葱叶能利五脏、益头目、清水肿，葱白有解肌发表、利肺通阳、解毒消肿、散淤血、止疼的功效。现代医学还发现葱有着较强的杀菌作用，功同大蒜，对预防肠道、呼吸道传染病有疗效。葱的辛香味，能促进人的消化液分泌，从而提高食欲促进消化；葱所含的前列腺素 A 能舒张小血管而减少血循环阻力，有助于防治高血压，对脑力劳动者更加适宜。

二、吃葱的好处

(一) 解热、祛痰。葱的挥发油等有效成分，具有刺激身体汗腺、发汗散热的作用；葱油能刺激上呼吸道，使黏痰易于咯出。

(二) 促进消化吸收。葱还有刺激机体消化液分泌的作用，能够健脾开胃，增进食欲。

(三) 抗菌、抗病毒。葱中所含大蒜素，具有明显的抵御细菌、病毒的作用，对痢疾杆菌和皮肤真菌的抑制作用更强。

(四) 防癌抗癌。香葱所含果胶，可明显地减少结肠癌的发生，有抗癌作用。葱所含的蒜辣素也可以抑制癌细胞的生长。

(五) 降脂降糖。葱还有降血脂、降血压、降血糖的作用，如果与蘑菇一起食用可以起到促进血液循环的作用。

三、吃葱的宜与忌

宜　伤风感冒，发热无汗，头痛鼻塞，咳嗽痰多的人宜食；腹部受寒引起的腹痛腹泻的人宜食；胃寒之食欲不振，胃口不开的人宜食；孕妇宜食；头皮多屑而痒的人宜食。烧鱼烧肉时可作为调味。

忌 表虚多汗自汗的人忌食；患有狐臭的人忌食。

四、日常吃葱存在的三大误区

(一) 小葱拌豆腐。葱所含的草酸与豆腐容易形成草酸钙，阻碍人体对钙的摄取。不仅是豆腐，葱也不应与其它含钙量较高的食物一起食用。

(二) 葱炖狗肉、公鸡肉。葱炖狗肉、公鸡肉很容易导致上火，爱上火的人尤其应该少吃，鼻炎患者食用葱炖狗肉可能会加重病情。

(三) 葱与蜂蜜同食。吃葱不宜喝蜂蜜，蜂蜜中的各种酶类与葱中的某些成分会发生反应，产生对人体有害的物质，容易导致人腹泻、胃肠道不适。

五、常见的葱保健食疗食谱

(一) 葱豉汤

配料 葱 30 克，淡豆豉 10 克，生姜 3 片，黄酒 30 毫升。

做法 将葱、淡豆豉、生姜并水 500 毫升入煎，煎沸后再入黄酒一、二沸即可。

功用 具有发散风寒、理气和中的功效，适用于外感风寒、恶寒发热、头痛、鼻塞、咳嗽等病症。

(二) 葱枣汤

配料 大枣 20 枚，葱白 7 根。

做法 将红枣洗净，用水泡发，入锅内，加水适量，用文火烧沸，约 20 分钟后，再加入洗净的葱白，继续用文火煎 10 分钟即成。服用时吃枣喝汤，每日 2 次。

功用 具有补益脾胃、散寒通阳的功效，可辅治心气虚弱、胸中烦闷、失眠多梦、健忘等病症。

(三) 葱炖猪蹄

配料 葱 50 克，猪蹄 4 只，食盐适量。

做法 将猪蹄拔毛洗净，用刀划口；葱切段，与猪蹄一同放入，加水适量，入食盐少许，先用武火烧沸，后用文火炖熬，直至熟烂即成。

功用 具有补血消肿、通乳的功效。适用于血虚体弱、四肢疼痛、形体浮肿、疮疡肿痛、妇人产后乳少等病症。

(四) 葱烧海参

配料 葱 120 克，水发海参 200 克，清汤 250 毫升，油菜心 2 棵，料酒、湿玉米粉各适量。

做法 先将海参洗净，用开水氽一下；用熟猪油把葱段炸黄，制成葱油；海参下锅，加入清汤和酱油、味精、食盐、料酒等调料，用湿玉米粉勾芡浇于海参、菜心上，淋上葱油即成。

功用 具有滋肺补肾、益精壮阳的功效。适用于肺阳虚所致的干咳、咯血，肾阳虚的阳痿、遗精及再生障碍性贫血，糖尿病等病症。

（五）葱白粥

配料 葱白10克，粳米50克，白糖适量。

做法 先煮粳米，待米熟时把切成段的葱白及白糖放入即成。

功用 具有解表散寒、和胃补中的功效。适用于风寒感冒、头痛鼻塞、身热无汗、面目浮肿、消化不良、痈肿等病症。

（六）大葱红枣汤

配料 葱白20根，大枣20枚。

做法 将葱白洗净切段，大枣洗净切半，共入水中煎煮，起锅前加白糖适量。

功用 具有和胃安神的功效，可辅助治疗神经衰弱所致的失眠、体虚乏力及食欲不振，消化不良等病症。

（七）酒煮葱白

配料 连须葱白15克，米酒1茶杯。

做法 葱白切细，用米酒煮开后，分3次服。另用葱白炒热，布包熨脐下。

功用 温通阳气，用于阴寒腹痛、拘急，四肢厥冷，口唇青紫，阴囊内缩。

大 蒜 (da suan)

大蒜又称葫、葫蒜，是百合科草本植物大蒜的鳞茎。有独蒜、多瓣和紫皮、白皮的不同，以独头皮紫为最好。大蒜在西汉时从西域传入我国，各地都有栽培，叶枯时采取。剥去膜质鳞皮，洗净用。大蒜既可调味，又能防病健身，被人们称誉为“天然抗生素”。

一、大蒜有哪些药用价值和营养价值

中医认为，大蒜具有温中消食、行滞气、暖脾胃、消积、解毒、杀虫的功效，主治饮食积滞、脘腹冷痛、水肿胀满、泄泻、痢疾、疟疾、百日咳、痈疽肿毒、白秃癣疮、蛇虫咬伤以及钩虫、蛲虫等病症。现代医学研究证实，大蒜集 100 多种药用和保健成分于一身，其中含硫挥发物 43 种，硫化亚磺酸（如大蒜素）酯类 13 种、氨基酸 9 种、肽类 8 种、甙类 12 种、酶类 11 种。另外，蒜氨酸是大蒜独有的成分，当它进入血液时便成为大蒜素，这种大蒜素即使稀释 10 万倍仍能在瞬间杀死伤寒杆菌、痢疾杆菌、流感病毒等。蒜素与维生素 B_1 结合可产生蒜硫胺素，具有消除疲劳、增强体力的奇效。大蒜含有的肌酸酐是参与肌肉活动不可缺少的成分，对精液的生成也有作用，可使精子数量大增。大蒜还能促进新陈代谢，降低胆固醇和甘油三酯的含量，并有降血压、降血糖的作用，对高血压、高血脂、动脉硬化、糖尿病等有一定疗效。近年来国内外研究证明，大蒜的 100 多种成分中，有几十种成分都有单独的抗癌作用，防癌效果在按金字塔排列的 40 多种蔬菜、水果中，位于塔顶。大蒜中所含硫化合物具有广泛药理、药效作用，也是构成大蒜特有辛辣气味的主要物质。大蒜的特殊功效之多使它成为《时代周刊》十大最佳营养食品之一。

蒜苔是大蒜的花苔，也是人们喜欢吃的蔬菜之一。蒜苔外皮含有丰富的纤维素，可刺激大肠排便，调治便秘。多吃蒜苔，能预防痔疮的发生，降低痔疮的复发次数，并对轻中度痔疮有一定的治疗效果。蒜苔中所含的大蒜素、大蒜新素，可以抑制金黄色葡萄球菌、链球菌、痢疾杆菌、大肠杆菌、霍乱弧菌等细菌的生长繁殖。

二、吃大蒜有哪些好处

(一) 调节胰岛素。大蒜中含硒较多，对人体中胰岛素合成下降有调节作用，糖尿病患者多食大蒜有助于减轻病情。

（二）保肝抗癌。大蒜中的微量元素硒，通过参与血液的有氧代谢，清除毒素，减轻肝脏的解毒负担，从而达到保护肝脏的目的。同时大蒜中的锗和硒等元素还有良好的抑制癌瘤或抗癌作用。

（三）降低血脂、防止血栓。大蒜有效成分具有明显的降血脂及预防冠心病和动脉硬化的作用，并可防止血栓的形成。

（四）延缓衰老、预防铅中毒。常吃大蒜能延缓衰老，它的抗氧化性优于人参；经常接近铅或有铅中毒倾向的人食用大蒜，能有效地预防铅中毒。

（五）预防关节炎。大蒜能“除风湿，破冷风”，对风寒湿类关节炎有抑制作用。

（六）抗炎灭菌。紫皮大蒜挥发油中所含的大蒜辣素等，具有明显的抗炎灭菌作用，尤其对上呼吸道和消化道感染、霉菌性角膜炎、隐孢子菌感染有显著的功效，可以起到预防流感、防止伤口感染、治疗感染性疾病和驱虫的作用。

（七）减肥。韩国一项研究指出，大蒜不仅具有抗癌、抗菌效果，在控制肥胖方面也具有意想不到的效果。

三、食用大蒜应注意什么

（一）过多生吃大蒜易动火、耗血，对胃肠道也有刺激作用。所以，阴虚火旺，患有胃炎、胃溃疡、十二指肠溃疡、肾炎、心脏病和便秘的人不宜多吃。

（二）由于在杀死肠内致病菌的同时，也会把肠内的有益菌杀死，引起维生素 B_2 缺乏症，引发口角炎、舌炎、口唇炎等。因此，专家建议，每日吃3~4瓣蒜较科学，但不能空腹食用，也不可与蜂蜜同时服用。

（三）眼病患者在治疗期间，应当禁食大蒜和其他刺激性食物，否则将影响疗效。

（四）发了芽的大蒜食疗效果较小；腌制大蒜不宜时间过长，以免破坏有效成分。

（五）如果担心吃过蒜后口腔有异味，在吃过蒜后喝杯咖啡、牛奶或者绿茶，可以起到清除口臭的作用。

四、推荐几个大蒜保健食谱

（一）大蒜粥

配料 紫皮大蒜30克，粳米100克。

做法 大蒜去皮，放沸水中煮1分钟捞出，然后取粳米，放入煮蒜水中煮成稀粥，再将蒜放入（结核患者食用，可另加白芨粉5克），同煮为粥。

功用 此粥具有下气健胃、解毒止痢的功效，适用于急性菌痢患者食用。

（二）大蒜浸液

配料 大蒜10克，白糖适量。

做法 将大蒜去皮捣烂，加开水 50 毫升，澄清，加白糖适量即成。

功用 此浸液具有止咳解毒的功效，适用于百日咳痉咳期。

(三) 黑豆大蒜煮红糖

配料 黑豆 100 克，大蒜 30 克，红糖 10 克。

做法 将炒锅放旺火上，加水 1000 毫升煮沸后，倒入黑豆（洗净）、大蒜（切片）、红糖，用文火烧至黑豆熟烂即成。

功用 此肴具有健脾益胃的功效，适用于肾虚型妊娠水肿者食用。

(四) 蒜苗炒肉片

配料 青蒜苗、猪肉各 250 克。

做法 将猪肉洗净切片，用酱油、料酒、淀粉拌好；青蒜择洗干净，切成小段；锅烧热加入猪肉煸炒，加精盐、白糖和少量水煸炒至肉熟透，入青蒜继续煸炒到入味即成。

功用 此菜具有暖补脾胃、滋阴润燥的功效。适用于体虚乏力、食欲不振、大便干结、脘腹痞满等病症。

(五) 蒜头煮苋菜

配料 大蒜头 2 个，苋菜 500 克。

做法 将苋菜择洗干净，大蒜去皮切成薄片，锅中油烧热，放入蒜片煸香，投入苋菜煸炒，加入精盐炒至苋菜入味，再入味精拌匀，出锅装盘。

功用 此菜具有清热解毒、补血止血、暖脾胃、杀细菌的功效。适用于痢疾、腹泻、小便涩痛、尿道炎等病症。

番　茄 (fan qie)

番茄，别名西红柿、洋柿子，古名六月柿、喜报三元。番茄是全世界栽培最为普遍的果菜之一，我国大部分地区都有栽培。它的品种极多，按形状可分为圆形、扁圆形、长圆形、尖圆形；按果皮的颜色分，有大红、粉红、橙红和黄色。果实营养丰富，具特殊风味，生熟都可以吃，也可以加工制成番茄酱、汁或整果罐藏。夏季采收，洗净鲜用。

一、番茄有哪些药用价值和营养价值

番茄富含各种可溶性碳水化合物、有机酸、维生素和矿物质。不仅营养丰富，还对消化系统溃疡、肺部肿瘤、前列腺疾病有一定的预防和辅助治疗作用，同时也是膳食中不可缺少的调味品。含有较高的不饱和脂肪酸和维生素 E，对人的心血管和人体防衰老大有益处。番茄红素的抗氧化作用最强，能使人体的各组织、器官保持一种健康协调状态，从而有效延缓衰老，并能有效地预防前列腺癌、胃癌、皮肤癌、乳腺癌、宫颈癌和心脑血管病等。

二、常吃番茄的好处

(一) 健胃消食、润肠通便。所含苹果酸、柠檬酸等有机酸及纤维素，能促使胃液分泌，帮助对脂肪及蛋白质的消化。能增加胃酸浓度，调整胃肠功能，有助于胃肠疾病的康复，防治便秘。

(二) 清热解毒、生津止渴。番茄性凉味甘酸，有清热生津、养阴凉血的功效，对发热烦渴、口干舌燥、牙龈出血、胃热口苦、虚火上炎有较好的治疗效果。

(三) 降脂降压、利尿排钠。所含维生素 C、芦丁、番茄红素及果酸，可降低血胆固醇，预防动脉粥样硬化及冠心病。含有大量的钾及碱性矿物质，能促进血中钠盐的排出，有降压、利尿、消肿作用，对高血压、肾脏病有良好的辅助治疗作用。经常发生牙龈出血或皮下出血的患者，吃番茄有助于改善症状。

(四) 抗血凝聚、防脑血栓。国外研究发现，从番茄籽周围黄色果冻状的汁液中分离出的一种被称为 P_3 的物质，具有抗血小板凝聚的功效，可以防止脑血栓的发生。患冠心病及中风的病人每天适量饮用番茄汁有益于康复。

（五）防癌抗癌、延缓衰老。番茄拥有“长寿果”的美誉。常吃番茄能有效预防和减少胰腺癌、直肠癌、口腔癌、乳腺癌的发生，阻止前列腺癌变的进程。番茄还含有防癌抗衰老的谷胱甘肽，可清除体内有毒物质，恢复机体器官正常功能，延缓衰老。

（六）防白内障、黄斑变性。所含维生素 A、C，可预防白内障，还对夜盲症有一定防治效果；番茄红素具有抑制脂质过氧化的作用，能防止、抑制视网膜黄斑变性，保护视力。

（七）美容护肤、治皮肤病。番茄含胡萝卜素和维生素 A、C，有祛雀斑、美容、抗衰老、护肤等功效，并防治真菌、感染性皮肤病。研究显示，番茄汁还对消除狐臭有一定作用。

（八）维护性功能。番茄红素吸收后聚集于前列腺、肾上腺等处，促使前列腺液分泌旺盛，可维护射精功能；番茄多汁，可以利尿，肾炎病人也宜食用。女性多吃番茄可激发性欲。

三、吃番茄要注意什么

（一）脾胃虚寒及月经期间的妇女不宜生吃。如果只把番茄当成水果来补充维生素 C，或盛夏清暑热，以生吃为佳。

（二）不宜空腹吃。因番茄所含的某种化学物质与胃酸结合易形成不溶于水的块状物，食后往往引起腹痛。

（三）不宜吃青色未成熟的青色番茄。因为不成熟的番茄含有毒的蕃茄碱。

（四）不宜长时高温加热。因番茄红素遇光、热和氧气容易分解，失去保健作用。因此，烹调时应避免长时间高温加热。

（五）急性肠炎、菌痢及溃疡活动期病人不宜食用。

（六）如果番茄下部长得不是圆形，而是很尖，一般就是过分使用激素所致，最好不要选购。

（七）番茄忌与石榴同食。

（八）番茄忌与虾、蟹类同食。番茄富含维生素 C，与虾、蟹同吃，会生成砒霜（一种剧毒），导致人中毒。

佛手瓜 (fo shou gua)

佛手瓜别名香芋瓜、合掌瓜、梨瓜、洋丝瓜、拳头瓜、福寿瓜、隼人瓜、菜肴梨、天地瓜、虎儿瓜等。葫芦科多年生藤本植物。果实、嫩茎叶、卷须、地下块根都可做菜肴，它适应性强、生长迅速，基本上无病虫害，被称之为"保健蔬菜""超级蔬菜"，是名符其实的无公害蔬菜。

作为食用的幼果以果肩部光滑及果皮表面纵沟较浅，果皮鲜绿色、细嫩、未硬化为佳。

一、佛手瓜有哪些药用价值和营养价值

佛手瓜具有"两低两高"（热量、钠量低，氨基酸、钾量高）的特性。据测定分析，佛手瓜富含维生素、氨基酸及矿物元素。佛手瓜的糖类和脂肪含量较低，蛋白质和粗纤维含量较高，高蛋白低脂肪低热量是其特性，具有良好的保健价值，可预防心血管方面的疾病。含有丰富的氨基酸，而且种类齐全、配比合理，在各种氨基酸中谷氨酸含量最高（谷氨酸具有健脑作用，能促进脑细胞的呼吸，有利于脑组织中氨的排除，有防癫痫、降血压等作用）。还含有丰富的矿物元素，如钾、钠、钙、镁、锌、磷、铁、锰、铜等，含钙量比黄瓜、冬瓜、西葫芦高 2 倍，含铁量是南瓜的 4 倍、黄瓜的 12 倍。更加可贵的是含钾量特别高，能利尿排钠、扩张血管、降低血压。含锌量也较高，对缺锌引起的儿童智力发育不良、老年人视力衰退、男女不育症，尤其对男性性功能衰退等有一定疗效。中医认为，佛手瓜具有祛风解热、健脾开胃的功效，可治风热犯肺、头痛、咽干、咳嗽、脾胃湿热等症。

二、吃佛手瓜的好处有哪些

(一) 增强免疫力。佛手瓜在瓜类蔬菜中营养全面丰富，常吃对增强人体抵抗疾病的能力有益。

(二) 保护心脏。佛手瓜蛋白质和钙的含量是黄瓜的 2~3 倍，维生素和矿物质含量也显著高于其他瓜类，并且热量很低，又属低钠食品，是心脏病、高血压病患者的保健蔬菜。经常吃佛手瓜可利尿排钠，有扩张血管、降压的功效。

(三) 益智。据国家营养协会报道，锌对儿童智力发育影响较大，常吃含锌较多

的佛手瓜，有助于提高智力。

(四) 疏肝和胃。中医认为它具有理气和中、疏肝止咳的作用，适宜于消化不良、胸闷气胀、呕吐、肝胃气痛以及气管炎咳嗽多痰的人食用。

(五) 抗衰老。佛手瓜苗硒的含量是多种蔬菜不能比拟的。现代医学证明，硒元素是人体不可缺少的微量元素，具有较强的抗氧化作用，可以保护细胞膜的结构和功能免遭损害等。

(六) 益肾。佛手瓜对男女不育症，尤其对男性性功能衰退有较好的疗效。

注意 由于佛手瓜属于温性食物，所以凡属阴虚体热和体质虚弱的人应少食。

三、向您推荐几个佛手瓜的保健食疗配方

(一) 佛手姜汤

配料 佛手 10 克，生姜 6 克，白糖适量。

做法 用水煮佛手、生姜，去渣，加入白糖。

功用 疏肝宽胸，和胃止呕。主治胸脘痞闷、胀痛嗳气、恶心呕吐等症。

(二) 佛手酒

配料 佛手 30 克，白酒 1000 克。

做法 将佛手洗净，用清水润透后切片，再切成正方形小块，待风吹略收水气后，放入坛（瓶）内，然后再注入白酒，封口浸泡。每隔 5 天，将坛搅拌或摇动一次，10 天后即可开坛，滤去药渣即成。饮用时，根据自己的酒量，每次服用 3~5 克。

功用 有疏肝理气、和脾温胃的功效，适用脾胃虚寒兼气滞所致的脘腹胀满、冷痛、纳呆、嗳气及肝郁气滞所致的胁痛、胸闷等症。

(三) 凉拌佛手瓜

配料 佛手瓜 300 克，柿子椒 30 克，青椒 20 克，酱油 10 克，白砂糖 15 克，味精 2 克。

做法 佛手瓜洗净切丝；红椒、青椒洗净去蒂、籽，切丝；将佛手瓜丝和辣椒丝放入沸水中焯一下，捞起备用；在容器中放入酱油、白糖、味精与佛手瓜丝和辣椒丝搅拌均匀，盛盘即可。

功用 适宜消化不良、胸闷气胀、呕吐、肝胃气痛及气管炎咳嗽多痰的人食用。

冬 瓜（dong gua）

冬瓜又叫枕瓜、白瓜，喜温耐热，产量高，耐贮运，是夏、秋的重要蔬菜品种之一，也是药食两用瓜类蔬菜之一。我国各地都有栽培。夏末、秋初果实成熟时采摘。去皮、瓤洗净食用。

一、冬瓜有哪些药用价值和营养价值

据《神农本草经》记载，冬瓜具有清肺热、化痰、清胃热、除烦止渴、去湿解暑、利小便、消除水肿的功效。其它中医典籍诸如《开宝本草》《本草纲目》中都有关于冬瓜药用的记载，在民间通常用来治疗肺热咳嗽、水肿胀满、暑热烦闷、泻痢、痔疮、哮喘、糖尿病、肾炎浮肿、鱼蟹中毒等。

冬瓜（包括果肉、瓤和籽）含有丰富的的蛋白质、碳水化合物、维生素以及矿质元素等营养成分。研究表明，冬瓜所含维生素中以维生素 C、硫胺素、维生素 B_2 及维生素 B_3 含量较高；具有防治癌症效果的维生素 B_1，在冬瓜子中含量相当丰富；矿物元素有钾、钠、钙、铁、锌、铜、磷、硒等 8 种，其中含钾量明显高于含钠量，属典型的高钾低钠型蔬菜，对需进食低钠盐食物的肾脏病、动脉硬化症、肝硬化腹水、冠心病、高血压、肾炎、水肿膨胀等疾病，有良好的治疗作用。冬瓜含有除色氨酸外的 8 种人体必需氨基酸，谷氨酸和天门冬氨酸含量较高，还含有乌氨酸和 Y-氨基丁酸以及儿童特需的组氨酸。冬瓜不含脂肪，但膳食纤维含量高达 0.8%，营养丰富而且结构合理，是有益健康的优质食物。

二、吃冬瓜的好处

(一) 降血糖、降血压。由于冬瓜含维生素 C 较多，而且钾含量高、钠盐含量低，所以最适合需低钠食物的高血压、肾脏病、浮肿病等患者食用。冬瓜瓤汁、冬瓜子煎汁内服对治疗糖尿病、口渴等症效果较好。

(二) 利尿消肿。冬瓜含维生素 C 较多，且钾盐含量高，钠盐含量较低，高血压、肾脏病、浮肿病等患者食用，可起到消肿而不伤正气的作用。

(三) 降脂减肥。古人早就知道冬瓜具有减肥功能，《本草纲目》说冬瓜能益气除烦，“欲得体瘦轻健者，则可常吃之，若要肥，则勿食也”。冬瓜本身不含脂肪，所含的丙醇二酸又能有效地抑制糖类转化为脂肪，能防止人体发胖，有助于体形健美。

（四）护肾。冬瓜具有保护肾功能的作用。用冬瓜皮、蚕豆和水煎汤饮，可治肾病水肿和心脏病水肿的功效。冬瓜鲤鱼煮汤可治疗慢性肾炎。

（五）美容。冬瓜子是古代面膜中的常用药，如唐代《圣济总录》书中介绍了古人用冬瓜制作面膜进行美容的方法。另外，据《本草纲目》记载，用冬瓜洗脸、洗身，可除肤褐斑，令肤色柔软光洁、白皙；《神农本草经》记载，冬瓜子能令人"面容生辉"；《大明本草》说它能治愈皮肤炎症，令肤色润泽。

（六）清热解暑。冬瓜性寒味甘，清热生津，僻暑除烦，在夏日服食更加适宜。

三、食用冬瓜应注意什么

（一）冬瓜性寒，脾胃气虚、腹泻便溏、胃寒疼痛的人忌食生冷冬瓜。

（二）女子月经来潮期间和寒性痛经者忌食生冬瓜。

（三）久病与阳虚肢冷者忌食。

四、常见的冬瓜保健食疗食谱

（一）冬瓜炒蒜苗

配料 冬瓜300克，蒜苗100克，植物油50毫升。

做法 先将蒜苗洗净，切成2厘米长的段；冬瓜去皮、瓤，洗净，切成块状；将炒锅放置火上，加油烧至六成热，投入蒜苗略炒，再放冬瓜块，待炒熟后，加调料适量，淀粉调汁勾芡，最后加味精起锅装盘。

功用 此菜具有利肺化痰的功效，适用于肺中有痰、肺气不利致咳嗽气喘等疾病患者食用。

（二）冬瓜菠菜羹

配料 冬瓜300克，菠菜200克，羊肉30克，姜、葱各适量。

做法 先将冬瓜去皮、瓤，洗净切成方块，菠菜择好洗净、切成4厘米长的段，羊肉切薄片，姜切薄片，葱切段；将炒锅放火上，加油烧热，投入葱花，放羊肉片煸炒，接着加入葱段、姜片、菠菜、冬瓜块，翻炒几下，加鲜汤，煮沸约10分钟，加入盐、酱油、味精，最后倒入湿淀粉汁调匀即成。

功用 本汤羹味美可口，具有补虚消肿、减肥健体的功效，适用于妇女妊娠水肿和形体肥胖的人食之。

（三）冬瓜银耳羹

配料 冬瓜250克，银耳30克。

做法 先将冬瓜去皮、瓤，切成片状；银耳水泡发，洗净；锅放火上加油烧热，倒入冬瓜煸炒片刻，加汤、盐，烧至冬瓜将熟时，加入银耳、味精、黄酒调匀即成。

功用 此羹具有清热生津、利尿消肿的功效，适宜于高血压、心脏病、肾炎水肿等患者服食。

(四) 冬瓜粥

配料 冬瓜60克，大米30克。

做法 先将冬瓜去瓤连皮洗净、切成小块状，大米淘洗干净，同放人锅中加水1000毫升，先武火煮沸，后文火慢煮，至瓜烂米熟粥稠即可。

功用 本粥具有清热利尿、减肥的功效，适用于暑热烦闷、水肿、肺热咳嗽等病症。

(五) 冬瓜汤

配料 冬瓜50克。

做法 将冬瓜去瓤，连皮洗净，切成薄片，入锅加水200毫升，煮约10分钟，去冬瓜取汤汁代茶饮服。

功用 经常饮服能起到利水消脂作用，适宜于肥胖、水肿诸病症。

(六) 糖冬瓜

配料 新鲜上好的冬瓜1000克。

做法 将冬瓜去皮，除去瓤和瓜籽，切成4~5厘米厚的长方块，放入沸水中烫5~10分钟，烫至冬瓜肉质透明时捞出，在清水中冲洗干净后，压除水分，放在阳光下晒至半干时，用白糖拌匀，浸渍半天后，再晒3天即成。

功用 具有清热、生津、止渴的功效，适用于夏日酷暑时作点心食用。

红　薯 (hong shu)

红薯又名番薯、甘薯、红芋、地瓜、红苕、线苕、白薯、金薯、甜薯、朱薯、枕薯等，皮色发白或发红，肉大多为黄白色，但也有紫色，除供食用外，还可以制糖和酿酒、制酒精。

一、红薯有哪些药用价值和营养价值

《本草纲目》、《本草纲目拾遗》等古代文献记载，红薯有“补虚乏、益气力、健脾胃、强肾阴”的功效，使人“长寿少疾”，还能补中、和血、暖胃、肥五脏等。当代《中华本草》说红薯“补中和血、益气生津、宽肠胃、通便秘。主治脾虚水肿、疮疡肿毒、肠燥便秘。”《金薯传习录》说它有治痢疾和泻泄、治酒积和热泻、治湿热和黄疸、治遗精和白浊、治血虚和月经失调、治小儿疳积等6种药用价值。

红薯含有丰富的淀粉、膳食纤维、胡萝卜素，维生素A、B、C、E，以及钾、铁、铜、硒、钙等10余种微量元素和亚油酸等，被营养学家们称为营养最均衡的保健食品，欧美人赞它是“第二面包”，前苏联科学家说它是未来的“宇航食品”，法国人称它是“高级保健食品”。红薯含有大量膳食纤维，在肠道内无法被消化吸收，能刺激肠道，通便排毒，保持血管弹性，对防治老年性便秘十分有效。红薯是低脂肪、低热能食品，吃红薯不仅不会发胖，相反能够减肥、健美、防止亚健康、通便排毒。

红薯叶与常见的蔬菜比较，矿物质与维生素的含量是比较高的，胡萝卜素含量甚至高过胡萝卜。研究发现，红薯叶有提高免疫力、止血、降糖、解毒、防治夜盲症等保健功能。经常食用有预防便秘、保护视力的作用，还能保持皮肤细腻、延缓衰老。亚洲蔬菜研究中心已将红薯叶列为高营养蔬菜品种，称其为“蔬菜皇后”。近年在欧美、日本、香港等地掀起一股“红薯叶热”，用红薯叶制作的食品，甚至摆上了酒店、饭馆的餐桌。但在我国，农民收获红薯后将红薯叶，连同茎一起丢在地里，或用作喂牲畜的饲料，这是非常可惜的。

二、红薯是“抗癌明星”

我国医学工作者对广西西部的百岁老人之乡进行调查后发现，此地的长寿老人有一个共同的特点，就是习惯每日吃红薯，甚至将其作为主食。无独有偶，日本国家癌症研究中心公布的20种抗癌蔬菜“排行榜”，红薯名列榜首。美国费城医院也从红薯中提取出一种活性物质——去雄酮，它能有效地抑制结肠癌和乳腺癌的发生。

红薯含有的赖氨酸，比大米、白面要高得多，还含有十分丰富的胡萝卜素，可促使上皮细胞正常成熟，抑制上皮细胞异常分化，消除有致癌作用的氧自由基，阻止致癌物与细胞核中的蛋白质结合，促进人体免疫力增强。它含有丰富的膳食纤维，能润肠通便、治疗便秘，对预防结肠癌等癌症有益。现代医学研究表明，活性氧是诱发癌症、衰老和动脉硬化的原因之一，而红薯具有消除活性氧的作用。

三、吃红薯还有哪些好处

（一）有益于心脏。红薯富含钾、β—胡萝卜素、叶酸、维生素C和维生素B_6，这5种成分都有助于预防心血管疾病。

（二）预防肺气肿。研究人员建议那些吸烟者或被动吸烟者最好每天吃一些富含维生素A的食物如红薯，以预防肺气肿。

（三）抗糖尿病。研究发现白皮红薯有一定的抗糖尿病作用。奥地利维也纳大学的一项临床研究发现，Ⅱ型糖尿病患者在服用白皮红薯提取物后，胰岛素敏感性得到改善，有助于控制血糖。

四、吃红薯应注意什么

吃红薯要讲科学，否则吃后难以消化，还会出现腹胀、烧心、打嗝、泛酸、排气等不适感。

（一）红薯一定要蒸熟煮透。一是因为红薯中淀粉的细胞膜不经高温破坏，难以消化；二是红薯中的“气化酶”不经高温破坏，吃后会产生不适感。

（二）食用红薯不宜过量，中医诊断中的湿阻脾胃、气滞食积者应慎食。胃酸多者也不宜多食，否则令人反酸。

（三）红薯和柿子不宜在短时间内同时食用，应该至少相隔五个小时以上。如果同时食用，红薯中的糖分在胃内发酵，会使胃酸分泌增多，和柿子中的鞣质、果胶发生反应沉淀凝聚，产生硬块，严重时可使肠胃出血或造成胃溃疡。

五、红薯保健食谱

（一）红糖煮番薯

配料　番薯500克，红糖60克。

做法　加水适量煮至熟透，食薯喝汤。

功用　源于《金薯传习录》。其中说：“酒食内伤，因湿成热，因热成黄者，用此薯煮食，其黄自退”。可用于黄疸症病毒性肝炎的辅助治疗。

（二）薯粉蜜膏

配料 干番薯片100克，研磨成粉，用水调匀。

做法 以小火煮熟变稠时，加蜂蜜50克，煮沸即成。

功用 可用于痢疾的辅助治疗。

胡萝卜 (hu luo bu)

胡萝卜又称甘荀，是伞形科胡萝卜属草本植物。原产亚洲西南部，栽培历史在2000年以上。以肉质块根作蔬菜食用，是一种质脆味美、营养丰富的家常蔬菜，素有“小人参”之称。

一、胡萝卜有哪些药用价值和营养价值

胡萝卜富含糖类、脂肪、胡萝卜素、花青素、钙、铁等营养成分。美国科学家研究证实，每天吃两根胡萝卜，可使血中胆固醇降低10%~20%；每天吃三根胡萝卜，有助于预防心脏疾病和肿瘤。胡萝卜可促进皮肤的新陈代谢，增进血液循环，使皮肤细嫩光滑，肤色红润，对美容健肤有独到的作用，更适宜于皮肤干燥、粗糙，或患毛发苔藓、黑头粉刺、角化型湿疹的人食用。

中医认为胡萝卜有健脾和胃、补肝明目、清热解毒、壮阳补肾、透疹、降气止咳等功效，可用于肠胃不适、便秘、夜盲症、性功能低下、麻疹、百日咳、小儿营养不良等症状。

二、吃胡萝卜的好处

(一) 益肝明目。胡萝卜含有大量胡萝卜素，这种胡萝卜素进入人体后，在肝脏及小肠黏膜内经过酶的作用，其中50%变成维生素A，有补肝明目的作用，可治疗夜盲症。

(二) 通便防癌。胡萝卜含有植物纤维，吸水性强，在肠道中体积容易膨胀，是肠道中的“充盈物质”，可加强肠道的蠕动，利膈宽肠，通便防癌。

(三) 健脾除疳。胡萝卜中所含的维生素A是骨骼正常生长发育的必需物质，有助于细胞增殖与生长，对促进婴幼儿的生长发育具有重要作用。

(四) 增强免疫功能。胡萝卜素转变成维生素 A，有助于增强机体的免疫功能，在预防上皮细胞癌变的过程中具有重要作用。胡萝卜中的木质素也能提高机体免疫机制，间接消灭癌细胞。

(五) 降糖降脂。胡萝卜还含有降糖物质，是糖尿病人的良好食品，所含的槲皮素、山标酚等成分能增加冠状动脉血流量，降低血脂，促进肾上腺素的合成，有降

压、强心作用，是高血压、冠心病患者的食疗佳品。

三、吃胡萝卜应注意什么

(一) 一般人都可食用胡萝卜，更适宜癌症、高血压、夜盲症、干眼症患者、营养不良、食欲不振者、皮肤粗糙的人食用。

(二) 酒与胡萝卜不宜同食，否则大量胡萝卜素与酒精一同进入人体，会在肝脏中产生毒素，导致肝病。

(三) 胡萝卜不宜与白萝卜同食。萝卜主泻、胡萝卜为补，所以二者最好不要同食。

(四) 脾胃虚寒者，不可生食。

四、胡萝卜治病验方推荐

(一) 麻疹：胡萝卜250克，荸荠250克，芫荽（即香菜）100克，加水适量煎汤代茶饮。日分3次服完。

(二) 夜盲症：胡萝卜500克，鳝鱼肉200克，均切成丝，加油、盐、酱、醋炒熟食，每日1次，6天为1疗程。

(三) 脾胃虚弱、食欲不振、高血压、夜盲症：胡萝卜250克，洗净切片，粳米100克，同放锅内煮粥，调味。

(四) 角膜软化症：胡萝卜100克，鸡蛋2个。先将胡萝卜切片放入锅中加清水煮沸。鸡蛋去壳，放入煮熟，食时调味，饮汤吃蛋。每日1次，7天为1疗程。

(五) 百日咳：胡萝卜500克，挤汁，加适量冰糖蒸开温服，每日2次。

(六) 气血不足、头晕眼花、视物昏花：胡萝卜250克，羊肉300克，淮山药30克，生姜20克，蜜枣5个。羊肉洗净切块，下油起锅用姜少许爆香；胡萝卜洗净，切片；淮山药、蜜枣洗净，与羊肉、生姜一齐放入锅内，加清水适量，武火煮沸后，文火煮2小时调味佐膳。

(七) 脾胃气虚、术后体弱、饮食欠佳：胡萝卜500克，生鱼1条（约300克），猪瘦肉100克，红枣10枚，陈皮1片。将全部用料放入锅内，武火煮沸后，文火煲半小时，调味佐膳。

(八) 小儿营养不良：胡萝卜1个，每日饭后吃，连服数日。

(九) 腹泻：胡萝卜500克，对切开，去掉茎，切成小块加水煮烂，加糖烧开即可。

葫　芦 (hu lu)

葫芦，又名葫芦瓜、蒲瓜、瓠子和大葫芦等，是属于葫芦科葫芦属的一种植物，果实也被称为葫芦，我国自古有栽培。葫芦的果实可以在未成熟的时候收割作为蔬菜食用。新鲜的葫芦皮嫩绿，果肉白色，是民间夏令常吃的佳肴。相对其他果蔬，营养价值较低。

一、葫芦有哪些药用价值和营养价值

中医认为，葫芦具有清热利尿、除烦止渴、润肺止咳、消肿散结的功能，可用于辅助治疗水肿腹胀、烦热、口渴、黄疸、疮毒、淋病、痈肿以及肾炎、肝硬化腹水等症。

葫芦瓜含有蛋白质及多种微量元素，有助于增强机体免疫功能。同时，葫芦瓜中含有丰富的维生素 C，能促进抗体的合成，提高机体抗病毒能力。从葫芦瓜中能分离出两种胰蛋白酶抑制剂，对胰蛋白酶有抑制作用，从而达到降糖的效果。胡萝卜素在葫芦瓜中含量较多，食后可阻止人体致癌物质的合成，从而减少癌细胞的形成，降低人体癌症的发病率，起到防癌抗癌的作用。葫芦还有润肌肤的优点。

一般人群都能食用。特别适合免疫力低下、高血糖、癌症患者多食。

二、食用葫芦应注意什么

(一) 苦葫芦因含有过量的葫芦甙等苦素有毒物质，食后易出现呕吐、腹泻和痉挛等症状，应在烹饪之前先尝，如有苦味，就不要食用。

(二) 葫芦瓜的食用法有炒、烩、做汤、制馅等，如辣炒葫芦条、葫芦烧肉块、葫芦汤等等。

(三) 烹调时不宜烹煮太烂，否则营养损失多。

三、常见的葫芦瓜保健食谱

(一) 葫芦汁

配料　鲜葫芦 1 个

做法　捣烂，绞取汁液。每次用 1 小碗，加入适量蜂蜜调服。

功用 单用鲜葫芦汁，可充分发挥其清热利水或润肺的功效。用于水肿、小便不利，湿热黄疸，或肺燥咳嗽等。

(二) 葫芦虫笋汤

配料 葫芦 60 克，虫笋 30 克。

做法 葫芦切片，虫笋切段。加水煎汤服。

功用 葫芦、虫笋都长于利水，二者合用，能明显增强利尿行水作用。对于小便不利的水肿较有效验。

黄豆芽 (huang dou ya)

黄豆芽是大豆经加工处理发出的嫩芽，性脆鲜嫩，味美可口，是人们喜爱的大众化蔬菜之一。黄豆在发芽过程中更多的营养元素被释放出来，更利于人体吸收，营养比黄豆更胜一筹，是当今世界“天然”“健康”食物之一。

一、黄豆芽有哪些药用价值和营养价值

中医认为，黄豆芽味甘、性凉，入脾、大肠经，具有清热利湿、消肿除痹、利尿解毒、清肺毒、除痰火、祛黑痣、治疣赘、润肌肤的功效，对脾胃湿热、大便秘结、寻常疣、高血脂有食疗作用。中医常用黄豆芽煲水用来治疗热性咳症中有黄色浓痰的患者，效果显著。天气燥热的时候，伴有口干舌燥、咽喉疼痛、心情烦燥，或是干咳、咯痰困难，引起胸部、两肋刺痛，小便黄尿量少、大便不顺等燥热症状，都可用黄豆芽辅助治疗。黄豆芽是一种营养丰富、味道鲜美的蔬菜，是较好的蛋白质和维生素的来源。据分析，黄豆芽中含有蛋白质、脂肪、糖、粗纤维、钙、磷、铁、胡萝卜素、维生素 B_1、维生素 B_2、烟酸、维生素 C、维生素 E 等。

二、吃黄豆芽的好处有哪些

(一) 黄豆芽具有清热明目、补气养血、防止牙龈出血和心血管硬化及降低胆固醇等功效。

(二) 春天是维生素 B_2 缺乏症的多发季节，春天多吃些黄豆芽可以有效地防治维生素 B_2 缺乏症（一些人会发生口唇糜烂、口角发炎的病症，俗称“烂嘴角”，这是因为身体缺乏维生素 B_2 的缘故），如果你吃几次用黄豆芽做的菜肴，不必去看医生，就可能自愈了。

(三) 黄豆芽中所含的维生素 E 能保护皮肤和毛细血管，防止动脉硬化，防治老年高血压。

(四) 黄豆芽含维 C，是美容食品。常吃黄豆芽能营养毛发，使头发保持乌黑光亮，对面部雀斑也有较好的淡化效果。

(五) 吃黄豆芽对青少年生长发育、预防贫血等大有好处。常吃黄豆芽有健脑、抗疲劳作用。

(六) 黄豆在发芽过程中，黄豆中使人胀气的物质被分解，有些营养素也更容易被人体吸收了。近年来发现黄豆芽中有一种硝基磷酸酶，可以减少癫痫发作。

(七) 黄豆芽中所产生的叶绿素成分能防止直肠癌和其他癌变的发生；黄豆芽中富含维生素 E，对防癌也有好处。最重要的是黄豆芽中的叶绿素能分解人体内的亚硝酸胺，进而起到预防直肠癌等多种消化道恶性肿瘤的作用。

(八) 黄豆生芽后天门冬氨酸急剧增加，所以吃豆芽能减少体内乳酸堆积，消除疲劳。黄豆芽中还含有一种干扰素诱生剂，能诱生干扰素，干扰素能干扰病毒代谢。因此，常吃黄豆芽还能增强人体抵抗病毒感染的能力。

三、吃黄豆芽应注意些什么

(一) 虚寒尿多的人慎吃。

(二) 烹调黄豆芽不可加碱，但要加少量食醋，这样才能保持维生素 B 不减少。

(三) 烹调时间过长，会造成营养损失。因此，烹调过程要迅速，或用油急速快炒，或用沸水略氽后立刻取出调味食用。没熟透的豆芽往往带点涩味，加了醋既能去除涩味，又能保持豆芽爽脆鲜嫩。

(四) 千万不要吃无根豆芽。无根豆芽是国家食品卫生管理部门明文禁止销售和食用的蔬菜之一。因为市场上出售的无根豆芽多数是用激素和化肥、除草剂催发的，看起来肥胖鲜嫩，但有致癌、致畸、致突变的作用。

四、黄豆芽保健食疗配方推荐

(一) 失血性贫血：黄豆芽 250 克，大枣 15 克，猪骨 250 克，加水适量久煎，加盐调味，一天分 3 次，食豆芽、饮汤。

(二) 泌尿系感染：可取豆芽 500 克，洗净，捣烂绞汁，加白糖适量，代茶饮服。

(三) 支气管炎：绿豆芽（或黄豆芽）100 克，香菜 20 克，猪肺 1 具，洗净后入锅中同炖，熟后加入调味品食用。

(四) 便秘：绿豆芽（或黄豆芽）250 克，洗净后用沸水焯一下，加入适量醋、盐、味精等调味品，佐餐常吃。

(五) 痔疮便血：黄豆芽 250 克、海带 25 克、黑木耳 30 克，洗净后放入锅中，加入适量水，煮熟后根据个人口味加入调味品，吃菜喝汤。

(六) 咳嗽痰黄或伴有咽喉肿痛、小便少而色黄、大便不畅者：取黄豆芽 500 克，陈皮 10~15 克，加入适量水，煎汤代茶饮，可起到清肺热、除黄痰、利小便、滋润肠道的作用。

黄 瓜 (huang gua)

黄瓜，也称胡瓜、青瓜，属葫芦科植物，广泛分布于我国各地。黄瓜栽培历史悠久，种植广泛，是世界性蔬菜。黄瓜是由西汉时期张骞出使西域带回中原的，称为胡瓜，五胡十六国时后赵皇帝石勒忌讳“胡”字，汉臣襄国郡守樊坦便把胡瓜改叫为“黄瓜”。嫩果作蔬菜食用，是人们常见的蔬菜之一。

一、黄瓜有哪些药用价值和营养价值

中医认为，黄瓜性味甘凉，具有除热、利水、解毒功能，可治烦渴、咽喉肿痛、火眼、烫火伤等。现代科学研究发现，黄瓜含葡萄糖、木糖、果糖、咖啡酸、录原酸、维生素 B_2、维生素 C 以及挥发油、纤维素以及钙、磷、铁、钾、钠、镁等丰富的成分。黄瓜头部多苦味，其主要成分是葫芦素 A、B、C、D，具有抗肿瘤作用。黄瓜肉质脆嫩，汁多味甘，生吃生津解渴，且有特殊芳香。现代药理学研究认为，鲜黄瓜中含有一种叫丙醇二酸的物质，它有抑制糖类转化为脂肪的功能，多吃黄瓜有减肥和预防冠心病发生的作用。黄瓜爽口，特具香味，是夏令佳蔬。黄瓜含有的维生素 B_1、B_2、E，以及蛋白质、胡萝卜素、硫胺素、丙醇二酸等多种成分，有促进细胞分裂，推迟衰老进程的功能。

二、常吃黄瓜有哪些好处

(一) 抗肿瘤。黄瓜中含有的葫芦素 C 具有提高人体免疫功能和抗肿瘤的作用。此外，该物质还可治疗慢性肝炎和迁延性肝炎，对原发性肝癌患者有延长生存期作用。

(二) 抗衰老。黄瓜中含有丰富的维生素 E，可起到延年益寿，抗衰老的作用；黄瓜中的黄瓜酶，有很强的生物活性，能有效地促进机体的新陈代谢。

(三) 防酒精中毒。黄瓜中所含的丙氨酸、精氨酸和谷胺酰胺对肝脏病人，特别是对酒精性肝硬化患者有一定辅助治疗作用，可防治酒精中毒。

(四) 降血糖。黄瓜中所含的葡萄糖甙、果糖等不参与通常的糖代谢，糖尿病人以黄瓜代淀粉类食物充饥，血糖非但不会升高，甚至会降低。

(五) 减肥强体。黄瓜中所含的丙醇二酸，可抑制糖类物质转变为脂肪。此外，黄瓜中的纤维素对促进人体肠道内腐败物质的排除和降低胆固醇有一定作用，能强身健体。

(六) 健脑安神。黄瓜含有维生素 B_1，对改善大脑和神经系统功能有利，能安神定志，辅助治疗失眠症。

(七) 美容。用黄瓜捣汁涂擦皮肤，有润肤、舒展皱纹功效。黄瓜作为“减肥美容的佳品”，长期以来一直受到人们的青睐，被称为“厨房里的美容剂”。

三、吃黄瓜应注意什么

(一) 黄瓜当水果生吃，不宜过多。

(二) 黄瓜中维生素较少，因此常吃黄瓜时应同时吃些其它的蔬果。

(三) 黄瓜尾部含有较多的苦味素，苦味素有抗癌的作用，所以不要把黄瓜尾部全部丢掉。

(四) 有肝病、心血管病、肠胃病以及高血压的人不要吃腌黄瓜。

(五) 黄瓜性凉，胃寒患者吃了容易腹痛泄泻。

(六) 吃黄瓜有“三不宜”：不宜挤掉汁制馅食用，不宜加碱或高热煮后食用；不宜和辣椒、菠菜、西红柿、花菜、小白菜、柑桔同食。

四、常见的黄瓜保健食疗食谱

(一) 糖醋黄瓜片

配料 黄瓜 500 克，精盐、白糖、白醋各适量。

做法 先将黄瓜洗净，切成薄片，精盐腌渍 30 分钟；用冷开水洗去黄瓜的部分咸味，水控干后，加精盐、糖、醋腌 1 小时即成。

功用 具有清热开胃、生津止渴的功效，适用于烦渴、口腻、脘痞等病症，暑天食用尤佳。

(二) 紫菜黄瓜汤

配料 黄瓜 150 克，紫菜 15 克，海米适量。

做法 先将黄瓜洗净切成菱形片状；紫菜、海米洗净；锅内加入清汤，烧沸后，投入黄瓜、海米、精盐、酱油，煮沸后撇浮沫，下入紫菜，淋上香油，撒入味精，调匀即成。

功用 具有清热益肾的功效，适用于妇女更年期肾虚烦热患者食用。

(三) 山楂汁拌黄瓜

配料 嫩黄瓜 5 条，山楂 30 克，白糖 50 克。

做法 先将黄瓜去皮心及两头，洗净切成条状；山楂洗净，入锅中加水 200 毫升，煮约 15 分钟，取汁液 100 毫升；黄瓜条入锅中加水煮熟，捞出；山楂汁中放入白糖，在文火上慢熬，待糖融化，投入已控干水的黄瓜条拌匀即成。

功用　具有清热降脂、减肥消积的作用，肥胖症、高血压、咽喉肿痛者食用有效。

（四）黄瓜蒲公英粥

配料　黄瓜、大米各50克，新鲜蒲公英30克。

做法　先将黄瓜洗净切片，蒲公英洗净切碎；大米淘净入锅中，加水1000毫升，如常法煮粥，待粥熟时，加入黄瓜、蒲公英，再煮片刻，即可食用。

功用　具有清热解暑、利尿消肿的功效。适用于热毒炽盛、咽喉肿痛、风热眼疾、小便短赤等病症。

（五）醋煮黄瓜

配料　黄瓜1个。

做法　破作两片，以醋煮一半，水煮一半，至烂熟。空心食用。

功用　用于大腹水肿、小便不利。

黄花菜 (huang hua cai)

黄花菜又叫萱草花、金针花、鹿葱花、萱萼等，我国南北各地都有栽培，是人们喜吃的一种传统蔬菜。黄花菜的食用部位是其花蕾，花瓣肥厚鲜嫩，色泽金黄，香味浓郁，营养价值高，被视作“席上珍品”。夏季采花，晒干用，或用鲜品。

新鲜黄花菜以洁净、鲜嫩、不蔫、不干、芯尚未开放者为佳。

一、黄花菜有哪些药用价值和营养价值

黄花菜是一种多年生草本植物的花蕾，含有丰富的花粉、糖、蛋白质、维生素C、钙、脂肪、胡萝卜素、氨基酸等人体所必须的养分，所含的胡萝卜素超过西红柿的几倍。中医认为，黄花菜有止血、消炎、清热、利湿、消食、明目、安神等功效，对吐血、大便带血、小便不通、失眠、乳汁不下等有疗效，可作为病后或产后的调补品。近代中外学者对黄花菜的药用价值更有进一步发现，如日本学者把黄花菜称“健脑菜”。我国《营养学报》曾评价黄花菜“具有显著地降低动物血液胆固醇的作用”。

二、吃黄花菜有哪些好处

(一) 健脑。黄花菜含有丰富的卵磷脂，这种物质是机体中许多细胞，特别是大脑细胞的组成成分，对增强和改善大脑功能有重要作用，同时能清除动脉内的沉积物，对注意力不集中、记忆力减退、脑动脉阻塞等症状有特殊疗效，所以被称为“健脑菜”。

(二) 抗衰老。胆固醇的增高是导致中老年疾病和机体衰退的重要因素之一。能够抗衰老而味道鲜美、营养丰富的蔬菜并不多，而黄花菜恰恰具备了这些特点。

(三) 降血压。黄花菜能显著降低血液胆固醇的含量，有利于高血压患者的康复，可作为高血压患者的保健蔬菜。

(四) 抗癌。黄花菜中所含有效成分能抑制癌细胞的生长，丰富的粗纤维能促进大便的排泄，因此可作为防治肠道癌瘤的食品。

(五) 美容养颜。常吃黄花菜还能滋润皮肤，增强皮肤的韧性和弹力，可使皮肤细嫩饱满、润滑柔软，皱褶减少、色斑消退，养颜美容。

（六）消炎解毒。黄花菜还有抗菌免疫功能，具有中轻度的消炎解毒功效，并在防止传染病方面有一定的作用。

三、食用黄花菜应注意什么

（一）黄花菜是近于湿热的食物，溃疡损伤、胃肠不和的人以少吃为好，平素痰多尤其是哮喘病患者，不宜食用。

（二）新鲜黄花菜中含有秋水仙碱，可造成胃肠道中毒症状，所以不能生食。吃之前要先用开水焯一下，再用凉水浸泡 2 小时以上，烹煮时要大火力彻底加热，每次食量不宜过多。

（三）不宜单独炒食，应配其他食料。

（四）患有皮肤瘙痒症者忌食。黄花菜含粗纤维较多，肠胃病患者慎食。

四、黄花菜保健食疗食谱

（一）治腰痛、耳鸣、产妇奶少：黄花菜根蒸肉饼或煮猪腰吃。

（二）治小便不利、水肿、黄疸、淋病、衄血、吐血：黄花菜根三至五钱，用水煎服。

（三）治月经少、贫血、胎动不安、老年性头晕、耳鸣、营养不良性水肿：黄花菜根端膨大体一至二两，炖肉或鸡服。

（四）治大肠下血：黄花菜根端膨大体十个，水煎服。

（五）治肺热咳嗽、腮腺炎、咽喉肿痛：黄花菜根端膨大体五钱，水煎服。

（六）治乳痈肿痛、疮毒：黄花菜根捣敷。

（七）治小儿疳积：黄花菜叶三钱，水煎服。

（八）虚烦不安、失眠：黄花菜 30 克，合欢花 10 克。水煎半小时去渣，加蜂蜜适量，同煎 2~5 分钟即成。睡前饮服。

（九）衄血、咯血、吐血或便血、口渴心烦：黄花菜 50 克，鲜白茅根 30 克。加水煎汤，代茶饮。

姜（jiang）

姜是姜科草本植物姜的根茎，多年生宿根草本，我国大部分地区都有栽培。根茎肉质，肥厚，扁平，有芳香和辛辣味，可用作调味品。嫩姜称紫姜、子姜，老的称老姜、老生姜。一般所说生姜多指老姜。秋、冬季采收，除去须根，洗净鲜用。采收后经处理干净，切片晒干或低温烘干使用的叫做干姜。

一、姜有哪些药用价值和营养价值

按中医理论，姜有活血、祛寒、除湿、发汗的功效，特别是具有利胆、健胃止呕、辟腥臭、消水肿的作用，与蜂蜜合用对肝病恢复有益。“夏季常吃姜，益寿保安康”“冬吃萝卜夏吃姜，不劳医生开药方”“四季吃生姜，百病一扫光”“早吃三片姜，胜过喝参汤”等民谚都反映了生姜的药用保健功效。生姜味辛性温，长于发散风寒、化痰止咳，又能温中止呕、解毒，前人称它为“呕家圣药”。生姜是助阳之品，中医自古以来就有“男子不可百日无姜”之说。生姜还有个别名叫“还魂草”，而姜汤也叫“还魂汤”。干姜虽与生姜同出一物，但由于质量不同而性能也不同。干姜性热，辛烈之性较强，临床上常用于治疗中焦虚寒、阳衰欲脱与寒饮犯肺喘咳等病症。

现代科学研究证明，姜能促进消化液分泌，增进食欲。可使肠张力、节律和蠕动增加，并有镇吐作用，而且对呼吸和血管运动中枢有兴奋作用，能促进血液循环。体外实验表明，姜对伤寒杆菌、霍乱弧菌有明显的抑制作用。

二、吃姜应注意什么

(一) 吃姜一次不宜过多，以免吸收大量姜辣素，在经肾脏排泄过程中刺激肾脏，并产生口干、咽痛、便秘等“上火”症状。

(二) 烂姜、冻姜不要吃，因为姜变质后会产生致癌物。

(三) 由于姜性质温热，有解表功效，所以只能在受寒的情况下作为食疗应用。

(四) 阴虚内热及邪热亢盛、或患痔疮者忌食。

(五) 久服积热、损阴伤目。高血压病人也不宜多食。

三、生姜的日常妙用

(一) 外感风寒、鼻子不通气、流清鼻涕、头痛发烧或被雨淋后发冷、肚子痛等：可用切细碎的鲜姜25克加上红糖，以开水冲泡服用。

(二) 慢性胃炎、时常胃疼、恶心呕吐：鲜姜15克、桔子皮15克，用水煎服，一日3次。

(三) 老年人患慢性咳嗽（不发烧，吐白痰）：可用鲜姜捣汁，半匙姜汁加1匙红糖服用，早晚各服1次。

(四) 风寒骨病、关节痛、患部有冷感：可用鲜姜、大葱各一半，切碎炒热，用布包好，贴在患处。

(五) 失眠：可将15克左右的生姜切碎，用纱布包裹置于枕边，闻其芳香气味，便可安然入睡。连续使用10天至1个月后，睡眠就会明显改善。

(六) 自制热姜水有奇效：取2~3片带皮的鲜姜，切成末，入杯，用刚煮开的水冲泡，盖上杯盖，5分钟左右即可。可用于治疗以下病症：

1. 口腔溃疡　用热姜水代茶漱口，每日2~3次，6~9次溃疡面即可收敛。

2. 牙周炎　先用热姜水清洗牙周，然后用热姜水代茶饮用，每日1~2次，6次左右即可消除炎症。

3. 咽喉肿痛　用热姜水代茶漱口，每日早晚各1次。如果喉咙痛痒，可用热姜水加少许食盐代茶饮用，每日2~3次，9次左右便可化解炎症，消除痛痒。

4. 龋齿　每日早、晚坚持用热姜水漱口1次，并每日代茶饮用数次，此法对保护牙齿，预防和治疗龋齿有效。

5. 偏头痛　当偏头痛发作时可用热姜水浸泡双手，大约15分钟左右，痛感就会减轻，甚至消失。

6. 神经衰弱　每天早、晚空腹各饮用热姜水1~2杯，可收到补气、提神之效，持续下来，对神经衰弱、头晕、烦躁等症具有良好疗效。

7. 醉酒　用热姜水代茶饮用，可加速血液流通，消化体内酒精。在热姜水里加适量蜂蜜饮用，可缓解或消除酒醉。

8. 面部暗疮　用热姜水清洗面部，每天早、晚各1次，持续60天左右，暗疮会减轻或消失。此法对雀斑及干燥性皮肤等也有一定的治疗效果。

9. 头皮屑　先用生姜轻轻擦头皮，再用热姜水清洗头发，可有效防治头皮屑。用热姜水洗头，还对秃发有一定疗效。

10. 腰肩疼痛　先在热姜水里加少许盐和醋然后用毛巾浸水拧干，敷于患处，反复数次。此法能使肌肉由张变弛，舒筋活血，缓解疼痛。

11. 蛲虫病　每天睡眠前，先用热姜水清洗肛门周围，然后再饮用热姜水1~2

杯，持续 10 天左右可见效。

12. 脚臭　将脚浸于热姜水中，浸泡时加点盐和醋，15 分钟左右，抹干，拍上爽身粉可除臭。

13. 食道癌　坚持一日 2 次用热姜水代茶饮，可起到止痛、延长生命或缓解病情的作用。

14. 高血压　血压升高时，可用热姜水浸泡双脚 15 分钟左右。热姜水浸泡双脚，可反射性引起血管扩张，使血压随之下降。

15. 动脉硬化　每天早、晚坚持用热姜水漱口，并在每天临睡前饮用热姜水 1 杯，可促进血液循环，防止动脉硬化。

16. 感冒头痛　将双脚浸于热姜水中，水以能浸到踝骨为宜。浸泡时可在热姜水中加点盐、醋，并不断添加热水，浸泡至脚面发红为止。此法对风寒感冒、头痛、咳嗽治疗效果显著。

17. 麦粒肿　取热姜水 1 杯，借助其热气熏眼，熏时睁开患眼，每次熏 10~15 分钟、每日熏 2~3 次，止痛消肿效果良好。

四、食疗配方推荐

(一) 凉拌子姜

配料　子姜 30~60 克。

做法　姜切成细丝，加醋、盐适量拌食；也可再加适量白糖、芝麻油。

功用　本品以醋、盐等拌食有很好的开胃和中、止呕作用，味微辛辣而酸，但不甚温热。用于胃气不和而偏寒的呕逆少食。

(二) 生姜半夏汤

配料　半夏 12 克（煎汤取汁），加生姜汁适量。

做法　一同煎沸，分 4 次服用。

功用　用于胃气上逆、呕哕不安。

(三) 生姜饴糖汤

配料　生姜 30~60 克，饴糖 30 克。

做法　水煎成浓汤，趁温热徐徐饮。

功用　用于虚寒性咳嗽咯痰。

(四) 紫苏生姜汤

配料　紫苏叶 30 克，生姜 9 克。

做法　煎汤饮。

功用　解表散寒、益胃气、助发汗。

豇　豆 (jiang dou)

豇豆又称饭豆、腰豆、长豆、裙带豆、浆豆，豆科草本植物豇豆的种子或荚果。我国大部分地区有栽培。秋季采收成熟的荚果，除去荚壳，收集种子备用；或于夏、秋季采摘未成熟的嫩荚果鲜用。

作为蔬菜食用的豇豆品种很多，根据荚的皮色不同分成白皮豇、青皮豇、花皮豇、红皮豇等。

一、豇豆有哪些药用价值和营养价值

中医理论认为，豇豆具有理中益气、健胃补肾、和五脏、调颜养身、利尿除湿、生精髓、止消渴的功效，用于脾胃虚弱、食少便溏、妇女脾虚带下或湿热尿浊、呕吐、痢疾、尿频等症。

现代药理分析认为，豇豆含有容易被人体消化吸收的优质蛋白质、适量的碳水化合物及多种维生素、微量元素等。豇豆所含 B 族维生素能维持正常的消化腺分泌和胃肠道蠕动的功能，抑制胆碱酶活性，可帮助消化，增进食欲。豇豆中所含维生素 C 有提高机体抗病毒能力的作用。豇豆的磷脂有促进胰岛素分泌、参加糖代谢的作用，是糖尿病人的理想食品。

二、吃豇豆应知道什么

(一) 豇豆作为常见蔬菜，一般人群都可食用。尤其适合糖尿病、肾虚、尿频、遗精及一些妇科功能性疾病患者多食。

(二) 气滞便结的人应慎食。

三、常见的豇豆保健食疗食谱

(一) 豇豆二根汤

配料　豇豆子 50 克，糯米草根、旋花根各 30 克，猪瘦肉 250 克。

做法　加水适量，以小火煨炖至肉极熟，可略加食盐调味。饮汤，食肉和豇豆等。

功用　用于脾胃虚弱、不思饮食、大便溏薄、体倦乏力。

(二) 豇豆蕹菜汤

配料 豇豆（嫩荚果）200 克，蕹菜（即空心菜）250 克。

做法 加水煎汤吃。也可调以食油、盐等食用。

功用 有较明显的健脾利湿、通利小便的作用。用于妇女脾虚湿盛带下量多色白，或湿热小便不利。

四、豇豆全身都是宝

豇豆的种子是常用的中药材，豇豆叶、根也具有健脾利湿、清热解毒、止血的功效。下面介绍几种用法：

(一) 治血尿：种子研末，每服 1 钱，水或酒送服。

(二) 治小便不通：豇豆叶 4 两，水煎服。

(三) 治小儿疳积：豇豆根 1 两，研末蒸鸡蛋吃。

(四) 治疔疮：豇豆根适量，捣烂敷或研末撒敷。

(五) 治毒蛇咬伤：生豇豆适量，捣敷伤口。

(六) 治盗汗：豇豆子 2 两，冰糖 1 两，水煎服。

茭　白 (jiao bai)

茭白也叫茭笋，古人称茭白为“菰”，是我国特有的水生蔬菜，与莼菜、鲈鱼并称为江南三大名菜。世界上把茭白作为蔬菜栽培的只有我国和越南。在唐代以前，茭白被当作粮食作物栽培，它的种子叫菰米，是“六谷”(稌、黍、稷、粱、麦、菰)之一。后来人们发现，有些菰因感染上黑粉菌而不抽穗，且植株毫无病象，茎部不断膨大，逐渐形成纺锤形的肉质茎，这就是现在食用的茭白。

茭白可分夏秋两季，春夏季的茭白所含的营养素最丰富，口感也更佳。挑选茭白以嫩茎肥大，多肉，新鲜柔嫩，肉色洁白，带甜味者为最好。如发生茭白黑心，是品质粗老的表现，不利食用。值得注意的是，曾有不良商家为使茭白的卖相更好，用焦亚硫酸钠、低亚硫酸钠等工业原料对茭白进行“美白”，购买时要加以留心，最好是选择没剥壳的。

一、茭白有哪些药用价值和营养价值

中医认为，茭白具有解热毒、除烦渴、利二便、止热痢、解酒毒等功效，主治烦热、消渴、二便不通、黄疸、痢疾、热淋、目赤、乳汁不下、疮疡等症。《食疗本草》中记载茭白“利五脏邪气，酒糟面赤、白癞、疬疡、目赤、热毒风气、卒心痛，可加盐醋煮食之”。茭白的营养丰富，不仅含糖类、有机氮、水分、脂肪、蛋白质、纤维、灰粉，还含有赖氨酸等17种氨基酸，其中苏氨酸、甲硫氨酸、苯丙氨酸、赖氨酸等是人体所必需的氨基酸。嫩茭白的有机氮素以氨基酸状态存在，并能提供硫元素，味道鲜美，营养价值较高，容易被人体吸收。但由于茭白含有较多的草酸，它的钙质不容易被人体所吸收。

二、吃茭白的好处

(一) 利尿止渴、解酒毒。茭白甘寒，性滑而利，既能利尿祛水，辅助治疗四肢浮肿、小便不利等症，又能清暑解烦止渴，可清热、通便、除烦，还能解除酒毒，治酒醉不醒，夏季食用更加适宜。

(二) 补虚健体。茭白含较多的碳水化合物、蛋白质、脂肪等，能补充人体的营养物质，具有健壮机体的作用。

(三) 退黄疸。茭白能退黄疸，对于黄疸型肝炎有益。

(四) 减肥美容。茭白热量低、水分高，食后易有饱足感，是人们喜爱的减肥佳品。茭白中含有的豆醇能清除体内的活性氧，抑制酪氨酸酶活性，从而阻止黑色素生成。它还能软化皮肤表面的角质层，使皮肤润滑细腻。

三、吃茭白应注意什么

(一) 一般人群都能食用。

(二) 更适宜高血压病人、黄胆肝炎患者、产后乳汁缺少的妇女、饮酒过量、酒精中毒的患者。

(三) 由于茭白含有较多的难溶性草酸钙，钙质不容易被人体所吸收，不适宜阳痿、遗精者、脾虚胃寒、肾脏疾病、尿路结石或尿中草酸盐类结晶较多的人、腹泻的人食用。

(四) 茭白性寒能发旧病，凡肠胃虚寒及疮疡化脓的人不宜食用。

(五) 茭白属酸性食物，服用磺胺类药物时禁食茭白。

(六) 茭白不宜与豆腐一起吃。茭白里含有很多草酸，豆腐里含有较多氯化镁、硫酸钙，如果同时进入人体，会生成不溶性的草酸钙，不但会造成钙质流失，还可能沉积成结石。

四、常见的茭白保健食疗食谱

(一) 酸甜茭白

配料 鲜嫩茭白 300 克，白糖 30 克，醋 20 克，精盐、湿淀粉、麻油皆适量。

做法 将茭白削皮洗净后切成小滚刀块；汤锅加水烧沸，下茭白块焯至八成熟，捞出后沥干；炒锅上火烧热，放入鲜汤、白糖、精盐、醋烧开，放入茭白稍煮，用湿淀粉勾芡，浇上麻油即可。

功用 清肝退黄、通利痟积，对尿道炎、便秘有疗效。

(二) 香辣茭白

配料 茭白 750 克，干辣椒 10 克，精盐、味精、葱花、生姜丝适量。

做法 把茭白剥去老壳，洗净后切成长 5 厘米、宽 1 厘米的厚片；干辣椒去蒂、籽，洗净后切成长段；炒锅上火，加入清水烧沸，加入茭白略烫，捞出后放盘晾凉，加入精盐、味精、葱花、生姜丝、拌匀；炒锅上中火，添加麻油、花椒粒、干辣椒，炸出香味后把花椒和辣椒取出，等油温升到七成热，把油浇在盛茭白的盘中，加盖闷片刻，拌匀即可。

功用 温胃散寒、开胃消食，对慢性胃炎、神经官能症有疗效。

(三) 茭白炒鸡蛋

配料 鸡蛋50克，茭白100克，核桃油10克，精盐、葱花、高汤各适量。

做法 将茭白去皮，洗净，切成丝。鸡蛋磕入碗内，加入精盐调匀。将核桃油放入锅中烧热，葱花爆锅，放入茭白丝翻炒，加入精盐及高汤，炒干汤汁，待熟后盛入盘内。另起锅放入核桃油烧热，倒入鸡蛋，同时将炒过的茭白放入一同炒拌，待鸡蛋熟后装盘即可。

功用 此菜色泽黄白，味道鲜美，富含维生素A和钙质，营养丰富，非常适于孕妇食用。

(四) 茭白通草猪脚汤

配料 猪蹄500克，茭白100克，通草15克，盐2克，味精1克。

做法 将茭白洗净切片，猪爪洗净、切块，锅内加入茭白、猪爪、通草，加水适量同煮，至猪爪烂熟，加入食盐、味精调味即成。

功用 此汤具有补血通乳的作用。

芥　菜 (jie cai)

芥菜，又叫雪菜、雪里蕻，在我国栽培历史悠久，是中国著名的特产蔬菜。类型和品种很多，有芥子菜、叶用芥菜、茎用芥菜、薹用芥菜、芽用芥菜、根用芥菜等。平时所说的芥菜一般指叶用芥菜。叶用芥菜有大叶芥菜、小叶芥菜、雪里蕻、包心芥菜等。

一、芥菜有哪些药用价值和营养价值

从中医角度讲，芥菜具有利尿止泻、清热解毒、祛风散血、消肿止痛的作用，主治小便不利、腹泻、痢疾、咳血、牙龈肿痛、咽痛声哑、痔疮肿痛、漆疮瘙痒、跌打损伤、关节疼痛等病症，是民间常用的草药。芥菜含有维生素A、维生素B族，维生素C和维生素D也很丰富。维生素C是大白菜的两倍多，含钙量在蔬菜中是最高的。在我国台湾地区，芥菜被誉为“长寿菜”。

二、吃芥菜对健康的好处

(一) 提神健脑。芥菜含有大量的维生素C，是活性很强的还原物质，能增加大脑中氧含量，激发大脑对氧的利用，有提神醒脑，解除疲劳的作用。

(二) 解毒消肿。芥菜还有解毒消肿的功效，能抗感染和预防疾病的发生，抑制细菌毒素的毒性，促进伤口愈合，可用来辅助治疗感染性疾病。

(三) 开胃消食。因为芥菜腌制后有一种特殊鲜味和香味，能促进胃、肠消化功能，增进食欲，可用来开胃，帮助消化。

(四) 明目利膈、宽肠通便。芥菜组织较粗硬、含有胡萝卜素和大量食用纤维素，有明目与宽肠通便的作用，是眼科患者的食疗佳品，更适宜老年人及习惯性便秘者食用。

(五) 防治心脏病等。芥菜富含维生素A、C和E，这三种营养相互结合可以有效清除体内自由基，防止对细胞隔膜的损坏，对哮喘、心脏病和更年期症状的患者特别有好处。

(六) 抗癌。芥菜含有芥子油甙等植物营养素，可以抑制特定激活致癌原的酶，有预防癌症的功效。

三、食用芥菜应注意什么

(一) 芥菜类蔬菜常被制成腌制品食用，因腌制后含有大量的盐分，所以高血压、血管硬化的病人应注意少吃以限制盐的摄入。

(二) 内热偏盛及患有热性咳嗽患者、疮疡、痔疮、便血及眼疾的人不宜食用。

四、芥菜保健食疗食谱

(一) 银鱼芥菜

配料 银鱼500克，芥菜300克，大葱10克，姜10克，淀粉（豌豆）5克，植物油20克，盐5克，味精3克，香油5克。

做法 将芥菜取嫩叶洗净，放入加淀粉的热水中焯片刻，捞出过凉备用。锅内加少许油烧热，放入芥菜、高汤、盐、糖、味精，出味后装盘备用。锅内放入高汤、葱姜丝、银鱼煮沸，加入调料后勾薄芡，淋在芥菜上即成。

功用 补虚养身，适用于营养不良、高血脂症。

(二) 猪骨汤煮芋头南瓜芥菜

配料 芥菜300克，芋头100克，南瓜100克，蒜头（去衣）15克，姜片15克，盐、糖、花生油、麻油、猪骨汤各适量。

做法 芥菜洗净，切成大块飞水备用；芋头去皮洗净，切块备用；南瓜去皮洗净切块备用；开锅下油，爆香蒜头和姜片，加入猪骨汤、芋头、芥菜和南瓜，以盐、糖调味，中火煮20分钟便可。

功用 清热解毒，降糖降脂。

(三) 双冬炒芥菜

配料 冬笋、冬菇、芥菜、胡萝卜、鸡蛋、葱、姜、盐、鸡精、白糖、淀粉。

做法 将冬笋、冬菇、胡萝卜切成片；取一小碗，放入盐、鸡精、白糖淀粉用水调成汁备用；坐锅点火倒入油，下葱姜煸炒出香味，再放入冬笋、冬菇翻炒，加少许水，放入胡萝卜、芥菜翻炒，浇入调好的汁炒匀即可。

功用 降糖降脂，美容瘦身。

芥 蓝 (jie lan)

芥蓝又名甘蓝菜、盖蓝菜。原产我国，以广东、福建等省栽培较多。芥蓝以肥嫩的花茎和嫩叶供食用，肉质脆嫩、清香，风味别致，营养丰富。由于叶色翠绿，芥蓝已成为宴度上一道很受欢迎的菜色。

选购芥蓝以叶茎鲜嫩，味道清香，无烂叶、无泥土者为佳。

一、芥蓝有哪些药用价值和营养价值

芥蓝的营养价值和药用价值非常丰富，是我国著名的特产蔬菜，苏东坡还曾写诗赞美它“芥蓝如菌蕈，脆美牙颊响”。芥蓝中含钙、镁、磷、钾，以及纤维素、糖类等，胡萝卜素、维生素C含量很高，远远超过了菠菜和苋菜等被人们普遍认为维生素C含量高的蔬菜。从中医的角度来讲，芥蓝能解毒利咽、顺气化痰、平喘，具有除邪热、解劳乏、清心明目的功能，可治疗风热感冒、咽喉痛、气喘，并能预防白喉、宣肺豁痰、温中利气。常用于治疗痰饮内盛、咳嗽痰滞、胸膈满闷，特别适合食欲不振、便秘、高胆固醇患者。

二、吃芥蓝的好处有哪些

(一) 抗癌、保护心脏。芥蓝中含有丰富的硫代葡萄糖苷，降解产物叫萝卜硫素，是迄今为止所发现的蔬菜中最强有力的抗癌成分，经常食用还有降低胆固醇、软化血管、预防心脏病的功能，抗癌抗氧化的作用不容忽视。

(二) 健胃消食。芥蓝含有有机碱，这使它带有一定的苦味，能刺激人的味觉神经，增进食欲，还可加快胃肠蠕动，有助消化。还含有大量膳食纤维，能防止便秘。

(三) 消暑解热。芥蓝中另一种独特的苦味成分是金鸡纳霜，能抑制过度兴奋的体温中枢，起到消暑解热作用。

(四) 利水化痰、解毒祛风。从中医的角度来讲，芥蓝味甘、性辛，有利水化痰、解毒祛风的作用。

三、吃芥蓝应注意些什么

(一) 吃芥蓝的数量不应太多，次数也不应太频繁。因为中医认为，芥蓝有耗人真气的副作用。久食芥蓝，会抑制性激素分泌。中医典籍《本草求原》就曾记载，芥蓝“甘辛、冷，耗气损血”。

(二) 芥蓝不能与鲫鱼、鳖肉同食。

(三) 芥蓝的味道微带苦涩，所以炒前最好加少许食用碱水焯一下，但加得不要过多，否则会破坏芥蓝的营养成分。另外，炒芥蓝时可以放点糖和料酒，糖能够掩盖它的苦涩味，料酒可以起到增香的作用。

(四) 芥蓝在烹调时，最好采用炒、炝的方法，不烹制过熟，才能保持它质脆、色美、味浓的特点。

四、常见的芥蓝保健食疗食谱

(一) 白果芥蓝

配料 芥蓝250克，白果（鲜）150克，白酒5克，盐5克，白砂糖10克，酱油膏20克，淀粉（豌豆）3克，色拉油30克。

做法 芥蓝菜折小段，洗净。锅中倒入半锅水、少量盐和色拉油，一起烧开，再放入芥蓝汆烫后捞出，晾凉。再用另一口锅，锅中注入20克油烧热，并放入调味料（酒5克、盐3克、糖5克）调味，将芥蓝炒匀后盛出，排在盘子中。白果放入锅中，加调味料（素蚝油20克、糖5克、清水半杯、淀粉3克）烧入味，待汤汁黏稠时盛入盘中就可以了。

功用 可用于治疗便秘、高血压、高血脂症、动脉硬化。

(二) 素炒芥蓝

配料 芥蓝500克，姜丝、盐、味精适量。

做法 将芥蓝洗干净，沥水待用。花生油（也可以用别的植物油）入锅加热至七成热，放入姜丝，迅速倒入芥蓝煸炒，同时加入盐、味精等佐料，炒熟后立即装盘。

功用 除邪热、解劳乏、清心明目。

(三) 芥蓝炒瘦肉

配料 芥蓝、瘦肉、蒜头、姜片、盐、鸡精。

做法 将芥蓝洗净，去梗切成薄片，瘦肉切好后腌制片刻；起锅放入少量的油，爆香蒜蓉后放入瘦肉煎制，然后放入芥蓝，猛火炒熟，即成。

功用 清热降脂。脾胃寒的人不宜多吃。

(四) 鲍汁芥蓝扣花胶

配料 花胶50克，芥蓝100克，鲍汁2匙，生姜2片。

做法 芥蓝洗净，沸水汆至九成熟装盘；花胶用冷水浸泡3小时后放入有生姜的沸水中煮约15分钟除腥味，取出过冷水，再用上汤将花胶焖煮60分钟后置芥蓝之上；起锅，调好鲍汁味道和色泽，均匀淋在芥蓝与花胶上即可。

功用 十二指肠球部溃疡或外科术后患者服用有助溃疡和伤口愈合。

韭 菜 (jiu cai)

韭菜又叫起阳草、懒人菜、长生韭、扁菜等，味道辛香浓郁，无论用于制作荤菜还是素菜，都十分提味，被称为“春菜第一美食”。韭菜有一个很响亮的名字叫“壮阳草”，还有人把韭菜称为“洗肠草”。春季的韭菜品质最佳，晚秋的次之，夏季的最差。

一、韭菜有哪些药用价值和营养价值

韭菜是一味传统的中药，入药的历史可以追溯到春秋战国时期。在《本草纲目》中，韭菜的功效是 “生汁主上气、喘息欲绝，解肉脯毒。煮汁饮，能止消盗汗。”《本草纲目》还说韭菜“补肝及命门，治小便频数、遗尿”等。适用于盗汗、遗尿、尿频、阳痿、遗精、噎嗝、反胃、下痢、腹痛、妇女经漏、带下以及跌打损伤、吐血、鼻衄等症。根、叶捣汁有消炎、止血、止痛的功效。《本草拾遗》说“韭菜温中下气、补虚、调和脏腑，令人能食，益阳。”韭菜因温补肝肾，助阳固精作用突出，所以在药典上有“起阳草”的叫法。韭菜籽为激性剂，有固精、助阳、补肾、治带、暖腰膝等作用，适用于阳痿、遗精、多尿等疾患。用韭菜籽研粉，每天早晚各服 15 克，开水送服，对治疗阳痿有效。用韭菜根煎汁内服，可治盗汗、自汗。

现代医学研究证明，韭菜除含有较多的纤维素，能增加胃肠蠕动，对习惯性便秘和对预防肠癌有益。它还含有挥发油及含硫化合物，具有促进食欲、杀菌和降低血脂的作用，对高血脂、冠心病病人有益。

二、吃韭菜的好处

(一) 益精补肾壮阳。韭菜有温补肾阳、固精止遗的功效，可治疗肾阳虚、遗尿和尿频。所以对男人来说可算是天然“伟哥”。

(二) 消炎杀菌。韭菜的独特香味是它所含的硫化物形成的，这些硫化物有一定的杀菌消炎作用，有助于提高人体自身免疫力。中医专家建议，春季应多吃韭菜。

(三) 去斑、减肥。韭菜中的硫化合物，能降低血脂及扩张血脉，使皮肤毛囊的黑色素改变，收到消除皮肤白斑和使头发乌油发亮的效果。患有皮肤白斑症的女性，常吃韭菜可以达到去斑、减肥的双重效果。

四）防癌、保护心脏。韭菜含有丰富的纤维素，含量比大葱和芹菜都高，可以促进肠道蠕动，预防大肠癌的发生，同时又能减少对胆固醇的吸收，起到预防和治疗动脉硬化、冠心病的作用。

（五）疏肝和胃。韭菜含有挥发性精油及硫化物等特殊成分，散发出一种独特的辛香气味，有助于疏调肝气，增进食欲，增强消化功能。

（六）散瘀活血。韭菜的辛辣气味有散瘀活血，行气导滞作用，适用于跌打损伤、反胃、肠炎、吐血、胸痛等症。

三、食用应注意什么

（一）春季吃韭菜有益于肝。初春时节的韭菜品质最佳，晚秋的次之，夏季的最差，有“春食则香，夏食则臭”之说。

（二）隔夜的熟韭菜不宜再吃。

（三）韭菜多食会上火，阴虚火旺、有眼疾和胃肠虚弱的人不宜多食。

（四）韭菜虽然对人体有很多好处，但也不是多多益善。韭菜的粗纤维较多，不易消化吸收，一次吃太多往往引起腹泻，最好控制在一顿100克至200克，不要超过400克。

（五）韭菜不能与蜂蜜、牛肉同食。

四、常用韭菜治病验方

（一）治肾阳虚、遗尿和尿频：取新鲜韭菜50克，洗干净切段。先用粳米煮粥，粥煮好以后放入韭菜、熟油、精盐、味精，同煮至米粥黏稠即可。每日2~3次温热服食，有温补肾阳、固精止遗的功效。

（二）治阳虚易汗：韭菜根60克，水煎服。

（三）跌打损伤，瘀血肿痛，或外伤出血不止：韭菜或根，捣烂敷伤处，能消瘀止痛、止血。

（四）跌打骨折：韭菜15克，葱白、生姜各9克，白胡椒10粒，红糖30克，黄栀子5枚，面粉60克，共捣烂摊成饼状，敷伤处包扎。

（五）肾亏梦遗滑精、腰酸、小便频数、小儿尿床、妇女腰酸带多：韭菜子炒熟，桑螵蛸、龙骨等分研末，水泛为丸，如小豆大，食后每服3~6克，一日2次。

（六）补肾壮阳、固精止遗、健脾暖胃：鲜韭菜50克或韭菜籽10克（研细末），粳米100克，细盐少许。先煮粳米为粥，待粥快熟时加入韭菜（洗净切断）或韭菜籽末、细盐，稍煮片刻即成。

（七）温中养血、温肾暖腰膝：新鲜韭菜100克，洗净切碎，鸡蛋3只（去壳），同切碎的韭菜捣匀，用素油、食盐炒至熟食用。

卷心菜 (juan xin cai)

卷心菜学名结球甘蓝，又名洋白菜（北方）、包菜（南方）、圆白菜、包心菜、莲花白（山西和陕西）、花白、茴子白（山西、河北、内蒙、陕北）等。起源于地中海沿岸，16 世纪开始传入我国。具有耐寒、抗病、适应性强、易贮耐运、产量高、品质好等特点，现在我国各地普遍栽培，是东北、西北、华北等地区春、夏、秋季的主要蔬菜之一。

一、卷心菜有哪些药用价值和营养价值

中医认为卷心菜性甘平、无毒，有补髓、利关节、壮筋骨、利五脏、调六腑、清热、止痛等功效。现代研究表明，卷心菜中含有大量人体必需的营养素，如多种氨基酸、胡萝卜素等，维 C 含量更多，这些营养都具有提高人体免疫功能的作用。卷心菜防衰老、抗氧化的效果与芦笋、菜花处在同样较高的水平。卷心菜含有天然多酚类化合物中的吲哚类化合物，它可使肝脏中的芳烃羟化酶活性提高 54 倍，使小肠黏膜中的这种酶的活性提高 30 倍，是一种天然的防癌良药。在抗癌蔬菜中，卷心菜排在第五位。卷心菜富含的维生素 A，比西红柿多 3 倍；矿物质钙，比黄瓜多 4 倍；卷心菜维生素 C 的含量比大白菜高出一半左右，维生素 U 在绿色蔬菜中居于首位，维生素 P 的含量也在蔬菜中名列前茅，还含有大量的维生素 E 和胡萝卜素，都具有抗癌作用。卷心菜还含有纤维素、碳水化合物及各种矿物质，能促进胃、十二指肠溃疡的愈合，阻止肠内吸收毒素，促进排便。新鲜菜汁对胃病有治疗作用。此外，卷心菜富含叶酸，这是甘蓝类蔬菜的一个优点，是怀孕的妇女、贫血患者的理想蔬菜。

二、吃卷心菜的好处有哪些

(一) 提高免疫力、预防感冒。新鲜的卷心菜有植物杀菌消炎作用，对咽喉疼痛、外伤肿痛、蚊叮虫咬、胃痛牙痛等都有一定疗效。

(二) 治疗胃溃疡。卷心菜中含有一种“溃疡愈合因子”，对溃疡有着很好的治疗作用，能加速创面愈合，是胃溃疡患者的有效食品。

(三) 开胃健脾、增强食欲。多吃卷心菜，可增进食欲，促进消化预防便秘。

（四）补充维生素。卷心菜中各种维生素的含量在蔬菜中名列前茅，还含有纤维素、碳水化合物及各种矿物质，是糖尿病、肥胖症、孕妇和贫血患者的理想蔬菜。

（五）抗癌。试验已经证实卷心菜还是“抗癌明星”，尤其是对乳腺癌、结肠癌和肝癌的预防效果较好。

（六）延缓衰老。卷心菜富含延缓衰老的抗氧化成分，具有提高免疫力、抵抗衰老的作用。特别是卷心菜的叶子，抗氧化作用尤其强，可以用来吸收人体皮肤衰老的成分，并能促进皮肤的血液循环。卷心菜的外层叶子越多、越嫩，抗氧化的作用就越强。

（七）美白肌肤。卷心菜也是重要的美容蔬菜，经常食用卷心菜对皮肤美容有一定的功效，能防止皮肤色素沉淀，减少青年人的雀斑，延缓老年斑的出现等。

（八）促进骨骼生长。卷心菜中的果胶和大量粗纤维、维A、钙和磷，能促进骨骼发育，防止骨质疏松，有利于儿童生长发育和老年人骨骼健壮，对促进血液循环也有很大的好处。

三、吃卷心菜应注意什么

（一）卷心菜特别适合动脉硬化、胆结石症患者、肥胖症、孕妇及有消化道溃疡的人食用。

（二）患有皮肤瘙痒性疾病和眼部充血的人忌食。

（三）卷心菜中粗纤维含量多而且质硬，所以脾胃虚寒、泄泻以及小儿脾弱者不宜多食。

（四）卷心菜含少量的致甲状腺肿物质，会干扰甲状腺对碘的利用，在缺碘的内陆地区，可能导致甲状腺变大，应少食。在海产品丰富和食用碘盐的地区，则尽可放心食用。

（五）烹饪时不宜加热过久，以避免有效成分被破坏。

四、卷心菜保健食疗食谱推荐

（一）香拌卷心菜

配料　卷心菜300克，酱油30克，香油10克，白砂糖5克，盐4克。

做法　卷心菜切成丝，加入以上调料拌匀即可（最好放置一会儿，味道会更美）。

功用　防癌抗癌，并可用于消化性溃疡、便秘、骨质疏松的调理。

（二）酸辣卷心菜

配料　卷心菜适量，花椒、生姜、干辣椒、盐、醋、味精、食用油少许。

做法　卷心菜洗净，切成菱形片状，生姜切丝。锅置火上加热后加入油，油热后放入花椒、姜丝、辣椒爆香，加入卷心菜急火快炒，然后烹入醋，加入盐和味精略拌即可出锅。

功用 开胃消食，可用于食欲不振、消化性溃疡等症。

(三) 肉末卷心菜

配料 猪肉末 150 克，卷心菜 100 克，净葱头 50 克，植物油 40 克，酱油 10 克，精盐 6 克，水淀粉 15 克，葱、姜末各 5 克，水 150 克。

做法 将卷心菜用开水焯一下，切碎；葱头切成碎末待用。将油放入锅内，热后下入肉末煸炒断生，加入葱姜末、酱油略炒，加入切碎的葱头、水，煮软后再加入卷心菜稍煮片刻，加入精盐，用水淀粉勾芡即成。

功用 壮筋骨、利五脏。

(三) 蒜蓉炒卷心菜

配料 卷心菜心 250 克，火腿 4 片，蒜 4 粒，盐 1/2 小匙，酒 1/2 大匙。

做法 菜心洗净，对切成 3~4 等份，洗净后沥干水分；火腿切丝；蒜去皮，拍碎后切细末。用 2 大匙油先炒蒜末，并放入火腿肉炒香，然后放卷心菜心同炒。加入调味料，炒匀即可盛出。

功用 可用于消化性溃疡的辅助治疗。

苦　瓜 (ku gua)

苦瓜又名凉瓜，是葫芦科植物，为一年生攀缘草本，原产于东印度热带地区，我国早有栽培。果实长椭圆形，表面具有多数不整齐瘤状突起，是人们喜爱的一种蔬菜。苦瓜虽苦，但与其他食材搭配时并不会将苦味渗入别的材料中，被人们称为“君子菜”。

一、苦瓜有哪些药用价值和营养价值

苦瓜果实中含有蛋白质、脂肪、糖类、纤维素、胡萝卜素、维生素 B_1、维生素 B_2 等多种营养物质。苦瓜中维生素 C 含量较高，在蔬菜中仅次于辣椒。中医认为苦瓜具有清热祛暑、明目解毒、利尿凉血、解劳清心、益气壮阳的功效，主治中暑、暑热烦渴、暑疖、痱子过多、目赤肿痛、痈肿丹毒、烧烫伤、少尿等病症。苦瓜仁(籽) 味苦，却可益气壮阳。

二、吃苦瓜有哪些好处

(一) 促进饮食、清心明目。苦瓜中的苦瓜甙和苦味素能增进食欲，健脾开胃；所含的生物碱类物质奎宁，有利尿活血、消炎退热、清心明目的功效。

(二) 防癌抗癌。苦瓜中的蛋白质成分及大量维生素 C 能提高机体的免疫功能，使免疫细胞发挥杀灭癌细胞的作用，阻止恶性肿瘤生长。

(三) 降低血糖。苦瓜的新鲜汁液，含有苦瓜甙和类似胰岛素的物质，具有良好的降血糖作用，是糖尿病患者的理想食品。

(四) 减肥瘦身。苦瓜中的苦瓜素被誉为“脂肪杀手”，能减少脂肪和多糖的摄取，对减肥特别有效。

(五) 保护心脏。苦瓜的维生素 C 含量很高，具有预防坏血病、保护细胞膜、防止动脉粥样硬化、提高机体应激能力、保护心脏等作用。

(六) 美白肌肤。苦瓜能滋润白皙皮肤，还能镇静和保湿肌肤，特别是在容易燥热的夏天，敷上冰过的苦瓜片，能立即解除肌肤的干燥。

(七) 防治青春痘。苦瓜含丰富的维生素 B_1、维生素 C 及矿物质，长期食用，能保持精力旺盛，对治疗青春痘有很大益处。

(八) 清热消暑。苦瓜具有清热消暑、养血益气、补肾健脾、滋肝明目的功效，对治疗痢疾、疮肿、中暑发热、痱子、结膜炎等病有一定的功效。

三、食用苦瓜应注意什么

(一) 苦瓜性凉，脾胃虚寒的人不宜食用，否则会导致腹泻。

(二) 苦瓜含奎宁，会刺激子宫收缩，引起流产，孕妇应慎食。

四、巧用苦瓜治病

(一) 治中暑发热：鲜苦瓜一个，截断去瓤，纳入茶叶，再接合，悬挂通风处阴干后一同切碎。每次二至三钱。水煎或泡开水代茶饮。

(二) 治烦热口渴：鲜苦瓜一个，剖开去瓤，切碎，水煎服。

(三) 治痢疾：鲜苦瓜捣烂绞汁一杯，开水冲服。

(四) 治眼疼：苦瓜煅为末，灯草汤下。(《滇南本草》)

(五) 治痈肿：鲜苦瓜捣烂敷患处。(《泉州本草》)

(六) 治胃气疼：苦瓜煅为末，开水下。(《滇南本草》)

(七) 治暑天感冒发热、身痛口苦：苦瓜干 15 克，连须葱白 10 克，生姜 6 克，水煎服。

(八) 治胃疼：苦瓜烧成炭研末，每次 1 克，开水送服，一天 2~3 次。

(九) 治肝热目赤或疼痛：苦瓜煎汤或捣汁饮；或苦瓜干 15 克，菊花 10 克，水煎服。

五、苦瓜保健食疗配方推荐

(一) 苦瓜拌芹菜

配料 苦瓜、芹菜各 150 克，芝麻酱、蒜泥各适量。

做法 先将苦瓜去皮、瓤，切成细丝，用开水焯一下，再用凉开水过一遍，沥掉水分，然后将芹菜、苦瓜同拌，加入佐料调匀即可。

功用 本菜肴具有凉肝降压的功效，适用于肝阳上亢的高血压患者食用。

(二) 苦瓜茶

配料 苦瓜 1 个，绿茶适量。

做法 将苦瓜上端切开，挖去瓤，装入绿茶，把瓜挂于通风处阴干；将阴干的苦瓜取下洗净，连同茶切碎，混匀，每取 10 克放入杯中，以沸水冲沏饮用。

功用 此茶具有清热解暑、利尿除烦的功效，适用于中暑发热、口渴烦躁等病症。

(三) 苦瓜泥汁

配料 生苦瓜三条，白糖60克。

做法 先将苦瓜洗净，捣烂如泥，加入白糖拌匀，2小时后将水汁挤出，一次性凉饮。

功用 此汁具有清热利湿、通窍的功效，适用于湿热上扰而引起的耳聋、耳胀痛、舌红苔黄、小便短赤等病症。

辣 椒 (la jiao)

辣椒，又叫番椒、海椒、辣子、辣角、秦椒等，是一种茄科辣椒属植物，果实通常成圆锥形或长圆形，未成熟时呈绿色，成熟后变成鲜红色、黄色或紫色，以红色最为常见。辣椒的果实因果皮含有辣椒素而有辣味。

一、辣椒有哪些药用价值和营养价值

中医认为，辣椒有温中散寒、开胃消食的功效，主治寒滞腹痛、呕吐、泻痢、冻疮、脾胃虚寒、伤风感冒等症。辣椒含有丰富的维生素等，食用辣椒，能增加饭量，增强体力，改善怕冷、冻伤、血管性头痛等症状。辣椒中含有丰富的维生素C、β—胡萝卜素、叶酸、镁及钾，辣椒中维生素C的含量在蔬菜中居第一位。

二、吃辣椒有哪些好处

(一) 健胃、助消化。辣椒对口腔及胃肠有刺激作用，能增强肠胃蠕动，促进消化液分泌，改善食欲，并能杀抑胃腹内的寄生虫、抑制肠内异常发酵，维持胃肠细胞功能。

(二) 预防胆结石。辣椒含有丰富的维生素，尤其是维生素C，可使体内多余的胆固醇转变为胆汁酸，从而预防胆结石。已患胆结石的人多吃富含维生素C的辣椒，对缓解病情有一定作用。

(三) 改善心脏功能。辣椒中的辣椒素具有抗炎及抗氧化作用，常吃辣椒可降低血脂，减少血栓形成，对心血管系统疾病有一定预防作用，有助于降低心脏病及其他一些随年龄增长而出现的慢性病的风险。

(四) 降血糖。科学家通过实验证明，辣椒素能显著降低血糖水平。

(五) 解热镇痛。辣椒辛温，能够通过发汗而降低体温，并缓解肌肉疼痛，因此具有较强的解热镇痛作用。研究发现，辣椒素能缓解诸多疾病引起的皮肤疼痛。

(六) 减肥降脂。辣椒含有一种成分，可以通过扩张血管，刺激体内生热系统，有效地燃烧体内的脂肪，加快新陈代谢，使体内的热量消耗速度加快，有利于降脂减肥防病。

(七) 防感冒。辣椒含有一种特殊物质，能加速新陈代谢，促进荷尔蒙分泌，可以使呼吸道畅通，治疗咳嗽、感冒。

(八) 抗癌。辣椒的有效成分辣椒素是一种抗氧化物质，可以阻止细胞组织的癌变，降低癌症的发生率。

(九) 延缓衰老。中医认为辛辣食物既能促进血液循环，保健皮肤，又能增进脑细胞活性，有助延缓衰老。

三、哪些人不宜食用辣椒

(一) 痔疮患者。痔疮患者应多饮水，多吃水果，少吃或不食辣椒。痔疮患者如果大量食用辣椒等刺激性食物，会刺激胃肠道，使痔疮疼痛加剧，甚至导致出血等症状。

(二) 眼病患者。红眼病、角膜炎等眼病患者吃辣椒会加重眼病。在治疗过程中，大量食用辣椒、生姜、大蒜、胡椒、芥末等辛辣食品，也会影响疗效。

(三) 肠胃功能不佳者。吃辣椒虽能增进食欲，但肠胃功能不佳尤其是胃溃疡者食用辣椒，会使胃肠黏膜产生炎症，所以应忌食辣椒。

(四) 热症者。有发热、便秘、鼻血、口干舌燥、咽喉肿痛等热症者，吃辣椒会加重症状。

(五) 产妇。产妇在产后一周内，吃辣椒不但使自己“上火”，出现大便秘结等症状，而且哺乳后还会影响婴儿，使婴儿内热加重。

(六) 口腔溃疡者。患者口腔对咸、辣、酸、苦等味道敏感，吃辣椒会加重疼痛。

(七) 肾炎患者。研究证明，在人体代谢过程中，辛辣成分常常要通过肾脏排泄，对肾脏实质细胞产生不同程度的刺激作用。泌尿系统结石患者尤其注意不食用辣椒。

(八) 甲亢患者。甲亢患者常常处在高度兴奋状态，过量吃辣椒等刺激性食物可加重症状。

(九) 特别提示：服用维生素 K 及止血药时不宜食用辣椒，辣椒也不宜与胡萝卜、动物肝脏同时食用。

芦　笋 (lu sun)

芦笋是指石刁柏嫩茎，因嫩茎挺直，顶端鳞片紧包，形似芦苇的嫩芽和竹笋，所以我国有很多人习惯将石刁柏称为芦笋。芦笋是世界十大名菜之一，在国际市场上享有“蔬菜之王”的美称。芦笋枝叶呈须状，所以北京人称其为“龙须菜”“猪尾巴”“蚂蚁杆”“狼尾巴根”，我国东北、华北等地都有野生芦笋，东北人称之为“药鸡豆子”，甘肃人称之为“假天麻”等等。

一、芦笋有哪些药用价值和营养价值

芦笋富含多种氨基酸、蛋白质和维生素，含量均高于一般水果和蔬菜，所含多种维生素和微量元素的质量优于普通蔬菜。芦笋中的天冬酰胺和微量元素硒、钼、铬、锰等，具有调节机体代谢，提高身体免疫力的功效，经常食用对心脏病、高血压、心率过速、疲劳症、水肿、膀胱炎、排尿困难等病症有一定的疗效。同时芦笋对心血管病、血管硬化、肾炎、胆结石、肝功能障碍都有益。营养学家和素食界人士均认为它是健康食品和全面的抗癌食品，用芦笋治淋巴腺癌、膀胱癌、肺癌肾结石和皮肤癌有极好的疗效，对其它癌症如白血病等，也有很好效果。国际癌症病友协会研究认为，芦笋可以使细胞生长正常化，具有防止癌细胞扩散的功能（辅助治疗肿瘤疾患时应保证每天食用才能有效）。芦笋因含有较多的天门冬酰胺、天门冬氨酸及其他多种甾体皂甙物质，对心血管病、水肿、膀胱炎等疾病都有疗效。这是它能在世界上大面积种植，畅销不衰的重要原因。

二、吃芦笋应注意什么

(一) 一般人群都能食用。

(二) 因芦笋含有少量嘌呤，痛风病人不宜多食。

(三)《食鉴本草》记载：“芦笋，忌巴豆”。

(四) 芦笋虽好，但不宜生吃，也不宜存放1周以上才吃，而且应该低温避光保存。

(五) 芦笋中的叶酸很容易被破坏，所以如果用来补充叶酸应避免高温烹煮。

三、芦笋保健食谱推荐

(一) 芦笋西红柿

配料 西红柿2个，芦笋6根，盐、鸡精、香油各少许，葱末、姜片各适量。

做法 将西红柿洗净、切片；芦笋去硬皮、洗净，放入锅中，焯煮1分钟后捞出，切下芦笋的嫩尖，其余部分切成小段。锅中热油爆香葱末和姜片，然后放入芦笋翻炒3分钟，最后加西红柿片一起翻炒。迅速翻炒至八成熟时，加少许盐、鸡精和香油，翻炒均匀即可出锅。

功用 西红柿含有丰富的胡萝卜素、维生素B和维生素C；芦笋中含有非常丰富的叶酸，有益于心脏，是天然的抗氧化剂。在孕早期，准妈妈多吃芦笋，可适量地补充叶酸。

(二) 鲜芦笋猪肉

配料 鲜芦笋250克，猪瘦肉100克。

做法 将猪瘦肉切片，与芦笋（切段）放入砂锅内，加水适量，配以调料，用文火煎30分钟，即可服食。食芦笋、猪肉，饮汤。

功用 清热生津、利水泻热，适用于女性热盛血瘀型月经先期。

(三) 芦笋冬菇汤

配料 鲜芦笋240克，鲜冬菇160克，素上汤1杯，盐、糖各半茶匙，姜汁、油各1茶匙，胡椒粉、麻油各少许。

做法 鲜冬菇去蒂、洗净，用煮滚的调味料煨熟（约需1分钟）。鲜芦笋削去根端老梗，放入油、盐，在滚水中焯1分钟，捞出置冷水中浸片刻，再放入煮滚的调味料中煨两分钟，入味即可。

功用 适用男性性保健。

(四) 芦笋炒鸡丝

配料 鸡腿2个，芦笋3两，辣椒1根（可以不用，只起调味、增色的作用），盐、胡椒粉、淀粉各适量。

做法 芦笋切成小段，放沸水里焯1分钟捞起。辣椒切丝；鸡腿去皮去骨，鸡腿肉切丝，用盐、胡椒粉、淀粉抓匀；锅里放2勺油，入鸡丝快速划开（高火1分钟）。倒出锅里多余的油，加入芦笋、辣椒，加少许的盐翻炒2分钟就可以了。

功用 可用于治疗高血压。

绿豆芽（lü dou ya）

绿豆芽是豆科植物绿豆的种子经浸罨（yǎn）后发出的嫩芽。食用部分主要是下胚轴。食用芽菜的历史很古老，也是近年来的新时尚。芽菜中以绿豆芽最为便宜，而且营养丰富，是自然食用主义者所推崇的食品之一。

一、绿豆芽有哪些药用价值和营养价值

绿豆芽有很高的药用价值。中医认为，绿豆芽性凉味甘，不仅能清暑热、通经脉、解诸毒，还能补肾、利尿、消肿、滋阴壮阳、调五脏、美肌肤、利湿热，适用于湿热郁滞、食少体倦、热病烦渴、大便秘结、小便不利、目赤肿痛、口鼻生疮等患者，还能降血脂和软化血管。《本草纲目》介绍说："诸豆生芽、皆腥韧不堪，惟此豆之芽，白美独异，今人视为寻常，而古人未知者也…… 与绿豆之性，稍有不同。"

绿豆在发芽过程中，维生素 C 会增加很多，而且部分蛋白质也会分解为人体所需的各种氨基酸，可达到绿豆原含量的七倍，所以绿豆芽的营养价值比绿豆更大。据说第二次世界大战中，美国海军因无意中吃了受潮发芽的绿豆，竟治愈了困扰全军多日的坏血病，这是因为豆芽中含有丰富的维生素 C。

二、吃绿豆芽有哪些保健作用

（一）治疗口腔溃疡。绿豆芽中含有维生素 B_2，很适合口腔溃疡的人食用。

（二）通便防癌。绿豆芽富含膳食纤维，是便秘患者的健康蔬菜，有预防消化道癌症（食道癌、胃癌、直肠癌）的功效。

（三）防治坏血病。豆芽中含有丰富的维生素 C，可以治疗坏血病。

（四）减肥。豆芽的热量很低，而水分和纤维素含量很高，常吃豆芽，可以达到减肥的目的。

（五）治疗心脑血管疾病。绿豆芽有清除血管壁中胆固醇和脂肪的堆积、防止心血管病变的作用。

（六）祛痰火湿热。绿豆芽是祛痰火湿热的家常蔬菜，凡体质属痰火湿热、血压偏高或血脂偏高，而且多嗜烟酒肥腻的人，常吃绿豆芽，就可以起到清肠胃、解热毒的作用。

三、吃绿豆芽应注意些什么

(一) 绿豆芽性寒，烹调时应配上一点姜丝，可中和它的寒性，十分适于夏季食用。

(二) 烹调时油盐不宜太多，要尽量保持其清淡的性味和爽口的特点，芽菜下锅后要迅速翻炒，适当加些醋，才能保存水分及维生素 C，口感也好。

(三) 绿豆芽纤维较粗，不易消化，而且性质偏寒，所以脾胃虚寒的人不宜久食。

四、常见的绿豆芽保健食疗食谱

(一) 银芽炒韭菜

配料 绿豆芽 400 克，韭菜 75 克，虾皮 5 克，植物油 40 克，醋 10 克，精盐适量，味精少许。

做法 将韭菜择洗干净，切成 3 厘米长的段。绿豆芽去根，洗净。虾皮洗净备用。炒锅上火，注入植物油烧热，放入虾皮爆香，加入韭菜段、豆芽菜翻炒几下，烹入醋，加入精盐、味精，快速炒至熟即成。

功用 韭菜营养丰富，含纤维素多，含脂肪少，能降压减肥。虾皮富含钙质，是高蛋白、低脂肪食品。两种原料与绿豆芽相配成菜，有很好的减肥健美作用。

(二) 银芽洋葱

配料 绿豆芽 200 克，洋葱（白皮）80 克，盐 5 克，味精 5 克，酱油 15 克，黄酒 15 克，胡椒粉 15 克，色拉油 30 克。

做法 先将绿豆芽去头尾，洋葱洗净，切丝；色拉油高火 2 分钟，放入洋葱高火 2 分钟后再放入精盐、味精、酱油、绍酒、胡椒粉、色拉油、豆芽，高火 2 分钟；倒入洋葱拌匀，再高火 2 分钟即可。

功用 用于治疗便秘、高血压，也可作为减肥食谱。

(三) 银芽响铃

配料 油皮 250 克，绿豆芽 250 克，胡萝卜 50 克，香菇（鲜）50 克，小麦面粉 25 克，生抽 10 克，白砂糖 5 克，醋 5 克，辣椒油 3 克，椒盐 30 克，盐 2 克，鸡精 2 克，香油 10 克，植物油 30 克。

做法 绿豆芽洗净入沸水汆烫一下捞出；胡萝卜蒸熟去皮后与香菇分别切丝；银芽和双丝拌匀，加精盐、生抽、鸡精、麻油（香油）调味作馅；面粉加水调成糊；豆腐皮（油皮）用温水泡软，净布抹干，每张包入 1/4 馅，卷成豆腐皮卷，用面粉糊封口；平底锅加 25 克植物油，烧三成热，摊上豆腐皮卷，用小火煎至两面金黄色，沥干油切成段。将椒盐盛入小碟附带上桌。

功用 清热解毒、减肥，也可治疗骨质疏松。

(四) 芽菜蛋羹

配料 绿豆芽 100 克，鸡蛋 150 克，猪肉（瘦）100 克，淀粉（玉米）15 克，酱油 20 克，味精 1 克，植物油 20 克。

做法 绿豆芽洗净切成碎末；猪肉洗净剁碎成馅；把鸡蛋打散，加 3~4 倍的水搅匀，入锅蒸 15 分钟左右；将切碎的芽菜和肉馅一起放入油锅，炒出香味后加 2~3 倍水煮成汤；汤煮开加入酱油，用淀粉将汤勾成较黏稠的糊状；起锅后加味精，也可依个人喜好加胡椒粉；将做好的卤浇到蒸好的鸡蛋上即可。

功用 治疗便秘、营养不良症。

萝　卜 (luo bu)

萝卜又名莱菔，有长圆形、球形或圆锥形，皮红色、绿色、白色、粉红色或紫色。我国是萝卜的故乡，各地都有栽培，栽培食用历史悠久，早在《诗经》中就有关于萝卜的记载。品种很多，常见有红萝卜、青萝卜、白萝卜、水萝卜和心里美等，为我国主要蔬菜之一。种子、鲜根、叶都能入药。

一、萝卜有哪些药用价值和营养价值

萝卜在我国民间有“小人参”的美称，有“萝卜上市、医生没事”“萝卜进城，医生关门”“冬吃萝卜夏吃姜，不要医生开药方”“萝卜一味，气煞太医”“吃着萝卜喝着茶，气得大夫满街爬”的俗语，这些都充分说明了萝卜的药用功效和价值。中医认为，萝卜具有消积滞、化痰清热、下气宽中、解毒等功效，主治食积胀满、痰嗽失音、吐血、衄血、消渴、痢疾、偏头痛等。现代营养、药理研究证实，萝卜除含葡萄糖、蔗糖、果糖、多缩戊糖、粗纤维、维生素C、矿物质和少量粗蛋白外，还含多种氨基酸，含有能诱导人体自身产生干扰素的多种微量元素。

二、常吃萝卜的好处

(一) 增强免疫力、抗癌。萝卜含有能诱导人体产生干扰素的多种微量元素，可增强机体免疫力，并能抑制癌细胞的生长，对防癌、抗癌有重要作用。

(二) 排毒养颜。萝卜中的B族维生素和钾、镁等矿物质，可促进肠胃蠕动，有助于体内废物的排除。

(三) 降压降脂。吃萝卜可降血脂、软化血管、稳定血压，预防冠心病、动脉硬化、胆结石等疾病。

(四) 消滞清热。吃萝卜还可消积滞、化痰清热、下气宽中、解毒。

(五) 调节酸碱平衡。吃萝卜能够有效调节体内酸碱平衡，所以对痛风患者十分有利。

三、吃白萝卜应注意什么

(一) 体质弱、脾胃虚寒、胃及十二指肠溃疡、慢性胃炎、单纯甲状腺肿、先兆性流产、子宫脱垂的人不宜多食。

(二) 萝卜不宜与胡萝卜同食（详见“胡萝卜”项）。

四、常见的萝卜保健食疗食谱

(一) 白萝卜煲羊腩汤

配料 萝卜一个，羊腩500克，生姜、食盐少许。

做法 白萝卜、生姜分别用清水洗干净，去皮。白萝卜切成块状，生姜切成三片，备用。羊腩用清水洗干净，切成块状备用。瓦煲内加入适量清水，先用猛火煲至水开，然后放入以上全部材料，改用中火继续煲3小时左右，加入少许食盐调味，即可食用。

功用 本方具有补中益气、健脾消积等功效。也可预防皮肤干燥、皲裂、生冻疮等。

(二) 萝卜煲鲍鱼

配料 鲜萝卜300克（去皮）、鲍鱼25克。

做法 煮汤服食。隔日一次，6~7次为一个疗程。

功用 有滋阴清热、宽中止渴的功效。用于糖尿病的辅助治疗。

(三) 萝卜饼

配料 白萝卜250克，瘦猪肉100克，生姜、葱白、精盐、菜油各适量，面粉250克。

做法 将萝卜丝用菜油炒至五成熟与肉丝等调料拌匀成馅，将面团加馅制成饼，放油锅烙熟，作主食，可长期服用。

功用 主治痰湿中阻所致的眩晕头痛、呕吐、咳喘、食后腹胀等症。

(四) 白菜萝卜汤

配料 白菜心500克，切成碎末，白萝卜120克，切成薄片。

做法 加水800毫升，煮至400毫升，加红糖适量。

功用 每次200毫升，一天两次，连服三四天可治感冒。

(五) 萝卜酸梅汤

配料 鲜萝卜250克，切成薄片，酸梅2枚。

做法 加清水3碗煎至一碗半，用食盐少许调味，去渣饮用。

功用 适用于饮食积滞或进食过饱引起的胸闷、烧心、腹胀、胁痛、烦躁气逆等症。

(六) 蜜蒸萝卜

配料 鲜萝卜1个（约500克）、蜂蜜60克。

做法 将萝卜洗净削去皮，挖空萝卜中心，装入蜂蜜，用碗盛载，隔水蒸熟服食。

功用 具有润肺、止咳、化痰的功效，适用于慢性支气管炎、咳嗽，肺结核所致咽干、痰中带血等症。

(七) 五汁饮

配料 甘蔗汁60毫升，荸荠汁30毫升，萝卜汁、梨汁各30毫升，西瓜汁60毫升。

做法 隔水共蒸熟，凉后代茶饮。每日1~2剂。

功用 可辅助治疗麻疹。

(八) 白萝卜烧墨斗鱼

配料 白萝卜、墨斗鱼、红尖椒、绿尖椒、葱、姜、盐、味精、色拉油、高汤、淀粉。

做法 白萝卜切成菱形块，红、绿尖椒切块，用温水将蔬菜焯一下；墨斗鱼洗净，用沸水焯一下，捞起后待用；锅内放少许底油，先放葱末、姜末，再下入全部原料和适量高汤一起烧3分钟，调味后勾芡即可。

功用 有消腻、去脂、化痰、止咳的功效，能降低血脂、血压，非常利于减肥。

(九) 双银汤

配料 银耳、白萝卜、鸭汤。

做法 将萝卜切丝，银耳分成瓣，放入清淡的鸭汤中小火清炖，注意时间不要过长。

功用 清热祛痰、补肺气，对气管炎、口干舌燥有特效。

(十) 萝卜膏

配料 萝卜1000克，明矾10克（以水溶化），蜂蜜100克。

做法 萝卜切碎，以水300毫升煎熬半小时左右，去渣浓缩至100毫升，与明矾、蜂蜜混匀，共煮沸后，待冷备用。早晚空腹时服用，每次50毫升。

功用 本方有凉血止血之效。用于肺结核咯血或肺热咳血。

魔　芋 (mo yu)

魔芋是一个大家族，全世界大约有130种，我国就有30多种。魔芋是目前发现的、唯一能大量提供葡甘露聚糖的经济作物。魔芋地下块茎可加工成魔芋粉供食用。魔芋食品不仅味道鲜美，口感宜人，而且有减肥健身、治病抗癌等功效，所以近年来风靡全球，被人们誉为“魔力食品”“神奇食品”“健康食品”等。

一、魔芋有哪些药用价值和营养价值

魔芋因具有很高的食用价值而受到人们普遍欢迎，它的主要成分是葡甘露聚糖，不仅含有人体所需的10多种氨基酸和多种微量元素，更具有低蛋白、低脂肪、高纤维、吸水性强、膨胀率高等特性，药用功效方面具有降血脂、降血糖、降血压、排毒、减肥、美容、保健、通便润肠、补钙、平衡盐分、健脾胃、祛风寒、利尿和护肤美发等功能。魔芋的主要成分葡甘露聚糖是一种优质的天然膳食纤维，能阻碍人体对糖、脂、胆固醇的过量吸收，对肥胖症、心血管病、糖尿病、消化道癌、高胆固醇等疾病都有预防和辅助治疗的功效。

《本草纲目》等记载，魔芋性寒、味平，其生物碱有毒，入药可消肿去毒，民间常用以治疗毒蛇咬伤、无名肿痛、颈淋巴结核、烫伤等，还可活血化瘀、解毒消肿、宽肠通便、化痰软坚，主治瘰疬痰核、损伤瘀肿、便秘腹痛、咽喉肿痛、牙龈肿痛等症。

二、食用魔芋的好处有哪些

(一) 保护心脑血管。魔芋所含有的葡甘露聚糖，是一种高分子化合物，具有很强的吸水性，吸水后体积可膨胀80~100倍，食后不易被消化吸收，并能吸附胆固醇和胆汁酸，对降低血压减、少心血管病发作有一定效用。

(二) 控制血糖。魔芋还含有可溶性膳食纤维，这种纤维对抑制餐后血糖升高很有效，食用后可减轻胰腺负担，因而魔芋精粉及其制品都是糖尿病患者的理想降糖食品。

(三) 抗癌。魔芋所含的凝胶在肠道中可以形成各种不同孔径的半透明膜附着在肠道黏膜上形成一个防卫屏障，阻挡致癌物质的侵入，从而起到解毒、防治如甲状腺癌、胃贲门癌、结肠癌、鼻咽癌等癌肿的作用。

（四）减肥。魔芋的主要成分是一种可食用植物纤维，不易被消化，具有吸水性强、黏度大、膨胀率高的特点，进入胃中吸收胃液后使人产生饱腹感，在充分满足人们的饮食快感的同时不会增肥，无须刻意节食，便能达到理想减肥目的。

（五）洁胃。魔芋食用后消化吸收慢，大量可溶性植物纤维促进胃肠蠕动，可减少有害物质在胃、肠中的滞留时间，有效地保护胃黏膜，清洁胃壁，被称为“肠胃的清道夫”。

（六）排毒通便。魔芋丰富的植物纤维素，帮助活跃肠道功能，加快排泄体内有害毒素，预防和减少肠道系统疾病病变发生。

（七）补钙。实验表明，魔芋食品中的钙比较容易洗脱出来，特别是在酸性溶液中钙的洗脱率更高。人们在食用魔芋时，嚼烂的魔芋与酸性胃液接触，钙便开始溶化，再从肠胃吸收，从而起到补钙的作用。

三、食用魔芋应注意什么

魔芋全株有毒，块茎的毒性最大。中毒后舌、喉灼热，痒痛，肿大。民间用醋加姜汁少许，内服或含漱可以解救。因此魔芋食用前必须经磨粉、蒸煮、漂洗等加工过程脱毒。

四、怎样食用魔芋

（一）魔芋豆腐

魔芋传统的吃法是做成魔芋豆腐。可在商店购买魔芋粉，按照说明在家中制作，并作为家庭常规菜肴食用。

（二）炒魔芋

配料　魔芋100克。

做法　魔芋和调料一起入锅中，翻炒熟透后出锅即可。

功用　化痰散结，清热通便。

（三）素拌什锦

配料　魔芋300克、黄豆芽50克、芹菜25克、竹笋25克、木耳10克、胡萝卜10克、金针菇10克、干辣椒1个、香油2小匙、辣椒油1小匙、香醋1小匙、精盐1小匙、白糖1/2小匙。

做法　将魔芋去皮洗净后切丝；黄豆芽洗净，沥干水；芹菜洗净切段；竹笋、木耳、胡萝卜分别洗净切丝；金针菇洗净，切去尾端并撕开；干辣椒洗净；将处理好的材料放沸水中烫熟，一起放入盘中，再加入所有的调味料拌匀即可。

功用　降压降脂、抗癌。

(四) 香果魔芋

配料　魔芋、菠萝、苹果、桔子。

做法 桔子剥成瓣，其余切成丁。先将魔芋放入水中煮20分钟，再将剩下的一起倒进锅里，再煮10分钟，快煮好时，用淀粉勾芡，最后起锅前根据个人口味放点糖就可以了。

功效　降脂降压、减肥。

苜 蓿 (mu xu)

苜蓿，又称牧宿、光风草、连枝草等。苜蓿分布很广，我国大部分地区都有栽培。春、夏、秋季采收，洗净鲜用，或晒干用。

一、苜蓿有哪些药用价值和营养价值

苜蓿的嫩叶，是我们理想的蔬菜。在绿叶蔬菜中，苜蓿维生素 K 的含量最高，维生素 A 含量和胡萝卜相当，维生素 C 超过白萝卜 2~3 倍以上，这些营养成分都超过菠菜。

苜蓿又是一味良药，古人吃苜蓿的记载在古籍中很多，如《食疗本草》说苜蓿“利五脏，轻身健人。洗去脾胃间邪热气，通小肠热毒。”苜蓿中含有大量的铁元素，可作为治疗贫血的辅助食品；苜蓿中所含的 B 族维生素成分，可治疗恶性贫血；苜蓿中所含的具有止血作用的维生素 K，对一切出血症候，如鼻血、龈血、吐血、咯血、便血、子宫出血、肛门出血和肺胃及十二指肠出血等，都有特别的防治效果，民间常用来治疗胃病或痔疮出血，有些验方用它来治胃或痔、肠出血。此外，苜蓿中还含苜蓿素和苜蓿酚等物质，有止咳平喘的作用，对支气管炎有一定疗效。另外苜蓿中含有粗纤维，可促进大肠蠕动，有助于大便及毒素的排泄，防治大便秘结和肠癌。苜蓿中所含的苜蓿素能抑制肠道收缩，增加血中甲状腺素的含量。

二、吃苜蓿的宜与忌

(一) 一般人群都能食用苜蓿。

(二) 气管炎、贫血、支气管炎、湿热、黄疸、尿黄、目赤、肠炎、夜盲、便秘、肠癌及胃或痔、肠出血等病症的患者可以多食。

(三) 尿路结石、大便溏薄者慎食。

南　瓜（nan gua）

南瓜是葫芦科南瓜属的植物，原产于北美洲，在我国各地都有栽种。因产地不同，叫法各异，又名麦瓜、番瓜、倭瓜、金冬瓜，台湾话称为金瓜，老瓜可作饲料或杂粮，所以有很多地方又称为饭瓜。嫩果味甘适口，是夏秋季节的瓜菜之一。

一、南瓜有哪些药用价值和营养价值

祖国传统医学认为，南瓜具有补中益气、消炎止痛、化痰排脓、解毒杀虫、生肝气、益肝血、保胎等功效，可用于防癌、治高血压、浮肿、腹水、小便不利、习惯性流产、烧伤、烫伤及老年慢性支气管炎、哮喘，治痢疾、止痛、糖尿病、肾脏病、神经性脱发，壮阳、精强，预防男性前列腺肿胀等。

现代药理和营养学研究认为，南瓜中对人体的有益成分主要有多糖、氨基酸、活性蛋白、类胡罗卜素及多种微量元素。南瓜多糖是一种非特异性免疫增强剂，能提高机体的免疫功能；南瓜中丰富的类胡罗卜素在机体内可转化成具有重要生理功能的维生素 A，对上皮组织的生长分化、维持正常视觉、促进骨骼的发育具有重要作用；南瓜属高钙、高钾、低钠蔬菜，特别适合中老年人和高血压患者，有利于预防骨质疏松和高血压。研究发现，在南瓜种子中的脂类物质对泌尿系统疾病及前列腺增生具有良好的治疗和预防作用 。

二、常吃南瓜的好处

(一) 解毒。南瓜含有维生素和果胶，能粘结和消除体内细菌毒素和其他有害物质（如重金属中的铅、汞和放射性元素），起到解毒作用。

(二) 保护胃黏膜、帮助消化。南瓜所含果胶可以保护胃胶道黏膜，免受粗糙食品刺激，促进溃疡愈合，适宜于胃病患者。南瓜所含成分能促进胆汁分泌，加强胃肠蠕动，帮助食物消化。

(三) 防治糖尿病、降低血糖。南瓜含有丰富的钴，钴能活跃人体的新陈代谢，促进造血功能，并参与人体内维生素 B_{12} 的合成，是人体胰岛细胞所必需的微量元素，对防治糖尿病、降低血糖有特殊的作用。

(四) 消除致癌物质。南瓜能消除致癌物质亚硝胺，有防癌功效，并能帮助肝、肾功能的恢复，增强肝、肾细胞的再生能力。

（五）促进生长发育。南瓜中含有丰富的锌，参与人体内核酸、蛋白质的合成，是肾上腺皮质激素的固有成分，为人体生长发育的重要物质。

（六）防治妊娠水肿和高血压。孕妇食用南瓜花果，不仅能促进胎儿的脑细胞发育，增强其活力，还可防治妊娠水肿、高血压等孕期并发症，促进血凝及预防产后出血。同时对早孕反应后恢复食欲及体力有促进作用。

三、吃南瓜应注意什么

（一）多吃南瓜会助长湿热，尤其患有疮毒等皮肤疾病、黄疸症的人，都不宜多吃。

（二）南瓜性温，胃热炽盛者应少吃。

（三）南瓜性偏壅滞，气滞中满者慎食。

（四）服用中药期间不宜食用。

四、常见的南瓜保健食疗食谱

（一）糖醋南瓜丸

配料 南瓜、面粉各500克，精盐、白糖、醋、淀粉、植物油各适量。

做法 将南瓜去皮、瓤，洗净切块，笼蒸熟后，取出，控水，加面粉、白糖、食盐等，揉成面团状；锅内放油，烧至七成热，把南瓜挤成小圆球状丸子，入油中炸至金黄色时捞出；锅内放入底油，倒入清水100毫升，加白糖和少许精盐勾芡，淋入少许香醋，倒入丸子调匀即可。

功用 具有补中益气、温中止泻的功效，适用于脾胃虚弱之泄泻、体倦等病症。

（二）紫菜南瓜汤

配料 老南瓜100克，紫菜10克，虾皮20克，鸡蛋1枚，酱油、猪油、黄酒、醋、味精、香油各适量。

做法 先将紫菜水泡、洗净，鸡蛋打入碗内搅匀，虾皮用黄酒浸泡，南瓜去皮、瓤，洗净切块；再将锅放火上，倒入猪油，烧热后，放入酱油炝锅，加适量的清水，投入虾皮、南瓜块，煮约30分钟，再把紫菜投入，10分钟后，将搅好的蛋液倒入锅中，加入佐料调匀即成。

功用 具有护肝、补肾、强体功效，适宜于肝肾功能不全患者食用。

（三）南瓜猪肝汤

配料 南瓜、猪肝各250克，精盐、味精、麻油各适量。

做法 先将南瓜去皮、瓤，洗净切块；猪肝洗净切片；同入锅中，加水1000毫升，煮至瓜烂肝熟，加入佐料调匀即成。

功用 具有健脾、养肝明目的功效，长期食用，对夜盲症有一定治疗效果。

(四) 南瓜粥

配料 老南瓜100克，大米50克，食盐适量。

做法 南瓜去皮瓤，洗净切细备用。大米淘净，放入锅中，加清水适量煮粥，待沸时放入南瓜，至粥熟时，入食盐调味服食。每日1次。

功用 可补中益气、解毒杀虫，适用于脾胃虚弱、营养不良、肺痈、水火烫伤、下肢溃疡等。

(五) 绿豆南瓜汤

配料 绿豆50克，老南瓜500克，食盐适量。

做法 将南瓜去皮、去瓤，洗净后切块备用；先取绿豆煮至开花，下南瓜，煮至烂熟后食盐调味服食。

功用 可清热解暑、利尿通淋，适用于夏日中暑烦渴、身热尿赤、心悸、胸闷等，是糖尿病人的理想饮料。

(六) 南瓜仙人掌汤

配料 南瓜、仙人掌各250克，食盐、味精适量。

做法 将南瓜洗净切丁，仙人掌去皮后切丁，用旺火将清水适量烧沸后，放入仙人掌和南瓜煮汤，待熟后用适量盐和味精调味，饮汤食南瓜和仙人掌。早晚各1次，连食1个月。

功用 可降糖降脂，适用于糖尿病、高血脂症的食疗。

(七) 南瓜饼

配料 老南瓜适量。

做法 将南瓜去皮、洗净、切块，蒸熟后捣匀，制成小饼，放热油锅中煎至两面金黄即成。每日1次。

功用 可降脂降糖，适用于血脂异常、糖尿病人的食疗。

藕（ou）

藕，又称莲藕，属睡莲科植物莲的根茎。藕原产于印度，后来引入中国，迄今已有三千余年的栽培历史。肥大有节，中间有一些管状小孔，折断后有丝相连，品种有七孔藕与九孔藕两种。北方人多用来做菜，所以常叫做藕菜或莲菜；南方一般叫藕，果蔬兼用。藕是人们特别喜爱的食物，在唐代时就列为贡品了。

选择藕节短、藕身粗的为好，从藕尖数起第二节藕最好。

一、藕有哪些药用价值和营养价值

藕微甜而脆，可生吃也可做菜，而且药用价值相当高。藕含有淀粉、蛋白质、天门冬素、维生素C以及氧化酶等成分，含糖量也很高。中医认为，生藕可消瘀凉血、清烦热、止呕渴，适用于烦渴、酒醉、咳血、吐血等症。妇女产后忌食生冷，惟独不忌藕，就是因为藕有很好的消瘀作用，所以民间有“新采嫩藕胜太医”之说。熟藕有养胃滋阴、健脾益气的功效，是一种很好的食补佳品。而用藕加工制成的藕粉，既富营养，又易于消化，有养血止血、调中开胃的功效。以藕为主的单验方在临床上应用较广，有很好的效果。比如鲜藕汁，每日早晚各服半杯，治肺结核出血、产后出血、鼻流血。另外，生藕捣绞取汁，加蜂蜜适量，搅匀，分次服，治热病烦渴不止；藕汁、梨汁各半杯，和匀服用，治上焦痰热、口干咳嗽等。

二、吃藕有哪些好处

（一）清热凉血。莲藕生用性寒，有清热凉血作用，可用来治疗热性病症；莲藕味甘多液、对热病口渴、衄血、咯血、下血者更加有益。

（二）通便止泻、健脾开胃。莲藕散发出一种独特清香，还含有鞣质，有一定健脾止泻作用，能增进食欲，促进消化，开胃健中，有益于胃纳不佳，食欲不振的人恢复健康。

（三）益血生肌。藕的营养价值很高，富含铁、钙等微量元素，植物蛋白质、维生素以及淀粉含量也很丰富，有明显的补益气血、增强人体免疫力作用，所以中医说藕“主补中养神，益气力”。

（四）止血散瘀。藕含有大量的单宁酸，有收缩血管作用，可用来止血。藕还能凉血、散血，中医认为藕止血而不留瘀，是热病血症的食疗佳品。

(五) 减肥。莲藕中含有黏液蛋白和膳食纤维，能与人体内胆酸盐、食物中的胆固醇及甘油三酯结合后从粪便中排出，从而减少脂类的吸收。

三、吃藕应注意什么

(一) 藕可生吃、烹食、捣汁饮，或晒干磨粉煮粥。

(二) 食用莲藕要挑选外皮呈黄褐色、肉肥厚而白的。如果发黑，有异味，则不宜食用。

(三) 煮藕时忌用铁器，否则会使食物发黑。

(四) 没切过的莲藕可在室温中放置一周的时间。但因莲藕容易变黑，切口的部分容易腐烂，所以切过的莲藕要在切口处用保鲜膜覆盖，冷藏保鲜。

四、日常用藕疗病小验方

(一) 血友病 (鼻衄、牙出血、咯血)：鲜藕 1000 克，鲜梨 1 个，生荸荠 500 克，生甘蔗 500 克，鲜生地 250 克，同榨汁，每次服 1 小杯，每日 3~4 次。

(二) 防暑：鲜藕 250 克，洗净切片，加糖适量，煎汤代茶饮。

(三) 产后出血：鲜藕榨汁，每次服 2 匙，日服 3 次。

(四) 白带：藕汁半碗，红鸡冠花 3 朵，水煎，调红糖服，每日服 2 次。

(五) 痔疮、肛裂：鲜藕 500 克，僵蚕 7 个，红糖 120 克，水煎，连汤服下，连服 1 周。

(六) 急性肠胃炎：鲜嫩藕 1500 克，捣烂取汁，分 2 次用沸水冲服。

(七) 胃溃疡出血：生藕 500 克，连皮捣汁，加白糖 100 克，搅匀，随时用开水冲服。

(八) 时气烦渴不止：生藕，捣绞取汁加入生蜂蜜适量，搅匀，随时饮用。

(九) 霍乱呕吐不止：生藕一两 (洗，切)，生姜少许。一同捣烂绞取汁，分三次服用。

(十) 上焦痰热：藕汁、梨汁各半，和服。

(十一) 红白痢：藕一斤，捣汁，和蜜糖，隔水炖成膏服用。

(十二) 小便热淋：生藕汁、地黄汁、葡萄汁各等分，加入蜂蜜温服，每次服用半杯。

(十三) 冻脚裂：蒸熟藕捣烂涂敷。

(十四) 麦芒及尘土等物入眼不出：用大藕一截，洗净捣烂，用布包挤汁，滴入眼中。

(十五) 治眼热赤痛：取莲藕一个（连节），将绿豆放入藕孔中，加水数碗，煎至半碗，一同食用。

荠荠菜 (ji ji cai)

荠荠菜又名护生草、菱角菜、地菜，原产我国，目前遍布世界，在我国南北各地都能见到。我国人民自古就采集野生荠荠菜食用，早在公元前300年就有食用荠荠菜的记载，是自古以来就受人们喜爱的一种野菜，目前国内各大城市开始引种栽培。

一、荠荠菜有哪些药用价值和营养价值

荠菜有很高的药用价值。祖国医学证实，荠菜具有培脾、健胃、明目、止血、强骨、和肝、消炎、解毒、利尿的功效，用于治疗痢疾、水肿、淋病、乳糜尿、吐血、便血、血崩、月经过多、目赤肿疼等。荠菜维生素C和维生素B_2含量极高，蛋白质、胡萝卜素、各种矿物质含量也比较高，还含有十多种氨基酸。荠菜含丰富的维生素C和胡萝卜素，有助于增强机体免疫功能，还能降低血压、健胃消食，治疗胃痉挛、胃溃疡、痢疾、肠炎等病。

二、吃荠荠菜有哪些好处

(一) 止血。荠菜治疗血症有独特作用，它能缩短凝血时间。所含的荠菜酸是有效止血成分，能止咳血、便血、子宫出血。荠菜、小蓟水煎服可治月经过多。

(二) 降脂降压。荠菜不仅可以降低血液及肝脏胆固醇和甘油三酯的含量，而且还有降血压的作用，能预防高血压和中风。在民间用荠菜汤加米面做成的“百岁羹”，是老年人防中风、益寿延年的“寿食”。

(三) 抗炎、抗病毒。荠菜所含的橙皮甙能够消炎抗菌，能增强体内维生素C的含量，还能抗病毒，预防冻伤，对糖尿病性白内障病人也有疗效。

(四) 抗癌。荠荠菜中所含的二硫酚硫酮，具有抗癌作用。荠荠菜还含有丰富的维生素C，能防止硝酸盐和亚硝酸盐在消化道中转变成致癌物质亚硝胺，可预防胃癌和食管癌。

(五) 润肠通便。荠荠菜含有大量的粗纤维，食用后可增强大肠蠕动，促进排泄，从而增进新陈代谢，有助于防治高血压、冠心病、肥胖症、糖尿病、肠癌及痔疮等。

(六) 保护眼睛。荠菜含有丰富的胡萝卜素，是治疗干眼病、夜盲症的良好食物。

三、荠荠菜保健食疗食谱推荐

(一) 荠荠菜豆腐汤

配料 嫩豆腐200克，荠荠菜100克，胡萝卜25克，熟竹笋25克，水发香菇25克，水面筋25克。

做法 嫩豆腐、熟竹笋、水面筋、水发香菇分别切成小丁。荠荠菜去杂洗净，切成细末。胡萝卜洗净，入沸水锅中焯熟，捞出晾凉，切小丁。炒锅上火，加油烧至七成热，加入素鲜汤、豆腐丁、香菇丁、胡萝卜、笋丁、面筋、荠菜末、精盐、生姜末，烧沸后加入味精，用湿淀粉勾稀芡，淋上麻油，出锅装入汤碗即成。

功用 补虚益气、健脑益智、清热降压、利水，可用作高血压、高血脂、冠心病、动脉硬化、肾炎水肿、乳糜尿等病症患者的营养保健及辅助治疗。

(二) 荠荠菜鸡蛋汤

配料 新鲜荠荠菜240克，鸡蛋4个，精盐、味精、植物油各适量。

做法 新鲜荠荠菜去杂洗净，切成段，放进盘内，将鸡蛋打入碗内搅匀。炒锅上旺火，放水加盖烧沸，放入植物油，接着放入荠荠菜，再煮沸，倒入鸡蛋稍煮片刻，加入精盐、味精，盛入大汤碗内即成。

功用 补心安神，养血止血，清热降压。

(三) 荠荠菜荸荠汤

配料 荠荠菜100克，荸荠100克，水发香菇50克，植物油、湿淀粉、麻油、精盐、味精各适量。

做法 荠荠菜去杂清水洗净，切成末。荸荠去皮和香菇一起放入清水里洗净，各切成小丁。炒锅上旺火，放油烧热，倒入菜丁翻炒后，注入适量清水，煮沸，倒入荠荠菜末，再煮15分钟，放入精盐、味精、麻油调味，以适量淀粉勾芡即成。

功用 清热降压。

(四) 荠荠菜蜜枣汤

配料 荠菜50克，蜜枣50克。

做法 荠荠菜去杂洗净，蜜枣洗净。煮锅上火，将荠荠菜和蜜枣放入锅内，注入适量清水，旺火煮沸，转为小火煮2小时即成。

功用 健脾止血。

(五) 拌荠菜松

配料 荠菜500克，熟芝麻、熟胡萝卜各50克，豆腐干、冬笋各25克。

做法 将荠菜去杂洗净，放入沸水中焯至颜色碧绿，捞出放入凉水中过清，沥干水，切成细末，放入盘中；将豆腐干、冬笋、熟胡萝卜切成细末，放入盘中，撒上芝麻屑，加入精盐、白糖、味精，淋上麻油，拌匀即成。

功用　此菜芳香爽口，营养丰富，具有健体美容、延缓衰老的功效。可作为肝火血热所致的目赤肿痛、吐血、便血等病症的食疗菜肴。

茄　子 (qie zi)

茄子，是茄科植物茄的果实，颜色多为紫色或紫黑色，也有淡绿色或白色品种，形状上也有圆形、椭圆、梨形等各种。江浙人称为六蔬，广东人称为矮瓜。茄子是一种典型的蔬菜，根据品种的不同，食用方法多样。茄子在我国的栽培已达2000年之久，是夏秋两季经常食用的蔬菜之一。

一、茄子有哪些药用价值和营养价值

茄子的营养很丰富，含有蛋白质、脂肪、碳水化合物、维生素以及钙、磷、铁、钾等微量元素和胆碱、胡芦巴碱、水苏碱、龙葵碱等多种生物碱。茄子维生素P的含量很高，有助于防治高血压、冠心病、动脉硬化和出血性紫癜，保护心血管。茄子还含有丰富的营养成分，除维生素A、C偏低外，其他维生素和矿物质几乎跟西红柿差不多，而蛋白质和钙比西红柿高3倍。中医学认为，茄子属于寒凉性质的食物，能散血、消肿、宽肠，最适合大便干结、痔疮出血以及患湿热黄疸的人食用。夏天食用，有助于清热解暑，对于容易长痱子、生疮疖的人，更加适宜。中药许多方剂及民间验方中，时常使用“秋后老茄子”“霜打茄子”。茄花、茄蒂、茄根、茄汁都是良药，古代就有用茄根治疗肿瘤的记载。国外研究结果表明，茄子是抗癌强手，抗癌性能是其它有同样作用的蔬菜的好几倍，特别是茄子中含有龙葵碱，能抑制消化系统肿瘤的增殖，在防治胃癌上更是有一定效果。

二、常吃茄子有哪些好处

(一) 降低血中胆固醇。茄子纤维中所含的皂草甙，具有降低血中胆固醇的功效。

(二) 治疗出血性疾病。紫茄子富含维生素P，可增强微细血管的韧性，防止小血管出血，因此对动脉硬化、高血压、咯血、坏血病、紫癜具有一定防治作用。

(三) 治疗内痔出血。茄子具有清热活血、消肿止痛的功效。每天用鲜茄子1~2个，加适量油、盐隔水蒸熟服用，连吃几天可治疗内痔出血，同时对便秘也有一定疗效。

(四) 祛除老年斑。老年人因血管逐渐硬化，皮肤上会出现“老年斑”，这些“斑点”会随着年龄增长由小逐渐增大，由点状连成片状（这常常是中风的先兆）。常吃些茄子会明显减少老年斑现象。

(五) 预防癌症。茄子内含有龙葵素，它可抑制消化道肿瘤细胞的增殖，尤其是对胃癌和直肠癌有抑制作用，可作胃癌和直肠癌的辅助性治疗食物。部分接受化疗的癌症患者出现发热时，可用茄子煮熟后凉拌吃，具有退热作用。

(六) 抗衰老。茄子含有维生素 E，有防止出血和抗衰老功能，常吃茄子，对延缓人体衰老具有积极的作用。

三、吃茄子的禁忌

(一) 茄子性凉，脾胃虚寒、哮喘的人不宜多吃。

(二) 秋后茄子性味偏苦寒，大便溏薄的人不宜多吃。

(三) 病人手术前也尽量不吃茄子，否则麻醉剂可能无法被正常地分解，会拖延病人苏醒时间，影响病人康复速度。

四、常见的茄子保健食疗食谱

(一) 炸茄饼

配料 茄子 300 克，肉末 100 克，鸡蛋 3 枚，葱花、姜末各适量。

做法 先将茄子洗净去皮，切成直径 3 厘米长的夹刀片（第一刀切断，第二刀相连）；肉末内加黄酒、精盐、葱、姜与味精，搅拌均匀；鸡蛋去壳打碎，投入干淀粉调成糊；茄夹撒少许干淀粉后，将肉末放入做成茄饼；锅内放油烧至六成热时，茄饼挂糊，逐个下锅炸至八成熟时捞出，待油温升到八成热时，再将茄饼放入复炸，至酥脆出锅，撒上椒盐末即成。

功用 具有和中养胃作用，尤其适宜胃纳欠佳、食欲不振的人服食。

(二) 炒茄子

配料 茄子 250 克。

做法 先将茄子洗净，切成小块，置锅火上，加油烧至七成热，倒入茄子块煸炒至熟，再加少许精盐即可。

功用 具有清热解毒功效，适用于痔疮出血患者食用。

(三) 蒸茄子

配料 茄子 250 克。

做法 茄子洗净，切成条状，放入碗中，入蒸笼蒸 20 分钟左右；将蒸熟的茄子取出，趁热放盐、淋上麻油即成。

功用 具有清热消痈的功效，适用于热毒疮痈所致的皮肤溃烂。

(四) 虾仁茄罐

配料 茄子 750 克，虾仁 50 克，瘦肉 150 克，鸡蛋 2 枚，冬菇、净冬笋各 25

克，葱、姜末各适量。

做法 先将茄子削成1厘米厚的圆片，每片挖成象眼花刀；猪肉切成4厘米长丝；笋、冬菇切成丝；用开水把冬笋、冬菇丝焯一下，控干待用；用炒锅将油烧温，先把虾仁炒一下，捞出，再下茄片炸至呈金黄色时捞出；鸡蛋炒成碎块备用；将肉丝、面酱放入，加葱、姜炒熟，锅内入虾仁、鸡蛋、冬菇丝、笋丝，烹入料酒、酱油，加味精和少许汤拌匀，装盆中作馅；最后取一只碗，碗底铺一片茄子，贴靠碗边围上茄片，把馅装入碗内，上面盖上茄子片，上蒸笼蒸熟，蒸熟后的原汤倒勺内，将茄子罐合入平盘，锅坐火上勾芡，加花椒油，最后把汁浇在茄子罐上即成。

功用 具有健脾宁心、降压止血的功效，适用于动脉硬化、高血压、脑血栓形成及坏血病患者食用。

芹 菜 (qin cai)

芹菜，属伞形科植物。有水芹、旱芹两种，功能相近，药用以旱芹为佳。旱芹香气较浓，又名“香芹”，也称“药芹”。

选购芹菜应挑选梗短而粗壮，菜叶翠绿而稀少者。

一、芹菜有哪些药用价值和营养价值

芹菜有丰富的营养价值和药用价值。中医认为，芹菜可以清热除烦、平肝、利水消肿、凉血止血，主治高血压、头痛、头晕、暴热烦渴、黄疸、水肿、小便热涩不利、妇女月经不调、赤白带下、瘰疬、痄腮等病症。现代营养和药理研究发现，芹菜中含蛋白质、钙、磷、铁等，其中蛋白质含量比一般瓜果蔬菜高1倍，铁含量为番茄的20倍左右，还含丰富的胡萝卜素和多种维生素等，对人体健康十分有益。芹菜叶茎中含有挥发性的甘露醇，别具芳香，能增强食欲。现代药理研究表明芹菜还有具有降血压、降血脂的作用。芹菜的钙、磷含量较高，所以它有一定镇静和保护血管的作用，又可增强骨骼，预防小儿软骨病。由于芹菜的根、茎、叶和籽都可以当药用，所以又被人们称为“厨房里的药物”“药芹”。

二、常吃芹菜有哪些好处

(一) 平肝降压。芹菜含酸性的降压成分，可使血管扩张引起降压。临床对于原发性、妊娠性及更年期高血压都有效。

(二) 镇静安神。芹菜中所含的一种碱性成分，对人体有镇静、安定作用，有利于安定情绪，消除烦躁。

(三) 利尿消肿。芹菜含有利尿的有效成分，能消除体内水钠潴留，利尿消肿(临床上用芹菜水煎剂，有效率达85.7%)。也可治疗乳糜尿。

(四) 防癌抗癌。芹菜是高纤维食物，它经肠内消化作用产生一种木质素或肠内脂的物质，这类物质是一种抗氧化剂，高浓度时可抑制肠内细菌产生的致癌物质。它还可以加快粪便在肠内的运转时间，减少致癌物与结肠黏膜的接触，达到预防结肠癌的目的。

(五) 养血补虚。芹菜含铁量较高，能补充妇女经血的损失，避免皮肤苍白、干燥、面色无华，而且可使目光有神，头发黑亮。

(六) 清热解毒。春季气候干燥，人们往往感到口干舌燥气喘心烦，身体不适，常吃些芹菜有助于清热解毒，去病强身。肝火过旺，皮肤粗糙及经常失眠、头疼的人可适当多吃。

(七) 减肥。芹菜还是一种理想的绿色减肥食品，因为当你嘴里正在咀嚼芹菜时，消耗的热能远大于芹菜给予你的能量。

三、吃芹菜应注意什么

(一) 芹菜性凉质滑，所以脾胃虚寒、肠滑不固的人应慎食。

(二) 血压偏低者和婚育期男士应少吃芹菜（因为芹菜具有杀精功能）。

(三) 芹菜与下列食物相克：虾（海米）、黄瓜、南瓜、蛤蜊、鸡肉、兔肉、鳖肉、黄豆、菊花、蟹、蚬、毛蚶。

(四) 芹菜叶中所含的胡萝卜素和维生素 C 要比茎多，营养价值更高，因此吃时不要把能吃的嫩叶扔掉。

四、芹菜保健食疗食谱推荐

(一) 芹菜拌干丝

配料 芹菜 250 克，豆干 300 克，葱白、生姜各适量。

做法 芹菜洗净切去根头，切段；豆干切细丝，葱切段，生姜拍碎；炒锅置旺火上，倒入花生油，烧至七成热，下姜、葱煸过后加精盐，倒入豆干丝再炒 5 分钟，加入芹菜一齐翻炒，味精调水泼入，炒熟起锅即成。

功用 本菜鲜香可口，具有降压平肝、通便的功效，适用于高血压、大便燥结等病症。

(二) 芹菜粥

配料 芹菜 40 克，粳米 50 克，葱白 5 克。

做法 芹菜洗净去根；锅中倒入花生油烧热，爆葱，添米、水、盐，煮成粥，再加入芹菜稍煮，调味精即可。

功用 具有清热利水的功效，可作为高血压、水肿患者的辅助食疗品。

(三) 糖醋芹菜

配料 芹菜 500 克，糖、醋各适量。

做法 将嫩芹菜去叶留茎洗净，入沸水汆过，待茎软时，捞起沥干水，切寸段，加糖、盐、醋拌匀，淋上香麻油，装盘即可。

功用 本菜酸甜可口、去腻开胃，具有降压、降脂的功效，高血压病患者可常吃。

（四）芹菜小汤

配料 芹菜150克，奶油50毫升，牛奶150毫升，面粉适量。

做法 芹菜洗净切段，用150毫升水煮开，并将食盐、奶油及2匙面粉调入牛奶内，一并倒入芹菜汤中，一滚即成。

功用 此汤清淡适口、鲜香开胃，具有益胃养阴、止血通淋的功效，糖尿病、小便出血、小便涩痛者都能常吃。

（五）凉拌芹菜

配料 芹菜梗200克，水发海带100克，水发黑木耳50克，老抽酱油、麻油、精盐、白糖、味精各适量。

做法 海带、黑木耳洗净切丝，用沸水焯熟，嫩芹菜梗洗净，切成3～4厘米长，入沸水中煮3分钟后捞起，沥干。将海带丝、黑木耳丝及调味品与芹菜梗拌匀即成。

功用 降血压、缓和冠状动脉粥样硬化。适用于高血压、冠心病患者。

（六）芹菜拌核桃

配料 芹菜250克，核桃仁50克。

做法 将芹菜切成细丝，放入开水锅内氽后捞出放入盘中，放上洗净的核桃仁及少许精盐、香油拌匀即成。

功用 具有润肺、清热、定喘的作用。

青　椒 (qing jiao)

青椒的别名很多，又叫甜椒、菜椒、大椒、灯笼椒、柿子椒等。我国于100多年前引入，现全国各地普遍栽培。青椒的特点是果实较大，翠绿鲜艳，新培育出来的品种还有红、黄、紫等多种颜色。辣味较淡甚至根本不辣，作蔬菜食用，还被广泛用于配菜。

一、青椒有哪些药用价值和营养价值

青椒营养丰富，是人们一年四季都喜欢的蔬菜之一。青椒和红辣椒一样，含有丰富的维生素C，它还含有微量元素以及维生素K，可以防治坏血病，对牙龈出血、贫血等疾病都有辅助的治疗作用，还能增强人的体力，缓解因工作、生活压力造成的疲劳。带辣味的青椒里也含辣椒素，特有的味道和所含的辣椒素有刺激唾液和胃液分泌的作用，能增进食欲，帮助消化，促进肠蠕动，防止便秘。所以中医对它的看法和辣椒一样，有温中下气、散寒除湿的药用价值，主治寒滞腹痛、呕吐、泻痢、冻疮、脾胃虚寒、伤风感冒等症。

二、常吃青椒的好处

(一) 使血管强健，血液循环良好。

(二) 能够降低中性脂肪值以及血压。

(三) 能够消除顽固性便秘。

(四) 甜椒具有良好的美白效果，能抑制黑色素，防治黑斑。

(五) 有效成分辣椒素是一种抗氧化物质，可以阻止细胞组织的癌变，降低癌症细胞的发生率。

三、食用青椒应注意些什么

(一) 维生素C不耐热，易被破坏，在铜器中更是如此，所以避免使用铜质餐具。

(二) 青椒独特的造型与生长姿势，会使喷洒过的农药都积累在它凹陷的果蒂上，因此清洗时应先去蒂。

(三) 眼疾患者、食管炎、胃肠炎、胃溃疡、痔疮患者应少吃或忌食；同时有火热病症或阴虚火旺、高血压、肺结核病的人慎食。

四、常见的青椒保健食疗食谱

(一) 木耳紫菜汤

配料 紫菜100克、黑木耳50克、甜椒一个、葱、胡椒、盐适量。

做法 将黑木耳浸软，去头切碎。甜椒和葱都洗净切碎。待水煮开，加入黑木耳大火煮10分钟，等木耳煮软，再放入紫菜、甜椒，用中火煮3分钟，撒上葱末，加入适当的盐和胡椒调味即可。

功效 治疗肥胖、改善体质、补血润气、解除便秘、利尿降脂、美容养颜、滋阴清热。

(二) 生煸青椒

配料 青椒250克，食油、精盐、砂糖适量。

做法 将青椒洗净，去柄去籽，切成半寸见方的小块；把油烧热，放入青椒，煸炒至青椒外皮稍有些皱皮时（不能炒焦），加盐、糖，并略加些水，再炒1~2分钟即可起锅。

功用 具有开胃生津、增进食欲的功效，适用于脾胃虚寒、脘腹冷痛、食欲不振、消化不良以及湿邪内侵而致的身体倦怠等病症。

(三) 青椒炒豆豉

配料 青椒500克，豆豉100克，植物油100克，食盐、鸡精少许。

做法 将青椒去蒂、洗净、切成二三分长，入锅内煸软，拨在一边，下熟菜油，同时下豆豉煸炒，豆豉炒出香味后，与辣椒混合拌匀，加入少许食盐、鸡精即可起锅食用。

功用 具有散风寒、开胃口的功效，适用于外感风寒、不思饮食的人。

(四) 青椒香干炒毛豆

配料 青椒、毛豆各75克，香干50克，调味料少许。

做法 将青椒去籽，切丝；香干也切成丝；旺火热锅，将油烧至七成热，放入青椒、毛豆，炒至毛豆熟，下香干丝，加调味料及水，再炒片刻，淋上麻油即可出锅。

功用 具有补脾开胃、健脑长智的功效。

薯　蓣 (shu yu)

薯蓣又名山药、怀山药、淮山药、土薯、山薯、山芋、玉延，通称山药。原产山西平遥、介休，现分布于我国华北、西北及长江流域各省区。因其营养丰富，自古以来就被视为物美价廉的补虚佳品，既可作主粮，又可作蔬菜。冬季茎叶枯萎后采挖，切去根头，洗净鲜用或干燥后用。

我国栽培的山药主要有普通的山药和田薯两大类。普通的山药块茎较小，其中以古怀庆府（今河南焦作境内，含博爱、沁阳、武陟、温县等县）所产山药名贵，习称“怀山药”，有“怀参”之称。

一、薯蓣有哪些药用价值和营养价值

中医认为山药味甘、性平，入肺、脾、肾经，不燥不腻，具有健脾补肺、益胃补肾、固肾益精、聪耳明目、助五脏、强筋骨、益智安神、延年益寿的功效，主治脾胃虚弱、倦怠无力、食欲不振、久泄久痢、肺气虚燥、痰喘咳嗽、肾气亏耗、腰膝酸软、下肢痿弱、消渴尿频、遗精早泄、带下白浊、皮肤赤肿、肥胖等病症。作为高营养食品，山药中含有大量淀粉及蛋白质、B 族维生素、维生素 C、维生素 E、葡萄糖、粗蛋白氨基酸、胆汁碱、尿囊素等。其中重要的营养成分薯蓣皂，是合成肾上腺皮质激素药物的良好原料和合成女性荷尔蒙的先驱物质，有滋阴补阳、增强新陈代谢的功效。目前在国际国内用薯蓣皂素为原料生产的 60~70 种甾体激素药，广泛用于治疗癌症、心脑血管疾病、呼吸道疾病、避孕等方面。新鲜块茎中含有的多糖蛋白成分的黏液质、消化酵素等，可预防心血管脂肪沉积，有助于胃肠的消化吸收。

二、吃薯蓣有哪些好处

（一）健脾益胃、助消化。薯蓣含有淀粉酶、多酚氧化酶等物质，有利于脾胃消化吸收功能，是一味平补脾胃的药食两用品。不论脾阳虚或胃阴虚，都可食用。临床上常用于治脾胃虚弱、食少体倦、泄泻等病症。

（二）滋肾益精。薯蓣含有多种营养素，有强健机体，滋肾益精的作用。凡肾亏遗精、妇女白带多、小便频数等症，都可以服用。

（三）益肺止咳。薯蓣含皂甙、黏液质，有润滑、滋润的作用，可以益肺气、养肺阴，治疗肺虚痰嗽久咳。

（四）降低血糖。薯蓣含有黏液蛋白，有降低血糖的作用，可用于治疗糖尿病，是糖尿病人的食疗佳品。

（五）延年益寿。薯蓣含有大量的黏液蛋白、维生素及微量元素，能有效阻止血脂在血管壁的沉淀，预防心血管疾病，益智安神、延年益寿。

（六）抗肝昏迷。近年研究发现薯蓣具有镇静作用，可用来抗肝昏迷。

（七）美体瘦身。薯蓣是一种天然的纤体美食。它含有足够的纤维，食用后就会产生饱胀感，从而控制进食欲望。而且薯蓣是一种高营养、低热量的食品，可以放心食用而不会发胖。

（八）防治前列腺增生。据美国《健康》杂志报道，薯蓣中特殊的黏蛋白具有激活雄性激素的作用，对中老年男性易患的前列腺增生或前列腺肥大（容易导致排尿不畅）能起到预防和治疗作用。

三、食用薯蓣应注意些什么

（一）一般人群都能食用。尤其适宜糖尿病患者、腹胀、病后虚弱者、慢性肾炎患者、长期腹泻者食用。

（二）薯蓣有收涩的作用，所以大便燥结者不宜食用；另外有实邪者忌食薯蓣。

（三）薯蓣与中药甘遂不能一同食用，也不可与碱性药物同服。

（四） 薯蓣切片后需立即浸泡在盐水中，以防止氧化发黑。

（五）新鲜薯蓣切开时会有黏液，极易滑刀伤手，可以先用清水加少许醋洗，这样可减少黏液。

（六）薯蓣中的黏汁容易导致皮肤过敏，所以削完薯蓣的手不要乱碰，马上多洗几遍手，要不然就会抓哪儿哪儿痒。

（七）应去皮食用，以免产生麻、刺等异常口感。

四、薯蓣保健食疗配方推荐

（一）薯蓣红枣粥

配料　薯蓣 60 克（切成颗粒），大枣 30 克，粳米适量。

做法　加水煮成稀粥，用糖调味服食。

功用　本方以薯蓣、大枣补益脾胃，大枣又可滋养营血。用于脾胃虚弱、饮食减少、消化不良以及营血虚亏。

（二）薯蓣粉

配料　干薯蓣适量。

做法 一半炒熟，一半生用，研为细末。每次 30 克，加白糖适量，米汤调下。

功用 薯蓣半炒半生，既补脾气又益脾阴。《百一选方》：用于噤口痢脾阳脾阴皆受损，呕吐恶心，不能食；《普济方》：治脾胃虚弱，呕吐不思食，脘腹胀满。

（三）薯蓣蔗汁糊

配料 鲜薯蓣 60 克。

做法 切碎，捣烂，加甘蔗汁半碗和匀，火上炖熟服用。

功用 源于《简便单方》。本方能润肺而化痰。用于久病咳喘、痰少或无痰、咽干口燥等。

（四）治小便数多：用薯蓣（矾水煮过）、白茯苓，等分为末。每服二钱，水送下。

（五）治脾胃虚弱，不思饮食：用薯蓣、白术各一两，人参七钱半，共研为末，加水和糊做成丸子，如小豆大。每服四十至五十丸，米汤送下。

（六）治湿热虚泄：用薯蓣、苍术等分，加米饭做成丸子，米汤送服。

（七）治肿毒初起：用带泥的薯蓣、蓖麻子、糯米等分，水泡过，研细敷涂即散。

（八）治手足冻疮：用薯蓣一截，磨泥敷上。

丝　瓜 (si gua)

丝瓜别名天罗布瓜、棉瓜、布瓜、蛮瓜等。翠绿鲜嫩，清香脆甜，是人们爱吃的瓜菜。

一、丝瓜有哪些药用价值和营养价值

丝瓜的药用价值很高，全身都可入药。中医理论认为，丝瓜有清暑凉血、解毒通便、祛风化痰、润肌美容、通经络、行血脉、下乳汁、清热、化痰、利湿消肿的功效，适用于产后经络阻塞、乳汁缺少以及上火牙痛、痢疾、喉痹肿痛、睾丸肿坠、跌打损伤、大小便下血、湿热性黄疸等症。

丝瓜的果实含皂甙、多量黏液质与瓜氨酸、维生素、矿物质、木糖胶等物质；幼苗含葫芦素，茎叶含皂甙、黏液质、木聚糖、脂肪、蛋白质、B族维生素及维生素C。女性平时多吃丝瓜，对调理月经不顺有帮助。丝瓜络水煎，加蜂蜜适量内服，可辅治尿路感染；丝瓜花有清热解毒功效，可用于治疗肺热咳嗽、咽痛、鼻炎、痔疮等症；丝瓜叶可消炎止血，擦治顽癣有一定效果；丝瓜藤有杀虫解毒的功用，捣碎外敷可辅治疮疡；嫩丝瓜作菜能清热祛风、凉血解毒、化痰止咳，可治痰火、便秘、尿赤。丝瓜是增白、去皱的天然美容品，据医学实验证明，长期食用丝瓜或用丝瓜液擦脸，可以让肌肤柔嫩、光滑，并可预防和消除痤疮和黑色素沉着，所以丝瓜汁有“美人水”之称。

二、吃丝瓜应注意的问题

(一) 一般人都可吃丝瓜。月经不调、身体疲乏、痰喘咳嗽、产后乳汁不通的妇女适宜多吃丝瓜。

(二) 体虚内寒、腹泻的人不宜多吃。

(三) 丝瓜不宜生吃。

(四) 丝瓜汁水丰富，宜现切现做，以免营养成分随汁水流走。

(五) 烹制丝瓜时应注意尽量保持清淡，油要少用，可勾稀芡，用味精或胡椒粉提味，以保持丝瓜香嫩爽口的特点。

(六)丝瓜的味道清甜，烹煮时不宜加酱油和豆瓣酱等口味较重的酱料，以免抢味。

三、常见的丝瓜保健食谱

(一) 烧丝瓜

配料 丝瓜800克，水发香菇50克，姜汁适量，油、盐、调味料等少许。

做法 先将水发香菇去蒂洗净，丝瓜去皮洗净切片；锅烧热，加入生油，用姜汁烹，再加丝瓜片、香菇、料酒、精盐、味精，煮沸至香菇、丝瓜入味，用湿淀粉勾芡，淋入麻油，调匀即成。

功用 此菜肴具有益气血、通经络的功效。适用于妇女产后乳汁不下、乳房胀痛等病症。

(二) 西红柿丝瓜汤

配料 丝瓜1根，西红柿2个，香葱花适量。

做法 先将西红柿洗净，切成薄片，丝瓜去皮洗净切片；锅中放入熟猪油烧至六成热，加入鲜汤500毫升烧开，放入丝瓜片、西红柿片，待熟时，加胡椒粉、细盐、味精、葱花调匀起锅。

功用 此汤味美鲜香，具有清解热毒、消除烦热的功效，暑热烦闷、口渴咽干者服之有效。

(三) 炒丝瓜

配料 丝瓜250克，油、盐、调味料等适量。

做法 先将丝瓜去皮洗净切片，锅置火上，放油少许，烧至六成热，倒入丝瓜煸炒，待丝瓜熟时加精盐少许即成。

功用 此菜肴清淡可口，具有清热利湿、化痰止咳的作用，尤其适应于痰喘咳嗽、热痢、黄疸患者服食。

(四) 生丝瓜汁

配料 生丝瓜1000克，蜂蜜适量。

做法 先将生丝瓜洗净，切丝绞榨取汁，加入蜂蜜（一般10 ∶ 1比例调制），搅匀即可。

功用 此汁具有清热、止咳、化痰的功效，适用于小儿百日咳患者服食。

四季豆 (si ji dou)

四季豆又叫菜豆、架豆、芸豆、刀豆、扁豆、玉豆、云豆，在浙江衢州叫做清明豆，在我国北方叫豆角等，是餐桌上的常见蔬菜之一。无论单独清炒还是和肉类同炖，或者焯熟凉拌，都很受人们喜爱。

一、四季豆有哪些药用价值和营养价值

四季豆富含蛋白质和多种氨基酸，经常食用能健脾胃，增进食欲。夏天多吃一些四季豆有消暑、清湿的作用。祖国中医学认为，四季豆有调和脏腑、安养精神、益气健脾、消暑化湿和利水消肿的功效，可治脾虚兼湿、食少便溏、湿浊下注、妇女带下过多，还可用于暑湿伤中、吐泻转筋等症。四季豆种子可激活肿瘤病人淋巴细胞，产生免疫抗体，对癌细胞有非常特异的抑制作用，所以有抗肿瘤作用。

二、吃四季豆有哪些好处

(一) 有益心脏。四季豆不但含有丰富的降低胆固醇的可溶性纤维，而且是微量元素钾、镁的重要来源，能很好地稳定血压，减轻心脏的负担。

(二) 强壮骨骼。虽然四季豆的钙含量不是太多，但是它含有大量的维生素 K。研究表明，维生素 K 能增加骨质疏松病人的骨密度，降低骨折的风险。

(三) 补铁、防感染。四季豆含有大量铁元素，非常适合缺铁的人食用。由于四季豆含有许多抗氧化剂和胡萝卜素，对于风湿性疾病导致的感染，有很好的消炎作用。

(四) 适合糖尿病人。四季豆是血糖生成指数比较低、高膳食纤维的蔬菜，适合糖尿病人食用。

三、吃四季豆要谨防中毒

四季豆本身含有皂素和血细胞凝集素两种毒素，如果加工方法不当，毒素没有被完全破坏，进入人体后就容易导致中毒，对细胞膜有刺激性，而且能破坏红细胞，使人体红细胞发生凝集和溶血，对胃肠道有刺激性，引起胃肠道局部充血、肿胀及出血性炎症，以致造成恶心、呕吐、腹痛、腹泻等胃肠道症状。

一些集体食堂锅小但加工的四季豆较多，翻炒不均，受热不匀，毒素不易除去；一些人喜欢把四季豆先在开水里焯一下，然后再用油炒，误认为两次加热就保险了，实际上两次加热都不彻底，毒素照样无法破坏；还有的人贪图四季豆颜色好看，怕煮熟煮透后四季豆变软，吃起来不爽脆，便不把它加热煮透。这些都是常见的四季豆加热不够导致中毒的原因。

四季豆中毒的潜伏期一般为 30 分钟至数小时。主要为恶心、呕吐、腹痛、腹泻等胃肠炎症状，同时伴有头痛、头晕、出冷汗等神经系统症状。有时四肢麻木、胃烧灼感、心慌和背痛等。

四、预防四季豆中毒的方法非常简单

(一) 要注意不买、不吃老四季豆。

(二) 要把四季豆两头和豆荚上的丝摘掉，因为这些部位含毒素较多。

(三) 防止发生四季豆食物中毒的主要措施是在烹调时先将四季豆放入开水中烫煮 10 分钟以上再炒。烹煮时，要烧熟煮透，使四季豆加热至原有的生绿色消失，食用时，无生味和苦硬感，表明毒素已彻底破坏。

(四) 集体食堂和餐饮单位应禁止购买、烹调、销售四季豆，防止因加工烹调不当引起的集体性食物中毒事件的发生。

五、四季豆中毒的处理方法

(一) 轻度中毒者，只须静卧休息，少量多次地饮服糖开水或浓茶水。

(二) 如果中毒严重，呕吐不止，造成脱水，或有溶血表现，应及时送医院治疗。

(三) 民间验方用甘草、绿豆适量煎汤当茶饮，有一定的解毒作用。

茼　蒿（tong hao）

茼蒿为菊科植物茼蒿的茎叶。又名蓬蒿、蒿菜、同蒿菜。由于它的花很像野菊，所以又名菊花菜。茼蒿的茎和叶可以同食，有蒿之清气、菊之甘香。

一、茼蒿有哪些药用价值和营养价值

茼蒿中的营养成分比较全面，尤其胡萝卜素的含量超过一般蔬菜。茼蒿中含有特殊香味的挥发油，有助于宽中理气、消食开胃、增加食欲。丰富的粗纤维有助于通腑利肠，促进肠道蠕动和排便。茼蒿含有丰富的维生素、胡萝卜素及多种氨基酸，并且气味芳香，可以养心安神、稳定情绪、降压补脑，防止记忆力减退。茼蒿含有的多种氨基酸、脂肪、蛋白质及较高量的钠、钾等矿物盐，能调节体内水液代谢，通利小便、清除水肿。中医认为茼蒿具有平补肝肾、缩小便、宽中理气等功效，主治心悸、怔忡、失眠多梦、心烦不安、痰多咳嗽、腹泻、脘胀、夜尿频繁、腹痛寒疝等病症。

二、吃茼蒿应注意什么

（一）一般人群都能食用。对慢性肠胃病和习惯性便秘有一定的食疗作用，也是儿童和贫血患者的食疗佳品。

（二）茼蒿辛香滑利，胃虚泄泻者不宜多吃。

（三）茼蒿中的芳香精油遇热易挥发，会减弱茼蒿的健胃作用，所以烹调时应注意旺火快炒。

（四）汆汤或凉拌有利于胃肠功能不好的人。

（五）与肉、蛋等荤菜共炒可提高维生素 A 的利用率。

三、常见的茼蒿保健食疗食谱推荐

（一）茼蒿蛋白饮

配料　鲜茼蒿 250 克，鸡蛋 3 枚，油、盐适量。

做法　将鲜茼蒿洗净，鸡蛋打破取蛋清；茼蒿加适量水煎煮，快熟时，加入鸡蛋清煮片刻，调入油、盐即可。

功用 具有降压、止咳、安神的功效。对高血压性头昏脑胀，咳嗽咯痰及睡眠不安者有辅助治疗作用。

(二) 蓬蒿汁

配料 茼蒿250克，火腿肉、笋、香菇各50克，豆粉、熟精油、盐各适量。

做法 取新鲜茼蒿洗净剁碎，捣取汁；将汁拌生豆粉勾稀芡；火腿、笋、香菇洗净，切作小丁；清水煮沸后下火腿丁、笋丁、香菇丁，改小火煮10分钟，加盐，倒入茼蒿汁勾稀的豆粉，再浇上熟精油即成。

功用 滑润爽口、鲜香开胃，具有安心神、养脾胃的作用，心烦不安、便秘口臭的人可常吃。

(三) 茼蒿炒猪心

配料 茼蒿350克，猪心250克，葱花、油、盐、调味料等适量。

做法 将茼蒿去梗洗净切段；猪心洗净切片；锅中放油烧热，放葱花煸香，投入心片煸炒至水干，加入精盐、料酒、白糖，煸炒，加入茼蒿继续煸炒至心片熟、茼蒿入味，点入味精即可。

功用 此菜具有开胃健脾、降压补脑的功效，适用于心悸、烦躁不安、头昏失眠、神经衰弱等病症。

(四) 拌茼蒿

配料 茼蒿250克，麻油、盐、醋适量。

做法 先将茼蒿洗净，入滚开水中焯过，再以麻油、盐、醋拌匀即成。

功用 本菜辛香清脆、甘酸爽口，具有健脾胃、助消化的功效，对于胃脘痞满、食欲不振有良好的辅助治疗作用。

土 豆 (tu dou)

土豆别名马铃薯、山药蛋、洋芋、地蛋、荷兰薯。明末清初传入中国，我国大部分地区都有栽培。夏、秋季采收，洗净鲜用，或干燥贮存备用。

土豆由于含水量比其他蔬菜少，便于贮藏和运输，所以上市期长，可以长年供应。

一、土豆有哪些药用价值和营养价值

土豆是一种被蔬菜专家誉为“十全十美”的食物，含有丰富的营养成分，块茎中的淀粉含量约15~25%、蛋白质3%、脂肪0.7%、粗纤维15%，还含有丰富的钙、磷、铁、钾等矿物质及维生素C、维生素A和B族维生素。

祖国中医理论认为，土豆有和胃调中、健脾利湿、解毒消炎、宽肠通便、降糖降脂、活血消肿、益气强身、美容、抗衰老的功效，主治胃火牙痛、脾虚纳少、大便干结、高血压、高血脂等病症，还可辅助治疗消化不良、习惯性便秘、神疲乏力、慢性胃痛、关节疼痛、皮肤湿疹等症。

现代医学研究发现，土豆是防中风的好帮手，可防止动脉粥样硬化；土豆具有类似降压药的作用，能使周围血管舒张、血压下降；土豆中的粗纤维，可以起到润肠通便的作用，可避免便秘者用力憋气排便而导致的血压突然升高；土豆还有愈伤、利尿、解痉的功效；能防治瘀斑、神经痛、关节炎、冠心病，还能治眼痛；土豆含有丰富的钾元素，肌肉无力及食欲不振的人、长期服用利尿剂或轻泻剂的人多吃土豆，能够补充体内缺乏的钾。

二、常吃土豆的好处

(一) 和中养胃、健脾利湿。土豆含有大量淀粉以及蛋白质、B族维生素、维生素C等，能促进脾胃的消化功能。

(二) 宽肠通便。土豆含有大量膳食纤维，能宽肠通便，帮助机体及时排泄代谢毒素，防止便秘，预防肠道疾病的发生。

(三) 降糖降脂、美容养颜。土豆能保持消化道、呼吸道以及关节腔、浆膜腔的润滑，预防心血管系统的脂肪沉积，保持血管的弹性，有利于预防动脉粥样硬化的发生。土豆又是一种碱性蔬菜，有利于体内酸碱平衡、中和体内代谢后产生的酸性物质，有一定的美容、抗衰老作用。

（四）补充营养、利水消肿。土豆含有丰富的维生素及钙、钾等微量元素，而且容易被消化吸收，有利于肾炎水肿患者的康复。

（五）降血压。土豆具有保持血管弹性、排钠保钾等作用，能防治高血压，保持心肌的健康，有利于高血压患者的康复。

（六）减肥。土豆是所有充饥食物中脂肪含量最低的。每天多吃土豆，可以减少脂肪摄入，并让身体把多余脂肪渐渐代谢掉，常吃身段会变得苗条起来。

三、黑紫土豆有妙用

黑紫土豆富含维生素、糖、淀粉、马铃薯素及盐类等，营养丰富，不仅具有食用价值，还有丰富的药用价值，下面介绍几种简便易行的黑紫土豆治疗疾病的方法。

（一）治疗皮肤溃疡。将黑紫土豆去皮切成小块加工成泥状，装入小瓶存放冰箱备用（也可每天制备）。将黑紫土豆泥敷在病灶处，厚约 0.5 厘米，然后用纱布绷带包紧，每天更换 2~4 次，对皮肤破溃 6 天即可收效，敷 15 天左右创口便可愈合。这种方法对于治疗肌肉注射之后造成的硬结也非常有效。

（二）治疗烧伤。将黑紫土豆洗净之后，加水煮 20 分钟，再在无菌条件下剥下土豆皮放入消毒容器内，保存在 4℃环境中（冰箱最佳），用时将黑紫土豆皮外敷，大小以盖住伤口为宜，再加消毒纱布及绷带固定即可。

（三）治疗十二指肠溃疡。将黑紫土豆清洗并去掉芽眼，刨成细末，用纱布包好用力挤出汁液滴入砂锅中。慢火熬汁液，不要搅拌，直到锅底剩下焦黑的炭黑。刮出炭黑，用研钵研碎，用细筛筛出粉末，经蒸气消毒后，装入干燥、清洁的瓶里。每天 1~2 次，用水冲一匙服用，效果明显。或生黑紫土豆连皮取汁，每天晨空腹饮 15 毫升，可治胃、十二指肠溃疡。

（四）治疗耳朵感染。将一只黑紫土豆在微波炉里加热五分钟，取出后在外面裹一块湿毛巾，然后用它来敷耳朵（但是要注意控制黑紫土豆的温度，小心烫伤），热度还可以加快血液循环，将更多的可以抵抗病菌的白细胞送到被感染的地方。

（五）治疗胃溃疡和胃病。鲜土豆 1000 克，蜂蜜适量。将鲜土豆洗净，捣烂成泥状，用洁净纱布包好挤汁放入锅内；先以大火煮沸，再以文火煎熬；当浓缩至黏稠状时，加入同量的蜂蜜一同搅拌，再以文火煎至成膏状，冷却后待用。空腹时服用，每日 2 次，每次 1 汤匙，20 天为一个疗程。治疗中忌食辣椒、葱、蒜、酒等刺激性食物。

（六）治疗扁平疣。用黑土豆切片摩擦患处，每天 4 ~5 次，每次 15 分钟，一周就一点痕迹都没有了。

（七）治疗皮肤皲裂。黑紫土豆1个，煮熟剥皮后捣烂，加少许凡士林调匀，放入净瓶内，每日1~3次涂于患处，数日可痊愈。

（八）治便秘。生黑紫土豆取汁，每日早、午饭前各服一次，每次200毫升，可治便秘。

（九）治神经衰弱、贫血。黑紫土豆一个，挖一个洞，纳入独头蒜一个，蒸熟食，每日二次。

（十）治湿疹。黑紫土豆去皮捣泥敷患处。

四、吃土豆应注意什么

（一）糖尿病患者不宜过度食用。土豆含有大量淀粉，长期以来成为糖尿病人禁忌。但近年来，国内外学者都提倡高碳水化合物饮食，土豆逐步成为糖尿病人可食用的食品，但不宜过量食用。

（二）在市场上，如您要挑选土豆，应选择肉色浅黄，质地紧密，皮色光洁，薯形圆整，芽眼较浅的，千万不要选择表皮发绿、生芽的土豆。

（三）食用发芽的土豆，可因吸收过量的龙葵碱而引起中毒，出现头痛、腹痛、呕吐、腹泻、瞳孔散大、心跳减慢、精神错乱甚至昏迷等症状。有报告小孩因食用发芽的土豆而中毒死亡的现象。

（四）土豆削皮不宜厚，越薄越好，因为土豆皮中含有较丰富的营养物质。

（五）有些人怕土豆切开后在空气中氧化变黑，便放在水中浸泡，这是不科学的，因为土豆中不少营养素易溶于水，削皮或切开后应当尽量缩短泡水时间，以防营养流失。

[巧去土豆皮]　当年出产的新土豆皮较薄且软，用刀削或刮皮既费时，又会将土豆肉一起削去。较简便的方法是：将土豆放入一个棉质布袋中扎紧口，像洗衣服一样用手揉搓，就能很简单地将土豆皮去净，最后用刀剔去芽眼部分即可。

豌豆尖 (wan dou jian)

豌豆尖又名豌豆苗、寒豆苗，是不带种子的豌豆初生芽。豌豆苗是无土栽培，从播种到成苗一般只需几天，茎叶柔嫩，味美可口，是一种质优、营养丰富、食用安全、速生无污染的高档绿色蔬菜，深受消费者的青睐。

一、豌豆尖有哪些药用价值和营养价值

中医认为豌豆尖味甘、性寒、凉，具有清热解毒、利尿、止泻、消肿、止痛和助消化等作用。豌豆尖富含维生素A、维生素B族、维生素C、胡萝卜素、钙和磷等营养成分，还含有大量的抗酸性物质。豌豆苗能治疗晒黑的肌肤，使肌肤清爽不油腻。在豌豆苗的嫩叶中富含维生素C和能分解体内亚硝胺的酶，具有抗癌防癌的作用。豌豆与一般蔬菜有所不同，所含的止杈酸、赤霉素和植物凝素等物质，具有抗菌消炎，增强新陈代谢的功能。在豆苗中含有较为丰富的膳食纤维，有清肠作用，可以防止便秘。

二、吃豌豆尖的好处有哪些

(一) 抗癌防癌 。豌豆尖富含维生素C和能分解体内亚硝胺的酶，可分解亚硝胺，起到抗癌防癌的作用，适宜跟烧烤食品 一起吃。

(二) 增强机体免疫功能。 豌豆尖中富含优质蛋白，可提高机体的抗病能力和康复能力。

(三) 通利大肠。豌豆尖富含粗纤维，能促进大肠蠕动。

(四) 降血压、减肥。豌豆尖中钾的含量相当高。很多人都知道高血压患者多摄入钾，有利于降低血压；对于水肿型肥胖的人群，丰富的钾更可帮助排除体内多余的水分，从而达到减肥的效果。

(五) 预防糖尿病。豆苗和猪肉一起食用，对预防糖尿病有较好的作用。

三、豌豆尖保健食谱推荐

(一) 云片银耳汤

配料 鸡胸脯肉100克，金华火腿100克，银耳 (干) 15克，鸡蛋清50克，豌

豆尖30克。

做法 共煮为汤。

功用 滋阴、补血。

(二) 豆尖香菇炒板栗

配料 香菇（鲜）250克，栗子（鲜）100克，豌豆尖50克，鸡蛋50克。

做法 炒食。

功用 气血双补、益智补脑，尤其适用于营养不良的青少年食用。

蕹　菜 (weng cai)

蕹菜属一年生或多年生草本植物，又名空心菜、空筒菜等。我国南方种植较早较多，北方新引进地区都称空心菜。以嫩茎、叶炒食或作汤，是夏秋季很重要的蔬菜。

一、蕹菜有哪些药用价值和营养价值

中医认为，蕹菜味甘、淡，性凉，具有清热解毒、利尿、止血等功用，用于食物中毒、小便不利、尿血、便血、鼻衄、咳血、便秘、痔疮、淋浊、痈肿、蛇虫咬伤等病症，外用治疮疡肿毒。现代营养学认为，蕹菜是碱性食物，并含有钾、氯等调节水液平衡的元素，可降低肠道的酸度，预防肠道内的菌群失调，对防癌有益。所含的烟酸、维生素 C 等能降低胆固醇、甘油三酯，具有降脂减肥的功效。蕹菜中的叶绿素有“绿色精灵”之称，可洁齿、防龋、除口臭、健美皮肤，堪称美容佳品。由纤维素、半纤维素、木质素、胶浆及果胶等组成的粗纤维的含量较丰富，具有促进肠蠕动、通便解毒作用。蕹菜汁对金黄色葡萄球菌、链球菌等有抑制作用，可预防感染，夏季常吃，可以防暑解热、凉血排毒、防治痢疾。

二、吃蕹菜有哪些好处

(一) 清热解毒。蕹菜中粗纤维含量极为丰富，由纤维素、木质素和果胶等组成。果胶能加速体内有毒物质排泄，木质素能提高巨噬细胞吞食细菌的活力，杀菌消炎，可用以治疮疡、痈疖等。

(二) 通便防癌。蕹菜中的大量纤维素，可增进肠道蠕动，加速排便，对于防治便秘及减少肠道癌变有积极的作用。

(三) 增强体质、洁齿防龋。蕹菜中有丰富的维生素 C 和胡萝卜素，维生素含量高于大白菜。这些物质有助于增强体质，防病抗病。此外，蕹菜中的叶绿素，可洁齿防龋，润泽皮肤。

(四) 降低血糖。紫色蕹菜中因含有胰岛素成分而能降低血糖，可作为糖尿病患者的食疗蔬菜。

三、食用蕹菜应注意什么

(一) 一般人群都能食用。尤其适宜于便血、血尿和鼻衄患者，同时适宜于糖尿病、高胆固醇、高血脂患者、口臭、爱美人士等。

(二) 蕹菜性寒滑利，所以体质虚弱、脾胃虚寒、大便溏薄的人不宜多食，血压偏低、体温不足的人慎服。

(三) 蕹菜生熟皆宜，荤素俱佳，宜旺火快炒，避免营养流失。

四、蕹菜食疗选方

(一) 治鼻血不止：蕹菜数根，和糖捣烂，冲入沸水服。(《岭南采药录》)

(二) 治淋浊、小便血、大便血：鲜蕹菜洗净，捣烂取汁，和蜂蜜酌量服之。(《闽南民间草药》)

(三) 治翻肛痔：空筒菜二斤，水二斤，煮烂去渣滤过，加白糖四两，同煎如饴糖状。每日服三两，一日服二次，早晚服，未愈再服。(《贵州省中医验方秘方》)。

(四) 治出斑：蕹菜、野芋、雄黄、朱砂。同捣烂，敷胸前。(《岭南采药录》)。

(五) 治囊痈：蕹菜捣烂，与蜜糖和匀敷患处。(《岭南采药录》)。

(六) 治皮肤湿痒：鲜蕹菜，水煎数沸，待微温洗患处，日洗一次。

(七) 治蛇咬伤：蕹菜洗净捣烂，取汁约半碗和酒服之，渣涂患处。

(八) 治蜈蚣咬伤：鲜蕹菜，食盐少许，共搓烂，擦患处。

(九) 治热淋、小便黄赤不利、或血淋：蕹菜120克，鲜车前草60克，加水煎汤服。

(十) 用于野菌、食物中毒较轻者：蕹菜1000克，切碎，捣烂绞取汁液；金银花30克，甘草10克，煎汤，与前者兑合。大量服用（或灌服）。

莴　笋 (wo sun)

莴笋又叫莴苣，菊科，属一年生或两年生草本植物，原产地中海沿岸，约在七世纪初，经西亚传入我国，各地普遍栽培，分为白莴笋、尖叶莴笋、花叶莴笋等品种。莴笋分茎用和叶用两种，前者各地都有栽培，后者南方栽培较多，是春季及秋、冬季重要的蔬菜之一。

一、莴笋有哪些药用价值和营养价值

提起莴笋，很多人都认为它只是一种又脆又爽口的蔬菜，其实莴笋的药用价值也很高。中医认为，莴笋有利五脏、通血脉、清胃热、利尿的功效，用于小便不利、尿血、乳汁不通等症。《本草纲目》中就有用莴笋加酒，煎水服用来治疗产后乳汁不通的记载。现代医学表明，莴笋中含有的大量纤维素，能够促进人体的肠壁蠕动，可以治疗便秘；莴笋中还含有铁、钙，对儿童牙齿、骨骼很有好处。莴笋中含有的铁，在有机酸和酶的作用下，易被人体所吸收，对各种贫血有一定的治疗作用；莴笋中含有的烟酸，可激活胰岛素，促进糖的代谢，对糖尿病患者有一定的益处；莴笋含钾量较高，有利于促进排尿，减少对心房的压力，对高血压和心脏病患者极为有益；莴笋含有少量的碘元素，它对人的基础代谢、心智和体格发育甚至情绪调节都有重大影响，具有镇静作用，经常食用有助于消除紧张，帮助睡眠。因此，莴笋被称为“厨房里的药物”。

二、吃莴笋有哪些好处

(一) 消积下气。莴笋味道清新略带苦味，可刺激消化酶分泌，增进食欲。它的乳状汁液，可增强胃液、消化腺的分泌和胆汁的分泌，对消化功能减弱、消化道中酸性降低和便秘的病人尤其有利。

(二) 利尿通乳。莴笋含钾量特别高，有利于体内的水电解质平衡，促进排尿和乳汁的分泌。对高血压、水肿、心脏病人有一定的食疗作用。

(三) 强壮机体、防癌抗癌。莴笋含有多种维生素和矿物质，具有调节神经系统功能的作用；所含的有机化合物中富含人体可吸收的铁元素，对缺铁性贫血病人十分有利。莴笋中含有一种酶，能消除亚硝酸胺引起的细胞突变，有一定的抗癌作用。

（四）宽肠通便。莴笋含有大量植物纤维素，能促进肠壁蠕动，通利消化道，帮助大便排泄，可用于治疗各种便秘。

三、吃莴笋应注意什么

（一）莴笋叶的营养远远高于莴笋茎，叶比茎所含胡萝卜素高出 72 倍多，维生素 B_1 是 2 倍，维生素 B_2 是 5 倍，维生素 C 是 3 倍，因此莴笋叶丢弃不吃，实在是太可惜了。此外，秋季爱患咳嗽的人，多吃莴笋叶还可平咳。

（二）莴笋中的某种物质对视网神经有刺激作用，古书记载莴笋多食使人目糊，停食数天，则能自行恢复，所以视力弱的人不宜多食，有眼疾特别是夜盲症的人也应少食。

（三）脾胃虚寒或产后不宜生食、多食。

四、常见的莴笋保健食疗食谱

（一）嫩姜拌莴笋

配料 嫩姜 50 克，莴笋 200 克，芥末仁 150 克，精盐 5 克，香油 10 克，白糖 10 克，香醋 20 克，酱油 10 克，味精 2 克。

做法 莴笋削去皮，切成细长条，加精盐拌匀腌渍 2 小时，去其苦味，取出洗净，在沸水锅中略焯，控干后，加白糖 5 克、香醋 10 克、味精 1 克腌渍。芥末仁（芥末粗老的茎，剥去表皮后的嫩茎）切成细长条，放在沸水锅中焯熟，加酱油、白糖 5 克、味精 1 克、香醋 5 克腌渍 2 小时。嫩姜切长细丝，加醋 5 克腌渍半小时。以上丝条放在一起拌匀，淋上香油即成。

功用 健胃止呕，化痰，增进食欲，并有利五脏、补筋骨、开膈热、通经脉、祛口气、白牙齿、明眼目的功效。

（二）鱼香莴笋丝

配料 莴笋 500 克，姜末 2 克，蒜末 2 克，泡辣椒 1 个（切细），葱末 10 克，水淀粉 6 克，精盐 6 克，植物油 20 克。

做法 将莴笋去皮洗净切成丝用盐拌匀。炒锅置中火上，下油烧至六成熟时，放入姜、蒜、泡辣椒及葱，炒出香味后，下莴笋炒至断生，加清汤，勾水淀粉拌匀即成。

功用 清热化痰，利气宽胸。常吃对胸膈烦热、咳嗽痰多、二便不利、乳汁不通及尿血都有较好的辅助治疗作用。

（三）莴笋汁

配料 莴笋 250 克。

做法 切碎，捣烂，绞取汁液。一日分 2 次用米酒送服。

功用 用于产后乳汁不下。

西葫芦 (xi hu lu)

西葫芦又名茭瓜、白瓜、番瓜、美洲南瓜、云南小瓜、菜瓜、荨瓜，是葫芦科南瓜属的一种。果实呈圆筒形，果形较小，果面平滑，以采摘嫩果供菜用。西葫芦皮薄、肉厚、汁多，可荤可素、可菜可馅，是深受人们喜爱的优质蔬菜。过去西葫芦一般要在 5 、6 月份才能上市，近年来不少地方采用大棚栽培，一年四季都可以上市。

一、西葫芦有哪些药用价值和营养价值

中医认为西葫芦具有清热利尿、除烦止渴、润肺止咳、消肿散结的功能，可用于辅助治疗水肿腹胀、烦渴、疮毒以及肾炎、肝硬化腹水等症。现代营养学分析，西葫芦含有较多维生素 C、葡萄糖等营养物质，尤其是钙的含量极高，还含有蛋白质、脂肪、纤维素、胡萝卜素、瓜氨酸、腺嘌呤、天门冬氨酸、葫芦巴碱等物质，是公认的保健食品。西葫芦含有一种干扰素的诱生剂，可刺激机体产生干扰素，提高免疫力，发挥抗病毒和抗肿瘤的作用。西葫芦具有促进人体内胰岛素分泌的作用，可有效地防治糖尿病，预防肝、肾病变，有助于肝、肾功能衰弱者增强肝肾细胞的再生能力。西葫芦富含水分，有润泽肌肤的作用。

二、吃西葫芦应注意什么

西葫芦作为一种常见蔬菜，一般人都可以食用。但要注意以下问题：

(一) 不宜生吃，烹调时不宜煮得太烂，以免营养损失。

(二) 脾胃虚寒的人应少吃。

三、推荐几种西葫芦保健食疗食谱

(一) 油焖西葫芦

配料 葫芦 500 克，葱、蒜各 15 克，料酒 5 克，清汤 10 克，湿淀粉 10 克，香油 5 克，味精 2 克，精盐 6 克，花生油 500 克（约耗 40 克）。

做法 将西葫芦去皮、瓤，洗净，切成条。炒锅置火上，加花生油烧至四成热，放入西葫芦条，过油 2 分钟，取出沥油。炒勺内留底油 20 克，六成热时，煸葱、蒜

末，烹料酒、清汤，加入盐及西葫芦条焖2分钟，加入味精、湿淀粉拌匀，淋香油，装盘即成。

功用 有清热利尿、润肺止咳的功效，适宜于水肿腹胀、疮毒以及肾炎患者食用。

(二) 炒双面

配料 西葫芦250克，西红柿2个，葱姜末适量，精盐少许。

做法 西葫芦切片，西红柿去蒂切片。锅内加油少许，放入葱花、姜末炒出香味。放入西葫芦片煸炒，微软时，放入西红柿煸炒，放盐，西葫芦炒软后出锅。如汁多，可加淀粉少许收汁。

功用 本菜清淡鲜香，色泽艳丽，色香味俱佳，利于减肥、美容。

(三) 西葫芦炒肉片

配料 西葫芦、肉片、白糖、醋、盐、味精、料酒、水淀粉、食用色拉油、葱姜末适量。

做法 西葫芦洗净去瓤，切片。用八成热油炸熟成金黄色，捞出，沥净油。少许油入锅，放入肉片煸炒断生，加入葱姜末、白糖、醋、盐、味精、水，开锅后勾芡，投入西葫芦翻炒均匀，淋入料酒，出锅装盘。

功用 营养丰富，可用于病后调理。

(四) 西葫芦炒鸡蛋

配料 西葫芦200克，鸡蛋150克，盐4克，味精2克，葱10克，植物油30克。

做法 西葫芦洗净切片；鸡蛋加盐、味精搅匀，炒熟待用；锅内热油，放入葱花炒香，西葫芦下锅翻炒，加盐调味；西葫芦炒熟时加入鸡蛋翻匀出锅。

功用 润泽肌肤、减肥、抗癌。

(五) 韭炒西葫芦

配料 韭菜100克，西葫芦500克，大蒜、酱油、食盐、食油各适量。

做法 将西葫芦洗净切成细丝；韭菜洗净切成2厘米长的段，大蒜切成末。炒锅烧热放油，投入蒜末、盐，再放入西葫芦丝，快速翻炒至软，烹入酱油，投入韭菜段，炒匀即可出锅装盘。

功效 祛风解表，对于感冒、上呼吸道感染、扁桃体炎、便秘以及传染性肝炎、急性肾小球肾炎等病患者有扶助正气、辅助治疗的效用。

西蓝花 (xi lan hua)

西蓝花是青花菜的俗称，通称绿花菜，也被称为西兰花，原产意大利。食用部分为绿色幼嫩花茎和花蕾，营养成分位居同类蔬菜之首，脆嫩爽口、鲜美清香，可热炒、凉拌、做汤，是蔬菜中的精品，被誉为“蔬菜皇冠”。

挑选西蓝花时，手感越重质量越好。但花球过硬的西蓝花比较老。买回后最好在4天内吃掉，否则就不新鲜了。

一、西蓝花是营养价值最高的蔬菜

日本最近一项研究得出结论：西蓝花的平均营养价值及防病作用远远超出其他蔬菜，名列第一。

西蓝花中的营养成分，不仅含量高，而且十分全面，主要包括蛋白质、碳水化合物、脂肪、矿物质、维生素C和胡萝卜素等。据分析，新鲜西蓝花的花球中，含蛋白质是菜花的3倍、番茄的4倍，矿物质成分比其他蔬菜更全面，钙、磷、铁、钾、锌、锰等含量都很丰富，比同属于十字花科的菜花（即花椰菜）高出很多。西蓝花的维生素C含量比番茄、辣椒都要高，也明显高于其他普通蔬菜，而且西蓝花中的维生素种类非常齐全，尤其是叶酸（是一种广泛存在于绿色蔬菜中的B族维生素）的含量丰富，这是它营养价值高于一般蔬菜的一个重要原因。

二、西蓝花是“抗癌明星”

西蓝花的抗癌作用是近些年来西方国家及日本科学家研究的重要内容。日本国家癌症研究中心公布的抗癌蔬菜排行榜上，西蓝花名列前茅。美国《营养学》杂志上，也刊登了西蓝花能够有效预防前列腺癌的研究成果。西蓝花的抗癌作用，主要归功于它含有的硫葡萄糖甙，据说长期食用可以减少乳腺癌、直肠癌及胃癌等癌症的发病率。

除了抗癌以外，西蓝花还含有丰富的维生素C，能增强肝脏的解毒能力，提高机体免疫力。其中一定量的类黄酮物质，对高血压、心脏病有调节和预防的功用。西蓝花属于高纤维蔬菜，能有效降低肠胃对葡萄糖的吸收，进而降低血糖，有效控制糖尿病的病情。有些人皮肤一旦受到小小的碰撞和伤害就会变得青一块紫一块的，这是因为体内缺乏维生素 K 的缘故。多吃西蓝花可补充维生素 K。

另外，西蓝花的维生素 C 含量极高，不但有利于人的生长发育，更重要的是能提高人体免疫功能，促进肝脏解毒，增强人的体质，增加抗病能力。西蓝花还可补肾填精、健脑壮骨、补脾和胃，主治久病体虚、肢体痿软、耳鸣健忘、脾胃虚弱、小儿发育迟缓等病症。

三、秋天多吃西蓝花好处多

美国营养学家号召人们在秋季多食用西蓝花，因为这时的西蓝花花茎中营养含量最高。西蓝花对杀死导致胃癌的幽门螺旋菌（幽门螺旋菌是人类最古老、也是最亲密的伙伴之一，德国解剖学家早在 1875 年就发现人类的胃黏膜层里住着一种螺旋菌，但因为无法培养出纯系菌株，这项结果就遭到忽视和遗忘。一直到了 1982 年，澳大利亚医生马歇尔和华伦才分离出这种细菌。接下来的 10 年里，研究人员发现胃里带有这种微生物的人，罹患消化性溃疡的风险较高，而幽门螺旋菌还可能引发一种最常见的胃癌）具有神奇功效。西蓝花是含有类黄酮最多的食物之一，类黄酮除了可以防止感染，还是最好的血管清理剂，能够阻止胆固醇氧化，防止血小板凝结，因而减少患心脏病与中风的危险。

四、西蓝花的保健食疗食谱推荐

(一) 西蓝花豆酥鳕鱼

配料　鳕鱼 1 大片，西蓝花、姜、蒜、豆豉、盐、味精、料酒、糖、胡椒粉、色拉油适量。

做法　鳕鱼用适量盐和料酒腌一下，然后上笼蒸 8~10 分钟，取出待用。锅内放油，下入葱末、姜末和捣碎的豆豉炒香，再用盐、味精、胡椒粉调味，待豆豉炒酥后浇到加工好的鳕鱼上。西蓝花用盐水焯熟，码在鳕鱼周围即成。

功用　美容、抗衰老、抗癌。

(二) 蒜蓉西蓝花

配料　西蓝花 400 克，大蒜 15 克，淀粉、盐、鸡精适量。

做法　西蓝花洗净，适当切块，放到沸水里烫熟，捞出装盘待用；大蒜洗净制成蒜蓉；用水、淀粉、盐、鸡精调成水淀粉备用。干净的炒锅中，放入已经调好水的淀粉，文火轻轻搅拌到透明状。撒下蒜蓉立即关火出锅，淋在已经装盘摆好的西蓝花上。

功用　美容、瘦身。

香　菜 (xiang cai)

香菜是人们最熟悉不过的提味蔬菜，北方某些地区俗称“芫荽”。香菜是由西汉张骞出使西域时引进的蔬菜之一。它的嫩茎和鲜叶有种特殊的香味，常被用作菜肴的点缀、提味，是人们喜欢食用的佳蔬之一。种子粉末为欧洲人常用的调料“咖喱粉”的原料之一。

香菜的品质以色泽青绿，香气浓郁，质地脆嫩，无黄叶、烂叶者为佳。

一、香菜有哪些药用价值和营养价值

中医认为，香菜辛温香窜，内通心脾、外达四肢，除一切不正之气，利五脏、补筋脉、主消谷、治肠风，为温中健胃的养生食品。日常食用，有消食下气、醒脾调中、壮阳助兴等功效，适于寒性体质、胃弱体质以及肠腑壅滞的人食用，可用来治疗胃脘冷痛、消化不良、麻疹不透、风寒感冒、呕恶（脘腹胀满、恶心、呕吐涎沫）、头痛、牙痛、脱肛、丹毒、疮肿初起、蛇伤等症。现代营养学认为，香菜含蛋白质、维生素 C、钾、钙和挥发油、苹果酸钾、甘露醇、黄酮类以及正癸醛、壬醛和芳樟醇等。香菜中的香气就是挥发油散发出来的，它能祛除肉类的腥膻味，因此在一些菜肴中加些香菜，就能起到祛腥膻、增味道的独特功效。香菜提取液具有显著的发汗、清热、透疹的功能，它特殊的香味能刺激汗腺分泌，促使机体发汗、透疹；香菜辛香升散，能促进胃肠蠕动，具有开胃醒脾的作用。

二、食用香菜应注意什么

(一) 一般人群都能食用。患风寒外感者、脱肛及食欲不振者、小儿出麻疹者尤其适合。

(二) 患口臭、狐臭、严重龋齿、胃溃疡、生疮者应少吃香菜。

(三) 香菜性温，麻疹已透或虽未透出而热毒壅滞者不宜食用。

(四) 本品不宜久煎。

(五) 腐烂、发黄的香菜可能会产生毒素，不要食用。

(六) 服用补药和中药白术、丹皮时，不宜服用香菜，否则会降低疗效。

三、香菜保健食疗配方推荐

(一) 香菜梗炒肚丝

配料 熟猪肚200克，香菜150克，清油1000克（约耗50克），料酒、盐、味精、米醋、葱姜丝、蒜片、香油各少许。

做法 将熟猪肚洗净，切成4厘米长的细丝，放入沸水锅里焯一下，捞出沥水待用。香菜择洗干净，去叶切成寸段，待用。锅置旺火上，放油烧至六成热时，将肚丝滑油后捞出沥油，原锅中留少许底油，烧至七成热时，将肚丝、香菜段及调味料加入，快速颠锅拌匀，然后勾芡、淋油，出锅装盘即成。

功用 特别适合于便血的人食用。

(二) 凉拌香菜

配料 鲜香菜120克。

做法 香菜切段，熟食油（或熟油辣椒）、酱油、食盐、醋拌匀，佐餐食。

功用 本品芳香而味偏酸，能健胃消食。适用于胃气不和、呕恶少食或食欲不佳的人。

(三) 香菜紫苏葱白汤

配料 香菜6克，紫苏10克，葱白5根。

做法 加水煎汤饮。可加少许红糖调味。

功用 香菜、紫苏、葱白都能散寒解表，本方是辛温发散之剂。用于感冒风寒的轻症。

四、香菜治病小验方

(一) 治小儿出疹痘：可取香菜制成香菜酒擦皮肤，或水煎，趁热熏鼻，或蘸汤擦面部及颈部，可以加速疹痘发出。如已出者则应停止使用。

(二) 治消化不良：橘皮、生姜共入粳米粥内，再加香菜制成香菜粥，可增强散寒止痛、健胃消食的功效，常用于治风寒头痛、胃弱食滞等症。

(三) 治高血压：用鲜香菜10克，加葛根10克水煎服，早晚各1次，每次服50毫升，服10天为1个疗程，对高血压有辅助疗效。

(四) 治呃逆：香菜叶6克（鲜叶加倍），生姜3片，开水泡或煎煮一沸，趁热服。

(五) 治呕吐反胃：鲜香菜适量捣汁一匙，甘蔗汁二匙，加温服，一日2次。

(六) 治眼角膜生翳：香菜种子1~2粒，洗净，纳入眼眦内，闭目少顷，种子湿胀了，粘连目翳而出。

香　椿 (xiang chun)

又叫香椿头、香椿尖、香椿芽等，被称为“树上蔬菜”。人们食用香椿的历史由来已久，汉代就遍布大江南北。初春时节上市的香椿叶厚芽嫩，绿叶红边，犹如玛瑙、翡翠，香味浓郁，营养远高于其他蔬菜。

一、香椿有哪些药用价值和营养价值

香椿的营养价值较高，除了含有蛋白质、脂肪、碳水化合物外，还有丰富的维生素、胡萝卜素、铁、磷、钙等多种营养成分。我国民间自古就有“食用香椿，不染杂病”的说法。中医认为，香椿有清热解毒、健胃理气开胃的功效。现代营养学研究及临床经验表明，香椿能保肝、利肺、健脾、补血、舒筋。含有抑制多种致病菌的成分和帮助抗肿瘤、降血脂和降血糖的成分，以及相当丰富的多酚类抗氧化成分。所含维生素 E 和性激素物质，有抗衰老和补阳滋阴的作用，有“助孕素”的美称。香椿含香椿素等挥发性芳香族有机物，可健脾开胃，增加食欲。香椿具有清热利湿、利尿解毒的功效，是辅助治疗肠炎、痢疾、泌尿系统感染的良药。香椿的挥发气味能透过蛔虫的表皮，使蛔虫不能附着在肠壁上而被排出体外。香椿煎剂对肺炎球菌、伤寒杆菌、痢疾杆菌等有抑制作用；用鲜椿芽、蒜瓣、盐捣烂外敷，对治疮痈肿毒有较好疗效；民间用香椿煮水服用，治疗高烧头晕等病。香椿含有丰富的维生素 C、胡萝卜素等物质，有助于增强机体免疫功能，并有很好的润滑肌肤的作用，是保健美容的良好食品。香椿还是治疗糖尿病的良药。

二、吃香椿应注意什么

因为香椿含有硝酸盐和亚硝酸盐，而且含量远高于一般蔬菜，有生成致癌物亚硝胺的危险，所以食用香椿具有安全隐患。那么，怎样才能吃到既安全又营养的香椿呢?

(一) 选择质地最嫩的香椿芽。研究发现，不同地区、品种和生长期的香椿，其中的硝酸盐和亚硝酸盐含量都有差异。香椿发芽初期的硝酸盐含量较低，随着香椿芽的不断长大，其中硝酸盐的含量也在上升。所以，香椿芽越嫩，其所含硝酸盐越少，食用越安全。

(二) 选择最新鲜的香椿芽。香椿芽采收后在室温下存放的过程中，大量的硝酸盐就会转化成为亚硝酸盐而带来安全隐患。所以说，从树上采摘新鲜的椿芽立即食用是安全的，而从市场上购买的椿芽，如果已经到了叶子一碰就掉的时候，就说明已经产生大量的亚硝酸盐。

(三) 焯烫可以除去硝酸盐和亚硝酸盐。如果香椿芽已经不够新鲜，但还有香气，扔掉又很可惜，要焯烫一下再食用。在沸水中焯烫 1 分钟左右，可以除去三分之二以上的亚硝酸盐和硝酸盐，同时还可以更好地保存香椿的绿色和风味。

(四) 速冻之前也要焯一下。香椿是季节性蔬菜，很多人喜欢把它冻藏起来延期食用。但是，香椿速冻之前也要焯一下。无论是颜色还是风味，都是烫过再冻的更为理想，即使储存 1 个月以上，仍能保持嫩绿和芳香特色。

(五) 腌制椿芽时间要长一些。很多人喜欢把香椿用盐腌两三天再吃，这是一个非常不安全的习惯。因为香椿腌制之后，亚硝酸盐的含量会迅猛上升，在三、四天的时候达到高峰，含量远远超过许可标准。焯烫之后再腌制，可以大大减少硝酸盐含量，但是最安全的做法还是把焯烫后的香椿腌到一周之后，待亚硝酸盐含量降到最低再食用。

(六) 香椿要和维生素 C 丰富的食物一起吃。香椿本身维生素 C 含量高于普通蔬菜水果，如果能够吃新鲜香椿，维生素 C 可以帮助阻断致癌物亚硝胺的形成。如果香椿已经不够新鲜，就应该把它和其他新鲜蔬菜、水果一起吃，这样能避免亚硝酸盐带来的隐患。

(七) 香椿是发物，多吃容易诱使痼疾复发，所以慢性疾病患者应少食或不食。据《食疗本草》载“椿芽多食动风，熏十经脉、五脏六腑，令人神昏血气微。”《随息居饮食谱》说：“多食壅气动风，有宿疾者勿食。”

四、怎样辨别香椿和臭椿

(一) 从叶子的外观上能鉴别出香椿或是臭椿。香椿叶根部是浅绿色、叶梢部是黄褐色，而臭椿叶根部是深绿色、叶梢部是灰绿色。另外，香椿叶的边缘有稀疏锯齿，而臭椿叶则没有。更明显的一个特点是香椿每一枝叶片数目总是双数，而臭椿每一枝叶片数目则是单数（它总是在几对之外，上端再多长出一片来，形成六对半、七对半、八对半等）。

(二) 从气味上也能鉴别出香椿和臭椿来。您可以拿一片叶子用手一搓，用鼻子闻闻是什么味儿。

五、常见的香椿保健食疗食谱

(一) 香椿炒鸡蛋

配料　香椿250克，鸡蛋5枚，油、盐适量。

做法　将香椿洗净，下沸水稍焯，捞出切碎；鸡蛋磕入碗内搅匀；油锅烧热，倒入鸡蛋炒至成块，投入香椿炒匀，加入精盐，炒至鸡蛋熟而入味，便可出锅。

功用　具有滋阴润燥、泽肤健美的功效，适用于虚劳吐血、目赤、营养不良、白秃等病症。常吃可增强人体抗病防病能力。

(二) 香椿竹笋

配料　鲜净竹笋200克，嫩香椿头500克，油、盐、调味料适量。

做法　竹笋切成块；嫩香椿头洗净切成细末，并用精盐稍腌片刻，去掉水分待用；炒锅烧热放油，先放竹笋略加煸炒，再放香椿末、精盐、鲜汤，用旺火收汁，加味精调味，用湿淀粉勾芡，淋上麻油即可起锅装盘。

功用　具有清热解毒、利湿化痰的功效，适用于肺热咳嗽、胃热嘈杂以及脾胃湿热内蕴所致的赤白痢疾、小便短赤涩痛等病症。

(三) 香椿拌豆腐

配料　豆腐500克，嫩香椿50克，麻油、精盐、味精少许。

做法　豆腐切块，放锅中加清水煮沸、沥水，切小丁装盘中；将香椿洗净，稍焯，切成碎末，放入碗内，加盐、味精、麻油，拌匀后浇在豆腐上。

功用　具有润肤明目、益气和中、生津润燥的功效，适用于心烦口渴、胃脘痞满、目赤、口舌生疮等病症。

(四) 煎香椿饼

配料　面粉500克，腌香椿头250克，鸡蛋3枚，葱花适量。

做法　将香椿切成小段；用水将面粉调成糊，加入鸡蛋、葱花、料酒，与香椿拌匀；平锅放油烧热，舀入一大匙摊薄，待一面煎黄后翻煎另一面，两面煎黄即可出锅。

功用　具有健胃理气、滋阴润燥、润肤健美的功效，适用于体虚纳差、毛发不荣、四肢倦怠、大便不畅等病症。

小白菜 (xiao bai cai)

小白菜，又名青菜、鸡毛菜、油白菜。属十字花科蔬菜，其颜色较青，可全年栽培。

一、小白菜有哪些药用价值和营养价值

据测定，小白菜是含矿物质和维生素最丰富的蔬菜，所含营养价值成分与白菜相近似，它含有蛋白质、脂肪、糖类、膳食纤维、钙、磷、铁、胡萝卜素、维生素 B_1、维生素 B_2、维生素 C 等。其中钙的含量较高，相当于白菜含量的 2~3 倍。

根据古医书记载，小白菜具有清热除烦、行气祛瘀、消肿散结、通利胃肠等功效，主治肺热咳嗽、身热、口渴、胸闷、心烦、食少便秘、腹胀等病症。小白菜含钙量高，是防治维生素 D 缺乏（佝偻病）的理想蔬菜。小儿缺钙、骨软、发秃，可经常用小白菜煮汤加盐或糖饮服。小白菜含维生素 B_1、维生素 B_5、维生素 B_6 等，具有缓解精神紧张的功能。富含抗过敏的维生素 A、维生素 C、维生素 B 族、钾、硒等，有利于预防心血管疾病、降低患癌症危险性，并能通肠利胃、促进肠管蠕动、保持大便通畅，还能健脾利尿，而且有助于荨麻疹的消退。小白菜中所含的矿物质能够促进骨骼的发育，加速人体的新陈代谢和增强机体的造血功能。

二、常吃小白菜的好处

(一) 提供营养、强身健体。小白菜是含维生素和矿物质最丰富的蔬菜之一，有助于增强机体免疫能力，也能缓解精神紧张，有助于保持平静的心态。

(二) 保持血管弹性。小白菜中含有大量粗纤维，进入人体与脂肪结合后，可防止血浆胆固醇形成，促使胆固醇代谢物胆酸排出体外，减少动脉粥样硬化的形成，从而保持血管弹性。

(三) 润泽皮肤、延缓衰老。小白菜中含有的胡萝卜素比豆类、番茄、瓜类都多，并且还有丰富的维生素 C，进入人体后，可促进皮肤细胞代谢，防止皮肤粗糙及色素沉着，使皮肤亮洁，延缓衰老。

(四) 防癌抗癌。小白菜中所含的维生素 C，能在体内形成一种具有抗癌作用的“透明质酸抑制物”，可使癌细胞丧失活力。含有的粗纤维可促进大肠蠕动，加快大

肠内毒素的排出，达到防癌抗癌的目的。

三、吃小白菜应注意什么

(一) 小白菜一般人都可食用。尤其适宜于肺热咳嗽、便秘、丹毒、漆疮、疮疖等患者及缺钙者食用。

(二) 因小白菜性凉，所以脾胃虚寒者不宜多吃。

(三) 小白菜性喜冷凉，又极耐低温和高温，几乎一年到头都可种植、上市。但如果从适口性、安全性和营养性看，一、二、三月则是小白菜消费的最佳季节。冬季温度较低，小白菜的碳水化合物转为糖，油脂含量增加，可溶性蛋白质、不饱和脂肪酸、磷脂含量增加，更富营养性。

(四) 存放前忌用水洗。水洗后，茎叶细胞外的渗透压和细胞呼吸均发生改变，造成茎叶细胞死亡溃烂，营养成分大损。

(五) 兔肉与小白菜相克，同吃容易引起腹泻和呕吐。

四、常见的小白菜保健食疗食谱

(一) 香菇扒小白菜

配料 香菇（干）100 克， 小白菜 300 克，盐 3 克，味精 2 克，胡椒粉 2 克，淀粉（豌豆）5 克，花生油 15 克，香油 5 克。

做法 将香菇去根蒂、泡发、洗净；小白菜择洗干净；将小白菜放入沸水中汆熟后捞出，再放入凉水中泡凉，捞出沥水；炒锅置火上，放入花生油烧热，再放入香菇煸炒，倒入 100 克肉汤，加入精盐、味精、胡椒粉煮沸；改用小火煮 5 分钟，用水淀粉勾芡，淋入香油，拌匀，浇在小白菜上即成。

功用 此菜具有降脂、降压、减肥的作用，适用于高血压、高血脂症、冠心病的辅助治疗。

(二) 芝麻小白菜

配料 小白菜 300 克，熟芝麻 50 克，姜片 5 片，盐 1 小匙。

做法 取一耐热微波炉袋，放入油 1 大匙及姜片，以强微波 3 分钟爆香后挑出姜片。小白菜洗净后对切，放入装油 2 大匙的耐热袋中，加盐拌匀，松绑袋口，以强微波 3 分钟煮熟。小白菜放入大盘中，淋上芝麻即可。

功用 补气血，通乳，美容瘦身。

雪里蕻 (xue li hong)

雪里蕻又名雪菜、雪里红、春不老、霜不老，是芥菜类蔬菜中叶用芥菜的一个变种。雪里蕻起源于亚洲，是中国著名的特产蔬菜，欧美各国极少栽培。

一、雪里蕻有哪些药用价值和营养价值

中医认为，雪里蕻性温、味甘辛，入肝、胃、肾经，具有解毒消肿、开胃消食、温中利气、明目利膈等功效，主治疮痈肿痛、胸膈满闷、咳嗽痰多、耳目失聪、牙龈肿烂、便秘等病症。现代营养学研究证实，雪里蕻含水分、蛋白质、脂肪、维生素C、碳水化合物、磷、铁、维生素 B_1 、维生素 B_2、维生素 B_3、等。

二、吃雪里蕻有哪些好处

(一) 醒脑提神。雪里蕻含有大量的维生素C，是参与机体重要的氧化还原过程、活性很强的还原物质，能增加大脑中含氧量，有醒脑提神，解除疲劳的作用。

(二) 解毒消肿。雪里蕻有解毒的功效，能抗感染和抑制细菌毒素的毒性、促进伤口愈合，可用来辅助治疗感染性疾病。

(三) 开胃消食。雪里蕻腌制后有一种特殊鲜味和香味，能促进胃、肠消化功能，增进食欲。

(四) 明目利膈、宽肠通便。雪里蕻组织较粗硬，含有胡萝卜素和大量食用纤维素，有明目与宽肠通便作用，可作为眼科患者的食疗佳品，还可防治便秘，尤其适宜老年人及习惯性便秘者食用。

三、食用雪里蕻应注意什么

(一) 一般人群都能食用。

(二) 雪里蕻等芥菜类蔬菜常被制成腌制品食用，因为腌制后含有大量的盐分，所以高血压、血管硬化的病人应注意少吃以限制盐的摄入。

(三) 内热偏盛及内患有热性咳嗽、疮疡、痔疮、便血及眼疾的人不宜食雪里蕻。

(四) 雪里蕻含大量粗纤维，不易消化，小儿及消化功能不全者不宜多食。

(五) 雪里蕻与鲫鱼同食会引发水肿。鲫鱼的食物药性属甘温，其功能之一是消

水肿，解热毒，但与雪里蕻一起食用，反而会引发水肿。这是因为，雪里蕻的食物药性属辛辣、气窜，加上人们一般都是将雪里蕻腌制后食用，盐重味咸，盐分过高会加重肾脏负担，可导致钠水潴留诱发水肿。而且，雪里蕻与鲫鱼同食，生化反应中还会产生某些刺激性物质，进入肺肾，会使二脏宣导失常，也可引发水肿。

四、雪里蕻保健食疗食谱推荐

(一) 清炒雪里蕻

配料 腌制后的雪里蕻500克，大蒜末30克，油、盐少许。

做法 将雪里蕻洗净后拧干水，切细待用。锅烧热，加入适量菜油，至七分热时，入蒜末煸香，下雪里蕻煸炒，炒出香味后略加鲜汤，待汤干，盛盘中即可食用。

功用 此菜含有丰富的食物纤维，具有宽肠开胃的功效，适宜于消化不良、纳呆食少、习惯性便秘等病症。

(二) 雪里蕻炒百合

配料 雪里蕻腌菜300克，鲜百合200克，油、盐适量。

做法 将雪里蕻洗净后拧干水、切极细，百合洗净待用。锅烧热，下麻油，待油烧至五成热时，放入雪里蕻煸炒2~3分钟后，再加入百合同炒，略加水，下适量精盐调味，旺火烧至百合熟时，即可起锅装盘。

功用 具有解毒消肿、清热除烦的功效，适用于感染性患者使用大量抗生素后胃纳呆滞、口味不佳时食用。

(三) 肉丝炒雪里蕻

配料 雪里蕻腌菜300克，肉、小冬笋各100克，调味料适量。

做法 雪里蕻洗净切丝，入锅中煸干水后，装盘待用；猪肉切细丝，冬笋切丁。锅烧热后，加入菜油烧至五成热时，下肉丝煸炒断生后再加入小笋丁，煸炒。下雪里蕻同炒，酌加鲜汤，中火煮3~4分钟，盛入盘中即可食用。

功用 具有明目除烦、解毒清热的功效，适应于眼睛红肿热痛的人服食，习惯性便秘、食欲不佳、心情烦躁的人尤其适宜。

(四) 雪菜汤

配料 雪里蕻300克，鲜香菇50克，肉末100克，水豆腐一碗。

做法 雪里蕻洗净，拧干水待用；油锅中入肉末、香菇丁煸炒，至五成熟时，下雪里蕻，煸炒2~3分钟后，倒入水豆腐，烧滚后，酌加精盐，煮3~4分钟后盛入汤碗中即可食用。

功用 此汤味鲜气香、色泽艳丽，具有开胃醒脾、利尿消肿的功效，适宜于体虚浮肿、四肢倦怠等病症，是水肿病人的食疗佳品。

洋　葱 (yang cong)

洋葱又名球葱、圆葱、玉葱、葱头、荷兰葱等，百合科葱属，是2年生草本植物。洋葱的栽培已有5000多年历史，公元前1000年传到埃及，后传到地中海地区，20世纪初传入我国。洋葱在我国分布很广，南北各地都有栽培，而且种植面积还在不断扩大，是目前我国主栽蔬菜之一。在国外被誉为“菜中皇后”。

洋葱的品质以葱头肥大、外皮光泽、不烂、无机械伤、无泥土，鲜葱头不带叶，经贮藏后、不松软、不抽苔、鳞片紧密，含水量少，辛辣和甜味浓的为佳。

一、洋葱有哪些药用价值和营养价值

洋葱肥大的肉质鳞茎营养丰富，据测定，洋葱头含水分、蛋白质、碳水化合物、粗纤维、钙、磷、铁、维生素B_1、维生素B_2、维生素B_3、维生素C、胡萝卜素，还含有挥发油、咖啡酸、芥子酸、桂皮酸、柠檬酸盐、多糖和多种氨基酸。挥发油中富含蒜素、硫醇、三硫化物等。花蕾、花粉、花药等均含胡萝卜素。洋葱性温，味辛甘，具有健胃润肠、理气和胃、发散风寒、温中通阳、消食化肉、提神、祛痰、利尿、散瘀、解毒、杀虫的功效，主治外感风寒无汗、鼻塞、食积纳呆、宿食不消、高血压、高血脂、大便不畅、痢疾、肠炎、虫积腹痛、创伤溃疡、赤白带下等症。洋葱所含前列腺素A，具有明显降压作用，所含甲磺丁脲类物质有一定降血糖功效。能抑制高脂肪饮食引起的血脂升高，可防止和治疗动脉硬化症。洋葱提取物还具有杀菌作用，可提高胃肠道张力、增加消化道分泌作用。洋葱中有一种肽物质，可减少癌的发生率。

二、吃洋葱有哪些好处

(一) 发散风寒。因为洋葱鳞茎和叶子含有一种叫做硫化丙烯的油脂性挥发物，具有辛辣味，这种物质能抵御流感病毒，有较强的杀菌作用。

(二) 促进消化。洋葱能刺激胃、肠及消化腺分泌，增进食欲，促进消化。而且洋葱不含脂肪，但含有可降低胆固醇的含硫化合物的混合物，可用于治疗消化不良、食欲不振、食积内滞等症。

(三) 降压降脂。洋葱是目前所知前列腺素A含量最高的蔬菜。前列腺素A能扩张血管、降低血液黏度、降血压、减少外周血管和增加冠状动脉的血流量、预防血栓形成，经常食用对高血压、高血脂和心脑血管病人都有保健作用。

(四) 提神醒脑、降血糖。洋葱有一定的提神作用，它能帮助细胞更好地利用葡萄糖，同时降低血糖，供给脑细胞热能，是糖尿病、神志萎顿患者的食疗佳蔬。

(五) 防癌抗癌。洋葱中含有一种名叫“栎皮黄素9”的物质，这是目前所知最有效的天然抗癌物质之一，它能阻止体内的生物化学机制出现变异，抑制癌细胞的生长，具有防癌抗癌作用。

(六) 抗衰老。洋葱所含的微量元素硒是一种很强的抗氧化剂，能消除体内的自由基，增强细胞的活力和代谢能力，具有防癌抗衰老的功效。

(七) 补钙。洋葱中还含有一定的钙质，近年来，瑞士科学家发现常吃洋葱能提高骨密度，有助于防治骨质疏松症。

(八) 杀菌、防感冒。洋葱中含有植物杀菌素如大蒜素等，有很强的杀菌能力，嚼食生洋葱可以预防感冒。

三、食用洋葱应注意什么

(一) 洋葱一般人都能食用。特别适宜高血压、高血脂、动脉硬化等心血管疾病、糖尿病、癌症、急慢性肠炎、痢疾患者以及消化不良的人。

(二) 洋葱一次不宜食用过多，否则容易引起视物模糊和发热。同时因为它易产生挥发性气体，过量食用还会产生胀气和排气过多。

(三) 患有皮肤瘙痒性疾病、患有眼疾以及胃病、肺胃发炎的人应少吃。同时洋葱辛温，热病患者应慎食。

(四) 洋葱所含香辣味对眼睛有刺激作用，患有眼疾、眼部充血时，不宜切洋葱。

四、洋葱保健食疗食谱推荐

(一) 炒葱头

配料 洋葱120克，切成细丝。

做法 炒锅放食油适量，用旺火烧热，再放入洋葱丝翻炒后，加盐、酱油和少许醋、白糖拌炒均匀食。

功用 具有健胃理气和降压、降血脂等功效，常吃可防治胃肠病和高血压病、高血脂症等。

(二) 泡洋葱

配料 洋葱500克或适量。

做法 将洋葱剖成2~6瓣，放入泡菜（酸菜）坛中，淹浸2~4日（天热1~2日即可），待其味酸甜而略辛辣时即可。

功用 本品长于健胃消食、增加胃酸，可用于消化不良、饮食减少或胃酸不足的病人。

(三) 洋葱炒猪肝

配料 洋葱、胡萝卜、猪肝、尖椒、生抽、盐、鸡精、糖、料酒、葱、姜、蒜各适量。

做法 洋葱、尖椒、胡萝卜、猪肝都切片，葱、姜、蒜切好备用；猪肝焯一下水（水中加点姜丝和料酒，可以去除猪肝的腥味）。锅中烧油，炒葱、姜、蒜，加胡萝卜下锅炒，炒十几秒钟后倒入洋葱，翻炒十几秒钟后将尖椒下锅，加点水；洋葱断生后，将猪肝倒入锅中，加盐、鸡精、生抽，翻炒均匀就可以出锅了。

功用 适宜气血虚弱、面色萎黄、缺铁性贫血、肝血不足所致的视物模糊不清、夜盲、眼干燥症、小儿麻疹病后角膜软化症、内外翳障等眼病患者食用，也适宜癌症患者放疗、化疗后食用。

(四) 醋泡洋葱

配料 洋葱一个，醋 5 大汤匙。

做法 洋葱洗净，剥去外皮切成薄片，放到微波炉里加热大约 2~3 分钟，再将洋葱放到容器里，加入食用醋，然后放在冰箱里。第二天早晨即可食用。每天早餐佐餐。

功用 可有效降低血糖，并可减肥。

(五) 醋泡莴笋葱

配料 莴笋叶、洋葱、醋适量。

做法 洋葱洗净切薄片，再加几片莴笋叶子，然后倒入醋，淹过洋葱，浸泡一小时左右即可。

功用 可以治疗多年的便秘、稳定血压，还能有效改善睡眠。

(六) 洋葱皮汤

配料 洋葱外皮适量。

做法 用洋葱外皮煎水喝。

功用 可减轻眼睛的玻璃体混浊，改善视力。

油　菜 (you cai)

油菜别名芸苔、寒菜、胡菜、苦菜、苔芥、青菜、瓢儿菜。颜色深绿，帮如白菜，属十字花科植物。

一、油菜有哪些药用价值和营养价值

油菜的营养成分含量及其食疗价值可以称得上是蔬菜中的佼佼者。据专家测定，油菜中所含的维生素 C 比大白菜高 1 倍多。油菜中还含有丰富的钙、铁、胡萝卜素，是人体黏膜及上皮组织维持生长的重要营养源。油菜有促进血液循环、散血消肿的作用。孕妇产后瘀血腹痛、丹毒、肿痛脓疮可通过食用油菜来辅助治疗。美国国立癌症研究所发现，十字花科蔬菜如油菜可降低胰腺癌发病的危险。中医认为油菜能解毒消肿、宽肠通便、强身健体，主治游风丹毒、手足疖肿、乳痈、习惯性便秘、老年人缺钙等病症。

二、常吃油菜的好处

(一) 降低血脂。油菜是低脂肪蔬菜，而且含有膳食纤维，能与胆酸盐和食物中的胆固醇及甘油三酯结合并从粪便中排出，从而减少脂类的吸收，降低血脂。

(二) 解毒防癌。油菜中所含的植物激素，能够增加酶的形成，对进入人体内的致癌物质有吸附排斥作用，所以有防癌功能。此外，油菜还能增强肝脏的排毒机制，对皮肤疮疖、乳痈有治疗作用。

(三) 宽肠通便。油菜中含有大量的植物纤维素，能促进肠道蠕动，缩短粪便在肠腔停留的时间，从而治疗多种便秘，预防肠道肿瘤。

(四) 强身健体。油菜含有大量胡萝卜素和维生素 C，有助于增强机体免疫能力。油菜的含钙量在绿叶蔬菜中最高，一个成年人一天吃 500 克油菜，钙、铁、维生素 A 和 C 即可满足生理需求。

三、食用油菜应注意什么

(一) 食用油菜时要现做现切，并用旺火爆炒，这样既可保持鲜脆，又不破坏营养成分。

（二）吃剩的熟油菜过夜后会造成亚硝酸盐沉积，不要再吃，否则易引发癌症。

（三）油菜在多种药书上都记载属于发物，产后、痧痘和有慢性病的人应少吃。

四、常见的油菜保健食疗食谱

（一）鸡油炒芸苔

配料 油菜500克，鲜蘑菇100克，鸡油100克。

做法 将油菜去老叶、洗净，切成6厘米长；锅烧热，放鸡油，待油烧至五成热时，将油菜倒入煸炒。再加黄油、鲜汤，至八成热时，放细盐、糖、味精、蘑菇；再烧1分钟后，用水淀粉勾芡，浇上鸡油，装盆即成。

功用 此菜具有宽肠通便、解毒消肿的作用，适宜于习惯性便秘、痔疮、大便干结等病症，也可作为感染性疾病患者的食疗菜肴。

（二）清炒油菜

配料 油菜500克，油、盐适量。

做法 洗净切成3厘米长段。锅烧热，下菜油，旺火烧至七成热时，下油菜旺火煸炒，酌加精盐，菜熟后起锅装盘。

功用 本菜具有活血化瘀、降低血脂的作用，适宜于高血压、高血脂等患者食用。

（三）油菜炒虾仁

配料 对虾肉50克，油菜250克，姜、葱适量。

做法 将虾肉洗净切成薄片，用酱油、料酒、淀粉拌好；油菜梗叶分开，洗净后切成3厘米长段；锅中加入食油，烧热后先下虾片煸几下即起出，再把油锅熬热加盐，先煸炒油菜梗，再煸油菜叶，至半熟时倒入虾片，并加入姜、葱等佐料，用旺火快炒几下即可起锅装盘。

功用 此菜具有营养强壮身体的作用，可提高机体抗病能力，老年体弱者可以常吃。

（四）凉拌油菜

配料 嫩油菜500克，麻油、精盐适量。

做法 将油菜梗、叶分开后洗净，切3厘米长段，沥干水，入滚水中焯熟，捞出沥水装盘，以麻油、精盐拌食。

功用 此菜鲜腴爽口，具有宽肠通便、降糖的功效，糖尿病、便秘患者可经常食用。

油麦菜 (you mai cai)

油麦菜是近年来蔬菜市场上出现的一个新面孔，又名莜麦菜，有的地方又叫苦菜、牛俐生菜。油麦菜，是莴笋的变种，是以嫩梢、嫩叶为产品的尖叶型叶用莴笋，叶片呈长披针形，色泽淡绿、质地脆嫩，口感极为鲜嫩、清香、具有独特风味，是生食蔬菜中的上品，有“凤尾”之称。

油麦菜由于是生菜中尖叶的一种，品种不是很多，我国对油麦菜的研究起步较晚，到目前还没有特别好的品种。目前食用最多的纯香油麦菜，是国外引进的。

一、油麦菜有哪些营养价值和药用价值

油麦菜的营养价值基本和生菜相同，但略高于生菜，而远远优于莴笋。含有大量维生素和大量钙、铁、蛋白质、脂肪、维生素 A、维生素 B_1、维生素 B_2 等营养成分。同莴笋相比，蛋白质含量高 40%，胡萝卜素高 1.4 倍，钙高 2 倍，铁高 33%，硒高 1.8 倍。油麦菜具有降低胆固醇、治疗神经衰弱、清燥润肺、化痰止咳等功效，是一种低热量、高营养的蔬菜。

二、吃油麦菜应注意什么

(一) 一般人群都能食用。

(二) 油麦菜性质寒凉，尿频、胃寒的人应少吃。

(三) 油麦菜烹炒的时间不能过长，断生即可，否则会造成营养损失过多，也影响脆嫩的口感和鲜艳的色泽。

(四) 海鲜酱油、生抽不能放得太多，否则会失去清淡的口味。

(五) 油麦菜可能残留有农药、化肥，生吃前一定要洗净。

(六) 油麦菜对乙烯极为敏感，储藏时应远离苹果、梨、香蕉，以免诱发赤褐色斑点。

芋　头 (yu tou)

芋头俗称毛芋、芋艿，属天南星科，是多年生草本植物，可熟食、或干制成粉。芋头口感细软，绵甜香糯，它既可作为主食蒸熟蘸糖食用，又可用来制作菜肴、点心，是人们喜爱的根茎类食品。每到秋季，似玉如脂的芋头便成为人们餐桌上的一道时鲜美味。在广东等地方，中秋节吃芋头是源远流长的一种习俗。

购买芋头，要挑选个头端正，无干枯收缩硬化、无腐烂，干爽无泥沙者。

一、芋头有哪些药用价值和营养价值

芋头营养丰富，含有大量的淀粉、矿物质及维生素，既是蔬菜，又是粮食，也是一味良药。据测定，芋头可食部分含蛋白质、淀粉、脂肪、钙，还含有丰富的胡萝卜素、铁、磷、钾、钠及维生素 A、维生素 B_1、维生素 B_2、维生素 B_3、维生素 C。另外，芋头含有丰富的氟，有抑制细胞异常增生和护齿的作用。中医认为芋头具有调中补气、消痈散结的功效。《滇南本草》说，芋头用于食疗，可治中气不足，长期服用能补肝胃、填精益髓、丰润肌肤，主治肿块、痰核、瘰疬、便秘等病症。芋头能解毒，对人体的痈肿毒痛包括癌毒有抑制消解作用，可用来防治肿瘤及淋巴结核等病症。芋头的茎叶也有解毒疗疮功用，可用于治疗蛇虫咬伤、无名肿痛。花可治疗痔疮等病症。民间有芋头水煎或煅末内服治疗胃痛、痢疾和慢性肾炎的方法。

二、食用芋头有哪些好处

芋头营养价值近似于土豆，又不含龙葵素，易于消化而不会引起中毒，是一种很好的碱性食物。

(一) 保护牙齿。芋头中富含蛋白质、钙、磷、铁、钾、镁、钠、胡萝卜素、烟酸、维生素 C、B 族维生素、皂角甙等多种成分，所含的矿物质中，氟的含量较高，具有洁齿防龋、保护牙齿的作用。

(二) 防癌抗癌。芋头可作为防治癌瘤的常用药膳主食，在癌症手术后放疗、化疗及康复过程中，有辅助治疗的作用。

(三) 提高免疫力。芋头含有一种黏液蛋白，被人体吸收后能产生免疫球蛋白，或称抗体球蛋白，可提高机体的抵抗力。

(四) 养颜、乌发。芋头为碱性食品，能中和体内积存的酸性物质，调整人体的酸碱平衡，产生美容养颜、乌黑头发的作用，还可用来防治胃酸过多症。

(五) 平衡营养、帮助消化。芋头含有丰富的黏液皂素及多种微量元素，可帮助机体纠正微量元素缺乏导致的生理异常，同时能增进食欲，帮助消化，所以中医认为芋头可补中益气。

三、食用芋头应注意什么

(一) 一般人群都能食用，特别适合身体虚弱者食用。

(二) 芋头含有较多的淀粉，一次吃得过多会导致腹胀，所以每次食用两个（约80 克）为宜。

(三) 过敏性体质（荨麻疹、湿疹、哮喘、过敏性鼻炎）的人、小儿食滞、胃纳欠佳、以及糖尿病患者应少食；同时食滞胃痛、肠胃湿热的人忌食。

(四) 生芋头有小毒，食用时必须熟透。

(五) 生芋汁易引起局部皮肤过敏发痒，用姜汁擦拭或在火上烤一烤就可缓解。所以剥洗芋头时最好戴上手套。

(六) 芋头忌与香蕉同食。

[教你巧去芋头皮]　将带皮的芋头装进小口袋里（只装半袋）用手抓住袋口，将袋子在地上摔几下，皮就可以脱落了。

四、常见病芋头保健食谱

(一) 芋艿粥

配料　干芋子 100 克，研末（或鲜芋子 200 克，切小块）。

做法　同适量粳米煮粥食。

功用　本方主要取芋子散结消瘰的功效，能治小儿瘰疬、淋巴结核和慢性淋巴结炎。

(二) 芋艿丸

配料　芋头（大者）适量，切片晒干，研细末。

做法　用海蜇、荸荠煎汤泛丸。每次 9 克，温开水送服。

功用　化痰散结，用于瘰疬已溃或未溃。

(三) 鲜鱼芋艿羹

配料　鲜芋头 250 克，鲫鱼或鳢鱼（俗称乌鱼）500 克。

做法　加水同煮至烂熟，放胡椒、猪脂、食盐调味食用。

功用　用于脾胃虚弱、虚劳乏力。

竹　笋 (zhu sun)

竹笋，即竹的嫩茎，古人又称之为“竹萌”“竹胎”，其味清香鲜美，自古就被视为菜中珍品。

竹笋的种类繁多，但概略地来分，可分为春笋、鞭笋、冬笋三类。春笋为斑竹、百家竹春季生长的嫩笋，因笋体肥大、洁白如玉、肉质鲜嫩、美味爽口被誉为“菜王”，属于“山八珍”之一。鞭笋为毛竹夏季生长在泥土中的嫩杈头，状如马鞭，色白、质脆、味微苦而鲜；冬笋为毛竹冬季生于地下的嫩茎，色洁白、质细腻、味清鲜。一年中，春、夏、冬三季都能吃到鲜笋，但春笋、冬笋味道最佳。

一、竹笋有哪些药用价值和营养价值

竹笋，在我国自古就被当作“菜中珍品”。过去有不少人认为，竹笋味道虽然鲜美，但是没有什么营养，有的甚至认为“吃一餐笋要刮三天油”，这种认识是不准确的。其实，竹笋味道清淡鲜嫩，营养丰富，含有充足的水分、丰富的植物蛋白以及钙、磷、铁等人体必需的营养成分和微量元素，特别是纤维素含量很高，常吃有帮助消化、防止便秘的功能，所以竹笋是高蛋白、低脂肪、低淀粉、多粗纤维素的营养美食。祖国医药认为竹笋有利九窍、通血脉、化痰涎、消食胀、滋阴凉血、和中润肠、清热化痰、解渴除烦、清热益气、利膈爽胃、利尿通便、解毒透疹、养肝明目、消油腻、解酒毒的功效，主治食欲不振、脘痞胸闷、大便秘结、痰涎壅滞、形体肥胖、酒醉恶心等病症。嫩竹叶、竹茹、竹沥都能作药用。尤其是江浙民间把虫蛀笋供药用，名“虫笋”，是有效的利尿药，适用于浮肿、腹水、脚气足肿、急性肾炎浮肿、喘咳、糖尿病、消渴烦热等。现代医学证实，吃笋有滋阴、益血、化痰、消食、利便、明目等功效。竹笋还具有低脂肪、低糖、多纤维的特点，食用竹笋不仅能促进肠道蠕动、帮助消化、去积食、防便秘，并有预防大肠癌的功效。竹笋含脂肪、糖很少，属天然低脂、低热量食品，是肥胖者减肥的佳品。养生学家认为，竹林丛生之地的人们多长寿，而且极少患高血压，这与经常吃竹笋有一定关系。

二、常吃竹笋有哪些好处

(一) 开胃健脾。竹笋含有一种白色的含氮物质，构成了竹笋独有的清香，具有开胃、促进消化、增强食欲的作用。

(二) 宽胸利膈、通肠排便。竹笋甘寒通利，所含的植物纤维可以增加肠道水分的贮留量，促进胃肠蠕动，降低肠内压力，减少粪便粘度，使粪便变软排出，可治疗便秘，预防肠癌。

(三) 消痰化滞、降糖降脂。竹笋具有低糖、低脂的特点，富含植物纤维，可降低体内多余脂肪，消痰化滞，治疗高血压、高血脂、高血糖症，且对消化道癌肿及乳腺癌有一定的预防作用。

(四) 增强机体免疫力。竹笋中植物蛋白、维生素及微量元素的含量都很高，有助于增强机体的免疫功能，提高防病抗病能力。

三、吃竹笋要注意什么

春笋的食法很多，素有“荤素百搭”的盛誉，它一经与各种肉类烹饪，就显得更加鲜美，炒、烧、煮、煨、炖皆可。但在食用时，应注意以下几点：

(一) 竹笋虽然好吃，但采笋时应避开风日，以防变硬；加工时尽量不要用刀去削，一遇铁质，笋往往会变硬发死；存放时不可剥壳，否则会失去其清香的风味。新鲜竹笋不宜多吃，每人每餐最好不要超过半根。

(二) 过敏体质的人过量食用会影响健康，患有严重的胃及十二指肠溃疡、胃出血、肝硬化、食道静脉曲张、慢性肠炎等疾病的患者应忌食；脾胃虚弱者或妇女产后以及因吃笋会诱发、复发哮喘的人不宜吃笋。

(三) 春笋中难溶性草酸钙含量较多，所以尿道结石、肾结石、胆结石患者不宜多食。另外年老体弱者、消化不良者、脾虚肠滑者、15 岁以前儿童尤应注意也不宜多吃。

(四) 食用前应先用开水焯过，以去除笋中的草酸；购买生竹笋之后，应立即煮熟，因为在采收后只要放置一天，便会使具有刺激味的草酸增加二至三倍。烫煮时，先不必去除外壳，而用米糠烫煮，因为米糠可中和草酸，使竹笋变得细嫩。

(五) 竹笋选购有窍门：一要看根部，根部的“痣”要红，“痣”红的笋鲜嫩；二要看节，节与节之间距离越近，笋越嫩；三要看壳，外壳色泽鲜黄或淡黄略带粉红、笋壳完整且饱满光洁的质量较好。四要手感饱满，肉色洁白如玉。

四、巧用竹笋食疗疾病

(一) 急性病发热时的咳嗽：冬笋 50 克，猪肉末 50 克，粳米 100 克，加适量食盐、葱末、麻油煮粥食用。

(二) 小儿麻疹、水痘初发、发热口渴、小便不利：鲜竹笋 50 克，鲫鱼一条约 250 克，煮汤食用。

(三) 久泻、久痢、脱肛：鲜竹笋 50 克，粳米 100 克，煮粥常吃。

(四) 产后虚热、心烦、手足心热：鲜竹笋 100 克，最好用鲜竹茹、竹叶心，水煎服，喝汤。

(五) 便秘：鲜竹笋 100 克，炒菜、煮食都可。

二、瓜果类

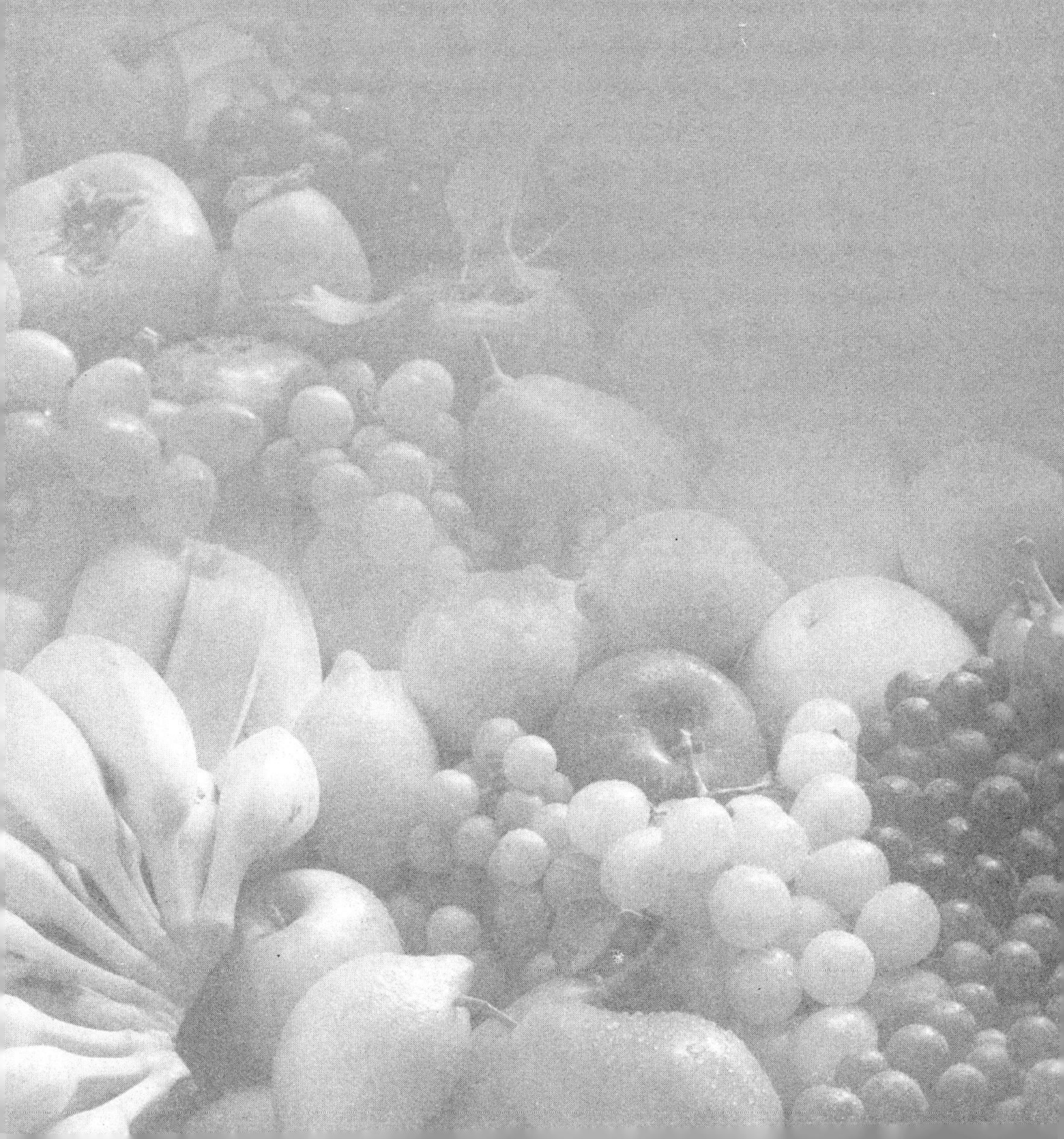

菠　萝 (bo luo)

菠萝为凤梨科草本植物菠萝的成熟果实。别名凤梨、露兜子、黄梨、菠萝蜜等，我国广东、广西、福建等地均有栽培。夏季采收，除去外皮用。其果形美观，汁多味甜，有特殊香味，是深受人们喜爱的水果之一。

挑选菠萝要注意色、香、味三方面，果实青绿、坚硬、没有香气的菠萝不够成熟；色泽已经由黄转褐，果身变软，溢出浓香的便是果实成熟了；捏一捏果实，如果有汁液溢出就说明果实已经变质，不可以再食用了。

一、菠萝有哪些药用价值和营养价值

中医认为，菠萝具有清热解暑、生津止渴、利小便、健胃消食、补脾止泻等功效，常用于治疗伤暑、身热烦渴、腹中痞闷、消化不良、消渴、小便不利、头昏目花等。菠萝营养丰富，含有糖类、蛋白质、脂肪、维生素 A、维生素 B_1、维生素 B_2、维生素 C、蛋白质分解酵素及钙、磷、铁、有机酸类、尼克酸等，尤其维生素 C 含量最高。菠萝的诱人香味是来自所含的酸丁酯，具有刺激唾液分泌及促进食欲的功效。果实含有菠萝酶，有帮助消化蛋白质、治支气管炎、利尿等功效，并对预防血管硬化及冠状动脉性心脏病有一定的作用。菠萝既是盛夏消暑、解渴的珍品，也是良好的减肥、健康水果。菠萝含有一种叫“菠萝朊酶”的物质，它能分解蛋白质，溶解阻塞于组织中的纤维蛋白和血凝块，改善局部的血液循环，消除炎症和水肿。

二、吃菠萝的好处有哪些

(一) 清热解渴。菠萝中含有大量维生素 C、碳水化合物、水分、无机盐及各种有机酸，能有效补充人体的水分及营养物质，达到清热解渴效果。

(二) 消食、利尿、抗炎。菠萝果皮富含菠萝蛋白酶，这种物质能帮助蛋白质的消化，具有消食止泻和利尿作用，并可局部抗炎消水肿，加速组织愈合和修复。

(三) 抗血栓。菠萝蛋白酶能加速溶解纤维蛋白和蛋白凝块，降低血液黏度，具有抗血栓作用，对心脑血管疾病有一定的辅助治疗效果，对肾炎、高血压病患者很有益。

（四）抗疲劳。菠萝的芳香和酸味，最能促进食欲和消除疲劳。

（五）其他。在食用肉类或油腻食物后，吃些菠萝对身体大有好处。将新鲜的菠萝榨成汁并煮开，冷却后用于擦洗粗糙的皮肤，长期坚持使用，不仅能清洁滋润皮肤，还可以防止暗疮的生长。

三、吃菠萝应注意什么

（一）特别适宜身热烦躁、肾炎、高血压、支气管炎、消化不良的人食用。

（二）发烧及患有湿疹疥疮的人，不宜多吃菠萝，以免加重病情。患有溃疡病、肾功能衰竭和凝血功能障碍等的人，应禁食菠萝，以避免出血。

（三）吃菠萝时，先把果皮削去，挖尽果钉，然后切开在盐水中浸泡，可使菠萝味更甜，又能使有机酸分解在盐水里，避免中毒。

（四）有吃菠萝过敏史的人忌食。有的人会对菠萝过敏，食用后15~60分钟内会出现腹泻、呕吐、腹痛、头晕、皮肤潮红、全身发痒、四肢及口舌发麻，严重者还可能出现呼吸困难甚至休克的症状，这就是“菠萝病”。一旦出现以上症状，应立即送医院治疗。

（五）家里装修后，很多人把菠萝放在室内吸附异味，所用过的菠萝不能食用。

巧用菠萝皮：舍弃的菠萝皮当作除臭剂放在冰箱中，能够消除异味，效果相当不错。

四、常见的菠萝保健食疗食谱

（一）菠萝饮

配料　鲜菠萝果肉250克，食盐少许。

做法　先将菠萝果肉洗净，切成果丁，榨取果汁备用；取一大口杯，盛入凉开水100毫升，加入菠萝汁、食盐，搅匀后服用，每日2次。

功用　具有清热解渴、除烦的功效，适用于虚热烦渴之症。对糖尿病患者也大有好处。

（二）菠萝膏

配料　鲜菠萝3个，鲜蜂蜜1500毫升。

做法　将菠萝洗净并削去外皮，切成果丁，榨取果汁备用；将果汁倒入砂锅，用文火煎，直至果汁变稠后，加入蜂蜜，拌匀成膏状即成。每日早晚各服约100克。

功用　具有健脾益肾的功效，适用于脾肾气虚、消渴、小便不利等病症。

（三）菠萝鱼

配料　菠萝1个，带皮鳜鱼肉500克，新鲜豌豆50克。

做法　菠萝洗净，削去果皮，切成块备用；鱼肉洗净，在一面剞十字花刀，然后切成方块备用；豌豆洗净，放入锅中煮烂；将鱼肉放入碗中，加入精盐、料酒拌匀，再加入湿淀粉抓匀，然后粘上干淀粉，使花刀分开；将锅置火上，加入花生油加热，下鱼块炸透捞出；另取锅放火上，加适量花生油烧热，下葱、姜、蒜及菠萝块、青豌豆稍炒，再放入番茄酱、白糖、料酒、精盐、味精和水，煮沸，以湿淀粉勾芡；油锅烧热至油沸腾，在盛汁的锅内加入沸油余汁，后加入鱼块，翻炒几下便成。

功用 具有补气养血、健脾益胃的功效，适用于气血虚弱、胃弱食少、脾虚泄泻等病症。

(四) 菠萝杏仁冻

配料 菠萝罐头500克，甜杏仁100克，白糖250克，冻粉适量，杏仁精少许。

做法 将杏仁用开水稍泡后，捞出去皮剁碎，磨成浆，过滤去渣；菠萝切成小片状；冻粉放入碗中，加入适量清水，上蒸笼蒸化后取出，过滤去渣；将锅放火上，倒入杏仁浆，加入冻粉，用旺火煮沸，然后放入杏仁精，搅匀后盛入碗内，晾凉后装入冰箱冷冻；原锅洗净放火上，加入适量清水、白糖，煮沸后装入盆中，晾凉后放入冰箱冷冻，然后取出待用；将杏仁冻切成菱形块，放入冰糖水中，撒入菠萝片即成。

功用 有润肺止渴、养胃生津的功效，适用于肺虚燥咳、胃燥津伤、口干口渴、暑热烦渴、大便燥结及慢性气管炎、咽炎等病症。

草 莓 (cao mei)

草莓也叫红莓、地莓等，原产于南美洲，我国是在 20 世纪初引进的。外型呈心形，鲜美红嫩，果肉多汁，酸甜可口，香味浓郁，有一般水果所没有的宜人芳香，是难得的色、香、味俱佳的水果，因此被人们誉为“果中皇后”。

一、草莓有哪些药用价值和营养价值

草莓含维生素比苹果、葡萄含量还高。果肉中含有大量的糖类、蛋白质、有机酸、果胶等营养物质。此外，草莓还含有丰富的维生素 B_1、B_2、C，以及钙、磷、铁、钾、锌、铬等人体必需的矿物质和部分微量元素。草莓的营养成分容易被人体消化、吸收，是老少皆宜的健康食品。祖国医学认为，草莓性凉味酸，具有润肺、生津、利痰、清热、凉血、健脾、解酒、补血、化脂等功效，适用于肺热咳嗽、食欲不振、小便短少、暑热烦渴等，对肠胃病和心血管病有一定防治作用。现代营养学研究证明，草莓中所含的胡萝卜素是合成纤维 A 的重要物质，具有明目养肝的作用。它还含有果胶和丰富的膳食纤维，可以帮助消化，通畅大便。草莓对肠胃道和贫血均有一定的滋补调理作用。从草莓植株中提取出的“草莓胺”，对治疗白血病、再生障碍性贫血等血液病，以及对防治动脉硬化，冠心病也有较好的功效。草莓是鞣酸含量丰富的植物，在体内可阻止致癌化学物质的吸收，具有防癌作用。草莓含丰富的维生素 C，有帮助消化的功效，还可以巩固齿龈，清新口气，润泽喉部。据研究，女性常吃草莓，对皮肤、头发均有保健作用，还可以减肥，因此美国人把草莓列入十大美容食品。

二、吃草莓应注意什么

(一) 孕妇少吃。草莓虽然对大脑发育有一定的作用，但最新研究发现，草莓中有一种草酸性物质会导致胎儿的毛细血管的发育不良，所以孕妇还是少吃为妙。

(二) 不买畸形草莓 。正常生长的草莓外观呈心形，但有些草莓色鲜个大，颗粒上有畸形凸起，咬开后中间有空心。这种畸形莓往往是在种植过程中滥用激素造成的，长期大量食用这样的果实，有可能损害人体健康。

(三) 吃草莓前要认真清洗。由于草莓是低矮的草茎植物，虽然是在地膜中培育生长，但在生长过程中还是容易受到泥土和细菌、农药的污染，如果清洗不干净，很可能引发腹泻，甚至农药中毒。所以草莓入口前一定要把好“清洗关”。

洗草莓时，注意千万不要把草莓蒂摘掉，否则，去蒂的草莓放在水中浸泡，残留的农药会随水进入果实内部，造成更严重的污染。

洗干净的草莓也不要马上吃，最好再用淡盐水或淘米水浸泡5分钟。淡盐水可以杀灭草莓表面残留的有害微生物；淘米水呈碱性，可促进呈酸性的农药降解。

三、巧用草莓治病

(一) 积食腹胀、胃口不佳：可在饭前吃草莓60克，每日3次。

(二) 齿龈出血、口舌生疮、小便少、色黄：可将鲜草莓60克捣烂，冷开水冲服，每日3次。

(三) 干咳无痰，日久不愈时：可用鲜草莓6克与冰糖30克一起隔水炖服，每日3次。

(四) 遇烦热干咳、咽喉肿痛、声音嘶哑：可用草莓鲜果洗净榨汁，每天早晚各一杯。

(五) 酒后头昏不适：鲜草莓100克，洗净后一次服完，有助于醒酒。

(六) 营养不良或病后体弱消瘦：可将洗净的草莓榨汁，再加入等量米酒拌匀即成草莓酒，早晚各饮1杯。

橙　子 (cheng zi)

橙子又名黄果、金环，是芸香科植物香橙的果实，原产于中国东南部，是世界四大名果之一。橙子分甜橙和酸橙。鲜食以甜橙为主，果实可以剥皮鲜食果肉，果肉也可以用来加工其他食物如水果蛋糕、果肉果冻等。酸橙又称缸橙，味酸带苦，不宜食用，多用于制取果汁。

一、橙子有哪些药用价值和营养价值

甜橙被称为"疗疾佳果"，橙肉含水分、蛋白质、脂肪、膳食纤维、碳水化合物、胡萝卜素、硫胺素、维生素 B_2、维生素 B_5、维生素 C、钾、钠、钙、镁、铁、锰、锌、铜、磷、硒等，还含橙皮甙、柚皮芸香甙、柚皮甙、柠檬苦素、那可汀、柠檬酸、苹果酸。果皮含挥发油，有七十多种活性物质，主要为正癸醛、柠檬醛、柠檬烯和辛醇等。中医认为橙子味甘、酸，性凉，具有生津止渴、开胃下气、防治便秘的功效，正常人饭后吃橙子或饮橙汁，有解油腻、消积食、止渴、醒酒的作用。

二、吃橙子有哪些好处

(一) 降低血中胆固醇。橙子中含量丰富的维生素 C、维生素 P，能增加毛细血管的弹性，降低血中胆固醇。高血脂症、高血压、动脉硬化的人常吃橙子有益。

(二) 润肠通便。橙子所含纤维素和果胶物质，可促进肠道蠕动，有利于清肠通便，排除体内有害物质。

(三) 开胃健脾。橙皮性味甘苦而温，止咳化痰功效胜过陈皮，是治疗感冒咳嗽、食欲不振、胸腹胀痛的良药。

(四) 增强免疫力。橙子维生素 C 含量丰富，能增强人体抵抗力，也能将脂溶性有害物质排出体外，是名实相符的保安康抗氧化剂。

(五) 防癌。所有的水果中，柑橘类所含的抗氧化物质最高，包括 60 多种具有抗炎症、强化血管和抑制凝血作用的黄酮类和 17 种具有很强的抗氧化功效的类胡萝卜素，这些成分使橙子对多种癌症的发生有抑制作用。

(六) 预防胆结石。因橙子中的维生素 C 含量很高，一直都是人们爱吃的水果。但多吃橙子还有一个令人意想不到的好处，就是减少胆结石的发病率。

三、食用橙子应注意什么

(一) 一般人群均可食用。胸膈满闷、恶心欲吐者，饮酒过多、宿醉未醒者尤其适宜食用。吸烟的人应多吃橙子。

(二) 糖尿病患者忌食。

(三) 橙子忌与槟榔同食。

(四) 空腹时不宜食用，否则橙子所含的有机酸会刺激胃黏膜，对胃不利。

(五) 吃橙子前后 1 小时内不要喝牛奶，因为牛奶中的蛋白质遇到果酸会凝固，影响消化吸收。

(六) 橙子味美但不要吃得过多。过多食用橙子等柑橘类水果会引起中毒，出现手、足乃至全身皮肤变黄，严重者还会出现恶心、呕吐、烦躁、精神不振等症状，也就是老百姓常说的“橘子病”，医学上称为“胡萝卜素血症”。一般不需治疗，只要停吃这类食物即可好转。

四、橙子的妙用

(一) 盐味橙汁——补充体力

含量丰富的果糖能迅速补充体力，而高达 85%的水分更能解渴提神。加点盐饮用，效果更是明显。

特别提醒：橙汁榨好后要立即饮用，否则空气中的氧会使维生素 C 的含量迅速降低。

(二) 橙汁卸妆——深层洁肤

用洗面巾浸透橙汁擦拭面部皮肤，充分吸收 5 分钟后用清水洗净，既能卸妆，又可彻底清洁面部污垢和油脂，发挥深层洁肤功效，即使过敏性的肌肤也可放心使用。

特别提醒：使用橙汁洁肤后尽量避免阳光曝晒。

(三) 橙籽面膜——紧致肌肤

将 2 茶匙橙籽用搅拌机打成粉末，混合蒸馏水制成糊状面膜。每周敷 1~2 次，能提高皮肤毛细血管的抵抗力，达到紧致肌肤的目的。皮肤敏感的人可先做皮肤测试，将自制面膜涂于耳后，5~10 分钟后洗净，如果没有感到不适就可安心使用。

(四) 橙籽粉——治疗风湿

将风干的橙籽放入锅中焙炒干油分（但要注意不要炒焦），将炒好的橙籽打成粉末，用开水冲服，每次 3~5 克，饭后饮用。长期坚持能在一定程度上治疗风湿。

(五) 橙瓣沙拉——增强免疫

橙瓣中几乎含有水果能提供的所有营养成分，能增强人体免疫力、促进病体恢复、加速伤口愈合，尤其能补充膳食纤维，有助于排便。

（六）橙瓣眼膜——补充眼部水分

将橙瓣切成薄片当眼膜使用，用手指轻轻地按压以助吸收，能促进血液循环，有效补充眼部水分。

（七）橙皮按摩——消除橘皮组织

橙皮具有出类拔萃的抗“橘皮组织”功能。取1/4清洗干净的橙皮，用橄榄油浸湿，然后按摩身体上相应的橘皮组织部位，按摩时均匀用力挤出汁液，结束后用清水洗净皮肤。

（八）橙皮磨砂——去死皮

将鲜橙带皮切片，装入纱布，直接在手肘、膝盖、脚跟等粗糙的部位摩擦，能磨去死皮。同时其中含有的丰富的类黄酮成分和维生素C成分，还能促进皮肤新陈代谢，提高皮肤毛细血管的抵抗力。

（九）橙皮香包——催眠驱蚊

用平纹细布包裹橙皮制成香包，放在枕头旁不仅有催眠功效，还能驱蚊。放入卫生间、厨房或冰箱，则能除掉异味，保持空气清新。

（十）橙皮沐浴——保湿嫩肤

泡澡时加入少量新熬好的橙皮汤能带来沁人心脾的芬芳，更能调和自由基，有助于保持皮肤润泽、柔嫩，尤其适合在干燥的秋季使用。

（十一）橙皮饮——软化血管

将清洗干净的新鲜橙皮30克放入1升水中，煮开15分钟即制得橙皮饮。橙皮饮略带苦味，所含有的橙皮甙能软化血管、降低血脂，日常饮用可预防心血管系统疾病。饭前饮用一杯还有增强食欲的功效。

五、橙子选购技巧

首先，橙子并不是越光滑越好。橙子往往表皮比较粗糙，而经过“美容”之后的橙子则非常光滑，几乎没有破孔。

其次，购买之前，可以用白餐巾纸最好是湿纸巾在水果表面擦一擦，如果上了色素，一般都会在餐巾纸上留下颜色。

刺　梨 (ci li)

刺梨是蔷薇科植物缫丝花的果实，又名茨梨、木梨子，是鄂西山区的天然野果。每年的收获期不足30天。秋季采收成熟果实，去刺，洗净除去种子，鲜用或晒干用。

一、刺梨有哪些药用价值和营养价值

刺梨是滋补健身的营养珍果，药用价值很高。它的花、叶、果、籽都可入药，有健胃、消食、滋补、止泻的功效。用于治疗积食腹胀、痢疾、肠炎、维生素C缺乏症等。我国贵州地区把刺梨用于医疗的历史更是非常悠久。刺梨果实营养丰富，被誉为“营养库”。成熟的刺梨果实肉质肥厚、味酸甜，富含糖、维生素、胡萝卜素、有机酸和20多种氨基酸、10余种对人体有益的微量元素。尤其是维生素C含量在水果中最高，是柑橘的50倍、猕猴桃的10倍，具有“维生素C之王”的美称，是加工保健食品的上等原料。特别是刺梨富含国际公认的具有抗衰、防癌、抗病毒、抗辐射作用的活性物质超氧化物岐化酶，在心血管、消化系统和各种肿瘤疾病以及人体铅中毒等防治方面有特殊疗效，应用十分广泛。

二、食用刺梨的好处

(一) 防癌抗癌。刺梨专家发现刺梨汁能有效地阻断体内致癌物 N-亚硝脯氨酸的形成，可防止肝癌、神经系统肿癌及肺、肾肿癌发生。

(二) 治疗坏血病。维生素C缺乏时，胶原蛋白等细胞间质的合成就会发生障碍而导致坏血病，摄入维生素C丰富的刺梨可使坏血病得以治疗。

(三) 排铅作用。贵州省劳动卫生职业病防治研究所临床试验表明，铅中毒的职业病患者，每日服用240毫升刺梨汁有排铅的作用。

(四) 抗衰老。刺梨中含有丰富的超氧化物岐化酶，食用刺梨鲜果及加工品有明显的抗衰老作用。

(五) 治疗口腔炎症 缺乏维生素B_2时，常患唇炎和舌炎。服一定量的刺梨汁可治疗口舌炎症。

(六) 健脾、助消化、解疼痛。吃刺梨对于治疗胃阴不足、食欲减退、消化不良或饮食积滞、饱胀满闷、腹泻便溏、腹痛具有很好的效果。

(七) 降三高。食用刺梨具有有效降低血压、血脂、血糖的作用，能有效预防老年性痴呆。

番木瓜 (fan mu gua)

番木瓜素有“百益果王”之称。通常所说的木瓜有两大类，蔷薇科木瓜属植物木瓜与热带水果番木瓜科木瓜（番木瓜）。木瓜从用途上也分为食用木瓜和药用木瓜。这里专指食用的番木瓜。

一、番木瓜有哪些药用价值和营养价值

番木瓜的营养价值很高，素有“岭南果王”的美称，它的保健和药用价值一直以来都备受推崇。番木瓜含丰富的糖分、果胶、维生素和矿物质。中医认为，番木瓜味甘、性平、无毒，有健胃肠、助消化、润肺燥、除热痰、通乳汁、益身体等功效。现代医学研究表明，番木瓜所含的番木瓜碱具有抗癌活性，而木瓜蛋白酶则有助于消化，可用于治疗胃炎和慢性消化不良。它的种子可以驱虫。未成熟番木瓜乳汁，可提取番木瓜素，是制造化妆品的上乘原料，具有美容增白的功效。番木瓜素具有很强的分解蛋白质的能力，可制造健胃药、驱虫剂，还可作酒类、果汁的澄清剂和肉类的软化剂。

二、吃番木瓜的好处

(一) 健脾消食。番木瓜中的木瓜蛋白酶，可将脂肪分解为脂肪酸。现代医学发现，番木瓜中含有一种酵素，能消化蛋白质，有利于人体对食物的消化和吸收。

(二) 抗痨杀虫。番木瓜碱和木瓜蛋白酶具有抗结核杆菌及寄生虫（如绦虫、蛔虫、鞭虫、阿米巴原虫）的作用，可用于杀虫抗痨。

(三) 通乳抗癌。番木瓜中的凝乳酶有通乳作用，番木瓜碱具有抗淋巴性白血病的功效，可用于通乳及治疗淋巴性白血病（血癌）。

(四) 提高抗病能力。番木瓜中含有大量水分、碳水化合物、蛋白质、脂肪、多种维生素及多种人体必需的氨基酸，可有效补充人体的养分，增强机体的抗病能力。

(五) 抗痉挛。番木瓜果肉中含有的番木瓜碱具有缓解痉挛疼痛的作用，对腓肠肌痉挛有明显的治疗作用。

(六) 抗衰美容。番木瓜有促进人体新陈代谢和抗衰老的作用，还有美容护肤养颜的功效。

三、吃番木瓜注意什么

(一) 适宜慢性萎缩性胃炎患者、缺奶的产妇、风湿筋骨痛、跌打扭挫伤患者、消化不良、肥胖患者食用。

(二) 不适宜孕妇、过敏体质的人食用。

四、常见的番木瓜保健食谱

(一) 木瓜鲜奶汁

配料 木瓜360克，鲜牛奶2杯，白砂糖、碎冰块适量。

做法 取新鲜熟透木瓜，去皮、核，切成大块。将木瓜块、鲜牛奶、白砂糖及适量碎冰块放入果汁机中，打碎成浓汁，即可饮用。

功用 润肤养颜。

注意 脾胃虚寒者禁用。

(二) 木瓜鱼尾汤

配料 木瓜750克，鲩鱼尾600克，盐1茶匙，生姜3片，油1汤匙。

做法 木瓜去核、去皮、切块；起油锅，放入姜片，煎香鲩鱼尾；木瓜放入煲内，用8碗水煲滚，舀起2碗滚水倒入锅中，与已煎香的鱼尾同煮片刻，再将鱼尾连汤倒回煲内，用文火煲1小时，下盐调味，即可饮用。

功用 通乳健胃，用于妇女产后体虚力弱、食欲不振、乳汁不足。

(三) 木瓜鸡汤

配料 鸡腿1只，中型木瓜半条，枸杞1汤匙，当归3片，酒和水适量。

做法 鸡腿烫熟，木瓜去皮切块备用。将所有材料放入锅内炖煮约40分钟即可。

功用 丰胸养颜

(四) 木瓜猪蹄汤

配料 猪蹄500克，鲜番木瓜250克。

做法 加水适量，炖熟猪蹄；再将番木瓜切块，放入汤中，共炖至猪蹄烂熟，一并服用。

功用 具有补虚催乳之功，用于产后体虚、乳汁不足。

(五) 木瓜羹

配料 木瓜100克，银耳15克，北杏10克，银杏12克，冰糖适量。

做法 共入锅炖煲20分钟，即可食用

功用 能养阴润肺、滋润皮肤、延缓衰老，还可以治疗燥热咳嗽、干咳无痰、痰多带血等症。

(六) 木瓜美容养颜粥

配料 木瓜30克，粳米100克。

做法 共放入水中，熬至米烂粥熟，加红糖适量，稍煮溶化即食，每日早晚服，连服数日。

功用 美容养颜，也可治小腿抽筋、脚气水肿。

柑 橘 (gan ju)

柑橘，是桔、柑、金柑、枳等的总称。柑橘原产中国，用作经济栽培的有枳属、柑橘属和金柑属 3 个属。我国栽培的柑橘主要是柑橘属。古籍《禹贡》记载 4000 年前的夏朝，我国江苏、安徽、江西、湖南、湖北等地生产的柑橘，已列为贡品。到了秦汉时代，柑橘生产得到进一步发展。《史记·苏秦传》记载“齐必致鱼盐之海，楚必致桔柚之园”，说明楚地（湖北、湖南等地）的柑桔与齐地（山东等地）的鱼盐生产所具有的重要地位。

一、柑橘有哪些药用价值和营养价值

柑橘因外皮金黄鲜艳，果肉酸甜可口而受到人们的喜爱。其实，橘子不仅仅是一种水果，它更是一味“全身是宝”的中药。橘子的皮、核、络、实都可入药。中医认为，柑橘具有润肺、止咳、健胃、化痰、消肿、止痛、疏肝理气等多种功效，适用于身体虚弱、热病后津液不足、伤津烦渴等症，对治疗冠心病、急慢性支气管炎、老年咳嗽气喘、慢性胃病、消化不良等都有一定的疗效。临床上常用来治疗坏血病、夜盲症、皮肤角化、呕吐胃寒、胸闷胁痛、肋间神经痛、疝气、乳汁不通、睾丸肿痛等病症。果肉中含有丰富的维生素 C，比苹果、梨、葡萄等要高几十倍。柑橘富含维生素 A，能减少慢性病毒性肝炎症状发展成肝癌的风险，并可以调和肠胃、也能刺激肠胃蠕动、帮助排气，治疗肠胃问题。同时柑橘还有预防患心血管疾病、肥胖症和糖尿病的作用。

橘皮是秋末冬初果实成熟时采收的果皮，晒干或低温干燥，以陈旧者为佳，所以叫做陈皮。橘皮味苦、辛，性温，含有丰富的挥发油以及橙苷、苦味质。古人很早就知道橘皮具有理气健脾、燥湿化痰的作用。橘皮中含有大量维生素 C，能提高机体的免疫力，还能够改善细胞间的松弛与紧张状态，使脑细胞结构紧固、皮肤细腻有弹性。

橘核是橘的种子，可以理气散结止痛，用于疝气痛、睾丸肿痛和乳房结块等。

橘络具有行气通络、化痰止咳的功效。

二、常吃柑橘的好处

专家明确指出，柑橘的营养无可替代，含有 37 种人体必需的元素，是人体最需要的水果之一。柑橘是典型的高热量低脂肪水果，所含的生理活性物质皮甙，可降低血液的黏滞度，对脑血管疾病有较好的预防作用。柑橘中含有类似胰岛素的成分，更是糖尿病患者的理想食品。

柑橘中所含有的香豆素是目前已被科学家充分肯定的抗癌物质，它是结肠癌、乳腺癌的克星。常吃柑橘，可使口腔、咽喉、胃等部位的癌症发病率降低一半，使中风的发病率降低19%，同时还能预防心脑血管疾病、肥胖及糖尿病。

柑橘品质温和，婴幼儿、孕妇及老人都能使用，尤其是婴幼儿消化系统成长尚未完全，容易打嗝或消化不良，用后都非常有效。

三、食用柑橘应注意什么

(一) 吃柑橘不要丢掉橘络。许多人吃橘子时，都喜欢将橘瓤外白色的筋络剥扯得一干二净，其实，这种吃法是不科学的。橘瓤外白色的网状筋络就是“橘络”，它具有通络化痰、顺气活血之功，不仅是慢性支气管炎、冠心病等慢性疾病患者的食疗佳品，而且对久咳引起的胸胁疼痛还有辅助治疗作用。

(二) 新鲜柑橘皮不能泡水喝。有人在吃完橘子后将橘皮用来泡水喝，把鲜橘皮当作燥湿化痰的陈皮来用，这是认识上的一个误区。其实，陈皮并不是鲜橘皮，它是成熟的橘皮经晒干或晾干制成的。一般放至隔年后，挥发油含量大为减少、黄酮类化合物含量相对增加时，陈皮的药用价值才能体现出来，且陈得越久越好。而鲜橘皮是吃橘子时剥下的鲜皮，含挥发油较多，不具备陈皮那样的药用功效，用鲜橘皮泡水，不但不能发挥陈皮的药用价值，还会刺激肠胃，对健康产生不利影响。因此，不要随意拿鲜橘皮泡水喝。

(三) 柑橘虽然好吃，但每天别超过3个，吃多了易引起尿结石、肾结石。同时，柑橘含有叶红质，如果摄入过多，血中含量骤增并大量积存在皮肤内，会使皮下脂肪丰富部位的皮肤（如手掌、手指、足掌、鼻唇沟及鼻孔边缘）发黄，还可能伴有恶心、呕吐、食欲差、乏力等症状（易误诊为肝炎）。

(四) 柑橘不要与萝卜同食，二者经常一同食用，会诱发或导致甲状腺肿。所以吃完萝卜后不要立即吃橘子。

(五) 柑橘也不宜与牛奶同食，否则，柑橘中的果酸会使牛奶中的蛋白质凝固，不仅影响吸收，而且严重者还会出现腹胀、腹痛、腹泻等症状。因此，应在喝完牛奶1小时后再吃柑橘。

四、柑橘食疗小验方

(一) 治咳嗽痰多：陈皮、生姜、苏叶各6克，水煎后加红糖适量饮服，每日2次。

(二) 治慢性胃炎：干橘皮30克，炒后研末，每次取6克，加白糖适量，空腹温开水冲服。

（三）治乳腺炎：橘核30克、黄酒适量，入锅略炒，然后加水3碗，浓煎至1碗半，分2次饮服，每日1剂。

（四）治肺气肿：连皮鲜橘1个，红枣5枚，隔水炖1小时后连橘皮服用。

（五）治胃痛：橘络（果皮内层的筋络）3克，生姜6克，水煎，加红糖服用，对受寒胃痛者有一定疗效。

（六）治呕吐：橘皮9克，大米50克，水煎后加少许姜汁，冲服。

（七）治支气管炎：橘饼（橘肉用蜜酿腌制后，干燥而成，可直接食用）30克，大蒜15克。泡水代茶饮。

（八）治消化不良：陈皮3克，大红枣10个。用开水浸泡10分钟，饭前代茶频饮。

（九）治感冒咳嗽：鲜橘皮30克，水600毫升，白糖少许。水煎成400毫升，加适量白糖趁热喝200毫升，半小时后加热再喝200毫升。

（十）治声音嘶哑：橘子皮20克，梨2个。将梨洗净后榨汁，橘子皮水煎。将梨汁与橘皮汤混合后同饮。

哈密瓜 (ha mi gua)

哈密瓜，古称甜瓜、甘瓜，维吾尔语称“库洪”，源于突厥语“卡波”，意思是“甜瓜”。哈密瓜形态各异，风味独特，有的带奶油味，有的含柠檬香，但都味甘如蜜，奇香袭人，饮誉国内外，有“瓜中之王”的美称。在诸多哈密瓜品种中，以“红心脆”“黄金龙”品质最佳。

一、哈密瓜有哪些药用价值和营养价值

哈密瓜含蛋白质、膳食纤维、胡萝卜素、果胶、糖类、维生素 A、维生素 B、维生素 C、磷、钠、钾等。中医认为，哈密瓜性寒味甘，具有疗饥、利便、益气、清凉消暑、除烦热、生津止渴、清肺热、止咳嗽的功效，适宜于肾病、胃病、咳嗽痰喘、贫血和便秘患者，也可治发烧、中暑、口渴、尿路感染、口鼻生疮等症。现代医学研究发现，哈密瓜等甜瓜类的蒂含苦毒素，具有催吐的作用，能刺激胃壁的黏膜引起呕吐，适量的内服可急救食物中毒，而不会被胃肠吸收，是一种很好的催吐剂。食用哈密瓜对人体造血机能有显著的促进作用，可以用作贫血的食疗。如果常感到身心疲倦、心神焦躁不安或是口臭，食用哈密瓜都能有所改善。

二、吃哈密瓜应注意什么

(一) 哈密瓜性凉，不宜吃得过多，以免引起腹泻。

(二) 患有脚气病、黄疸、腹胀、便溏、寒性咳喘以及产后、病后的人不宜多食。

(三) 哈密瓜含糖量达 15%，糖尿病人应慎食。

(四) 搬动哈密瓜应轻拿轻放，不要碰伤瓜皮。受伤后的瓜很容易变质腐烂，不能储藏。

三、如何挑选哈密瓜

(一) 看瓜形：瓜的纹路越多，越丑，就越好吃。要看瓜皮上面有没有疤痕，疤痕越老的越甜，最好是疤痕已经裂开。卖相好，漂亮的没疤痕的哈密瓜往往是生瓜。

(二) 闻瓜香：好的哈密瓜香味应该比较明显。用鼻子去闻瓜，一般有香味的，成熟度适中。没有香味或香味淡薄的，是成熟度较差的。

（三）按压瓜身：瓜身坚实微软，说明成熟度适中；瓜身很硬，说明瓜不大熟；如果瓜身很软，说明成熟过度了。

（四）看瓤色：瓜瓤为浅绿色的吃时发脆，金黄色的发绵，白色的柔软多汁。

火龙果 (huo long guo)

火龙果本名青龙果、红龙果。火龙果是一种由南洋引入我国台湾，再由台湾改良引进海南省及广西、广东等地栽培的植物。

"火龙果"因外表肉质鳞片形如蛟龙鳞片而得名。按颜色的不同大致可分为三个品种：红皮白肉、红皮红肉、黄皮白肉。火龙果光洁而巨大的花朵绽放时，飘香四溢，盆栽观赏使人有吉祥之感，所以也称"吉祥果"。

一、火龙果有哪些药用价值和营养价值

火龙果营养丰富、功能独特，是一种低热量、高纤维的水果。在栽培过程中，果实没有病虫侵害，是一种无毒、无污染的绿色食品。火龙果的花在药用上具有解毒保胃、清热、润肺止咳的疗效，可用于治疗燥热咳嗽、咳血、颈淋巴结核。茎可治腮腺炎、疝气、痈疮肿毒等。

火龙果含有一般植物少有的植物性白蛋白及花青素，丰富的维生素和水溶性膳食纤维（膳食纤维被称为人体的第七营养要素），具有降低血液胆固醇、改善血糖的生成反应、预防便秘和结肠癌、控制体重、降低雌激素的水平以及解毒等功效。经常食用火龙果，能降血压、降血脂、润肺、解毒、养颜、明目、增加骨质密度、帮助细胞膜形成、预防贫血和抗神经炎、口角炎，对便秘和糖尿病有辅助治疗作用。低热量、高纤维的火龙果也是想减肥养颜的人们最理想的食品，可以防止"都市富贵病"的蔓延。火龙果还具有解除重金属中毒、抗自由基、防老年病变、瘦身、防大肠癌等功效。

二、火龙果有七大营养价值

(一) 火龙果中花青素含量较高。花青素是一种效用明显的抗氧化剂，它具有抗氧化、抗自由基、抗衰老的作用，还具有抑制脑细胞变性，预防痴呆症的作用。

(二) 火龙果中富含一般果蔬中少有的植物性白蛋白，这种有活性的白蛋白会自动与人体内的重金属离子结合，通过排泄系统排出体外，从而起解毒的作用。此外，白蛋白对胃壁还有保护作用。

(三) 火龙果富含维生素C，可以消除氧自由基，具有美白皮肤的作用。

(四) 火龙果是一种低能量、高纤维的水果，水溶性膳食纤维含量非常丰富，因此具有减肥、降低胆固醇、润肠、预防大肠癌等功效。

(五) 火龙果中铁元素含量比一般水果要高。铁元素是制造血红蛋白及其他含铁物质不可缺少的元素，对人体健康有着重要作用。

(六) 火龙果中芝麻状的种子有促进胃肠消化的功能。

(七) 最新的研究结果显示，火龙果果实和茎的汁对抑制肿瘤的生长、抗病毒有较好的效果。

三、食用火龙果应注意什么

(一) 火龙果糖分少，热量低，很适合糖尿病患者或肥胖的人食用。

(二) 建议在餐前食用，这样才能发挥火龙果胶体对胃壁的保护作用。

(三) 火龙果是热带水果，最好现买现吃。新鲜摘下的火龙果不经挤压碰撞，在5℃~9℃的低温中，保存期可超过一个月。在25℃~30℃的室温状态下，保质期可超过2个星期。

(四) 火龙果性寒，虚寒体质的人不宜多吃。孕妇产后不适宜食用火龙果。

(五) 火龙果肉具黏性，皮肤较敏感者食后应尽快清洗，以免引起皮肤过敏及造成嘴边红肿瘙痒。

四、火龙果保健食疗食谱

(一) 火龙果番薯香奶饮

配料 火龙果100克，番薯100克，牛奶250毫升。

做法 番薯切成小方块，隔水蒸熟；火龙果切成与番薯同等大小的方块，与蒸熟了的番薯一起装碗，淋上牛奶即可。若配上一份荷包蛋和适量点心，即成一顿美味的营养早餐。

功用 常吃可以提高免疫力，预防便秘和肠癌。

(二) 火龙果石榴海鲜盅

配料 石榴、火龙果、蟹柳、鲜贝、黄瓜、香肠、黄瓜、胡萝卜、叉烧酱、辣椒酱各适量。

做法 火龙果切开，挖出肉切块，留下个壳当盛器；锅内放油煸香葱末，放入香肠煸熟，再放入蟹柳丁、鲜贝、胡萝卜片、黄瓜片煸炒，加叉烧酱、辣椒酱调味，煸炒出香气后，放入火龙果丁炒匀，出锅倒入火龙果盅内，撒上石榴即可。

功用 抗氧化、抗衰老、减肥、降脂。

梨（lí）

中国人吃梨的历史十分久远，古代称梨为蜜父、快果、玉乳等，并有“百果之宗”的美称。梨的品种繁多，产地各异，各具特色，如山东的莱阳梨、新疆的库尔勒梨、天津的雪梨、安徽的砀山梨、河北赵县雪花梨及日本的水晶梨、澳洲的啤酒梨等。

一、梨有哪些药用价值和营养价值

传说唐朝宰相魏征的母亲咳嗽日久，又惧怕中药味苦，魏征就在中药中加入梨和糖做成甘甜适口的“梨膏糖”，终于治愈了母亲的咳嗽，梨膏糖就成了古人进行食疗的一个典型例证。

梨能生津润燥、清热化痰、泻热止渴、润肺镇咳、养血生肌、润肠通便，用于热病伤阴、肺燥咳嗽、烦躁惊狂、咽干失音、反胃便秘等症。梨的清热安神功能，对缓解高血压、失眠、惊悸有辅助治疗作用。

梨含有多种维生素、有机酸、钙、磷等多种矿物质。含有的天门冬素，对保护肾脏有益；含有的维生素 B_1、维生素 B_2，对调解神经系统、增加心脏活力、减轻疲劳有一定作用。高血压患者多吃梨，可缓解血压升高引起的口渴、头晕、烦闷、便秘症状。肺结核患者吃梨，可缓解肺阴虚引起的干咳、痰稠、咯血、五心烦热等症状。梨所含的果糖多，容易吸收，加上它有多种维生素的配合，可增进食欲、帮助消化，对肝脏也具有保护作用。梨可清喉降火，播音、演唱人员经常食用煮好的熟梨，能增加口中的津液，起到保养嗓子的作用。据称，饭后特别是吃完烧烤的食品后，吃一个梨有助于排出体内积存的致癌物，有利于防癌。肿瘤患者吃梨也可缓解消瘦、烦热、厌食等阴虚症状，对抑制致癌物亚硝胺在胃内的形成有帮助。

二、梨全身都是宝

梨果具有生津、润燥、清热、化痰等功效，适用于热病伤津烦渴、消渴症、热咳、痰热惊狂、噎嗝、口渴失音、眼赤肿痛、消化不良。

梨果皮具有清心、润肺、降火、生津、滋肾、补阴功效

梨籽含有木质素，是一种可溶纤维，能在肠子中溶解，形成像胶质的薄膜与胆

固醇结合而将胆固醇排除。梨籽含有的硼可以预防妇女骨质疏松症。硼充足时，记忆力、注意力、心智敏锐度会提高。

根、枝叶、花可以润肺、消痰清热、解毒。

三、吃梨要注意什么

(一) 梨性偏寒助湿，多吃会伤脾胃，一次不要吃得过多。脾胃虚寒、不喜冷食的人应少吃。

(二) 梨含果酸较多，胃酸多的人不可多食。

(三) 梨有利尿作用，夜尿频的人，睡前少吃梨。

(四) 血虚、畏寒、腹泻、手脚发凉的患者不可多吃梨，并且最好煮熟再吃，以防寒湿症状加重。

(五) 梨含糖量高，糖尿病患者应当慎食。

(六) 梨含果酸多，不宜与碱性药同用，如氨茶碱、小苏打等。

(七) 梨不应与螃蟹同吃，以防引起腹泻。

(八) 用以止咳化痰时，不宜选择含糖量太高的甜梨。

(九) 吃梨时喝热水、吃油腻食品会导致腹泻。

四、怎样吃梨最好

生食：民间对梨有“生者清六腑之热，熟者滋五脏之阴”的说法。因此，生吃梨能明显解除上呼吸道感染患者所出现的咽喉干、痒、痛、音哑，以及便秘尿赤等症状。

榨汁：将梨榨成梨汁，或加胖大海、冬瓜子、冰糖少许，煮饮，对体质火旺、咽喉干涩、声音不扬的人，具有滋润喉头、补充津液的功效。

冰糖蒸梨：冰糖蒸梨是我国传统的食疗补品。可以滋阴润肺，止咳祛痰，对嗓子具有良好的润泽保护作用。

梨的饮料：“梨膏糖”是闻名中外的饮品，它是用梨加蜂蜜熬制而成，对肺热久咳症的病人有明显疗效。

五、常见的梨子保健食疗配方

(一) 杏梨雪耳汤

配料　南北杏、梨、雪耳各适量。

做法　煮糖水或熬汤。

功用　对于声沙口干颇有效用。

但要注意，此方中的梨性寒，雪耳偏凉，较适合本身带实热，或有虚火需要清热的人。如属身体虚寒，可不用雪耳。若以此方稍加变化，配川贝母3钱（9克）煮汤，可加强补肺气的功效。如配百合，则可养阴安神。

（二）川贝梨炖猪肺

配料 雪梨2个，川贝母15克，猪肺40克。冰糖适量

做法 将雪梨切成小块；猪肺洗净，挤去泡沫，切成小块；川贝母洗净，一并放入沙锅内，酌加适量冰糖和清水，先用武火煮沸，再用文火炖煮3小时左右。吃雪梨、猪肺，喝汤。

功用 治疗肺阴亏虚、干咳无痰或痰少而黏、咯血、潮热颧红。

（三）雪梨浆

配料 大雪梨1个。

做法 将雪梨切成薄片，放在碗中，加入凉开水，淹没梨片，浸泡半日，用纱布绞汁，顿饮。1日数次。

功用 用于治疗热病伤阴、心烦口燥、大便干结。

（四）秋梨白藕汁

配料 秋梨500克，白藕500克。

做法 将秋梨削皮、去核，白藕去节，分别切碎，一并用纱布绞汁，顿服。

功用 用于痰热蕴肺、咳嗽、咯痰黄稠、发热、咽干口燥。

（五）五汁蜜膏

配料 鸭梨1000克，白萝卜1000克，生姜250克，炼乳250克，蜂蜜250克。

做法 将梨洗净、去核，白萝卜和生姜洗净。以上3味分别用纱布绞取汁液。将梨汁和萝卜汁放入锅内，先用武火煮沸，再用文火煎熬，浓缩至膏状时，加入姜汁、炼乳和蜂蜜，搅拌均匀，继续煎熬，煮沸后停火。晾凉，盛入瓶内。每次1汤匙，每日2次，用沸水冲化饮用。

功用 主治肺阴亏虚、虚热内燥、午后低热、久咳不止、痰少质黏、心烦不安、大便秘结、小便短黄。

李　子 (li zi)

李子是蔷薇科植物李的果实，俗称“恐龙蛋”，我国大部分地区均产。果实饱满圆润，玲珑剔透，形态美艳，口味甘甜，是人们喜食的传统果品之一，既可以鲜食，又可以制成罐头、果脯。7~8 月间采收成熟果实，洗净，去核鲜用，或晒干用。

一、李子有哪些药用价值和营养价值

中医理论认为，李子味甘酸、性凉，具有清肝涤热、生津液、利小便的功效，主治阴虚内热、骨蒸痨热、消渴引饮、肝胆湿热、腹水、小便不利等病症。特别适合于治疗胃阴不足、口渴咽干、大腹水肿、小便不利等。李子含有多种人体所需的营养成分，它的营养略低于桃子，含糖、微量蛋白质、脂肪、胡萝卜素、维生素 B_1、维生素 B_2、维生素 B_5、维生素 C、钙、磷、铁、天门冬素、谷酰胺、丝氨酸、甘氨酸、脯氨酸、苏氨酸、丙氨酸等成分。李子的药用性能很多，据有关实验表明，李子有促进血红蛋白再生的作用，贫血者适度食用李子对健康大有益处。李子对肝脏有较好的保养作用。唐代名医孙思邈评价李子时曾说“肝病宜食之”。李子的养颜美容之功十分奇特，经常食用鲜李子，能使颜面光洁如玉，是美容美颜不可多得的天然食品。

二、吃李子有哪些好处

(一) 促进消化。李子能促进胃酸和胃消化酶的分泌，有增加肠胃蠕动的作用，能促进消化，增加食欲，是胃酸缺乏、食后饱胀、大便秘结者的食疗佳品。

(二) 清肝利水。新鲜李肉中含有多种氨基酸，如谷酰胺、丝氨酸、氨基酸、脯氨酸等，生吃对于治疗肝硬化腹水大有好处。

(三) 降压、导泻、镇咳。李子核仁中含苦杏仁甙和大量的脂肪油，有显著的利水降压作用，并可加快肠道蠕动，促进干燥的大便排出，同时也具有止咳祛痰的作用。

(四) 美容养颜。《本草纲目》记载，“李花和于面脂中”，可以“去粉滓黑黯”“令人面泽”，有很好的美容作用，对汗斑、脸生黑斑等有良效。

三、吃李子的宜与忌

一般人群均能食用。

(一) 适宜发热、口渴、虚痨骨蒸、肝病腹水的人，尤其适宜教师、演员音哑或失音、慢性肝炎、肝硬化患者食用。

(二) 李子含高量的果酸，多食伤脾胃，过量食用容易引起胃痛、虚热脑胀、损伤脾胃，胃溃疡及急、慢性胃肠炎患者、小儿不宜多吃。民间谚语“桃饱人、杏伤人，李子树下抬死人”，就是说李不能多吃。

(三) 肾病患者不能食用李子。

(四) 未熟透的李子不要吃。

(五) 李子同蜜及雀肉、鸡肉、鸡蛋、鸭肉、鸭蛋食，损五脏；不宜与麋鹿肉同食。(引自《饮食须知》)

四、李子保健食疗配方推荐

(一) 鲜李汁

配料 李子100~120克。

做法 去核捣碎，绞取汁液，加蜂蜜少许服。

功用 源于《随息居饮食谱》。本品既能清肝经虚热，又能养胃阴、生津液，用于胃阴不足。

(二) 驻色酒

配料 鲜李子250克，米酒250毫升。

做法 绞取汁液，和米酒兑匀，夏初服用，每次1小杯。

功用 夏日饮李汁酒，可使妇女容颜美丽，故称驻色酒。

(三) 李子米仁汤

配料 李子6枚，薏米仁30克。

做法 共煮食，分2次一日服完。

功用 具有养肝泻肝、破瘀利水的功效。适用于肝硬化腹水。

(四) 李子蜜酒

配料 李子干400克，蜂蜜100毫升，酒1800毫升。

做法 将李子干及蜂蜜共加入酒中，浸泡2~3个月，然后过滤备用。每次服10毫升，一日2次。

功用 具有润肠通便的功效，治肠燥便秘有良效。

(五) 李蜜饮

配料 李子5枚，蜂蜜25毫升，牛奶100毫升。

做法 李子洗净切半、去核，再加蜂蜜、牛奶同入锅，煮沸后饮用。

功用 具有清肝益胃、生津润燥的功效，适用于虚劳损伤、消渴、虚劳久咳、便秘等病症。

（六）蛋清李核仁粉

配料 李核仁2枚，鸡蛋四枚。

做法 将李核仁去皮研细，再加入鸡蛋清调匀。每日睡前敷于脸上，次晨用清水洗去，连续用1周即可奏效（用此期间忌见风）。

功用 具有益颜增容、祛除黑斑的作用，可治疗妇女面生黑斑。

荔 枝 (li zhi)

荔枝又称丹荔、丽枝，品种较多，有一品红、钗头、满林香、十八娘等。原产于中国，是中国岭南佳果，色、香、味皆美，驰名中外，有“果王”之称。果皮多数鳞斑状突起，鲜红或紫红。果肉新鲜时呈半透明凝脂状，味香美。夏季果实成熟时采收，剥去外壳，取假种皮（荔枝肉）鲜用，或将果实干燥后，剥取假种皮（荔枝肉干）用。

一、荔枝有哪些药用价值和营养价值

传统中医学认为，荔枝果肉具有补脾益肝、理气补血、温中止痛、补心安神的功效，荔枝核具有理气、散结、止痛的功效，可止呃逆、止腹泻，是顽固性呃逆及五更泻患者的食疗佳品。同时有补脑健身、通神益智、填精充液、辟臭止痛、开胃益脾、促进食欲的功效。荔枝含有丰富的糖分、蛋白质、多种维生素、脂肪、柠檬酸、果胶、果酸以及磷、铁、钙等成分，是有益人体健康的水果。每一百毫升果汁中，维生素 C 含量最高可达 70 毫克，尤其适合产妇、老人、体质虚弱、病后调养者食用，贫血、胃寒和口臭的人也很适合。

二、吃荔枝有哪些好处

(一) 健脑益智。荔枝所含丰富的糖分具有补充能量，增加营养的作用。研究证明，荔枝对大脑组织有补养作用，能明显改善失眠、健忘、神疲等症。

(二) 增强免疫力。荔枝肉含丰富的维生素 C 和蛋白质，有助于增强机体免疫功能，提高抗病能力。

(三) 解毒止痛。荔枝有消肿解毒、止血、止痛的作用。

(四) 美容养颜 。荔枝含有丰富的维生素，可促进微细血管的血液循环，防止雀斑的发生，令皮肤更加光滑。

(五) 壮心健肺。荔枝所含的天然葡萄糖特别多，对补血健肺有特殊的功效，对于心脏衰弱、肺弱的人，吃荔枝大有好处。

三、荔枝虽好，不可多吃

(一) 荔枝含有单宁、甲醇等，多吃容易生内热，阴虚火旺、有上火症状的人不宜吃，以免加重上火症状；阴虚所致的咽喉干疼、牙龈肿痛、鼻出血等症者忌用。

(二) 吃荔枝过量，轻者恶心、四肢力乏，严重的极容易引发突发性低血糖症，出现头晕、口渴、恶心、出汗、肚子疼、心慌等现象，严重者会发生昏迷、抽搐、呼吸不规则、心律不齐等，这些症状就是大量食用荔枝后产生的突发性低血糖，医学上称之为荔枝急性中毒，也称“荔枝病”。如果出现上述症状时，可让病人平卧休息，轻者立即冲服浓糖水一杯或吃糖块，重者应马上送医院救治。

(三) 开车时人体会消耗大量的热量，而人体中的热量主要来源于食物中的糖类。研究发现，司机在开车前或开车时食用荔枝过多，不但不能及时补充糖分，反而还会增加发生交通意外的风险。

(四) 荔枝属湿热之品，民间有“一颗荔枝三把火”之说。如果正在长青春痘、生疮、伤风感冒或有急性炎症时，就不适宜吃荔枝，否则会加重病症。

四、选购荔枝小诀窍

(一) 从外表看，新鲜荔枝的颜色一般不会很鲜艳，那种色泽极为艳丽不见一点杂色的荔枝，很可能是不良商贩人为处理过的。

(二) 挑选时可以先在手里轻捏，好荔枝的手感应该发紧而且有弹性，如果手感发软或感觉荔枝皮下有空洞，便可能已经变质。

(三) 要选到肉厚核小的荔枝，就要选那些顶端偏尖的荔枝，顶端偏圆的荔枝一般核比较大。如果表皮上的“钉”密集程度比较高，说明荔枝还不够成熟，反之就是已经成熟的荔枝。如果荔枝外壳的龟裂片平坦、缝合线明显，味道一定会很甘甜。

五、荔枝食疗选方

(一) 治呃逆不止：荔枝 7 个，连皮、核烧炭存性，研为末，温开水送服下。

(二) 治瘰疬溃烂：荔肉敷患处。

(三) 治疔疮恶肿：荔枝肉、白梅各三个。捣作饼子，贴于疮上。

(四) 治风火牙痛：大荔枝一个，剔开填盐满壳，火煅后研末，搽于痛牙上。

(五) 止外伤出血并防止疮口感染溃烂，促进迅速愈合：荔枝晒干研末（浸童便晒更佳）备用。用时取末搽患处。

(六) 治老人五更泻、粪便溏软：荔枝干，每次五粒，春米一把，合煮粥食，连服三次；酌加山药或莲子同煮更佳。

(七) 治孕妇堕胎后下血不止及产后出血：荔枝干七个，连壳和核一起打破，用两碗水煎至一碗服下。

(八) 治小儿遗尿：每天吃荔枝干十个。

(九) 治妇女虚弱贫血：荔枝干、大枣各七个，水煎服，每日一剂。

(十) 治气虚寒痛：荔枝肉 5 枚，煮酒 1 杯服用，屡服有效。

榴　莲 (liu lian)

榴莲又名韶子、麝香猫果，台湾地区俗称“金枕头”，果实足球大小，果皮坚实，密生三角形刺，果肉是由假种皮的肉包组成，肉色淡黄，黏性多汁。头一次食用榴莲时，那种异常的气味可使许多人“望而却步”，但是，也有许多人自从吃了第一口以后，就会被榴莲那种特殊的回味和质感所吸引。榴莲果肉含有多种维生素，营养丰富，香味独特，具有“水果之王“的美称。

一、榴莲有哪些药用价值和营养价值

自古以来，榴莲就既是一味良药，也是一种倍受推崇的水果。《辞海》和《本草纲目》中记载，榴莲“可供药用，味甘温，无毒，主治暴痢和心腹冷气”。中医理论认为，榴莲滋阴强壮、疏风清热、利胆退黄、杀虫止痒，可用于精血亏虚、须发早白、衰老、风热、黄疸、疥癣、皮肤瘙痒等症。果肉部分性热而滞，用于虚寒进补，体质虚寒者可壮阳助火，产后虚寒者可做补品。

榴莲的营养价值很高，除含有很高的糖分外，含淀粉、蛋白质、多种维生素、脂肪、钙、铁和磷等。榴莲全身都是宝，果核可煮、烤着吃，味道象煮得半熟的甜薯，煮榴莲的水能治疗皮肤敏感性的疮疡。榴莲壳与其他化学物可合成肥皂，还能用作皮肤病药材。

榴莲有特殊的气味，不同的人感受不同。有的人认为其臭如猫屎，有的人认为香气馥郁。榴莲的这种气味有开胃、促进食欲的功效，其中的膳食纤维能促进肠蠕动。

二、吃榴莲应注意什么

(一) 榴莲虽好，但一次不可多吃，患有某些疾病的人食用甚至会引起猝死。中医认为，榴莲性质温热，如果吃得太多，会令燥火上升，出现湿毒的症状。泰国卫生部劝告公众一天不要食用超过两瓣榴莲。

(二) 如果不慎吃榴莲过量，导致热痰内困、呼吸困难、面红、胃胀时，应立即吃几个山竹化解，因为山竹属至寒之物，可克制榴莲之热。也可用榴莲皮加盐水煎服，或者饮用海带绿豆汤或夏枯草汤。

(三) 榴莲虽富含纤维素，但它在肠胃中会吸水膨胀，过多食用反而会阻塞肠道，引起便秘。

(四) 癌症患者或康复者更须小心，以免贪一时口福而招致病情恶化。从医理上去分析，癌症患者无论身体多么虚弱，始终带点热毒。同一道理，患皮肤病或阴虚肝热的人，也最好戒吃榴莲，免招烦恼。

(五) 榴莲不可与酒一起食用。因为酒与榴莲都属于热燥之物，如糖尿病患者两者同吃，会导致血管阻塞，严重的会有爆血管、中风情况出现。

(六) 喉痛咳嗽、患感冒、阴虚体质、气管敏感的人吃榴莲会使病情恶化，不宜食用。榴莲含有的热量及糖分较高，因此肥胖人士要少食。榴莲含有较高钾质，所以肾病及心脏病人，要少食。

(七) 如果闻到榴莲带有酒精味，就说明已变质不能再吃了。

(八) 在吃完榴莲后多喝些水，或多吃些含水分比较多的水果，可以解除燥热，其中梨、西瓜就是很好的选择。

三、榴莲一身都是宝，不要再把榴莲皮和核扔掉了

(一) 榴莲如果吃过量，会因热燥而流鼻血。将榴莲壳煎淡盐水服用，便可降火解滞。

(二) 用榴莲皮内肉煮鸡汤喝，可作妇女滋补汤，能去胃寒。

食用榴莲皮是指只食用皮下白色的部分（内肉），用榴莲的白色的皮肉加点瘦肉或者是鸡一起来煲汤，味道十分的鲜甜，而且清热，在炎炎的夏天能起到养阴、降火、补血益气的作用。

做法：榴莲皮内肉（半只），鸡 1 只（约重 700 克），姜片，核桃仁 50 克，红枣 50 克，清水约用 1500 克，盐少许。同时放进煲内煲汤，煲好后里面的汤和料都能吃。

(三) 榴莲果核，温和补肾。榴莲核也有一定的药用价值，民间就有用榴莲核煲汤的做法。相对于榴莲果肉，榴莲的核质较温和，晒干煮汤有补肾、健脾的作用。（**做法：**15 克榴莲核、2 两瘦肉、适量桂圆肉，加水煮，可温补肾。）

芒　果（mang guo）

芒果是著名热带水果之一，又名檬果、漭果、闷果、蜜望、望果、庵波罗果等。因果肉细腻，风味独特，深受人们喜爱，有“热带果王”美誉。芒果果实呈肾脏形，主要品种有土芒果与外来的芒果。未成熟前土芒果的果皮呈绿色，外来种呈暗紫色；土芒果成熟时果皮颜色不变，外来种则变成橘黄色或红色；土芒果种子大、纤维多，外来种不带纤维。

一、芒果有哪些药用价值和营养价值

芒果色、香、味俱佳，营养丰富，食用芒果具有益胃、解渴、利尿的功用，成熟的芒果在医药上可作利尿剂，种子可作杀虫剂和收敛剂。《食性本草》说“芒果能治妇人经脉不通，丈夫营卫中血脉不行之症。”芒果特别适合于胃阴不足、口渴咽干、胃气虚弱、呕吐晕船等症。芒果甘酸益胃，食之不晕船恶心，堪称果中神品，所以古时飘洋过海者多购买它以备旅途急用。芒果除食用外，还具有极大的药用价值，其果皮也可入药，为利尿、浚下剂。

芒果果实含有糖类、蛋白质、粗纤维、维生素C、矿物质等，所含的维生素A成分特别高，是所有水果中少见的。芒果具抗癌、美化肌肤、防止高血压、动脉硬化、防治便秘、止咳、清肠胃的功效。果实除鲜食外，还可加工成果汁、果酱、糖水果片、蜜饯、盐渍品等食品。此外，芒果叶的提取物还能抑制化脓球菌、大肠杆菌、绿脓杆菌，同时具有抑制流感病毒的作用。芒果果肉金黄甘美多汁，香气诱人，益胃止吐，果皮可治湿疹皮炎。

二、吃芒果有哪些好处

(一) 清胃、止吐。食用芒果具有清肠胃的功效，对于晕车、晕船者有一定的止吐作用。

(二) 抗癌。芒果含有大量的维生素A，具有防癌、抗癌的作用。

(三) 美化肌肤。由于芒果中含有大量的维生素，因此经常食用芒果，可以起到滋润肌肤的作用。

(四) 防治高血压、动脉硬化 。芒果含有维生素C、矿物质等，除了具有防癌的功效外，同时也具有防止动脉硬化及高血压的食疗作用。

（五）防治便秘。土芒果中含有大量的纤维，可以促进排便，对于防治便秘具有一定的好处。

三、吃芒果时要注意什么

（一）芒果香甜味美，但有人吃芒果后会引起芒果皮炎。芒果皮炎病一般是进食后一至数日，发生在接触到芒果而未及时用水清洗的部位。芒果过敏的人在吃了或接触芒果后，嘴边常常出现红、肿、痒，甚至是起小皮疹，还有人嘴唇发麻、喉咙痒；症状比较严重的嘴唇、口周、耳朵、颈部等部位出现大片红斑或丘疹，或四肢的皮肤出现疹子，甚至有轻微水肿，还伴有腹痛、腹泻等。患者大都瘙痒难忍，坐卧不宁。可口服些过敏药物及外用些糖皮质激素药膏等治疗，经治疗后一般一周左右痊愈。

“芒果皮炎”与芒果的品种及成熟程度有关，因此并不是每天吃芒果都会发生皮炎。也有因接触芒果皮等而引发皮肤病的患者。出现过芒果过敏的患者应尽量少吃芒果，或将芒果切成小片后少量食用，这样可避免芒果汁直接接触到面部皮肤，降低过敏的概率。接触芒果时要尽可能避免手足掌以外的皮肤接触芒果或者芒果的汁液，一旦接触，应及时用清水反复冲洗，以免引起过敏。

（二）芒果与大蒜等辛辣物质共同食用会使人发黄病。又据报道，有因为吃了过量的芒果而引起肾炎的病例，应当注意。

（三）“湿”是中医学上六个致病原因（即“六淫”或“六邪”）之一。皮肤病如湿疹、疮疡流脓，妇科病如白带，内科病如水肿、脚气等，都可说是与“湿”有关。体质带湿者再进食芒果等湿毒食物，可能会让病情加重。

（四）虚寒咳嗽的人应避免进食；哮喘患的人，也应遵照医生咐嘱戒吃。（中、西医都将芒果列入哮喘患者的忌口清单。）

四、芒果食疗小验方

（一）治疗小便不利：芒果若干，生吃或用水浸泡芒果后代茶饮用。

（二）治疗慢性咽喉炎、声音嘶哑：芒果 1~2 个，洗净后水煎，代茶饮用。

（三）防治晕车、晕船、呕吐：直接生吃芒果，或是用芒果煎汤后加少许蜂蜜后适量饮用。

（四）治疗烦热口渴：芒果片 30 克、芦根 30 克、天花粉 30 克、知母 1 克，一同水煎后服用。每日 2~3 次。

（五）治疗闭经：芒果片 20 克、桃仁 9 克、红花 9 克、当归 9 克、赤芍 9 克、熟地 30 克，一同水煎后服用。每日 1 剂。

(六) 治疗咳嗽痰多：芒果 50 克、白糖 25 克、绿茶 1 克。将芒果去核留皮肉，加水 400 毫升煮沸 3 分钟，加入绿茶与白糖，随意食用。

五、怎样识别催熟的芒果

自然成熟的芒果，颜色不十分均匀，而催熟的芒果只有小头尖处果皮翠绿，其它部位果皮均发黄；自然成熟的芒果，大多在表皮上能闻到一种果香味，催熟的芒果味淡或有异味；自然成熟的芒果有硬度、有弹性，催熟的芒果整体较软。

猕猴桃 (mi hou tao)

猕猴桃又名藤梨、羊桃、杨桃、奇异果等，是中国特产。猕猴桃的品种很多，但可供食用的却只有中华猕猴桃、狗枣猕猴桃和软枣猕猴桃3种。中华猕猴桃原产我国，栽培和利用至少有1200年的历史，广泛分布于河南、陕西、湖南、江西、四川、福建、广东、广西、台湾等地区，是一种闻名世界的水果和食品加工原料。

一、猕猴桃有极高的药用价值和营养价值

猕猴桃被认为是营养密度最高的水果，含有一些人体不可缺少的重要物质，具有“抗癌仙果”“超级水果”的美称。

(一) 猕猴桃中有良好的膳食纤维，它不仅能降低胆固醇，促进心脏健康，而且可以帮助消化，快速清除并预防体内堆积的有害代谢物，起到清热降火、润燥通便的作用，可以有效地预防和治疗便秘和痔疮。

(二) 猕猴桃富含精氨酸，能有效地改善血液流动循环，阻止血栓的形成，对降低冠心病、高血压、心肌梗塞、动脉硬化等心血管疾病的发病率有特别功效。

(三) 猕猴桃中的微酸，能促进肠胃蠕动，减少肠胃胀气，改善睡眠状态。

(四) 猕猴桃有丰富的维生素C和维生素E，可以防止发生黄斑部病变。

(五) 猕猴桃属低脂低热量低钠高钾水果，还有丰富的叶酸、膳食纤维等。所含的精氨酸能帮助伤口愈合，并有治疗阳痿的作用。

(六) 含有多种氨基酸，如麸氨酸及精氨酸这两种氨基酸，可作为脑部神经传导物质，促进生长激素分泌。

(七) 猕猴桃可以抑制胆固醇在动脉内壁的沉积，从而防治动脉硬化，可改善心肌功能，防治心脏病、预防老年骨质疏松等。

(八) 猕猴桃具有抑制肠道内亚硝胺对组织的诱变作用，对肝癌、肺癌、皮肤癌、前列腺癌等多种癌细胞病变有一定的抑制作用，也还可以减轻病人作X线照射和化疗中产生的副作用或毒性反应。

(九) 猕猴桃还具有阻止体内产生过多的过氧化物，防止老年斑的形成，延缓人体衰老的功效。

(十) 猕猴桃含有的血清促进素具有稳定情绪、镇静心情的作用，能帮助忧郁的

人走出情绪低谷。

（十一）猕猴桃含有大量的天然糖醇类物质肌醇，对防治糖尿病有独特功效。

（十二）猕猴桃含有营养头发的多种氨基酸、泛酸、叶酸及黑发的酪氨酸等物质，并含有合成黑色颗粒的铜、铁等矿物质和具有美容作用的镁，因此被人称为“美容果”。

（十三）猕猴桃可作为汞的解毒剂，能使血汞下降，起到解毒护肝的作用。此外，还可辅助治疗酒精中毒、坏血病、过敏性紫癜、感冒及脾脏肿大、骨节风病、热毒、咽喉痛等。

二、猕猴桃四种饮食疗法

（一）治高热烦渴：可每次食用新鲜猕猴桃3~5个，每日吃3~4次。或取鲜猕猴桃，洗净，捣烂，用凉开水浸泡然后慢饮。

（二）治胃癌、食道癌：新鲜猕猴桃60克，猕猴桃树根30克，半枝莲30克。将以上3味加水1000毫升煎煮至1小碗。每日1剂，30天为一疗程。

（三）治消化不良：猕猴桃干果60克，加水1000毫升煎煮至1小碗。每日1剂。

（四）治急性肝炎：鲜猕猴桃60克，白马骨60克，茵陈15克。将以上3味加水1000毫升煎煮至1小碗。每日1剂。

三、吃猕猴桃应注意什么

（一）吃了猕猴桃不要马上喝牛奶。猕猴桃与牛奶一起食用不但影响消化吸收，还会使人出现腹胀、腹痛、腹泻。

（二）猕猴桃性寒，不宜多吃。脾胃虚寒的人应慎食。风寒感冒、疟疾、寒湿型痢疾、腹泻者不宜食用。先兆性流产、月经过多和尿频的人忌食。女性经期最好少吃或不吃。

（三）儿童吃猕猴桃易过敏。英国一次科学调查研究显示，儿童食用猕猴桃过多会引起严重的过敏反应（不良反应包括口喉瘙痒、舌头膨胀），甚至导致虚脱。

四、猕猴桃保健食疗食谱推荐

（一）猕猴桃羹

配料　猕猴桃200克，苹果1只，香蕉2只，白糖、湿淀粉各适量。

做法　将猕猴桃、苹果、香蕉分别洗净，切成小丁放锅内，加适量水煮沸，再加白糖，用湿淀粉勾稀芡，出锅即成。

功用　此羹具有清热解毒、生津止渴的功效。适用于烦热、消渴、食欲不振、消化不良、石淋等病症。常人食用能增强防病抗病能力、润肤美容。

(二) 冰糖猕猴桃

配料 猕猴桃（去皮核）250克，冰糖适量。

做法 将猕猴桃洗净、去皮核，切成小块，置于碗中，放入冰糖，上笼蒸至桃肉熟烂，取出即可食用。

功用 具有生津养阴、降压降脂的功效，适用于高血压、高血脂、冠心病、咽喉疼痛、心烦口渴等病症。常人食用，能滋润肌肤，乌发养颜。

(三) 猕猴桃银耳羹

配料 猕猴桃100克，水发银耳50克，白糖适量。

做法 将猕猴桃洗净，去皮、核切片；水发银耳去杂，洗净撕片，放锅内，加水适量，煮至银耳熟，加入猕猴桃片、白糖，煮沸出锅。

功用 此羹具有润肺生津、滋阴养胃的功效。适用于烦热、消渴、食欲不振、消化不良、肺热咳嗽、痔疮等病症。健康人食用能提高抗病能力，预防癌症，延年益寿。

(四) 猕猴桃酱

配料 鲜猕猴桃1000克，白糖适量。

做法 选用熟透的猕猴桃，洗净沥干水分，去皮；将糖放入锅中，加适量清水，熬成糖液，取出一半，将猕猴桃肉放入糖液中，煮沸15分钟左右，待果肉煮成透明、无白心时，再倒入另一半糖液，继续煮20分钟，边煮边搅；煮好后，将果肉捣成泥状，离火，略凉，装入瓶中贮藏即可。每次食用20克，一日3次。

功用 具有清热通淋、养阴生津的功效。适用于热淋、小便不通、口渴、痔疮等病症。

(五) 蛋酥猕猴桃

配料 猕猴桃500克，精面粉、白糖各200克，鸡蛋2枚，花生油1000毫升。

做法 猕猴桃去毛洗净，对半切开；鸡蛋磕于碗内，抽打起泡，调面粉，加熟花生油30毫升，制成蛋面糊；炒锅放火上，倒入花生油，烧至七成热，将猕猴桃逐片挂面糊下锅，炸至金黄色，捞起装盘；原锅放火上，锅里留油15毫升，加入清水、白糖，溶成糖液，将糖液淋于炸好的猕猴桃片上即成。

功用 本品具有健脾利湿、益心养阴的功效。可用于防治心血管病、尿路结石、肝炎等疾病。

柠　檬（ning meng）

柠檬是芸香科植物黎檬或者柠檬的果实，原产中国喜马拉雅山麓，目前地中海沿岸、东南亚和美洲等地都有分布，我国四川、台湾、福建、云南、广西等地也有栽培。它的果实汁多肉脆，有浓郁的芳香气。因为味道特别酸，常作为上等调味料，用来调制饮料菜肴、化妆品和药品。

一、柠檬有哪些药用价值和营养价值

柠檬是世界上有药用价值的水果之一，它富含维生素 C、柠檬酸、苹果酸、高量钾元素和低量钠元素等，对人体十分有益。柠檬中含有丰富的柠檬酸，因此被誉为“柠檬酸仓库”。因果味极酸，肝虚孕妇最喜食用，所以也被叫做益母果或益母子。含有丰富的维生素 C，不但能预防癌症、食物中毒，还能降低胆固醇、消除疲劳、增加免疫力，并且能防治糖尿病、高血压、贫血、感冒、骨质疏松症。中医认为，柠檬性温、味酸、无毒，具有止渴生津、祛暑清热、安胎、疏滞、化痰、止咳、健胃、健脾、止痛、杀菌等功能。吃柠檬果或喝柠檬汁，可以化食、解酒、排毒、止咳、化痰、生津健脾，且对于人体的血液循环及钙质吸收均能起到促进作用。

二、吃（用）柠檬的好处

(一) 增强脑力。柠檬含有有抗氧化功效的水溶性维生素 C，能有效改善血液循环不佳的问题。因此每天食用柠檬有助于强化记忆力、提高思考反应的灵活度。

(二) 消除疲劳和脚部酸痛。 肌肉酸痛时，用一块柠檬在酸痛部位轻擦，即有舒缓疲劳功效。如果脚部酸痛，把一个柠檬榨汁混入一盆热水，用来泡脚，效果奇佳。

(三) 增强抵抗力。柠檬含有的大量维生素 C 和柠檬酸，可帮助消化，促进造血功能，提高机体抵抗力，加速创伤恢复。

(四) 防治心血管疾病、降血糖 。柠檬酸与钙离子结合生成可溶性络合物，可预防和治疗高血压和心肌梗死。柠檬酸有收缩、增固毛细血管，降低通透性，提高凝血功能及血小板数量的作用，具有止血、降血压、降胆固醇、改善心血管功能的作用。

(五) 杀菌。柠檬含有烟酸和丰富的有机酸，有很强的杀菌作用。实验显示，酸度极强的柠檬汁，在15分钟内可把海生贝壳内所有的细菌杀死。

(六) 促进消化。柠檬还能促进胃中蛋白分解酶的分泌，增加胃肠蠕动。日常生活中可代醋使用，制作冷盘凉菜及腌制食品等。

(七) 治疗风热感冒。柠檬富含维生素C，有增强机体免疫功能的效果，平时也可多喝热柠檬水来保养身体，补充维生素C。感冒时一天喝上500至1000毫升，可以减轻感冒症状，尤其是刚感冒时，甚至可不药而愈。

(八) 防治肾结石。柠檬汁中含有大量柠檬酸钾盐，能够抑制钙盐结晶，从而防止肾结石形成，甚至可溶解掉已生成的结石。所以食用柠檬能防治肾结石，使部分慢性肾结石患者的结石减少、变小。

(九) 祛痰。柠檬祛痰功效比橙和柑还要强。将柠檬汁加热水和盐饮用，可将喉咙积聚的浓痰顺利咳出。感冒初起时，不妨用柠檬加蜜糖冲水饮，可以舒缓喉痛、减少喉咙干燥不适。

(十) 补钙。柠檬皮含有丰富的钙质，要达到理想的补钙效果，最好还是连皮榨汁食用。

(十一) 防止坏血病。柠檬所含的大量维生素C，是防止坏血病的妙药。18世纪，英国海员中曾经出现因缺乏维生素C而引起的坏血病，先后死亡了大约1万人。医药科研部门经过研究实验，发现柠檬中的维生素C能够治疗坏血病，海员只要摄入一定数量的柠檬汁，就能防治患坏血病。从此，英国有关部门规定，海员每天要喝1杯柠檬汁，没有备足柠檬的船不准启航。

(十二) 孕妇止吐。怀孕妇女可放置一些柠檬在床边，早上起来嗅一嗅，有消除晨吐的效用。

(十三) 妇科疾病。有研究指出，柠檬有改善子宫前倾、子宫韧带松垂甚至闭经的疗效。

(十四) 美容。每天早上在还没有进食任何食物前喝一杯柠檬水，不但可以加强肠胃蠕动、治疗便秘、排出体内毒素，达到美容的功效，还可以去除口腔异味，消除口臭。

三、常见的柠檬保健食疗食谱

(一) 糖渍柠檬

配料 鲜柠檬500克，白糖250克。

做法 将柠檬洗净，去皮、核，切块，放入砂锅中加入白糖，浸渍一日至糖浸透，以小火煎至水分将干时停火，待凉后再拌入白糖少许，装瓶备用。呕吐时取1~2

汤匙服食。

功用 具有消食生津、安胎止呕的作用，可治疗妊娠食少、恶心呕吐及食欲不振、口干口渴等病症。

(二) 柠檬速溶饮

配料 鲜柠檬500克。

做法 取鲜柠檬果肉切碎，以洁净纱布绞取汁液；先以大火煮沸，改小火慢慢熬煮成膏，装瓶备用。每次10克，以沸水冲化，每日饮用2次。

功用 具有祛暑除烦、生津止呕作用，可治疗中暑呕恶、口渴烦躁等病症。

(三) 柠檬饮

配料 鲜柠檬6个。

做法 将柠檬洗净榨汁，加少量蜜糖，添水成2000毫升。每日代茶，一日喝完。

功用 具有调节内分泌的作用，可治疗经期乳胀、月经过多等，对子宫内膜异位、痛经也有辅助治疗作用。

(四) 柠檬甜汁茶

配料 新鲜柠檬1000克，绵白糖500克。

做法 将柠檬洗净，晾干，连皮切成厚片（每只约切8~10片）。将切片先放在大瓷盘中，用白糖拌匀，再放入大口瓶中，一片一片叠紧，装妥后，上面再铺上一层白糖，盖紧，密封，腌制半月后即可食用。饭后泡茶饮服，每次2~4片（带汁）。

功用 具有清热止渴、健胃理气、疏通血脉、化痰消食的功效，对心血管病、慢性肝炎和消化不良患者有辅助治疗作用，并可淡化、消除黄褐斑及痤疮愈后遗留的色斑，也可作夏季清凉冷饮。

(五) 柠檬蛋酒

配料 柠檬（带皮）半个，蛋黄1枚，葡萄酒150毫升，蜜糖1汤匙。

做法 将洗净的柠檬与蛋黄同放入搅拌器中搅成汁，然后倒入杯中，再加葡萄酒和蜜糖拌匀供饮。

功用 此酒有“爱的鸡尾酒”之美称，具有延缓衰老、美容悦色的作用，尤适于女性。睡前饮用可滋润肌肤，美容美发，消除疲劳。

枇　杷 (pi pa)

枇杷是我国南方特有的珍稀水果，秋日养蕾，冬季开花，春来结子，夏初成熟，承四时雨露，是“果中独备四时之气者”，果肉柔软多汁，酸甜适度，味道鲜美，被誉为“果中皇后”。

一、枇杷有哪些药用价值和营养价值

枇杷不但味道鲜美，营养丰富，而且有很高的保健价值。传统中医认为，枇杷果有祛痰止咳、生津润肺、清热健胃的功效，常用于咽干烦渴、咳嗽吐血、呃逆等症。《本草纲目》记载“枇杷能润五脏，滋心肺”。枇杷不仅果肉可入药，枇杷叶及枇杷核也是常用的中药材。枇杷叶具清肺热胃热、降气化痰的功能，用于治疗肺热干咳、胃痛、流鼻血、胃热呕秽；枇杷核则可用于治疗疝气、消除水肿、利关节。现代医学证明，枇杷果中含有丰富的维生素、苦杏仁甙和白芦梨醇等防癌、抗癌物质，主要成分有糖类、蛋白质、脂肪、纤维素、果胶、胡萝卜素、鞣质、苹果酸、柠檬酸、钾、磷、铁、钙以及维生素 A、B、C 等。胡萝卜素的含量最丰富，在水果中高居第 3 位。含糖的种类也相当丰富，主要由葡萄糖、果糖和蔗糖组成。

二、吃枇杷的好处

(一) 减肥。枇杷富含粗纤维及矿物元素，并且含有维生素 B_1 和维生素 C，是很有效的减肥果品。中医理论认为，减肥应以健脾、利水、化痰为本，而枇杷具备了这些功效，所以是很好的减肥果品。

(二) 健胃消暑。枇杷中所含的有机酸，能刺激消化腺分泌，对增进食欲、帮助消化吸收、止渴解暑有相当的作用。

(三) 预防感冒。枇杷果实有抑制流感病毒的作用，常吃可以预防四时感冒。

(四) 润肺化痰。枇杷中含有苦杏仁甙，能够润肺止咳、祛痰，治疗各种咳嗽，用于肺痿咳嗽、胸闷多痰、久咳不愈、咽干口渴及胃气不足等病症患者，效果极佳。鲜枇杷洗净生吃，能治疗口干烦渴等不适。

(五) 护目、润肤。枇杷中丰富的维生素 B，对保护视力，保持皮肤健康润泽，促进儿童的身体发育都有着十分重要的作用。

三、吃枇杷应注意什么

(一) 一般人群均可食用。肺痿咳嗽、胸闷多痰、劳伤吐血者及坏血病患者尤其适合食用。

(二) 脾虚泄泻者、糖尿病患者要忌食。

(三) 枇杷果核中含有苦杏仁甙，有毒，所以千万不要误食，以免危害健康及生命。

（四）元代贾铭《饮食须知》提到“小麦勿同粟米、枇杷食”。

四、常见的枇杷保健食疗食谱

(一) 枇杷膏

配料 枇杷肉 50 克，冰糖 6 克。

做法 将鲜枇杷洗净去皮，加冰糖熬半小时后服用。

功用 对于扁桃体发炎引起的咽喉红肿疼痛特别有效。

(二) 枇杷粥

配料 枇杷肉 250 克，粳米 50 克，冰糖适量。

做法 以水煮冰糖，随后加入淘洗干净的粳米，煮至粥熟，放入已加工好的枇杷肉，加煮 10 分钟即成。

功用 减肥美容。

(三) 枇杷止咳汤

配料 枇杷（果实）100 克。

做法 剥开成两半，果核捣碎，加水煎汤服。

功用 枇杷果肉能润肺止咳，果核能化痰止咳。用于肺经燥热、咳嗽咯痰。

苹 果 (ping guo)

苹果是蔷薇科苹果属植物的果实，种类很多，是世界上栽种最多、产量最高的水果之一。苹果表面光洁、色泽鲜艳、清香宜人，营养丰富，味甘甜，略带酸味，是老幼皆宜的水果。

一、苹果有哪些药用价值和营养价值

苹果含有丰富的水溶性食物纤维果胶，有保护肠壁、活化肠内有用的细菌、调整胃肠功能的作用，还有吸收水分、消除便秘、稳定血糖、美肤、吸附胆汁和胆固醇的作用，能够有效地防止高血脂、高血压、高血糖，清理肠道，预防大肠癌。苹果中所含的苹果酸和柠檬酸能够提高胃液的分泌，促进消化。苹果酸还可以稳定血糖，预防糖尿病，因此糖尿病患者宜吃酸味苹果。苹果中的钾含量丰富，能够使促发高血压的钠从肾脏的排出量增加，使细胞中钠的含量降低，从而降低血压。钾还能扩张血管，和果胶共同作用能够预防代谢综合症。苹果还能防癌，预防铅中毒。苹果汁有很强大的杀灭传染性病毒的作用，爱吃苹果的人远比不吃或少吃苹果的人患感冒的机会要少。所以，有的科学家和医生把苹果称为“全方位的健康水果”，或“全科医生”。中医认为，苹果能生津止渴、补脾止泻、补脑润肺、解暑除烦、醒酒，主治津伤口渴、脾虚中气不足、精神疲倦、记忆力减退、不思饮食、脘闷纳呆、咳嗽、盗汗等病症。民间谚语说：“每顿饭后吃苹果，医生不会来找我”，“饭后一苹果，老汉赛小伙。”

二、吃苹果有哪些好处

(一) 止泻、通便。苹果中含有鞣酸以及有机酸、果胶和纤维等，能够止泻；苹果中的粗纤维能使大便松软，排泄便利，同时有机酸也有刺激肠壁、增加蠕动的作用，又能够通便。所以苹果具有止泻、通便的双重作用，既对轻度腹泻有良好的止泻效果（痢疾等症则无效），又可以治疗大便秘结。

(二) 降低血压、消除疲劳。苹果中所含有的钾，能促使体内过剩的钠排出体外，因此对于食入盐分过多的人，多吃苹果可以降低体内盐分，软化血管壁，使血压下降。另外，由于苹果能够影响体内的钾、钠代谢，因此具有预防和消除疲劳的作用。

（三）益智、增强记忆力。苹果不但含有维生素、矿物质、脂肪、糖类等大脑发育所必须的营养成分，而且还含有增强儿童记忆力的锌。因此，儿童多吃苹果，对大脑发育及增强记忆力，提高智力非常有益。同时，苹果中的胡萝卜素，被人体吸收后可转化成维生素 A，能促进人体的生长发育。

（四）促进消化吸收。苹果能健脾胃，补中焦之气，促进消化和吸收。现代医学也证明，苹果能中和过剩胃酸，促进胆汁分泌，对于脾胃虚弱、消化不良等病症有良好的治疗作用。

（五）降低血脂。苹果中的维生素 C 能促进胆固醇的转化，降低血液中胆固醇和甘油三酯的含量，老年人常吃，有防治高血压、动脉硬化及冠心病的作用，还能避免胆固醇沉积在胆汁中形成结石。

注意 苹果吃得太多会令人腹胀，脘腹痞满患者尤其要注意。

三、常见的苹果保健食疗食谱

（一）苹果泥（汁）

配料 苹果 1000 克（成熟质好者）。

做法 将苹果洗净，去皮、核，捣烂成泥。一日 4 次，每次食 100 克。如果是 1 岁内婴儿，则将苹果绞取汁，每次服半汤匙。

功用 具有止泻的功效，适用于治疗婴幼儿的轻度腹泻。

（二）苹果干粉

配料 苹果 1000 克。

做法 取苹果连皮洗净，切块烘干，研细成粉。空腹时用温开水调服，每次 15 克，每日 2~3 次，至愈。

功用 具有厚肠止泻的功效，可用于治疗慢性腹泻及神经性结肠炎，疗效甚佳。

（三）甘笋苹果汁

配料 甘笋 150 克，苹果 300 克，西芫荽茸少量。

做法 洗净甘笋、苹果，连皮放入榨汁机中榨取其汁，倒入杯中，再撒入少量西芫荽茸即可饮用。每日 2~3 杯，连饮 7 天。

功用 具有增智益脑、通利大便的作用。可治疗便秘，能促进儿童发育，增强记忆力。

（四）苹果芜菁汁

配料 苹果 300 克，芜菁叶 2000 克，芜菁根 100 克，胡萝卜 300~400 克，橘子 100 克，蜂蜜适量。

做法 将苹果等一同洗净，切细，放入榨汁机内，酌加冷开水制汁，取汁后用细纱布过滤，再加蜂蜜饮用。

功用 具有消肿止痛、润肠通便的功效。适用于痔疮肿痛、大便秘结等病症。

（五）苹果芹菜汁

配料 苹果400克，芹菜300克，胡椒适量。

做法 将苹果、芹菜洗净，分别切成条或块状，放入榨汁机中，加适量水，榨汁过滤后，加盐、胡椒调味。

功用 常饮此汁具有降低血压、软化血管壁的作用。适用于高血压、糖尿病及动脉硬化病人饮服。

葡 萄 (pu tao)

葡萄又名草龙珠、山葫芦、蒲桃、菩提子。葡萄品种很多，根据原产地不同，分为东方品种群和欧州品种群。我国栽培历史久远的“龙眼”“无核白”“牛奶”“黑鸡心”等都属于东方品种群。“玫瑰香”、“加里娘”等属于欧洲品种群。每年9~10月果实成熟时采摘，鲜用或阴干备用。

一、葡萄有哪些药用价值和营养价值

中医认为，葡萄具有补肝肾、益气血、开胃力、生津液、利小便的功效，主治气血虚弱、肺虚久咳、肝肾阴虚、心悸盗汗、腰腿酸痛、筋骨无力、风湿痹痛、面肢浮肿、小便不利、头晕、脑贫血等病症。我国历代医药典籍对葡萄的药用都有论述，如《神农本草经》说：葡萄主“筋骨湿痹，益气，倍力强志，令人肥健，耐饥，忍风寒。久食，轻身不老延年。”

葡萄所含葡萄糖能被人体很快吸收。当人体出现低血糖时，如能及时饮用葡萄汁，可很快使症状缓解；葡萄中的多量果酸有助于消化，适当多吃些葡萄，能健脾和胃。葡萄中含有矿物质钙、钾、磷、铁以及维生素B_1、维生素B_2、维生素B_6、维生素C和维生素P等，还含有人体所需的多种氨基酸。把葡萄制成葡萄干后，糖和铁的含量会相对提高，是妇女、儿童和体弱贫血者的滋补佳品。现代医学研究表明，葡萄还具有防癌、抗癌的作用。随着人们保健意识的增强，消费观念的转变，越来越多的葡萄被酿成果汁，成为味美多效的营养保健果品。

二、常吃葡萄有哪些好处

(一) 健胃补虚。葡萄是一种滋补药品，具有补虚健胃的功效。身体虚弱、营养不良的人，多吃些葡萄或葡萄干，有助于恢复健康。老年人胃气虚弱、胃阴不足或患有慢性胃炎，每次饭前嚼食葡萄干6~9克，既能开胃口，又可补虚弱。胃虚呕吐的患者，可取葡萄汁一小杯，加生姜汁少许调匀饮用，有止吐的功效。

(二) 抗病毒、杀细菌。葡萄中含有天然的聚合苯酚，能与病毒或细菌中的蛋白质化合，使它们失去传染疾病的能力，尤其对肝炎病毒、脊髓灰质炎病毒等有很好的杀灭作用。

(三) 防癌抗癌。葡萄中含有一种叫白藜芦醇的化合物质，可以防止正常细胞癌变，并能抑制已恶变细胞的扩散，有较强的防癌抗癌功能。

(四) 润喉。声音嘶哑的患者，可取葡萄汁与甘蔗汁各一杯混匀，慢慢咽下，一日数次，有一定辅助治疗的作用。

(五) 治妊娠呕吐。民间用野葡萄根 30 克煎水服，用于治疗妊娠呕吐和浮肿，有止吐和利尿消肿的功效。

(六) 抗贫血。葡萄中含具有抗恶性贫血作用的维生素 B_{12}，尤其是葡萄中所含的复合铁元素，是贫血患者的营养食品。

三、葡萄与提子的区别

葡萄与提子实质上都是葡萄的果实。只是在商品流通过程中，港、沪等地的市场通常将粒大、皮厚、汁少、质硬、皮肉难分离、耐贮运的欧亚种葡萄称为提子（根据色泽不同，称鲜红色的为红提，紫黑色的为黑提，黄绿色的为青提），而将粒大、质软、汁多、易剥皮的果实称为葡萄，因而形成了两种名称。一般进口的葡萄都是提子类。

四、吃葡萄应注意什么

一般人群均可食用葡萄。

(一) 以下人群尤其适宜食用：肾炎、高血压、水肿患者，儿童、孕妇、贫血患者，神经衰弱、过度疲劳、体倦乏力、未老先衰者，肺虚咳嗽、盗汗者，风湿性关节炎、四肢筋骨疼痛者、癌症患者尤其适合食用。

(二) 葡萄吃得太多容易生内热，或腹泻。

(三) 糖尿病患者、便秘者不宜多吃。

(四) 脾胃虚寒者多吃会让人泄泻。

五、常见的葡萄保健食疗食谱

(一) 葡萄藕地蜜汁

配料　鲜葡萄、鲜藕、鲜生地各适量，白沙蜜 500 毫升。

做法　分别捣烂取汁，各取汁 1000 毫升，加入白沙蜜调匀即成。每服 200 毫升，一日服 3 次。或者干生地黄 100 克，加水适量，煎汤取汁并加热浓缩，另将鲜葡萄 100 克、鲜藕 200 克，捣烂取汁，与生地黄浓缩液混匀后，用小火熬成稠膏，再加等量炼蜜煎沸即成。每次 1 匙，用沸水化服。

功用　具有利尿、消肿、通淋的作用，可治疗淋症，尤其适宜热淋伴尿路涩痛患者饮用。

（二）人参葡萄酒

配料 葡萄100克，人参15克。

做法 用白酒500克浸泡。每次饮1~2杯。

功用 用于肝肾虚弱、腰膝酸软乏力等。

（三）葡萄蜜膏

配料 鲜葡萄500克。

做法 捣烂，绞取汁液，以小火煎熬浓稠，加等量蜂蜜煎沸备用。每次1匙，用沸水化服。

功用 用于胃阴不足、咽干口渴，或热病烦渴。

（四）葡萄芹菜汁

配料 葡萄、芹菜各适量。

做法 分别榨汁，各取一杯混匀，用开水送服，每日2~3次，15日为一疗程。

功用 适用于高血压患者。

人参果 (ren shen guo)

通常所说的人参果是一种原产于我国甘肃武威地区的水果。由于我国四大名著之一《西游记》中提及人参果，使它增加了神话色彩。作为蔬菜食用，可炸、焖、炖等；深加工还可制成人参果果汁、罐头、果脯、果酱、果酒、蜜饯等。

一、人生果有哪些药用价值和营养价值

传统中医药理论认为，人生果具有强心补肾、生津止渴、补脾健胃、调经活血功效，主治神经衰弱、失眠头昏、烦躁口渴、不思饮食等症。人参果富含蛋白质和硒、钼、钴、铁、锌等人体必需的微量元素，维生素 C、维生素 B_1、维生素 B_2 以及胡萝卜素含量也特别丰富，具有抗癌、增加机体免疫力等功效。

二、吃人参果的好处

(一) 抗癌。人参果有“抗癌之王”的美誉，硒元素含量之高，在我国蔬菜、水果品种中异常少见。硒元素是一种强氧化剂，能维持机体正常的生理功能，激活人体细胞，增强机体对疾病的抵抗力，抑制恶性肿瘤细胞的裂变。

(二) 降压、降糖。据报道，食用人参果还能降低血压、降低血糖，对高血压、糖尿病也有辅助疗效。

(三) 强身健体。人参果所含的各种氨基酸比例与人体需要的氨基酸基本相符，食用后容易被人体吸收利用，不仅可以维持成年人的健康，而且对儿童的成长和老年人的抗衰老都有较好的保健作用。

(四) 增强免疫力。人参果中维生素 C、B_1、B_2 以及胡萝卜素含量特别丰富，能软化血管，刺激造血功能、增强机体抗感染能力。

(五) 抗病毒。人参果对于防治坏血病、各种急性传染病、肝胆疾病以及过敏性疾病等，都有较好的效果。

三、人生果的食用方法

(一) 参果炒肉片。人参果 250 克，猪肉 100 克，精盐、味精、素油、料酒、葱花、姜末、酱油各适量。先将人参果去蒂、洗净、切片，再将猪肉洗净、切薄片；

油锅烧热下肉片煸炒，七八成熟时加入人参果片和佐料，再炒熟装盘即可。

(二) 当做水果鲜食。生食的人参果. 一定要充分成熟，才有淡雅的清香气，果肉淡黄，爽口多汁，风味独特。

(三) 凉拌人参果。将充分成熟的人参果洗净切片入盘中. 加入适量精盐腌渍片刻，倒去渗出的水分，再加入适量蒜泥、味精、米醋和芝麻油，拌匀食用。

(四) 笼蒸人参果。将人参果洗净，纵切至 2/3 处. 让一部分果皮与果肉相连，将果瓤挖去，再将肉馅填入其中。入笼蒸熟，取出待温，用洁净的快刀将其横切成片食用。

桑　葚 (sang shen)

桑葚又叫桑果、桑枣，是桑科落叶乔木桑树的成熟果实，味甜汁多，是人们常食的水果之一。成熟的桑葚以个大、肉厚、色紫红、糖分足者为佳。每年 4~6 月果实成熟时采收，洗净，去杂质鲜食，或略蒸后晒干食用。

一、桑葚有哪些药用价值和营养价值

早在两千多年前，桑葚已是中国皇帝御用的补品。因桑树特殊的生长环境，使桑果具有天然生长、无任何污染的特点，所以桑葚又被称为“民间圣果”。桑葚既可鲜食，又可入药。中医认为桑葚有滋补强壮、养心益智、补血滋阴、生津止渴、润肠化燥等功效，常用于阴血不足所致的头晕目眩、耳鸣心悸、烦躁失眠、腰膝酸软、须发早白，咽干口渴、大便干结等症。现代研究证实，桑葚果实中含有丰富的活性蛋白、维生素、氨基酸、胡萝卜素、矿物质等成分，营养是苹果的 5~6 倍、葡萄的 4 倍，具有多种功效，被医学界誉为“二十一世纪的最佳保健果品”。

二、食用桑葚的好处

(一) 抗衰老、润肤养颜。桑葚有改善皮肤（包括头皮）血液供应，营养肌肤，白嫩皮肤及乌发等作用，并能延缓衰老。桑葚是中老年人健体美颜、抗衰老的佳果与良药。

(二) 健胃消食。桑葚入胃能补充胃液的缺乏，促进胃液的消化，入肠能刺激胃粘膜，促进肠液分泌，增进胃肠蠕动及解除燥热。

(三) 养肝明目。常食桑葚可以明目，缓解眼睛疲劳干涩的症状。

(四) 壮骨强体。桑葚具有免疫促进作用，常吃桑葚能显著提高人体免疫力，可防止人体动脉硬化、骨骼关节硬化，促进新陈代谢。

(五) 养血活血。食用桑葚可以促进血红细胞的生长，防止白细胞减少，并对治疗糖尿病、贫血、高血压、高血脂、冠心病、神经衰弱等病症具有辅助功效。

(六) 补肝益肾。中医认为，肝主藏血、肾主生髓，是人身能量储存基地。从中医角度说，对于性机能失调、属寒热混杂体质的人，最好不要随便补肾壮阳，否则会越补越“虚”。夏天可饮用桑葚汁，不仅可补充体力，还可提高性生活质量。

（七）改善生殖亚健康。传承后代是人生一大要务。50%的不孕不育归咎于男性精液质量下降。桑葚则可以改善这种“生殖亚健康”，是很多治疗死精症方剂的重要组成药物。因此，男性朋友可以多吃桑葚。

三、食用桑葚的禁忌

（一）桑葚有黑白两种，鲜食以紫黑色为补益上品，未成熟的不能吃。

（二）熬桑葚膏时忌用铁器。

（三）因桑椹中含有溶血性过敏物质及透明质酸，过量食用后容易发生溶血性肠炎。

（四）少年儿童不宜多吃桑葚。因为桑葚内含有较多的胰蛋白酶抑制物——鞣酸，会影响人体对铁、钙、锌等物质的吸收。

（五）桑葚性质偏寒，脾虚便溏者也不宜多吃桑葚。

（六）桑葚含糖量高，糖尿病人应忌食。

四、常见的桑葚保健食疗验方

（一）用于贫血或关节炎的辅助治疗：取新鲜熟透的桑葚 500 克，米酒 1000 毫升，浸泡 1~2 个月饮用，每日 2 次，每次 1 小杯。

（二）治疗肠燥便秘：桑葚 50 克，肉苁蓉 15 克，黑芝麻 15 克，炒贝壳 10 克，水煎服，每日 1 剂。

（三）滋养肝肾、养血明目：桑葚 30 克（鲜者 60 克）、糯米 60 克，煮粥，待熟时调入冰糖少许服食，每日 1 剂。适用于肝肾亏虚引起的头晕目眩、视力下降、耳鸣、腰膝酸软、须发早白及肠燥便秘等。

（四）用于阴血亏虚所致的须发早白、头目晕眩，女子月经不调、闭经等：桑葚、蜂蜜各适量，将桑葚水煎取汁，文火熬膏，加入蜂蜜拌匀饮服，每次 10~15 克，每日 2~3 次。

（五）用于阴虚水肿、小便不利、关节作痛、口渴、发白等：桑葚 100 克、黄酒 500 克，将桑葚置黄酒中密封浸泡 1 周后按量服用。

（六）治肠道津液不足所致的大便干燥：桑葚 40 克、冰糖 20 克，用开水冲泡饮用。

沙 果 (sha guo)

沙果是蔷薇科植物林擒的果实。学名柰子，又名文林果、花红果、林擒、五色来、联珠果等。

一、沙果有哪些药用价值和营养价值

中医认为沙果甘酸平，有生津止渴、助消化、止泻等作用，功能与苹果相似。主治津伤口渴、消渴、泻痢、遗精等病症，古方治腹泻应用较多，煎汤、生食、或绞汁饮。据测定，沙果含有水分、蛋白质、脂肪、碳水化合物、粗纤维、钙、磷、铁、胡萝卜素、硫胺素、核黄素、尼克酸、抗坏血酸、钾、钠、镁等人体所需物质。

二、吃沙果的好处

(一) 生津止渴。沙果中的有机酸、维生素含量非常丰富，有生津止渴，消食除烦和化积滞的作用。

(二) 涩精止痢。沙果味酸涩而收敛，具有良好的涩精、止泻痢的作用，是泄泻下痢、遗精滑泄者的食疗良品。

(三) 驱虫。沙果根水煎服具有驱虫、杀虫的作用，可治蛔虫等所致疾病。

(四) 明目。沙果的叶鲜用或晒干用，都具有泻火明目、杀虫解毒的作用。可治疗眼目青盲、翳膜遮眼及小儿疥疮。

三、食用沙果应注意什么

(一) 适宜慢性泻痢及遗精者食用；适宜夏季烦热、口中干渴时服食。

(二)《图经本草》指出：沙果要熟透才能吃，但也不可多吃。

(三) 糖尿病（消渴）患者忌食，血栓闭塞性脉管炎、痛风、痈疖疔疮、脾弱气虚之人也应忌食。

四、常见的沙果保健食谱

(一) 沙果汤

配料 沙果（半熟者）10 枚。

做法 将沙果洗净后切片，放入锅中，加水1000毫升，煮取500毫升。每次服1碗，1日2次，连果带汤，空腹时服下。

功用 具有和胃化滞、止泻痢的功效。适用于肠炎或痢疾引起的腹痛、腹泻。

(二) 沙果汁

配料 沙果3枚。

做法 将沙果洗净后，去核捣烂，绞取其汁。每日2次，每次10毫升。

功用 具有化积滞、止泻痢的功效。适用于小儿泻痢。

(三) 沙果芡实汤

配料 新鲜沙果50克，芡实30克。

做法 将沙果洗净切开，加入芡实，再加水3碗，共煎煮成汤1碗，分2次1日服完。

功用 具有涩精止遗的功效，适用于男子遗精滑泄。

(四) 醋和沙果米

配料 沙果5枚，白醋50克。

做法 将沙果洗净切碎晾晒，烤干后研为细末，加入白醋调匀即成。每服1匙，1日2次。

功用 具有行气止痛、化痰散结的功效，适用于小儿瘰疬及羸瘦等病症。

沙　棘（sha ji）

沙棘是植物和其果实的统称。植物沙棘是胡颓子科沙棘属落叶性灌木，是地球上生存超过两亿年的植物，具有耐旱、抗风沙的特性，可以在盐碱化土地上生存，因此被广泛用于水土保持，分布于我国华北、西北、西南等地。沙棘为药食同源植物，是世界公认的植物群体中“维生素 C 之王”和被中国中医药典和世界药典广泛入药的植物。

一、沙棘有哪些药用价值和营养价值

中医认为，沙棘味酸、涩，性温，有止咳化痰、健胃消食、活血散瘀等功效，主治咳嗽痰多、肺脓肿、消化不良、食积腹痛、胃痛、肠炎、闭经、跌打瘀肿等症。沙棘果实营养丰富，据测定，果实中含有多种维生素、脂肪酸、微量元素、亚油素、沙棘黄酮、超氧化物等活性物质和人体所需的多种氨基酸。其中维生素 C 含量极高，被世界公认为植物群体中的“维生素 C 之王”。沙棘的根、茎、叶、花、果，特别是沙棘果实含有丰富的营养物质和生物活性物质，可以广泛应用于食品、医药、轻工、航天、农牧鱼业等国民经济的许多领域。现代医学研究发现，沙棘可降低胆固醇，缓解心绞痛发作，还有防治冠状动脉粥样硬化性心脏病的作用。沙棘能显著提高人体的免疫机能。在 1000 多年前，人们就发现经常吃沙棘果的当地居民身体健壮，很少生病，特别是一些患有肠胃疾病、心脑血管疾病的患者不治而愈。在藏医药中，喇嘛称沙棘果为包治百病的“灵丹妙药”。研究认为，沙棘中富含的多种营养对恢复机能、调整代谢、抗衰老具有十分独特的作用，而且可长期服用，无任何毒副作用。

二、沙棘的十大食疗功效

(一) 对心血管系统疾病的作用：沙棘黄酮可以通过清除活性氧自由基对缺血性心血管病、冠心病、心绞痛、心肌梗塞、心律失常、心肌缺血缺氧、心力衰竭等病症有积极的防治作用。

(二) 对脑血管系统疾病的作用：对脑缺血、脑血栓、脑梗塞、脑动脉硬化及由此引起的头痛、头晕、语言不清、手脚发麻、四肢无力等症状有很好的防治及缓解作用。对因脑血管系统疾病引起的偏瘫、失语、痴呆等症状有很好的康复作用。

（三）对新陈代谢及免疫系统的作用：沙棘提取物对免疫系统的许多环节都具有不同程度的调节能力，能增强非特异性免疫功能；对体液免疫和细胞免疫具有明显的调节作用，还有抗过敏作用。

（四）抗肿瘤、抗癌作用：沙棘中的生物活性成分花青素、苦木素、香豆素等，具有明显的抗癌活性及抗癌作用，多吃沙棘可以提高癌症患者自身免疫功能，增强对癌症的抵抗能力，减轻放疗及化疗的毒副作用，促进癌症患者康复。

（五）对呼吸系统疾病的作用：沙棘对慢性咽炎、支气管炎、咽喉肿痛、哮喘、咳嗽多痰等呼吸道系统疾病均有良好作用。

（六）对消化系统疾病的作用：由于沙棘中含有大量氨基酸、有机酸等多种营养成分，可以促进胃酸的生物合成，刺激胃液分泌，对于消化不良、腹胀痛、胃炎、胃及十二指肠溃疡、肠炎、慢性便秘等都有防治作用。

（七）对肝脏的保护作用：沙棘油对四氯化碳、乙醇（酒精）及扑热息痛所致肝损伤引起的转氨酶升高都有明显抑制作用。沙棘中含有的苹果酸、草酸等有机酸具有缓解抗生素和其它药物毒性的作用。磷脂类化合物可促进细胞代谢，改善肝功能，抗脂肪肝、抗肝硬化。

（八）抗炎生肌、促进组织再生：沙棘中富含维生素 E、胡萝卜素、类胡萝卜素、β-谷甾醇、不饱和脂肪酸等，可促进机体新陈代谢，有利于损伤的组织恢复，促进溃疡愈合。在临床上对辐射损伤、烧伤、烫伤、褥疮、皮炎、黏膜炎、子宫内膜炎、宫颈糜烂和胃及十二指肠溃疡等有很好的疗效。沙棘油内服外用对治疗黄褐斑、慢性皮肤溃疡也有较好效果。

（九）健脑益智、促进儿童生长发育：沙棘含有的多种氨基酸，多种维生素、微量元素、不饱和脂肪酸，长期服用沙棘汁对提高儿童智力水平，反应能力及保持旺盛的精力和体力均有良好的促进作用。

（十）护肤养颜抗衰老：沙棘的有效成分超氧化物歧化酶具有清除人体内自由基的作用，同时又能增强免疫功能，调节免疫活性细胞，是一种有效的免疫调节剂，对于提高人体抗病能力、延缓人体衰老，有极其显著的作用。

山　楂 (shan zha)

山楂，又叫山里红、仙果、牧狐狸、映山红果。果实球形，成熟后外表深红色，表面有淡色小斑点。

一、山楂有哪些药用价值和营养价值

自古以来，山楂就是健脾开胃、消食化滞、活血化痰的良药。中医认为，山楂具有消积化滞、收敛止痢、活血化瘀等功效，主治饮食积滞、胸膈痞满、疝气血瘀、闭经等症，对内积痰饮、痞满吞酸、泻痢肠风、腰痛疝气、产后儿枕痛（即产后小腹痛）、恶露不尽、小儿乳食停滞等都有疗效。山楂是中成药焦兰仙、保和丸、山楂丸等的主要成分。

现代医学研究表明，山楂含糖类、蛋白质、脂肪、维生素C、胡萝卜素、淀粉、苹果酸、枸橼酸、钙和铁等物质。山楂中含有山萜类及黄酮类等药物成分，具有显著的扩张血管及降压作用、增强心肌、抗心律不齐、调节血脂及胆固醇含量等作用。山楂内的黄酮类化合物牡荆素，是一种抗癌作用较强的药物，对癌细胞体生长、增殖和浸润转移都有一定的抑制作用。山楂所含的解脂酶能促进脂肪类食物的消化，促进胃液分泌和增加胃内酶素。

二、吃山楂的好处

(一) 健胃消食。由于山楂含山楂酸等多种有机酸，味酸甘，并含解脂酶，入胃后，能增强酶的作用；利胆汁，能促进肉食消化，有助于胆固醇转化。所以，对于吃肉或油腻物后感到饱胀的人，吃些山楂、山楂片、山楂水或山楂丸等，都可消食。常作为老年人的保健食品。

(二) 防治心血管疾病。山楂具有扩张血管、增加冠脉血流量、改善心脏活力、兴奋中枢神经系统、降低血压和胆固醇、软化血管的作用，并有利尿和镇静的作用；山楂酸还有强心作用，所以常吃山楂对防治老年性心脏病有益处。

(三) 活血化瘀。山楂有活血化瘀的功效，有助于解除局部瘀血状态，对跌打损伤有辅助疗效。

(四) 孕妇催产。山楂对子宫有收缩作用，在孕妇临产时有催生的功效，并能促进产后子宫复原。

(五) 抗癌防衰。山楂所含的黄酮类和维生素C、胡萝卜素等物质能阻断并减少自由基的生成，可以增强机体的免疫力，有防衰老、抗癌的作用。

三、吃山楂应注意什么

(一) 山楂适应范围广，一般人都可食用。儿童、老年人、消化不良的人尤其适合食用。伤风感冒、消化不良、食欲不振、儿童软骨缺钙症、儿童缺铁性贫血者可多食山楂片。

(二) 山楂制品如山楂片、果丹皮含有大量糖分，儿童进食过多会使血糖保持在较高水平，使人没有饥饿感，影响进食，长期大量食用会导致营养不良、贫血等。

(三) 胃酸过多、消化性溃疡和龋齿患者，以及服用滋补药品（如人参）期间忌服用。

(四) 脾胃虚弱、气虚便溏的人慎服。

(五) 山楂不能空腹吃。山楂含有大量的有机酸、果酸、山楂酸、柠檬酸等，空腹食用，会使胃酸猛增，对胃黏膜造成不良刺激，使胃脘胀满、泛酸，并加重原有的胃痛。

(六) 少吃生山楂。山楂中所含的鞣酸与胃酸结合容易形成胃石，很难消化掉。如果胃石长时间消化不掉就会引起胃溃疡、胃出血甚至胃穿孔。因此，应尽量少吃生的山楂，尤其是胃肠功能弱的人更应该谨慎。医生建议，最好将山楂煮熟后再吃。

(七) 孕妇千万不能吃山楂。孕妇早期妊娠反应，喜欢选择味道酸的水果，但不要选择山楂，因为山楂有破血散瘀的作用，能刺激子宫收缩，可能诱发流产。

四、山楂保健食疗小验方

(一) 治消化不良：焦山楂10克，研末加适量红糖，开水冲服，每日3次。或生山楂10克，炒麦芽10克，水煎服，每日2次。

(二) 治高血压、肝火头痛、暑热口渴：山楂15克，鲜荷叶50克，煎水代茶常饮。

(三) 治痢疾初起：山楂30克，红、白蔗糖各15克，水煎冲细茶5克饮服。

(四) 治高血脂症：山楂10克，杭菊10克，决明子15克，稍煎后代茶饮，每日1次。

(五) 治产后腹痛：山楂30克，香附15克。浓煎顿服，每日2次。

(六) 治闭经：山楂60克，鸡内金10克，红花10克，红糖30克，每日1剂煎服。

(七) 治子宫颈癌所致月经失调和疼痛者：山楂50克，红花3克，青鱼1条（约

1000 克)，花生油 1000 毫升，红糖 30 克，白糖、盐、麻油、淀粉、姜、葱各适量。山楂、红花、红糖煎汁备用。青鱼洗净，用水将淀粉搅匀，抹在鱼的两边。将油放入锅中至七八成熟，置鱼于油锅中，炸至金黄色，捞出装盘备用。最后取麻油 50 毫升放入锅中煮熟，放入山楂汁、少量醋及红糖、白糖、盐、淀粉，勾成稀芡，稍稍搅和，加上少许姜、葱末后出锅，浇在鱼上，即可食用佐膳。

(八) 润肠通便、降压降血脂：山楂 15 克、菊花 10 克、草决明子 15 克，水煎代茶。

(九) 治高血压：山楂 30~40 克，粳米 100 克，砂糖 10 克。先将山楂入砂锅煎取浓汁，去渣，然后加入粳米、砂糖煮粥。可在两餐之间当点心服食，以 7~10 天为一疗程。

圣女果 (sheng nü guo)

圣女果是番茄的一个品种，又称珍珠小番茄、樱桃小番茄，果实鲜红剔透（另有中黄、橙黄、翡翠绿等颜色的新品种），味清甜，无核，口感好，营养价值高，风味独特，食用与观赏两全其美，深受广大消费者青睐。

一、圣女果有哪些药用价值和营养价值

圣女果，在国外又有“小金果”“爱情之果”之称。它既是蔬菜又是水果，不仅色泽艳丽、形态优美，而且味道适口、营养丰富，除了含有番茄的所有营养成分之外，维生素含量居果蔬之首，比普通番茄高出许多。还含有谷胱甘肽和番茄红素等特殊物质，被联合国粮农组织列为优先推广的“四大水果”之一。在我国民间，流传着“北有樱桃南有圣女果”的说法。

二、常吃圣女果的好处

(一) 促进生长发育。圣女果可以促进人体特别是小儿的生长发育，所以，小孩子可以把圣女果当做主要水果来吃。

(二) 美容、抗衰老 。圣女果可以增加人体的抵抗能力，延缓人的衰老，减少皱纹的产生，可以说是女性天然的美容水果。

(三) 防癌抗癌。圣女果可保护人体不受香烟和汽车废气中致癌毒素的侵害，并可提高人体的防晒功能，有防癌、抗癌的功效，特别是对于前列腺癌，可以起到有效的治疗和预防作用。

(四) 护肝健胃。圣女果可以维护胃液的正常分泌，可以促进红细胞的生成，对肝病的医治有辅助治疗作用。

石　榴 (shi liu)

石榴在我国栽培历史悠久，目前大约有 70 多个品种，分为观赏和食用两大类。石榴形状如瘤，皮内有子，口味大致有酸、甜两种，秋季果实成熟时采收食用。鲜艳夺目的石榴红如玛瑙、白似水晶，十分惹人喜爱，晋人潘岳在《安石榴赋》中写道“榴者，天下之奇树，九洲之名果”“缤纷磊落，垂光耀质，滋味浸液，馨香流溢”。把石榴的色、香、味、形写得百媚千娇，令人垂涎欲滴。

一、石榴有哪些药用价值和营养价值

中医认为，石榴具有生津止渴、收敛固涩、止泻止血的功效，主治津亏口燥咽干、烦渴引饮、久泻、久痢、便血、崩漏等病症。历代医药书籍对它的医疗用途有不少记载。

石榴的营养特别丰富，含有多种人体所需的营养成分，果实中含有维生素 C 及 B 族维生素，有机酸、糖类、蛋白质、脂肪，以及钙、磷、钾等矿物质。石榴汁含有多种氨基酸和微量元素，有助消化、抗胃溃疡、软化血管、降血脂、降血糖等多种功能，可防治冠心病、高血压，能健胃提神、增强食欲、益寿延年，对饮酒过量者解酒有奇效。

石榴全身是宝，果皮、根、花都可以入药。果皮中含有苹果酸、鞣质、生物碱等成分，据有关实验表明，石榴皮有明显的抑菌和收敛功能，能使肠黏膜的分泌物减少，有效地治疗腹泻、痢疾等症，对痢疾杆菌、大肠杆菌有较好的抑制作用。石榴皮所含的碱性物质有驱虫功效。

二、吃（用）石榴有哪些好处

(一) 广谱抗菌。石榴皮中含有多种生物碱，试验证实，石榴皮水煎剂具有广谱抗菌作用，其对金黄色葡萄球菌、溶血性链球菌、霍乱弧菌、痢疾杆菌等有明显的抑制作用，其中对志贺氏痢疾杆菌作用最强，对各种皮肤真菌也有不同程度的抑制作用，还能抑制流感病毒。

(二) 收敛、涩肠。酸石榴有明显的收敛作用，能够涩肠止血，而且具有良好的抑菌作用，所以是治疗痢疾、泄泻、便血及遗精、脱肛等病症的良品。

(三) 驱虫杀虫。石榴皮以及石榴树根皮都含有石榴皮碱，对人体的寄生虫有麻醉作用，是驱虫杀虫的要药，尤其对绦虫的杀灭作用更强，可治疗虫积腹痛、疥癣等。

（四）止血、明目。石榴花性味酸涩而平，晒干研末，具有良好的止血作用，也能止妇女赤白带下。石榴花泡水洗眼，有明目效能。

（五）美容。红石榴中富含矿物质，并含有两大抗氧化成分——红石榴多酚和花青素，还含有亚麻油酸，维生素 C、B_6、E 和叶酸、钙、镁、锌等矿物，能迅速补充肌肤所失水分，令肤质更为明亮柔润。

三、常见的石榴保健食疗食谱

（一）石榴皮蜜饮

配料 石榴皮 90 克，蜂蜜适量。

做法 将石榴皮洗净，放在砂锅内，加水适量煎煮 30 分钟，加入适量蜂蜜，煮沸滤汁去渣饮服。

功用 此饮具有润燥、止血、涩肠的功效。适用于治疗崩漏带下，还可用作辅助治疗虚劳咳嗽、消渴、久泻、久痢、便血、脱肛、滑精等病症。

（二）鲜石榴水

配料 鲜石榴 2 个。

做法 将石榴洗净后剥取带肉籽，捣碎放入杯中，用开水浸泡。晾凉后，一日含漱多次。

功用 具有杀菌止痛、消炎消肿、促进溃疡愈合的功效，适用于扁桃体炎、喉痛及口腔黏膜溃疡等病症。

（三）石榴开胃饮

配料 鲜石榴 1 个，生姜、茶叶各适量。

做法 将鲜石榴洗净，连皮带籽一起捣碎取汁；生姜洗净，切薄片，上火加水煮开，然后将石榴汁倒入，待煮沸后加进茶叶，略煮一下，离火，略凉即可。

功用 具有开胃、止痢的功效，适用于食欲不振、消化不良、呕吐、痢疾、久泻、便血等病症。

（四）石榴皮糖饮

配料 石榴皮 30 克，红糖适量。

做法 将石榴皮洗净，放砂锅内，加入适量水，煎煮 30 分钟，加入红糖适量，搅匀滤汁即成。

功用 具有涩肠、止血的功效。适用于脾虚泄泻、久痢、便血、脱肛、滑精、带下、虫积腹痛等病症。

特别提示 石榴多食伤肺损齿；石榴有收敛作用，感冒及急性盆腔炎、尿道炎等患者慎食；大便秘结者忌食。

柿 子 (shi zi)

柿子是人们喜食的大众化果品。果实色泽鲜艳，味甜多汁，营养丰富。除鲜食外，还可加工制成柿饼、柿干、柿角、柿酱、柿子罐头、果冻等，也可代替粮食酿成柿子酒、柿子醋，还可做成柿子饮料等各种产品。

一、柿子有哪些药用价值和营养价值

中医认为，柿子味甘、涩，性寒，有清热去燥、润肺化痰、软坚、止渴生津、健脾、止痢、止血等功能，可以缓解大便干结、痔疮疼痛或出血，以及干咳、喉痛、高血压等症，是慢性支气管炎、高血压、动脉硬化、内外痔疮患者的天然保健食品。柿子中含碳水化合物很多，其中主要是蔗糖、葡萄糖及果糖，这也是大家感到柿子很甜的原因。柿子中的其他营养成分不多，只含有少量的脂肪、蛋白质、钙、磷、铁和维生素 C 等。柿饼中含有甘露醇、蔗糖、葡萄糖和木密醇。柿饼有降压止血、清热润肠作用。柿饼上的白霜叫柿霜，柿霜能治咽喉干痛、口舌生疮、肺热咳嗽、咯血等症。新鲜柿子含碘很高，能防治地方性甲状腺肿大。柿子、柿饼中都含有转化糖、蔗糖、苹果酸和甘露醇等物质，并含有单宁，都可用作缓和滋养品，并有止血润大便的作用，能缓和痔疮肿痛，止痔疮出血及直肠出血等。

二、吃柿子应注意什么

(一) 柿子和螃蟹不能一起吃，否则会引起腹泻。

(二) 柿子和牛奶不能一起吃，否则会引起结块，影响消化。

(三) 柿子不能和醋、红薯一块吃，否则会得胆结石。

(四) 柿子不能多吃，也不能空腹时吃，更忌与酸性食物同吃。因为柿子含有大量的鞣酸，树胶和果胶，鞣酸在胃内经胃酸的作用，就会沉淀凝结成块留在胃中，形成“胃柿结石”。胃柿结石会愈结愈牢，能引起胃黏膜充血、水肿、糜烂、溃疡，严重者可引起胃穿孔。

(五) 不要吃未成熟的柿子，因为鞣酸在未成熟柿子中含量高达 25%左右，而成熟的柿子只含 1%。

(六) 吃柿子应尽量不吃柿皮。

（七）柿饼表面的柿霜是柿子的精华，不要丢弃。

三、柿子食疗方精选

（一）治寒泻、水泻：柿饼2个，放饭上蒸熟食用。

（二）治高血压、慢性支气管炎干咳、咽痛：柿饼3枚（去蒂），加清水和冰糖适量，蒸至柿饼绵软后食用。

（三）治干咳咯血、久痢便血、小便带血：柿饼3枚去蒂切小块，大米100克，同煮粥，用冰糖或白糖调味食用。

（四）治地方性甲状腺肿：未成熟的青柿子1000克，洗净去柄，切碎捣烂，以洁净纱布绞汁放在锅中，先以大火烧沸，后以文火煎熬浓缩至黏稠时，加入等量蜂蜜，再煎至浓稠时停火，待冷装瓶备用。每次1汤匙，沸水冲饮，每日2次。

（五）治泌尿道感染、血尿：柿饼2枚，灯心草6克，同煮汤，加白砂糖调味饮用，每日2次。

（六）治小儿百日咳：柿饼1枚，去皮生姜4克，先将柿饼横切成两半，生姜切碎夹在柿饼内，以文火焙熟，去姜吃柿饼。或用柿饼15克，罗汉果1个，水煎服，每日2~3次。

（七）治吐血咳血：未成熟青黄柿子一个，用酒煮沸，去酒食柿。

（八）治吐血咳血：柿饼3个焙焦研末，冲开水服下。

（九）治消化道溃疡出血：柿饼焙焦研末，每服1.5克，一日三次，开水送服。

（十）治产后出血：柿饼烧炭存性研末，冲老黄酒服。

（十一）治血崩：柿蒂5个，烧炭存性研末，用黄酒冲服（忌食辣椒、酒等）。

（十二）治血淋（尿血）：柿饼烧炭存性研末，每次6克，用陈米汤送服。

（十三）治痔疮出血：柿蒂6个，水煎服，一日两次。或加地榆炭15克，同煎服。

（十四）治泄泻腹痛：柿蒂烧成炭研末，成人每服2克（小儿减半），一日三次，开水送服。

（十五）治小儿脐中流水：柿蒂焙干研末，搽患处。

（十六）治疮：鲜柿叶烧炭存性，和川椒共研细末，搽患处。

（十七）治体虚吐血、干咳咯血、下痢便血、小便带血、痔疮下血等出血症：柿饼2~3枚去蒂切小块，大米100克，同煮粥，用冰糖或白糖调味食用。（健脾润肺，涩肠止血）

（十八）治血小板减少性紫癜：柿叶3克，花生衣少许，研末，用温开水送服，连服两个月。

（十九）治反胃呕吐：柿饼一两个，捣成泥状，每次10克，开水送服，或蒸熟连食数日。

(二十) 治胃阴不足、烦渴口干、肺热、咳嗽痰多（青柿汁蜜膏）：青柿子1000克，蜂蜜适量。将柿子洗净，去柄，切碎捣烂，以洁净纱布绞取汁液，放入锅内，以文火熬至稠黏时，加入2份蜂蜜，再煎到稠黏如蜜时停火。每次1汤匙，每日2次，沸水冲服。

(二十一) 治肝阴不足导致的耳鸣、耳聋、口苦目眩、食少、倦怠、乏力等症（枣柿饼）：软红柿子肉100克，红枣30克，白面粉200克，植物油少许。红枣洗净去核，将柿肉、红枣碾烂，与面粉混匀，加清水适量，制成小饼。用植物油将小饼烙熟即可。可作早、晚餐食用，每周1~2次。（清热解毒，生津止渴，润肺通便）

桃　子 (tao zi)

桃原产于我国陕西、甘肃一带，目前分布很广。根据分布地区可分为北方品种群、南方品种群，按性状特征可分为黄肉桃品种群、蟠桃品种群和油桃品种群。北方品种群果实尖端有突尖，果肉脆或柔软多汁；南方品种群果实顶端圆，果肉柔软多汁；黄肉桃品种群的果肉为黄色；蟠桃品种群的果实扁平形；油桃品种群果面光滑。

桃常被作为福寿吉祥的象征，在民间素有“寿桃”和“仙桃”的美称，因果形美观，肉质甜美被称“天下第一果”。

一、桃子有哪些药用价值和营养价值

桃是一种营养价值很高的水果，含有蛋白质、脂肪、糖、钙、磷、铁和维生素B、维生素C等成分。桃中含铁量较高，在水果中含量仅次于樱桃，所以吃桃能防治贫血。桃还富含果胶，经常食用可预防便秘。

中医认为，桃味甘酸，性微温，具有补气养血、养阴生津、止咳杀虫、润肠、活血、消积等功效，主治老年体虚、津伤肠燥便秘、妇女瘀血痛经、闭经、及体内瘀血肿块、肝脾肿大等病症。桃的药用价值，主要在于桃仁，桃仁中含有苦杏仁甙、脂肪油、挥发油、苦杏仁酶及维生素B_2等。《神农本草经》上有“桃核仁味苦、平。主瘀血血闭，症瘕邪气，杀小虫”的说法。桃对治疗肺病有独特功效，唐代名医孙思邈称桃为“肺之果，肺病宜食之”。

未成熟桃的果实干燥后，称为碧桃干，有敛汗、止血的功能。阴虚盗汗、咳血的患者，将碧桃干10~15克加水煎服，有治疗作用。跌打外伤瘀肿患者，可用桃仁、生栀子、大黄、降香各适量放在一起研末，用米醋调服，可消瘀去肿，治愈外伤。

桃花也可入药。将白桃花焙燥研成细末，每次1~3克蜜水调服，对浮肿腹水、脚气足肿、大便干结、小便不利疗效显著。而桃树皮中分泌的树脂，性黏稠，味甘苦，无毒，也具有药用价值，可治疗乳糜尿、糖尿病等症。

二、吃桃子的好处

(一) 抗贫血、促进血液生成。桃子果肉中含铁量较高，在各种水果中仅次于樱桃。由于铁参与人体血液的合成，所以桃具有促进血红蛋白再生的能力，可防治因缺铁引起的贫血。

(二) 抗血凝。药理研究表明，桃仁抑制血小板聚集，具有一定的抗血凝作用及较弱的溶血作用。

(三) 抗肝纤维化、利胆。桃仁提取物可扩张肝内门静脉，促进肝血循环及提高肝组织胶原酶活性，并可促进肝内胶原酶的分解代谢，对肝硬化、肝纤维化有良好的治疗作用，还能使肝微循环内红细胞流速增加，促使胆汁分泌。

(四) 止咳平喘。桃仁中所含苦杏仁甙、苦杏仁酶等物质，水解后对呼吸器官有镇静作用，能止咳平喘。

(五) 防癌抗癌。桃仁中所含苦杏仁甙的水解产物氢氰酸和苯甲醛对癌细胞有协同破坏作用，对改善肿瘤患者的贫血及缓解疼痛有一定作用。

(六) 利尿通淋、退黄消肿。桃花具有利尿作用，能除水气，消肿满，医治黄疸、淋证等。同时桃花能导泻，而对肠壁无刺激作用。

三、吃桃子应注意什么

(一) 桃虽好吃，但不可多食。李时珍曾说："生桃多食，令人膨胀及生痈疖，有损无益"。常言"桃养人"是指吃桃适度、恰到好处。

(二) 桃不宜与龟、鳖肉一起食用。

(三) 糖尿病患者、孕妇、月经过多的人忌食。

(四) 平时内热偏盛、易生疮疖的人，不宜多吃。

(五) 最好不要给婴幼儿喂食桃子，因为桃子中含有大量的大分子物质，婴幼儿肠胃透析能力差，无法消化这些物质，很容易造成过敏反应。

(六) 多病体虚的病人以及胃肠功能太弱的病人不宜食用，因为它会增加肠胃的负担。

(七) 吃桃会引发过敏的人群，也要慎食。

(八) 食用前要将桃毛洗净，以免刺入皮肤，引起皮疹；或吸入呼吸道，引起咳嗽、咽喉刺痒等症。

四、常见的桃子保健食疗食谱

(一) 蜜桃干片

配料 新鲜桃子 30 个，蜂蜜 80 毫升，白糖 10 克。

做法 桃子洗净，剖成两半，去核后晒干；将晒好的桃干放入瓷盆，拌上蜂蜜、白糖，再将瓷盆盖密放入锅内，隔水用中火炖 2 小时后冷却，装瓶备用。每次饭后食桃干片 1~2 块，桃蜜半匙，温开水冲淡服食。

功用 具有益肺养心、生津活血、助消化的作用，适宜肺病、心血管病患者食用。

(二) 炸桃片

配料 黄桃750克，鸡蛋5枚，面粉、白糖、牛奶各适量，香草粉少许，花生油500毫升。

做法 将桃洗净，削皮去核，劈成片状，放入碗内，加白糖稍腌；鸡蛋打破，分别取蛋黄、蛋清，牛奶、鸡蛋黄、面粉、香草粉、白糖一起放入盆中，再加适量清水，搅匀成糊状；将打成泡沫状的鸡蛋清倒入牛奶糊内，搅拌均匀；锅内加入花生油烧热，把桃片挂匀牛奶糊后炸至熟透呈黄色时捞起，装入盘内，趁热撒上糖即成。

功用 具有养胃生津、滋阴润燥的功效，适用于胃阴不足、津伤口燥、肺燥咳嗽、咽痛声哑、便秘及虚损等病症。

(三) 桃仁芝麻蜜糖

配料 桃仁、芝麻、白糖各500克，蜂蜜500毫升。

做法 将桃仁去皮打碎，芝麻磨碎，加入白糖和蜂蜜混和调匀。早晚各吃一匙。

功用 具有去瘀生新、改善肝功能的功效，是慢性肝炎患者的辅助食疗佳品。

(四) 桃仁粳米甜粥

配料 桃仁10~15克，粳米50克，白糖适量。

做法 将桃仁捣烂如泥，加清水研磨成汁后，滤去渣，与粳米同煮为稀粥，加入白糖调味。

功用 具有活血祛瘀、消肿止痛的功效，适用于因血瘀引起的妇女闭经、瘀血肿痛、胸胁刺痛及高血压、冠心病等病症。

(五) 新鲜桃花蜜

配料 新鲜桃花50克，蜂蜜500毫升，白糖2匙。

做法 将蜂蜜与桃花搅拌5分钟，均匀后，在上面覆盖一层白糖，密封，盖紧，置阴凉处10天后即可饮用。每日1~2次，每次一匙，开水冲服（弃桃花瓣）。

功用 具有养五脏、除水湿、通大小便等功效，适用于浮肿、腹水、脚气足肿、小便不利、大便干结等病症。

无花果 (wu hua guo)

无花果，又名天生子、文仙果、蜜果、奶浆果等，属桑科植物。无花果原产于欧洲地中海沿岸和中亚地区，西汉时引入我国，我国各地均有栽培，秋季成熟时采收，洗净鲜用，或晒干用。

一、无花果有哪些药用价值和营养价值

无花果果实皮薄无核，肉质松软，味甘甜，具有很高的营养价值和药用价值。中医用干无花果入药，具有开胃、生津、止泻等功效，主治咽喉疼、消化不良、肠炎、痢疾等症，并能解毒消肿。它的果实富含糖、蛋白质、氨基酸、维生素和矿质元素以及大量的果胶，食用无花果后，能净化肠道，促进有益菌类增殖，抑制血糖上升，维持正常胆固醇含量，迅速排出有毒物质。无花果含有丰富的蛋白质分解酶、脂酶、淀粉酶和氧化酶等酶类，它们都能促进蛋白质的分解，有帮助消化的作用。无花果的果实、叶片、枝干都可入药。无花果最重要的药用价值表现在对癌症的显著抑制作用方面，它的抗癌功效也得到世界各国公认，被誉为“21世纪人类健康的守护神”。

二、吃无花果有哪些好处

(一) 健脾消食、润肠通便。无花果含有苹果酸、柠檬酸、脂肪酶、蛋白酶、水解酶等，能帮助人体对食物的消化，促进食欲。又因它含有多种脂类，具有润肠通便的效果。

(二) 降血脂、降血压。无花果中所含的脂肪酶、水解酶等，有降低血脂和分解血脂的功能，能减少脂肪在血管内的沉积，可降血压、预防冠心病。

(三) 利咽消肿。无花果中含有柠檬酸、延胡索酸、琥珀酸、苹果酸、丙乙酸、草酸、奎宁酸等物质，具有抗炎消肿的功效，可利咽消肿。

(四) 补充营养。无花果含有大量的糖类、脂类、蛋白质、纤维素、维生素、无机盐及人体必需的氨基酸等，可有效补充人体的营养成分，增强机体抗病能力。

(五) 防癌抗癌。未成熟果实的乳浆中含有补骨脂素、佛手柑内酯等活性成分，具有防癌抗癌的作用，可以预防肝癌、肺癌、胃癌的发生，延缓移植性腺癌、淋巴肉瘤的发展。

三、吃无花果应注意什么

(一) 脂肪肝患者、脑血管意外患者、腹泻者、正常血钾性周期性麻痹等患者不适宜食用无花果。

(二) 大便溏薄者不宜生食无花果。

四、无花果保健治病的小验方

(一) 痈、疽、疔疮：无花果适量，切碎晒干后研细粉，加入冰片少许，用香油调成糊状敷患处，24 小时 1 次。一般用 3 次可愈。

(二) 慢性咽炎：鲜无花果 5 个，切片；麦冬 12 克，金银花 20 克（1 日量）。用白开水浸泡半小时后代茶饮。连饮 5~7 天。

(三) 扁平疣：用鲜无花果挤汁，或用叶柄折断后分泌出来的白汁涂抹疣体及周围皮肤，随干随涂，不拘次数。

(四) 外痔：鲜无花果叶若干，水煎后趁热熏洗患处，每日两次，每次 20 分钟。一般一次可止痛，3~5 次痔核开始萎缩。

(五) 小儿吐泻：鲜无花果叶不拘量，水煎后洗双脚脚心。每日 3 次。也可用毛巾蘸煎液热敷双侧涌泉穴。每日 3 次，每次 5~10 分钟。

(六) 痔疮：无花果 10 个 (干品)，猪大肠一段，加水煮熟服食 (《福建中草药》)。或鲜果 10 个，煎水洗患处。如大便不畅、脱肛、脘腹不适，用鲜果剥皮生食，每日 5 个，连食 3~5 日。

(七) 消化不良：无花果干果 2 个，切碎捣烂，炒至半焦，加水适量和白糖，煮沸，代茶饮。

(八) 痢疾：无花果 4~6 个，水煎服。或无花果 5 只，火上烘烤，变软后去皮食肉，每日一次，连食 3~7 日。

(九) 久泻不止：无花果 7~10 个，水煎服。

(十) 无名肿毒、痈疽疮疥、黄水疮、乳痈、乳中肿块：无花果捣烂，用麻油调敷患处。

(十一) 肺热声嘶：无花果 15 克，水煎调冰糖服。

(十二) 哮喘：鲜无花果捣烂绞汁，每服半小杯，开水冲服，每日一次。

(十三) 白癜风：每次食无花果 2~3 个，每日三次。

(十四) 咽喉痛、大便不畅：无花果 5~8 个，水煎服。或晒干，研末，吭入喉部。

(十五) 筋骨疼痛、风湿麻木：无花果炖精猪肉或煮鸡蛋吃。

(十六) 神经痛、风湿痛：无花果 10 个、大蒜 1 头、水煎后，用布蘸敷或浸泡患处。

西　瓜 (xi gua)

西瓜又名寒瓜、夏瓜、水瓜。在汉代从西域引入，所以称“西瓜”，我国南北都有栽培。瓜呈圆形或椭圆形，皮色有浓绿、绿、白或绿色夹蛇纹等。瓤呈浓红、淡红、黄或白色。西瓜味道甘甜多汁，清爽适口，是一种富有营养、食用安全的食品，堪称“瓜中之王”。

一、西瓜有哪些药用价值和营养价值

中医认为西瓜具有清热解暑、生津止渴、利尿除烦、解酒毒的功效，主治胸膈气壅、满闷不舒、小便不利、口鼻生疮、中暑等症，对高热口渴、暑热多汗、肾炎尿少、高血压等有一定的辅助疗效。近代医药学认为，西瓜除不含脂肪和胆固醇外，含有大量葡萄糖、苹果酸、果糖、蔗糖、谷氨酸和精氨酸、蛋白氨基酸、番茄素及丰富的维生素 C、维生素 A、维生素 B_1、维生素 B_2 等物质。西瓜瓤汁含有蛋白酶，可把不溶性蛋白质转化为可溶性蛋白质。西瓜的水分约占全果的90%。瓜瓤含糖量一般为 7%~11%，其中主要是果糖。

西瓜全身是宝。不但瓜瓤是防暑降温的最佳果品，就连果皮也可入药，而且果皮的利尿作用比瓜瓤显著。此外，西瓜子也颇具药用价值，有清肺润肠、和中止渴等作用。

二、吃西瓜的好处

(一) 清热解暑。西瓜含有大量水分、多种氨基酸和果糖，可有效补充人体的水分，防止因水分散失而中暑。同时，西瓜还可以通过利小便排出体内多余的热量而清热解暑。

(二) 补充营养。西瓜在所有瓜果中果汁最为丰富，西瓜汁几乎包含有人体所需的各种营养成分，对人体健康极为有利。

(三) 美容、抗衰老。西瓜汁就象是人体的清道夫，能排除体内代谢产物，清洁肾脏及输尿管道，同时还可激活机体细胞，具有美容及延缓衰老的功效。

(四) 帮助蛋白质的吸收。现代研究发现，西瓜汁中含有蛋白酶，可将不溶性蛋白质转化为水溶性蛋白质，促进人体对蛋白质的吸收。

（五）利尿降压、治疗肾炎。西瓜中瓜氨酸和精氨酸有助于利尿，西瓜的配糖体也具有利尿降压作用，对肾炎有特殊的治疗效果。

（六）预防疾病。西瓜翠衣（西瓜皮）营养十分丰富，含葡萄糖、苹果酸、枸杞碱、果糖、蔗糖酶、蛋白氨基酸、西瓜氨基酸、番茄素及丰富的维生素C等，有消炎降压、促进新陈代谢、减少胆固醇沉积、软化及扩张血管、抗坏血病等功效，能提高人体抗病能力，预防心血管系统疾病的发生。

三、吃西瓜应注意什么

（一）西瓜虽好，但是吃西瓜也有讲究。中医认为，西瓜属寒性食物，易伤脾胃，所以脾胃虚寒、湿盛便溏者、平常有慢性肠炎、胃炎及十二指肠溃疡等或大便稀溏的人最好少吃。正常人也不宜食用过量，否则会损伤脾胃而引发消化不良或腹泻。

（二）夏天感冒发烧的患者常常借助于进食西瓜来补水、退烧，但是因为它属于甘寒食物，不宜用于风寒感冒及感冒初期，特别是患有畏寒、无汗等症状者不宜食用。

（三）糖尿病患者应少食，建议两餐中食用。

（四）西瓜忌与羊肉同食。

巧辩西瓜生熟：一手托西瓜，一手轻轻地拍打，或者用食指和中指进行弹打，成熟的西瓜，敲起来会发生比较沉闷的声音，不成熟的西瓜敲起来声脆；一般规律是“闷声”为熟瓜，“脆声”为生瓜。但有的瓜皮太厚，敲起来听着也闷声，但不一定是熟瓜。

四、常见的西瓜保健食疗食谱

（一）鲜西瓜汁

配料 鲜西瓜一个。

做法 去皮及瓜籽，捣汁服用，每日2次。

功用 清热解暑、除烦止呕、利大小便，适用于热病烦渴、中暑头晕、干渴作呕、小便不利、尿道感染及大便干燥等病症。

（二）冰糖西瓜

配料 新鲜西瓜1个约3千克。

做法 以小尖刀开一小口，取出部分瓜瓤，放入冰糖50克，以瓜皮封口，隔水蒸90分钟，待凉后，吃瓜饮汁，日服1个，连服7天。

功用 清热润肺，可用以治疗咳嗽少痰、痰粘稠不爽等病症。

（三）瓜皮赤豆茶

配料 新鲜西瓜翠衣、新鲜冬瓜皮各50克，赤小豆30克。

做法 以上三味洗净，同置瓦罐中，加水500毫升，以小火煎20分钟，滤出汤汁，当茶饮用，连服10天。

功用 具有利水消肿的功效，适宜于肾炎及心功能不全所致的水肿患者饮用。

（四）翠衣鳝丝

配料 粗鳝鱼肉500克，熟猪油500毫升，鲜西瓜皮150克，鸡蛋1枚，葱、蒜各适量。

做法 将鳝鱼肉冲洗干净，用刀批成片，再改刀切成丝，然后用清水漂洗一次，捞起沥干水，并用干纱布吸去水分；西瓜皮削去外表硬皮，切成块，捣成泥状，滤出汁，加入淀粉，制成翠衣汁淀粉备用；鳝丝装入盆中，打入蛋清，加翠衣汁淀粉、精盐、料酒，抓匀；将锅置火上，倒入熟猪油烧热，放入鳝丝、蒜末、葱白末滑炒，视色变白后捞出沥油；原锅留少许油上火，投入葱、蒜，再放入鳝丝，加少许瓜皮汁、料酒、精盐翻炒，用淀粉勾芡，淋入芝麻油，起锅装盘即成。

功用 具有补虚损、祛风湿的功效，适宜于久病虚损、形体瘦弱、风湿性关节炎疼痛及夏季体质虚弱者食用。

（五）西瓜炒蛋

配料 西瓜瓤500克（黄色最佳），鸡蛋5枚，素油100毫升。

做法 将鸡蛋打入碗内，西瓜瓤切成丁；用干净纱布包裹西瓜瓤丁，略挤去部分水分，然后放进盛有鸡蛋的碗内，加入精盐并调匀备用；炒锅放火上，倒入素油并烧热，放入调好的鸡蛋瓜丁糊，炒熟即成。

功用 具有滋阴润燥、清咽开音、养胃生津的功效，适宜于阴虚内燥、肺虚久咳、咽痛失音、热病烦躁、胃燥口干、小便短赤及高血压、糖尿病患者食用。

香　蕉 (xiang jiao)

香蕉是人们喜爱的水果之一，盛产于热带、亚热带地区，欧洲人因为它能解除忧郁而称它为“快乐水果”。香蕉又被称为“智慧之果”，传说是因为佛祖释迦牟尼吃了香蕉而获得智慧。

一、香蕉有哪些药用价值和营养价值

香蕉营养高、热量低，含有称为“智慧之盐”的磷，又有丰富的蛋白质、糖、钾、维生素A和C，同时膳食纤维也多，是相当好的营养食品，有“百果之冠”的美称。香蕉具有润肠通便、清热解毒、健脑益智、通血脉、填精髓、降血压等功效，主要用于治疗便秘、酒醉、发烧、皮肤生疮，有着较高的药用价值。现代药理学研究表明，香蕉含钠及胆固醇很低，常吃香蕉可以有效防止血管硬化，降低血液中的胆固醇。另外，香蕉味甘、性寒，凡温热并口烦渴、大便秘结、痔疮出血者适宜常吃。同时，香蕉的糖分、蛋白质含量均高，维生素、矿物质也很丰富，热量也在水果中居高，且富含钾。

二、吃（用）香蕉有哪些好处

(一) 降低胆固醇。胆固醇过高会引起冠心病，香蕉的果柄具有降低胆固醇的作用。血液胆固醇过高者，可用香蕉果柄50克，洗净切片，用开水冲饮，连饮10~20天，即可降低胆固醇。

(二) 治疗胃肠溃疡。香蕉中含有一种能预防胃溃疡的化学物质，它能刺激胃黏膜细胞的生长和繁殖，产生更多的黏膜来保护胃。

(三) 防治高血压。高血压和心脑血管疾病患者体内往往“钠”多而“钾”少。而香蕉中含有丰富的钾离子，有抑制钠离子收缩血管和损坏心血管的作用。吃香蕉可维持体内的钠钾平衡和酸碱平衡，使神经肌肉保持正常、心肌收缩协调，所以每日吃3~5根香蕉，对高血压及心脑血管疾病的患者有益。

(四) 治疗忧郁症。香蕉含有一种物质能够帮助人脑产生6-羟色胺，使人心情变得愉快，活泼开朗。忧郁症的患者，平时可以多吃香蕉来减少情绪低落，使悲观失望、厌世烦躁的情绪逐渐消散。

(五) 治疗皮肤瘙痒。香蕉皮中含有蕉皮素，它可以抑制细菌和真菌滋生。用香蕉皮治疗因真菌或是细菌所引起的皮肤瘙痒及脚气病，效果很好。患者可以选新鲜的香蕉皮在皮肤瘙痒处反复摩擦，或是煎水洗，连用数日，即可奏效。

(六) 治疗咳嗽。肺热咳嗽用香蕉 1~2 只，冰糖炖服。每日 1~2 次，连服数日，效果佳。

(七) 治疗痔疮及便血。每日空腹吃香蕉 2 只，或不去皮炖熟，连皮吃，可润肠通便，减少痔疮出血。

(八) 减肥。因为香蕉中淀粉含量很高，所以很容易饱腹，加上淀粉在体内转变成糖类需要一些时间，因此不会产生过多的能量堆积，所以香蕉可以作为减肥首选的优良食品。

(九) 解酒。用香蕉皮 60 克煮水饮用，可以清利头目，起到醒酒的作用。

(十) 润肠通便。香蕉属于性寒味甘食物，寒能清肠热，甘能润肠通便，常用于治疗热病烦渴，大便秘结，是习惯性便秘患者的良好食疗果品。

(十一) 防癌抗癌。香蕉中含有大量的碳水化合物、粗纤维，能将体内致癌物质迅速排出体外。经细菌消化生成的丁酸盐是癌细胞生长的强效抑制物质。此外，5-羟色胺也能保护胃黏膜，改善胃溃疡，预防胃癌。因此香蕉是一种较好的防癌、抗癌果品。

三、吃香蕉应注意什么

(一) 香蕉性寒，脾胃虚寒，胃痛腹泻的患者应少吃。

(二) 香蕉中含有大量的镁，多吃可使血液中的镁含量上升，对人的心血管系统产生抑制作用，可引起明显的肌肉麻痹、出现嗜睡乏力的症状，所以，司机不要空腹吃香蕉。

(三) 急慢性肾炎及肾功能不全、有明显水肿和需要禁盐的病人忌食。

(四) 香蕉不宜和甘薯同食。

四、常见的香蕉保健食疗食谱

(一) 香蕉粥

配料 新鲜香蕉 250 克，冰糖、粳米各 100 克。

做法 先将香蕉去皮，切成丁状；粳米淘洗干净，以清水浸泡 120 分钟后捞出沥干；将锅放火上，倒入 1000 毫升清水，加入粳米，用旺火煮沸；再加入香蕉丁、冰糖，改用小火熬 30 分钟即成。

功用 具有养胃止渴、滑肠通便、润肺止咳的功效，适宜于津伤烦渴、肠燥便秘、痔疮出血、咳嗽日久及习惯性便秘、高血压、动脉硬化等患者食用。无病的人食用可强身健体、补脾润肺。

（二）香蕉橘子汁

配料 新鲜香蕉、橘子各100克，蜂蜜30毫升。

做法 先将香蕉去皮并捣烂成泥，橘子洗净捣烂取汁；将橘子汁混入香蕉泥中，再加入蜂蜜并调匀即可饮用。每日2次，连服数日。

功用 具有清热解毒、润肠通便、止咳化痰的功效，可用于治疗虚火上炎、大便秘结、痰多咳嗽等病症。

（三）油炸香蕉夹

配料 香蕉1000克，花生油1000毫升，豆沙馅125克，鸡蛋清150毫升，白糖150克，京糕100克。

做法 先将香蕉去皮，切成长方形片，京糕碾成泥备用；香蕉片铺平，用京糕泥抹匀香蕉片的三分之一，并在上面盖一片香蕉片，抹上一层豆沙馅，再盖上一层香蕉片，然后用手轻轻压实，即成香蕉夹；鸡蛋清放入碗内，用筷子沿一个方向不断搅动成泡沫状，再加入淀粉拌成蛋清糊；将锅置火上，加入花生油，烧至六成热后，把香蕉夹放入蛋清糊中挂糊，投入锅中，炸成金黄色捞出，摆入盘内，撒上白糖即成。

功用 具有健脾胃、润肠燥的功效，适宜于脾胃虚弱、饮食减少、肠燥便秘、痔疮出血等病症。高血压、动脉硬化症患者食用也有较好的辅助治疗作用。

杏（xing）

杏是我国北方的主要栽培果树品种之一，以果实早熟、色泽鲜艳、果肉多汁、风味甜美、酸甜适口为特色，在春夏之交的果品市场上占有重要位置，深受人们的喜爱。

一、杏有哪些药用价值和营养价值

杏果实营养丰富，含有多种有机成分和人体所必须的维生素及无机盐类，是一种营养价值较高的水果。杏仁的营养更丰富，含蛋白质、粗脂肪、糖类，还含有磷、铁、钾等无机盐类及多种维生素，是滋补佳品。杏果的药用价值在中草药中具有重要地位，可生津止渴、润肺化痰、清热解毒。所含的维生素 B_{17} 是极有效的抗癌物质，并且只对癌细胞有杀灭作用，对正常健康的细胞无任何毒害。杏仁为常用中药，分苦、甜两种。苦杏仁能止咳平喘、润肠通便，可治疗肺痛、咳嗽等疾病。甜杏仁和日常吃的干果大杏仁偏于滋润，有一定的补肺作用。杏仁还含有丰富的维生素C和多酚类成分，能够降低人体内胆固醇的含量，减少心脏病和很多慢性病的发病危险性。杏仁富含维生素E，有美容功效，能促进皮肤微循环，使皮肤红润光泽。

二、吃杏和杏仁有什么好处

(一) 促进新陈代谢。杏能补充人体多种无机盐和微量元素，这些物质是新陈代谢不可缺少的物质。

(二) 助消化、润肠道。吃杏有去胃脘胀痛、润肠、治大便燥结之效。

(三) 祛痰镇咳。现代医学研究证明，杏仁甙吸收后可直接和间接地作用到神经和呼吸道黏膜，减少其敏感性，能促进黏膜损伤的愈合，起到止咳作用。

(四) 润肤美容。对女性来说，杏仁有通利血脉、促进皮下毛细血管的血液循环、增进皮肤营养、推迟皮肤过早衰老的功效，因此有润泽肌肤、丽颜美容的效果。

(五) 抗癌。杏是维生素 B_{17} 含量最为丰富的果品，而维生素 B_{17} 又是极有效的抗癌物质。据科学分析，经常吃杏可能是太平洋岛国斐济人无癌长寿的主要原因之一。

(六) 益心脏。杏果所含的类黄酮、维生素C有预防心脏病和减少心肌梗塞的作用。因此，常食杏脯、杏干，对心脏病患者有一定好处。

三、杏子不能多吃

(一) 民谚所说“桃饱人，杏伤人”是多年生活经验的积累。中医认为，杏属于热性食物，有小毒，吃多了会伤及筋骨，引起旧病复发，甚至会落眉脱发、影响视力，还能引起邪火上炎，使人流鼻血、生眼疾、烂口舌，还可能引起生疮、拉肚子。同时，由于鲜杏酸性较强，而酸味对钙质有破坏作用，吃多了容易对胃产生刺激引起胃病，还易腐蚀牙齿诱发龋齿，而且对小孩骨骼发育有可能造成影响。所以，每次吃杏 3~5 枚较为适宜。

(二) 杏仁是世界上最大众化的食用果仁，但杏仁中的苦杏仁甙和苦杏仁甙酶的代谢产物会导致组织细胞窒息，严重者会抑制中枢神经，导致呼吸麻痹，甚至死亡。所以在食用杏仁时应慎重，不宜过量。

四、食疗药用偏方推荐

(一) 治痢疾：杏树叶 60 克，水煎服。

(二) 治黄水疮：杏仁放瓦上焙焦研末，香油调搽患处。

(三) 治热疖：杏仁研末，用香油调搽。

(四) 治伤风咳嗽：杏仁 10 克，生姜 3 片，白萝卜 60 克，水煎服。

(五) 治咳嗽气喘：杏仁 12 克，水煎服。

(六) 治肺病虚弱、老年咳嗽、干咳无痰：甜杏仁炒熟，每日早晚嚼食 7~10 粒，或加白砂糖共捣烂，开水冲服，一日两次。

(七) 治咳嗽寒热：杏仁半两，去皮尖，在童便中浸 7 日，取出，温水淘洗，研如泥，加童便 3 升煎如膏。每服 3 克，熟水送下。

(八) 治上气喘急：杏仁、桃仁各半两，去皮类，炒研，加水调生面和成丸子，如梧子大。每服 10 丸，姜蜜汤送下。以微泻为度。

(九) 治喘促浮肿、小便淋沥：杏仁一两，去皮尖，熬后磨细，和米煮粥，空腹服用。

(十) 治头面风肿：用杏仁捣成膏，调鸡蛋黄涂布上，包头面。药干又涂，7~8 次可愈。

(十一) 偏风不遂、失音不语：生吞杏仁 7 枚，逐日增至 49 枚，周而复始。食后饮竹沥，直到病愈。

(十二) 喉痹痰嗽：用杏仁去皮、炒黄，取三分，加桂末一分，研泥裹含咽汁。

(十三) 喉热生疮：治方同上。

(十四) 肺病咯血：用杏仁 40 个，以黄蜡炒黄，研青黛 3 克加入，捣烂，包在切开的柿饼中，外裹湿纸，煨熟吃下。

（十五）血崩：用甜杏仁上的黄皮，烧存性，研为末。每服3克，空心服热酒送下。

（十六）痔疮下血：用杏仁（去皮类及双仁者）30个加水3升，研磨，滤汁，煎至五成，同米煮粥吃。

（十七）耳出脓汁：用杏仁炒黑，捣成膏，裹棉中塞耳内。一天换药3~4次。

（十八）鼻中生疮：用杏仁研为末，调乳汁敷涂。

（十九）虫牙：用杏仁烧存性，研烂纳虫孔中，杀虫祛风，其痛便止。重者两次可见效。

椰　子 (ye zi)

椰子，是椰子树的果实，产于热带地区。果新鲜时，有清澈的液体，叫做椰汁。

一、椰子有哪些药用价值和营养价值

椰子的用途广泛，素有“生命树”、“宝树”之称。椰汁及椰肉含少量蛋白质、果糖、葡萄糖、蔗糖、脂肪、维生素 B_1、维生素 E 、维生素 C 、钾、钙、镁等。椰肉色白如玉、芳香滑脆，椰汁清凉甘甜。椰肉、椰汁是老少皆宜的美味佳果。祖国医学认为，椰子果肉具有补虚强壮、益气祛风、消疳杀虫的功效，久食能令人面部润泽、益人气力及耐受饥饿，治小儿绦虫、姜片虫病，也常用于心脏病水肿、口干烦渴的治疗；椰水具有滋补、清暑解渴的功效，主治暑热、津液不足的口渴；椰子汁虽含钾量高，但含镁量也高，可增加机体对钾的耐受性，用来治疗胃肠炎、脱水均有效。生长 9 个月的椰子，曾取汁试用于临床，紧急时作为静脉输液的代用品。果壳祛风、利湿、止痒，外用治体癣，脚癣。

二、 食用椰子要注意什么

(一) 椰子宜取鲜品食用，不宜取鲜汁后停放过久，否则会变味。

(二) 体内热盛的人不宜吃椰子。

(三) 长期熬夜、爱吃煎炸食物、容易发脾气、口干舌燥的人，也要切记不可多吃椰子。

三、椰子的保健养生吃法

(一) 每次取椰子半至一个，先饮椰汁，后吃椰肉，每日早晨空腹一次食完（三小时后方可进食)，驱姜片虫、绦虫的效果与槟榔相似，而且没有副作用。

(二) 鲜椰子汁适量饮服，治充血性心力衰竭，周围水肿。

(三) 椰子肉（切碎)、糯米、鸡肉各适量，同煮粥，用油盐调味食用，适用于脾虚倦怠、食欲不振、手足无力、体弱头昏等症。

樱 桃 (ying tao)

樱桃又称含桃、朱果、朱樱、樱珠、家樱桃。我国华东和河北、山西、陕西、河南、湖北、四川等地均有栽培。夏初果实成熟时采收，洗净鲜用。樱桃的品种有红灯、早红、先锋、大紫、拉宾斯、早大果等，其中红灯和先锋是最常见的品种，也是樱桃中的两个优质品种。

一、樱桃有哪些药用价值和营养价值

樱桃成熟期早，果实营养丰富，有“早春第一果”的美誉。中医认为，樱桃能补中益气、祛风胜湿、主水谷痢、止泄精，主治病后体虚气弱、气短心悸、倦怠食少、咽干口渴及风湿腰腿疼痛、四肢不仁、关节屈伸不利、冻疮等病症。樱桃树根还具有很强的驱虫、杀虫作用，可驱杀蛔虫、蛲虫、绦虫等。樱桃营养丰富，所含蛋白质、糖、磷、胡萝卜素、维生素 C 等都比苹果、梨要高，具有防癌的功效。在水果家族中，一般铁的含量较低，樱桃却一枝独秀，含铁量居于水果首位。

二、樱桃有哪些保健功效

(一) 抗贫血、促进血液生成。樱桃含铁量位于各种水果之首。常食樱桃可补充体内对铁元素的需求，促进血红蛋白再生，既可防治缺铁性贫血，又可增强体质，健脑益智。

(二) 防治麻疹。麻疹流行时，给小儿饮用樱桃汁能够预防感染，樱桃核则具有发汗透疹解毒的作用。

(三) 祛风胜湿、杀虫。樱桃性温热，兼具补中益气之功，能祛风除湿，对风湿腰腿疼痛有良效。

(四) 收涩止痛。民间经验表明，樱桃可以治疗烧伤烫伤，能起到收敛止痛、防止起泡化脓的作用。同时樱桃还能治疗轻、重度冻伤。

(五) 养颜驻容。樱桃营养丰富，所含蛋白质、糖、磷、胡萝卜素、维生素 C 等均比苹果、梨高，常用樱桃汁涂擦面部及皱纹处，能使面部皮肤红润嫩白，去皱消斑。

三、吃樱桃应注意什么

(一) 樱桃性温热，热性病及虚热咳嗽患者忌食；樱桃核仁含氰甙，水解后产生氢氰酸，药用时应小心中毒。

(二) 有溃疡症状者、上火者、慎食；糖尿病者忌食。

(三) 高血钾是慢性肾病的“隐形杀手”。樱桃含钾量高，肾病患者如果食用过多的樱桃，就会出现高血钾，严重者可导致患者的心脏在数秒至数分钟内停止跳动。所以，肾病患者一定要慎食。

四、樱桃保健食疗食谱选方

(一) 樱桃甜汤

配料 鲜樱桃2000克，白糖1000克。

做法 樱桃洗净，加水煎煮20分钟后，再加白糖继续熬一、二沸后停火备用。每日服30~40克。

功用 具有促进血液再生的功效，可用于辅助治疗缺铁性贫血。

(二) 冬菇樱桃

配料 水发冬菇80克，鲜樱桃50枚，豌豆苗50克，白糖、姜汁各适量。

做法 水发冬菇、鲜樱桃去杂洗净；豌豆苗去杂和老茎，洗净切段；炒锅烧热，下菜油烧至五成热时，放入冬菇煸炒透，加入姜汁、料酒拌匀；再加酱油、白糖、精盐、鲜汤烧沸后，改为小火煨烧片刻，再把豌豆苗、味精加入锅中，入味后用湿淀粉勾芡；然后放入樱桃，淋上麻油，出锅装盘即成。

功用 具有补中益气、防癌抗癌、降压降脂的功效，适用于高血压、高血脂症、冠心病及癌症患者食用。

(三) 樱桃酒

配料 鲜樱桃500克，米酒1000毫升。

做法 樱桃洗净置坛中，加米酒浸泡，密封，每2~3日搅动1次，15~20天即成。每日早晚各饮50毫升（食樱桃8~10枚）。

功用 具有祛风胜湿、活血止痛的功效，适用于风湿腰腿疼痛、屈伸不利及冻疮等病症。

(四) 樱桃酱

配料 樱桃1000克，白砂糖、柠檬汁各适量。

做法 选用个大、味酸甜的樱桃，洗净后分别将每个樱桃切一小口，剥去皮，去籽；将果肉和砂糖一起放入锅内，上旺火煮沸后转中火煮，撇去浮沫涩汁，再煮；煮至粘稠状时，加入柠檬汁，略煮一下，离火，晾凉即成。

功用 具有调中益气、生津止渴的功效，适用于风湿腰膝疼痛、四肢麻木不仁、消渴、烦热等病症。

（五）樱桃汁

配料 樱桃 80 克，冷开水 1 杯。

做法 樱桃洗净后去核，放入果汁机中加冷开水搅成樱桃汁饮用（可加适量白糖调味）。

功用 具有润泽皮肤的作用，可消除皮肤暗疮疤痕。

（六）樱桃银耳

配料 银耳 30 克，红樱桃脯 20 克，冰糖适量。

做法 银耳用温水泡发后去根，洗净，上蒸笼蒸约 10 分钟；汤锅加清水放入冰糖，微火溶化后放入樱桃脯，再用旺火烧沸，起锅倒入银耳碗内即成。

功用 可用于消化不良、饮食不香、瘫痪、四肢不仁、风湿腰腿痛、体质虚弱、面色黯淡、软弱无力、关节麻木患者的治疗。糖尿病患者忌食。

柚　子 (you zi)

柚子是芸香科植物柚的成熟果实，在我国已有二千五百多年的栽培史，产于我国福建、江西、广东、广西等南方地区。著名品种有文旦柚、沙田柚、坪山柚、四季抛、大红抛等。柚子清香、酸甜、凉润，营养丰富，是人们喜欢的名贵水果之一，也是医学界公认的最具食疗价值的水果。

一、柚子有哪些药用价值和营养价值

中医认为，柚子果肉有止咳平喘、清热化痰、健脾消食、解酒除烦、补血、清肠、利便的作用。柚皮又名橘红，有理气化痰、健脾消食、散寒燥湿的作用；柚籽是柚的种子，含黄柏酮、黄柏内酯、脂肪油、无机盐、蛋白质、粗纤维等，功效与橘核相似，主治疝气。柚叶含挥发油，具有消炎、镇痛、利湿等功效。

现代医药学研究发现，柚肉中含有非常丰富的维生素 C 以及类胰岛素等成分，有降血糖、降血脂、减肥、美肤养容等功效。经常食用，对高血压、糖尿病、血管硬化等疾病有辅助治疗作用。柚子可促进伤口愈合，对败血症等有良好的辅助疗效。此外，柚子含有生理活性物质皮甙，可降低血液的黏滞度，减少血栓的形成，对脑血管疾病，如脑血栓、中风等也有较好的预防作用。

二、常吃柚子的好处

(一) 降压益肾。柚子中含有高血压患者必需的天然微量元素钾，几乎不含钠，因此是患有心脑血管病及肾脏病患者（如果肾功能不全伴有高钾血症，则严禁食用）最佳的食疗水果。

(二) 降血脂。柚子中含有大量的维生素C，能降低血液中的胆固醇。

(三) 软化血管。柚子的果胶不仅可降低低密度脂蛋白水平，而且可以减少动脉壁的损坏程度。

(四) 壮体、补血。柚子能帮助身体吸收钙和铁质，所含的天然叶酸，对于怀孕中的妇女有预防贫血发生和促进胎儿发育的功效。

(五) 降血糖。新鲜的柚子肉中含有类似胰岛素的成分，能降低血糖，是糖尿病患者的理想食品。

三、吃柚子应注意什么

(一) 柚子不能与某些药品同服。饮用一杯柚子汁，与药物产生作用的可能性会维持 24 小时，因此，正在服药的病人，尤其是老年人，最好不要吃柚子或喝柚子汁。

高血脂症病人与洛伐他汀（又称美降脂）一起服用，会出现肌肉痛，甚至肾脏病变。

一些病人在服用抗过敏药特非那定期间，吃了柚子或饮了柚子汁，轻者出现头昏、心悸、心律失常等，严重的可能猝死。

与柚子产生不良作用的药物还有环孢素、咖啡因、钙拮抗剂、西沙必利等。

(二) 服避孕药的女性应忌食。美国一项研究显示，柚子对避孕药的影响最为突出。专家称，如果服用了避孕药的妇女，在性生活后食用 1~2 个柚子，就有可能使避孕药失效。

(三) 柚子性寒，身体虚寒的人不宜多吃。脾虚泄泻、便溏的人吃了柚子会腹泻。

(四) 高血压患者服药时不要吃柚子。专家建议，在服用降压药期间，不要吃柚子或饮用柚子汁，否则可产生血压骤降等严重的毒副反应，甚至可诱发心绞痛、心肌梗死或中风。

(五) 柚子中含有一种不知名的活性物质，对人体肠道的一种酶有抑制作用，使药物正常代谢受到干扰，影响肝脏解毒，还可能引起其他不良反应，使肝功能受到损害，甚至发生中毒。

(六) 另外柚子中含有大量的钾，肾病患者要在医生指导下才可以服用。

四、柚子常见的食疗方法

(一) 治疗老年性咳嗽气喘：柚子皮用开水泡，代茶饮用。

(二) 治疗肺热咳嗽：柚子 100 克，大生梨 100 克，蜂蜜少许。一同洗净后煮烂，加蜂蜜或冰糖调服。

(三) 治疗痰气咳嗽：柚子、酒、蜂蜜。将柚子去皮除核，切成片放入酒内浸泡一夜。煮烂，拌蜂蜜，时时含咽。

(四) 治疗冻疮：柚子皮 50 克，水煎后，浸泡冻疮部位，每日数次。

(五) 治疗头痛：柚叶与葱白各等量，一同捣烂后贴于太阳穴上。

(六) 治疗关节痛：柚叶、生姜、桐油各 20 克，一同捣烂后敷于疼痛处。

(七) 治消化不良：柚子皮 15 克，鸡内金、山楂各 10 克，砂仁 5 克，水煎服。

(八) 治急性乳腺炎：柚果肉 200 克，青皮 50 克，蒲公英 30 克，水煎服。

(九) 经常感冒、咳嗽、气喘：用鲜柚一个留皮去核，配北杏、贝母、银耳各 50 克，加适量蜂蜜炖服。常服能强健肺功能。

三、谷物类

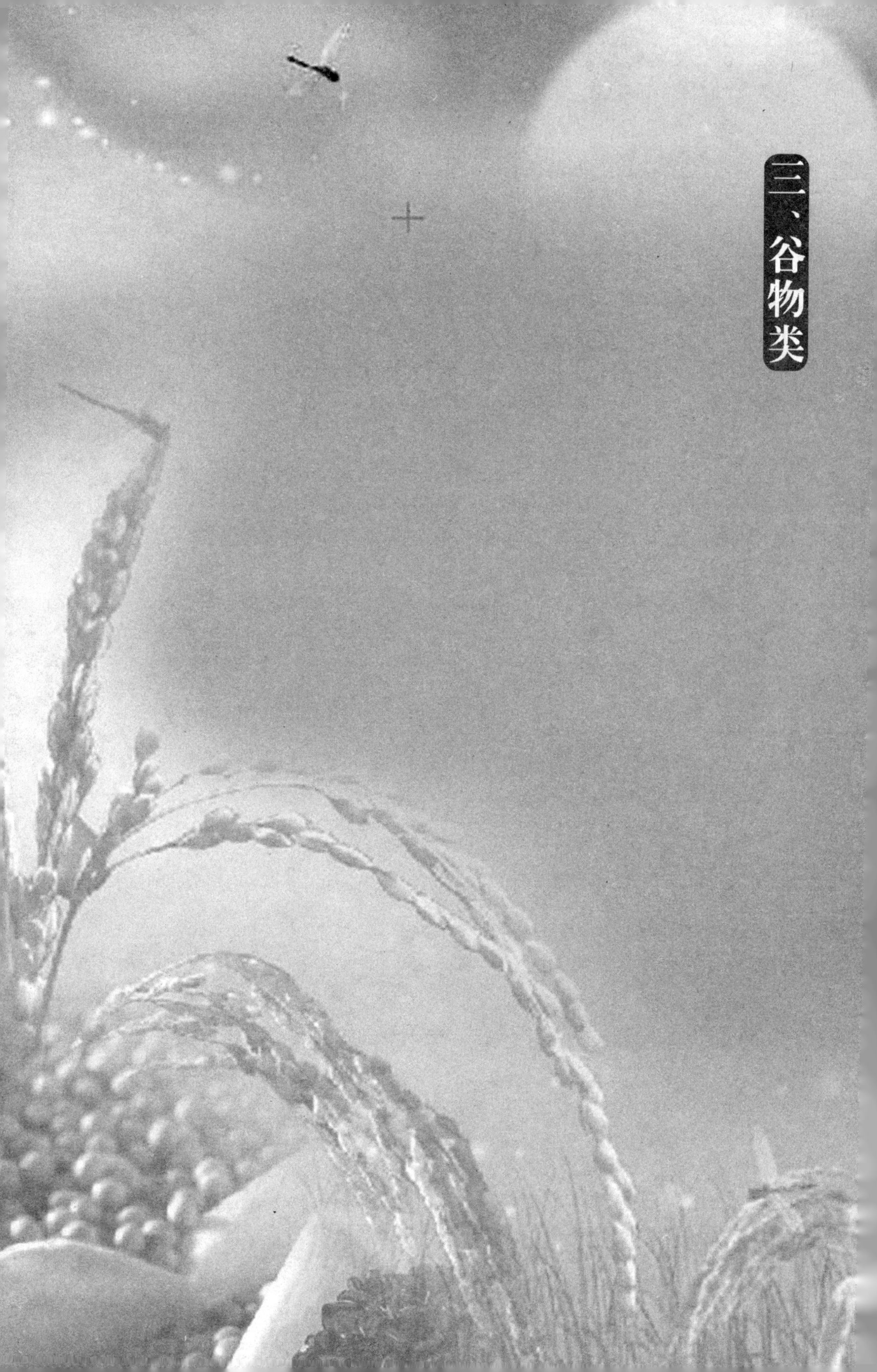

蚕 豆 (can dou)

蚕豆又称胡豆、佛豆、川豆、倭豆、罗汉豆。蚕豆一般认为起源于西南亚和北非。中国的蚕豆，相传为西汉张骞自西域引入，大部分地区均有种植，是粮食、蔬菜和饲料、绿肥兼用作物。

一、蚕豆有哪些药用价值和营养价值

蚕豆营养丰富，含有维生素 A、维生素 B_1、维生素 B_2、维生素 B_5、维生素 C、维生素 E、胡萝卜素、叶酸、泛酸、钙、铁、磷、钾、钠、铜、镁、锌、蛋白质、脂肪、碳水化合物，还含有磷脂、胆碱、葫芦巴碱等物质。传统中医学认为，蚕豆性味甘平，微辛，可补中益气、健脾益胃、清热利湿、止血降压、涩精止带，主治中气不足、倦怠少食、高血压、咯血、衄血、妇女带下等病症。

二、食用蚕豆有哪些好处

(一) 健脑。蚕豆中含有调节大脑和神经组织的重要成分钙、锌、锰、磷脂等，并含有丰富的胆石碱，有增强记忆力的健脑作用。

(二) 促进骨发育。蚕豆中的钙，有利于促进人体骨骼的生长发育。

(三) 预防心血管疾病。蚕豆中不含胆固醇，蛋白质含量丰富，可以预防心血管疾病。蚕豆中的维生素 C 可以延缓动脉硬化。蚕豆皮中的膳食纤维有降低胆固醇、促进肠蠕动的作用。

(四) 防癌抗癌。蚕豆也是抗癌食品之一，对预防肠癌有作用。

三、食用蚕豆应注意什么

蚕豆一般人都可食用。

(一) 老人、考试期间学生、脑力工作者、高胆固醇、便秘者可以多食用。

(二) 蚕豆性滞，不可生吃，应将生蚕豆多次浸泡或焯水后再进行烹制。不宜食用鲜嫩蚕豆。

(三) 有遗传性血红细胞缺陷症者，患有痔疮出血、消化不良、慢性结肠炎、尿毒症的人要注意不进食蚕豆。

(四) 蚕豆含有致敏物质，极少数过敏体质的人 (男孩较多) 吃了会产生不同程度的过敏、急性溶血等中毒症状（俗称的“蚕豆病”)。发生过蚕豆过敏者一定不要再吃。

(五) 蚕豆不可与菠菜同食。

(六) 蚕豆不宜与田螺同食。

四、蚕豆保健食谱推荐

(一) 蚕豆汤

配料 陈蚕豆125克，红糖90克。

做法 先将陈蚕豆洗净，与红糖同放入砂锅，加水500毫升，煮至豆熟即可。每日服食3次，吃豆喝汤。

功用 此汤具有健脾利水的功效，适宜于慢性肾炎水肿、脾虚水肿等病症。

(二) 蚕豆饭

配料 蚕豆250克，糯米500克。

做法 将蚕豆浸泡胀，去皮，放入沸水锅中煮至八成熟时捞出；另将粳米淘净后，用煮过蚕豆的汤浸泡一夜，次日把糯米和蚕豆搅拌均匀，上蒸笼蒸大约1小时，即可食用。

功用 此饭具有补虚健脾、和胃调中的功效，对于年老体弱、脾胃不和者有保健作用。

(三) 红蚕豆

配料 白梅3个，蚕豆50克，花椒、盐、茴香、苏木、白矾各适量。

做法 先将白梅放入锅底，再将蚕豆入锅，加花椒末、盐、茴香；另锅以水煮苏木，入白矾少许，去滓取水沿锅四边浇下，水平齐豆粒为度，煮至豆熟即可。

功用 此肴具有健胃醒脾、增加食欲的功效，对于脾虚胃纳欠佳的人尤为适宜。

扁 豆 (bian dou)

扁豆，一年生草本植物，种子白色或紫黑色。我国华东、中南、西南和河北、辽宁等地均有栽培。秋季采收成熟荚果，晒干，除去荚皮，收集种子备用。嫩荚是普通蔬菜。

一、扁豆有哪些药用价值和营养价值

扁豆的营养成分相当丰富，包括蛋白质、脂肪、钙、磷、铁及食物纤维、维生素 A、维生素 B_1、维生素 B_2、维 C 和酪氨酸酶等，扁豆衣的 B 族维生素含量特别丰富。此外，还有磷脂、蔗糖、葡萄糖。另外扁豆中还含有血球凝集素，这是一种蛋白质类物质，可增加脱氧核糖核酸和核糖核酸的合成，有显著的消退肿瘤的作用。扁豆气清香而不串，性温和而色微黄，与脾性最合。中医认为，扁豆味甘、性平，归脾、胃经，有健脾、和中、益气、化湿、消暑之功效，主治脾虚兼湿、体倦乏力、食少便溏、湿浊下注或水肿、妇女脾虚带下、暑湿伤中、吐泻转筋等证。适宜夏季感冒挟湿、急性胃肠炎、消化不良、暑热头痛头昏、恶心、烦躁、口渴欲饮、心腹疼痛、饮食不香的人服食。尤其适宜癌症病人服食。

二、食用扁豆应注意什么

(一) 烹调前应用冷水浸泡（或用沸水稍烫）再炒食。因为白扁豆中有一种凝血物质及溶血性皂素、氰甙，如生食或炒不熟吃，在食后 3~4 小时部分人可引起头痛、头昏、恶心、呕吐等中毒反应。

(二) 一般人群均可食用。特别适宜脾虚便溏、饮食减少、慢性久泄，以及妇女脾虚带下、小儿疳积（单纯性消化不良）者食用。

(三) 患寒热病和患疟疾的人不可食。

三、扁豆保健食疗配方推荐

(一) 扁豆茯苓散：炒扁豆 30 克，茯苓 15 克。研为细末。每次 3 克，加红糖适量，用沸水冲调服。

本方以扁豆健脾除湿，茯苓补脾而能利尿消肿。用于脾虚水肿。

（二）煮扁豆：扁豆子60克（或嫩扁豆荚果120克），以食油、食盐煸炒后，加水煮熟食。每日2次，连食1周。

此方取扁豆健脾除湿止带功效，用于妇女脾虚带下、色白。

（三）扁豆香薷汤：扁豆30克，香薷15克。加水煎汤，分2次服。

源于《千金要方》。本方取扁豆利湿和中，香薷化湿利小便。用于湿浊阻滞、脾胃不和、呕吐腹泻、小便不利。若夏季兼感暑热，见有心烦发热、头昏等症者，可加荷叶、金银花之类清热祛暑。

糙　米（cao mi）

糙米是稻谷经过加工后除了外壳之外保留的全谷粒，即含有皮层、糊粉层和胚芽的米。由于口感较粗，质地紧密，煮起来比较费时。糙米可制成谷片，通常是搭配牛奶一起当早餐食用。近年来，亚洲一些以大米为主食的国家掀起了食用糙米食品的热潮。国内一些大中城市的消费者也把吃糙米食品视为时尚。

一、糙米有哪些药用价值和营养价值

现代营养学研究发现，糙米中的米糠和胚芽部分含有丰富的维生素B族和维生素E，能提高人体免疫功能，促进血液循环，还能帮助人们消除沮丧烦躁的情绪，使人充满活力。此外，糙米中钾、镁、锌、铁、锰等微量元素含量较高，有利于预防心血管疾病和贫血症。它还保留了大量膳食纤维，可促进肠道有益菌增殖，加速肠道蠕动，软化粪便，预防便秘和肠癌；膳食纤维还能与胆汁中的胆固醇结合，促进胆固醇的排出，从而帮助高血脂症患者降低血脂。糙米中的淀粉物质被粗纤维组织所包裹，人体消化吸收速度较慢，因而能很好地控制血糖，对于糖尿病患者和肥胖者特别有益。所以糙米向来被认为是一种健康食品。中医认为糙米味甘、性温，健脾养胃、补中益气、调和五脏、镇静神经、促进消化吸收。《本草纲目》中认为，糙米能消烦、和中、益精、健脾、止泻，对人体十分有益。所以，一般人群均可食用，尤其适宜肥胖、胃肠功能障碍、贫血、便秘的人食用。

二、白米和糙米的差异

我们平常吃的雪白柔软的米饭，叫做精白米，它是在加工过程中经过精磨、去掉大米外层部分得到的产品，在加工中，结构被破坏，营养流失，丧失生命力（主要是维生素B族），被叫做“死米”。

相对于精白米而言，糙米脱壳后仍保留着一些外层组织，如皮层、糊粉层和胚芽。不要小看糙米中所保留的这些外层组织，它们具有很高的营养价值，米中60%~70%的维生素、矿物质和大量必需氨基酸都聚积在其中。而我们平时吃的大米虽然洁白细腻，营养价值已经在加工过程中有所损失，再加上做饭时反复淘洗，外层的维生素和矿物质进一步流失，剩下的就主要是淀粉和部分蛋白质。

糙米是维生素 B 合成物的宝库，有很高的代谢功能，并含有解毒物质，能将有害于身体的各种有害物质和有毒物质及重金属等中和后排出体外。糙米中维生素 E 能预防动脉硬化和高血压等，钙含量比白米多一倍，有利于安神和净化血液。

糙米中磷含量是白米的 7 倍，各种 B 类维生素之多，白米无法与之相比。摄取糙米养分能够补充对大脑产生直接或间接影响的许多成分，还能使细胞新陈代谢更加活跃。

糙米中丰富的维生素 B 合成物，十分有利于预防癌症；糙米胚芽中含有大量的特殊抗癌物质和维生素 K，而这些物质在白米中几乎没有。同时，糙米中的锌、铬、锰、钒等微量元素有利于提高胰岛素的敏感性，对糖耐量受损的人很有帮助。日本研究证明，糙米饭的血糖指数比白米饭低得多，在吃同样数量时具有更好的饱腹感，有利于控制食量，从而帮助肥胖者减肥。

三、吃糙米的好处有哪些

（一）健脑。维生素 B_1 和神经系统的作用关系密切，通过食用糙米摄取丰富的维生素 B_1 能够提高记忆力，并能对末梢神经发生作用，促进脑部的正常活动，消除焦躁和不安全感。

（二）解毒。糙米本身含有丰富的维生素 B 群和维生素 E，所以能促进人体内毒物的排泄。

（三）抗过敏。糙米中所含有的维生素 B 群十分丰富，对过敏体质的改善，对因食用螃蟹、虾、蛋、牛奶等引起的眼红，荨麻疹，都很有效。

（四）控制糖尿病。糙米中富含的维生素 B_6 能协助氨基酸的合成，促进胰岛素的合成，因此糖尿病患者最好通过糙米摄取更多的维生素 B_6。

（五）强化骨骼。糙米中的维生素 D 不仅能增强血管，使动脉硬化不易发生，也能促进人体对钙质的吸收，对老年人的骨质软化症，以及因骨骼脆弱所引起的慢性腰痛与膝盖疼痛很有效果。

（六）增进生殖机能。糙米中的维生素 E 和锌相互作用能提高生殖机能，防止不孕症，预防早产和流产，同时对阳痿也有效果。

（七）预防癌症。美国诺贝尔奖得主莱纳斯·波林博士说：糙米中的“糙米酵素”能抑制癌细胞的生长。

四、发芽糙米营养价值更高

因为糙米是保留着外皮、糊粉层和胚芽的稻米，所以，它在一定温度和湿度下会发芽，并能产生各种有保健和健美功能的成分。日本著名学者、信州大学教授茅原紘经过实验研究发现，发芽糙米有着神奇的健美功效，他主张把发芽糙米作为主食，以增进健康、防治疾病。他的实验结果证实：发芽糙米中含有丰富的抗活性氧植酸、阿魏酸等，可以抑制黑色素的产生，使皮肤保持白净，并能促进新陈代谢，预防动脉硬化、内脏功能障碍和癌症等；大量氨基酸中的ABA存在于脑和脊髓中，有改善血液循环、增加氧气供应量、抑制自律神经失调和老年性痴呆症等功效。此外，发芽糙米还保留着更多的镁、钾、钙、锌和铁等人体所必需的微量元素。

大　豆 (da dou)

大豆中国古称菽，呈椭圆形、球形，颜色有黄色、淡绿色、紫色、黑色等，所以又有黄豆、青豆、黑豆之称。大豆最常用来做各种豆制品（如豆腐等）、压榨豆油、炼酱油和提炼蛋白质。豆渣或磨成粗粉的大豆也常用于禽畜饲料。在中国、日本和朝鲜，不同软硬的豆腐已经吃了几千年了。现在，欧美人也开始吃豆腐，但是一般用来代替奶制品。

一、大豆有哪些药用价值和营养价值

大豆有“豆中之王”之称，被人们叫做“植物肉”“绿色的乳牛”，营养最丰富。干大豆含高品质的蛋白质约 40%，高于其他粮食。蛋白质被称为人体的“建筑材料”，蛋白质及其水解后的氨基酸和氨基酸的季铵衍生物，是人体的三大重要营养物质之一。大豆中还有胡萝卜素、硫铵素、核黄素、尼克酸等人体所必需也最容易吸收的营养素，这更是瘦肉、鸡蛋、牛奶以及其他畜产品所少有的。大豆还含有人体必需的各种矿物质，含量远远超过作为主食的大米、面粉和玉米等。还含有维生素 A、维生素 D、维生素 E 及钙、磷、铁等矿物质。很早以前，中医就将大豆做为一味重要的药物，认为大豆具有健脾宽中、润燥消水、清热解毒、益气的功效，主治疳积泻痢、腹胀羸瘦、妊娠中毒、疮痈肿毒、外伤出血等。大豆还能抗菌消炎，对咽炎、结膜炎、口腔炎、菌痢、肠炎有效。

二、吃大豆及豆制品的好处

(一) 增强机体免疫功能。大豆含有丰富的蛋白质和多种人体必需的氨基酸，还有大豆皂甙，可以提高人体免疫力。

(二) 防止血管硬化。大豆中的卵磷脂可除掉附在血管壁上的胆固醇，防止血管硬化，预防心血管疾病，保护心脏。

(三) 保护肝脏。大豆中的卵磷脂还具有防止肝脏内积存过多脂肪的作用，能有效地防治因肥胖而引起的脂肪肝。

(四) 通导大便。大豆中含有的可溶性纤维，能补充人体所需要的热量，可以治疗便秘，极适宜老年人食用。

(五) 降糖、降脂。大豆中含有一种抑制胰酶的物质，对糖尿病有治疗作用。大豆所含的皂甙有明显的降血脂作用。

(六) 抗衰老、养颜。大豆异黄酮是一种结构与雌激素相似，具有雌激素活性的植物性激素，能够减轻女性更年期综合症症状，延迟女性细胞衰老，使皮肤保持弹性，减少骨质丢失，促进骨生成等。

三、吃大豆及豆制品应注意什么

一般人群均可食用。

(一) 大豆是更年期妇女、糖尿病和心血管病患者的理想食品，脑力工作者和减肥的朋友也很适合。

(二) 大豆在消化吸收过程中会产生过多的气体造成腹胀，所以消化功能不良、有慢性消化道疾病的人应尽量少吃。

(三) 患有严重肝病、肾病、痛风、消化性溃疡、低碘的人应禁食，患疮痘期间不宜吃大豆及其制品。

(四) 生大豆含有不利健康的抗胰蛋白酶和凝血酶，所以大豆不宜生食，夹生大豆也不宜吃。

(五) 虽然大豆的营养丰富，但蛋氨酸含量低，并且能量不足，婴儿不宜只喝豆浆。

(六) 大豆通常有一种豆腥味，很多人不喜欢。如在炒大豆时，滴几滴黄酒，再放入少许盐，这样豆腥味会少得多；或者，在炒大豆之前用凉盐水洗一下，也可达到同样的效果。

高粱米（gao liang mi）

高粱按性状和用途可分为食用高粱、糖用高粱、帚用高粱等。我国栽培较广，以东北各地为最多。高粱的果实称为高粱米，供食用、酿酒（高粱酒）或制饴糖。高粱在我国有 5000 余年的栽培历史，也是世界四大谷物中的“老四”。

一、高粱米有哪些药用价值和营养价值

中医认为，高粱米能燥湿祛痰、宁心安神、温中、利气、止泄、涩肠胃、止霍乱，适用于下痢及小便湿热不利。高粱米含淀粉、蛋白质、脂肪、碳水化合物、粗纤维、灰分、钙、磷、铁、硫胺素、维生素 B_1、维生素 B_2、维生素 B_5 等，其中所含的脂肪及铁比大米多。高粱中含有单宁，有收敛固脱的作用，患有慢性腹泻的病人常吃高粱米粥会有明显疗效。高粱蛋白质中赖氨酸含量较低，属于半完全蛋白质。高粱的尼克酸（维生素 B_5）含量不如玉米多，但却能被人体吸收，因此，以高粱米为主食的地区很少发生“癞皮病”。高粱根也可入药，有平喘、利尿、止血的作用。

二、吃高粱米应注意什么

(一) 一般人都可食用，尤其适宜小儿消化不良时食用；适宜于脾胃气虚、大便溏薄的人食用；黏性较强的高粱，适宜于肺结核病人食用。

(二) 大便燥结以及便秘的人应少吃或不吃高粱。

(三) 高粱米忌与瓠子和中药附子一起食用。唐代著名食医孟诜认为：“小儿多食，令久不能行，合葵菜（又名冬葵，民间称冬苋菜或滑菜）成瘤疾”。

三、高粱米保健食疗食谱

(一) 高粱米粥

配料　高粱米 50 克，冰糖适量。

做法　煮高粱米为粥（高粱米需煮烂），加入冰糖再煮，糖化后温服。

功用　健脾益胃，生津止渴。

(二) 高粱螵蛸粥

配料　高粱米 100 克，桑螵蛸 20 克。

做法　先将桑螵蛸用清水煎熬3次，收滤液500毫升；然后将高粱米洗净，放入砂锅内掺入桑螵蛸汁，置火上煮成粥，至高粱米烂时即成。

功用　和胃健脾，益气消积。

(三) 高粱猪肚粥

配料　高粱米90克，莲子60克，猪肚100克，稻米50克，胡椒3克，盐3克。

做法　将高粱米炒至褐黄色有香味为止，除掉上面多余的壳；把猪肚、莲子肉、胡椒洗净，与高粱米一齐放入瓦锅内，加清水适量，武火煮沸后，文火煮至高粱米熟烂为度，调味即可。

功用　健脾和胃。

(四) 高粱大枣散

配料　红高粱一两，大枣十个。

做法　大枣去核炒焦，高粱炒黄，共研细末。2岁小孩每服二钱；3~5岁小孩每服三钱，每日服二次。

功用　治小儿消化不良。(内蒙古《中草药新医疗法资料选编》)

黑　豆 (hei dou)

黑豆是豆科植物大豆的黑色种子。又名乌豆、黑大豆。我国各地均有分布。秋季采收成熟荚果，晒干除去荚壳备用。

一、黑豆有哪些药用价值和营养价值

黑豆营养丰富，含蛋白质、脂肪、膳食纤维、碳水化合物、钙、镁、钾、磷，还含有人体必需的维生素 B_1、维生素 B_2、维生素 C、烟酸（维生素 B_6）和微量元素铁、锰、锌、铜、钼、硒等。黑豆是植物中营养最丰富的保健佳品，蛋白质含量高达 36%~40%，相当于肉类的 2 倍、鸡蛋的 3 倍、牛奶的 12 倍；黑豆含有 18 种氨基酸，特别是人体必需的 8 种氨基酸；黑豆还含有 19 种油酸，其不饱和脂肪酸含量达 80%，吸收率高达 95%以上，除能满足人体对脂肪的需要外，还有降低血中胆固醇的作用，因此，常吃黑豆，能软化血管、滋润皮肤、延缓衰老，特别是对高血压、心脏病等患者有益。黑豆中微量元素如锌、铜、镁、钼、硒、氟等对延缓人体衰老、降低血液黏稠度等非常有效。黑豆中粗纤维含量高达 4%，常吃黑豆，可以提供食物中粗纤维，促进消化，防止便秘发生。中医认为，黑豆性味甘、平、无毒，有活血、利水、祛风、清热解毒、滋养健血、补虚乌发的功能，用于肝肾阴虚、消渴多饮、小便频数、头晕目眩、视物昏暗、或须发早白、脚气水肿、或湿痹拘挛、腰痛、腹中挛急作痛或泻痢腹痛、服热药不适等症。

二、吃黑豆的好处有哪些

(一) 降低胆固醇。黑豆脂肪含有较多的不饱和脂肪酸，熔点低，易于消化吸收，不会沉积在血管壁上。最大特点是含有植物固醇，植物固醇不但被人体吸收，而且能抑制胆固醇的吸收。因此，黑豆对于动脉硬化的中老年人来说，是一种理想的保健品。

(二) 补钙、预防高血压。黑豆中富含的钙是人体补钙的极好来源。钾在人体内起着维持细胞内外渗透压和酸碱平衡的作用，可以排除人体多余的钠，从而有效预防和降低高血压。

(三) 抗癌。黑豆中的铁可预防人体缺铁性贫血，碘可预防甲状腺肿大，钼可抑制强致癌物亚硝胺在人体内合成。黑豆中的异黄酮是一种植物性雌激素，能有效抑制乳腺癌、前列腺癌和结肠癌，对防治中老年骨质疏松也很有帮助。

(四) 控制糖尿病。在豆皮和豆渣中含有纤维素、半纤维素等物质，具有预防便秘和增强胃肠功能作用。黑豆的血糖生成指数只有 18，而国人主食的大米饭和小麦馒头却高达 88，是黑豆的近 5 倍。因此，黑豆很适合糖尿病人、糖耐量异常和希望控制血糖的人食用。

(五) 补肾强体。根据中医理论，黑色属水，肾主水，“黑豆乃肾之谷”，所以食用黑豆可以祛风除热、调中下气、解毒利尿，可以有效地缓解尿频、腰酸、女性白带异常及下腹部阴冷等症状。

(六) 养颜美容、抗衰老。黑豆皮含有花青素，花青素是很好的抗氧化剂来源，能清除体内自由基，养颜美容。黑豆含有丰富的维生素 E 族，维生素 E 是一种相当重要的保持青春健美的物质。黑豆中的粗纤维，能促进消化，防止便秘发生。

三、怎样用黑豆调补

(一) 煮料豆法。即与其它药同煮。明太医刘俗德《增补内经拾遗方论》载“煮料豆药方，老人服之能乌须黑发，固齿明目。”此方用当归 12 克，川芎、甘草、陈皮、白术、白芍、菊花各 3 克，杜仲、炒黄芪各 6 克，牛膝、生地、熟地各 12 克，青盐 20 克，首乌、枸杞子各 25 克，同黑豆煮透去药，晒干服豆。张石顽《本经逢原》述黑豆“入肾经血分，同青盐、旱莲草、何首乌蒸熟，但食黑豆则须发不白，其补肾之功可知”。这些都是以黑豆与药物同煮，然后去药食豆之法。

(二) 单服法。不与其它药同煮即具补肾养血之功。《本草纲目拾遗》言其“服之能益精补髓，壮力润肌，发白后黑，久则转老为少，终其身无病”。

四、吃黑豆应注意什么

黑豆虽系营养保健佳品，但不适宜生吃，一定要熟吃，因为在生黑豆中有一种叫抗胰蛋白酶的成分，可影响蛋白质的消化吸收，引起腹泻，尤其是肠胃不好的人会出现胀气现象。在煮、炒、蒸熟后，抗胰蛋白酶被破坏，消除了黑豆的副作用。

五、黑豆治病食疗验方精选

(一) 治肾虚消渴：炒黑豆、天花粉各等分，研末，面糊和丸如梧桐子大，每服 70 丸，煮黑豆汤送下，一日二次。

(二) 治肝虚眩晕：黑豆和醋同放于牛胆中，悬于通风处阴干，取出后每晚服 7 粒，日久自愈。

(三) 治阴虚盗汗：黑豆衣 15 克、浮小麦 15 克，水煎服。

（四）治老人肾虚耳聋、小儿夜尿：猪肉500克、黑豆100克，煮熟任意食之。

（五）治中老年白发：黑豆适量，蒸熟晒干，反复几次，日服二次，每次6克，嚼后淡盐水送下。

（六）治各种非遗传性白发：黑豆120克，米醋500克，以醋煮黑豆如稀糊状，滤渣，以洁净牙刷蘸白醋，外刷毛发，日一次（皮肤病者不宜）。

（七）治脱发：黑豆500克，水1000克，文火熬煮，以水尽为度，取出放器皿上，微干时撒些细盐，装于瓶中，每服6克，日二次。

（八）治产后风气、血结：黑豆3升，炒热至烟出，装入酒瓶，浸一日后，每服此酒半小杯，日3次，令微出汗，身润即愈。

（九）治妇女闭经：黑豆30克，红花8克，水煎后冲红糖50克温服。

（十）治男子便血：黑豆一升，炒熟，热酒浸之，去豆饮酒。

（十一）治小儿胎热：黑豆6克、甘草3克、灯芯草7寸、淡竹叶1片，水煎服。

（十二）治高血压：黑豆200克，陈醋500克，浸一周后，每次嚼服30粒，日三次。

（十三）解巴豆中毒：水煎黑豆汁饮之。

（十四）头昏畏明：以黑豆30克，菊花12克，枸杞子、刺蒺藜各15克煎服。

（十五）腰痛：黑豆30克，炒杜仲15克，枸杞子12克，煎水服。

（十六）月经不调：黑豆30克，苏木15克水煎，加红糖调服。

（十七）筋骨痹痛：黑豆30克，桑枝、枸杞子、当归各15克，独活9克，煎服。

（十八）婴儿湿疹：黑豆油30毫升，黄蜡15克，共熔化为膏，涂患处。

（十九）烫伤：黑豆250克，煮浓汁，取适量涂患处。

黑 米 (hei mi)

黑米是由禾本科植物稻经长期培育形成的一类特色品种。黑米外表墨黑，营养丰富，有“黑珍珠”和“世界米中之王”的美誉。我国不少地方都有生产，具有代表性的有陕西黑米、贵州黑糯米、湖南黑米等，是一种药、食兼用的大米，属于糯米类。历代帝王把它作为宫廷养生珍品，称为“贡米”

一、黑米有哪些药用价值和营养价值

中医认为黑米能滋阴补肾、健身暖胃、明目活血、清肝润肠、滑湿益精、补肺缓筋，可入药入膳，对头昏目眩、贫血白发、腰膝酸软、夜盲耳鸣症疗效尤佳，长期食用可延年益寿。因此，人们把黑米俗称“药米”“长寿米”。由于它最适于孕妇、产妇等补血之用，又称“月米”“补血米”等。

现代医学证实，黑米具有滋阴补肾、健脾暖肝、补益脾胃、益气活血、养肝明目等功效。黑米的颜色之所以与其他米不同，主要是因为它外部的皮层中含有花青素类色素，这种色素本身具有很强的抗衰老作用。国内外研究表明，米的表皮颜色越深，色素的抗衰老效果越强，黑米色素的作用在各种颜色的米中是最强的。这种色素中还富含黄酮类活性物质，是白米的5倍之多，对预防动脉硬化有很大的作用。黑米所含锰、锌、铜等无机盐大都比大米高1~3倍，更含有大米所缺乏的维生素C、叶绿素、花青素、胡萝卜素及强心甙等特殊成分，因而黑米比普通大米更具营养。

二、常吃黑米的好处

(一) 经常食用黑米，有利于防治头昏、目眩、贫血、白发、眼疾、腰膝酸软、肺燥咳嗽、大便秘结、小便不利、肾虚水肿、食欲不振、脾胃虚弱等症。

(二) 多食黑米具有开胃益中、健脾暖肝、明目活血、滑涩补精之功，对于少年白发、妇女产后虚弱、病后体虚以及贫血、肾虚均有很好的补养作用。

(三) 黑米中含膳食纤维较多，淀粉消化速度比较慢，血糖指数低，因此，吃黑米不会像吃白米那样造成血糖的剧烈波动，所以糖尿病人可以把食用黑米作为膳食调养的一部分。

(四) 黑米中的钾、镁等矿物质还有利于控制血压、减少患心脑血管疾病的风险，是心血管疾病患者的保健佳品。

三、吃黑米应注意什么

(一)黑米适宜产后血虚、病后体虚的人和贫血、肾虚、年少须发早白的人食用。

(二) 脾胃虚弱的小儿或老年人不宜食用。

(三) 黑米与大米配伍，有开胃益中、暖肝明目的作用。

四、怎么样吃黑米最好

(一)黑米无论煮粥或闷饭都不失为一种理想的滋补食品。为了更多地保存营养，黑米往往不像白米那样精加工，而是多半在脱壳之后以“糙米”的形式直接食用。这种口感较粗的黑米最适合用来煮粥，而不是做成米饭。煮粥时，为了使它较快地变软，最好预先浸泡一下，让它充分吸收水分。煮粥时，夏季要用水浸泡一昼夜，冬季浸泡两昼夜，然后用高压锅烹煮，只需20分钟左右即可食用。

(二) 为了保存营养成分，避免黑米中所含的色素在浸泡中溶于水，泡之前可用冷水轻轻淘洗，淘洗次数要少，不要揉搓；泡米用的水要与米同煮，不能丢弃，以保存其中的营养成分。一般来说，黑粳米和黑糯米用来煮粥口感最好。黑籼米煮粥时，最好配些糯米来增加黏度。

除了粥之外，黑米还可以做成点心、汤圆、粽子、面包等。现在还开发出了黑米酒，其中含有黑色素，能起到保健作用。

(三) 黑米必须熬煮至烂熟方可食用。因为黑米外部是一层较坚韧的种皮，如不煮烂很难被胃酸和消化酶分解消化，容易引起消化不良与急性肠胃炎。因此，消化不良的人不要吃未煮烂的黑米。病后消化能力弱的人不宜急于吃黑米，可吃些紫米来调养。

五、如何鉴别伪劣黑米

目前，市场上常见的伪劣黑米有两种情况：一种是存放时间较长的次质或劣质黑米，经染色后以次充好出售；另一种是采用普通大米经染色后充黑米出售。天然黑米经水洗后也会掉色，只不过没有染色黑米厉害而已。消费者在购买黑米时可从以下几个方面进行感官鉴别：

一看：看黑米的色泽和外观。一般黑米有光泽，米粒大小均匀，很少有碎米、爆腰（米粒上有裂纹），无虫，不含杂质。次质、劣质黑米的色泽暗淡，米粒大小不匀，饱满度差，碎米多，有虫，有结块等。由于黑米的黑色集中在皮层，胚乳仍为白色，因此，消费者可以将米粒外面皮层全部刮掉，观察米粒是否呈白色，若不是呈白色，说明极有可能是人为染色的黑米。

二闻：闻黑米的气味。手中取少量黑米，向黑米哈一口热气，然后立即嗅气味。优质黑米具有正常的清香味，无其他异味。微有异味或有霉变气味、酸臭味、腐败味和不正常气味的为次质、劣质黑米。

三尝：尝黑米的味道。可取少量黑米放人口中细嚼，或磨碎后再品尝。优质黑米微甜，无任何异味。没有味道、微有异味、酸味、苦味及其他不良滋味的为次质、劣质黑米。

四泡：看泡米水以及稀释过的泡米水颜色。正常的黑米水是紫红色，稀释以后也是紫红色或偏近红色。如果泡出的黑米水像墨汁一样，那它就不是好黑米。

六、黑米常用食疗保健食谱

(一) 三黑粥

配料 黑米50克，黑豆20克，黑芝麻15克，核桃仁15克。

做法 共同熬粥加红糖调味食用。

功用 常食能乌发润肤美容、补脑益智，还能补血，适合须发早白、头昏目眩及贫血患者食用。

(二) 黑米银耳大枣粥

配料 黑米100克，银耳10克，大枣10枚。

做法 一同熬粥，熟后加冰糖调味食用。

功用 能滋阴润肺，滋补脾胃，四季皆可服食。

(三) 黑米莲子粥

配料 黑米100克，莲子20克。

做法 共同煮粥，熟后加冰糖调味食用。

功用 能滋阴养心、补肾健脾，适合孕妇、老人、病后体虚者食用，健康人食用也可防病。

红小豆 (hong xiao dou)

红小豆又名赤豆、赤小豆、红豆。红小豆富含淀粉，因此又被人们称为“饭豆”。我国是红小豆的原产地，栽培种植至少已有2000多年的历史。在我国红小豆经济价值居五谷杂粮之首，出口换汇率高，是国际市场的紧俏货，所以有“金豆”的美称。

一、红小豆有哪些药用价值和营养价值

红小豆不仅是美味可口的食品，而且是医家治病的妙药。《神农本草经》说它“主治下水肿，排痈肿脓血”《药性本草》说可“治热毒、散恶血”;《本草纲目》说红小豆“下水肿，排痈肿脓血，疗寒热，止泄痢，利小便，治热毒，散恶血，除烦满，健脾胃。”现代医学还证明，红小豆对金黄色葡萄球菌、福氏痢疾杆菌及伤寒杆菌都有明显的抑制作用。红小豆含有较多的皂角甙，可刺激肠道，有良好的利尿作用，能解酒、解毒，对心脏病和肾病、水肿均有益。它含有较多的膳食纤维，具有良好的润肠通便、降血压、降血脂、调节血糖、解毒抗癌、预防结石、健美减肥的作用。红小豆是富含叶酸的食物，产妇多吃红小豆有催乳的功效；铁质含量相当丰富，具有很好的补血功能，时常喝一碗热呼呼的红豆汤，不论是对妇女产后缺乳情形的改善，还是一般女性经期时不适症状的缓解，都有很强的功效。

二、食用红小豆必须注意的问题

(一) 千万不可把相思子当作赤小豆。赤小豆与相思子二者外形相似，都有“红豆”的别名。相思子产于广东，外形特征是半粒红半粒黑，以前曾有误把相思子当作赤小豆服用而引起中毒的现象，所以食用时不可混淆。

(二) 与赤豆相宜的食物有：鸡肉，补血明目，驱风解毒，营养全面；鲢鱼，祛除脾胃寒气，消肿去淤；南瓜，健美润肤；鲤鱼，利水消肿；乌骨鸡，滋阴养血，利水消肿；花生、红枣，补益心脾，利水消肿。

(三) 与赤豆相克的食物有： 猪肉，同食易引起腹胀气滞；羊肚，性味功能相反；羊肝，同食易发生食物中毒；粳米，引发口疮。

(四) 煮红豆时可加少许盐。在人体消化过程中，红豆的豆类纤维很容易在肠道发生“产气”现象，因此肠胃较弱的人，在食用红豆后，常会有胀气等不适感觉。

所以在煮红豆时加少许盐，就有助于排除胀气了。

(五) 挑选要领：选择颗粒饱满、大小比例一致、颜色较鲜艳、没有被虫蛀过者，品质才会比较好也比较新鲜。

(六) 保存红豆要注意干燥。红豆必须放在干燥不潮湿的地方保存，以免受潮发霉。也可以放在冰箱中保存，保存期限约在20天左右。

三、常见的红小豆保健食疗食谱

(一) 红豆鲤鱼汤

配料 鲤鱼1条（约600克），红豆75克，红枣19克，陈皮1小块，盐、胡椒粉、油各少许。

做法 将红豆、红枣洗净沥干，陈皮浸软、刮瓤，红枣去核备用。鲤鱼去鳞洗净抹干，洒上少许细盐和胡椒粉，再用少许油将鱼煎至稍微金黄即可起锅，并用清水冲去油分。所有材料同时放入煲中，并倒入适量清水煲至水滚，再改用中小火煲至酥软汤浓，最后加入适量的盐调味即可。

功用 能改善孕妇脚部水肿，对一般人有瘦身功效。

(二) 红豆糙米饭

配料 红豆、糙米、黄豆、南杏各15克，冷开水200毫升。红糖1大匙。

做法 将红豆、糙米、黄豆、南杏洗净，入小杯清水浸泡4小时，再隔水蒸30分钟、焖20分钟。将所有材料加入红糖搅拌均匀即可。

(三) 冬瓜赤豆汤

配料 冬瓜500克，赤豆40克。

做法 冬瓜、赤豆加水两碗煮沸，用小火煨20分钟即可。不加盐或少加盐，日服2次，食瓜喝汤。

功用 利小便、消水肿、解热毒，适用于急性肾炎浮肿尿少者。

(四) 赤豆玉米薏仁粥

配料 玉米须50克，赤豆15克，薏苡仁30克。

做法 将玉米须加水适量先煎10分钟，赤小豆、薏苡仁洗净入锅，用旺火烧开后转用小火熬成稀粥。温服，每日1次。

功用 适用于治疗阳虚水泛见体型胖大、倦怠、苔白腻者。

(五) 车前子赤豆甜羹

配料 车前子200克，赤豆250克，糯米500克。

做法 车前子煎水，用车前子水煮赤小豆，至半烂，再放入糯米中，煮至糯米熟即可，加冰糖或白糖。

功用 具有健脾、滋阴、补血、利水的作用。

粳 米 (jing mi)

粳米，又称大米、硬米，是禾本科草本植物稻（粳稻）的种子。粳米是人们日常食用米，为五谷之长。种植历史已有6900多年。我国各地均有栽培，有早、中、晚三收，即在六七、八九或十月采收成熟果实，晒干，碾去皮壳用。

一、粳米有哪些药用价值和营养价值

中医认为，粳米具有补中益气、平和五脏、止烦渴、止泄、壮筋骨、通血脉、好颜色的功效，主治泻痢、胃气不足、口干渴、呕吐、诸虚百损等。现代营养学研究表明，粳米所含的人体必需氨基酸比较全面，还含有脂肪、钙、磷、铁及B族维生素等多种营养成分。粳米米糠层的粗纤维分子，有助胃肠蠕动，对胃病、便秘、痔疮等疗效很好；粳米能提高人体免疫功能，促进血液循环，从而减少罹患高血压的机会；粳米能预防糖尿病、脚气病、老年斑和便秘等疾病；粳米中的蛋白质、脂肪、维生素含量都比较多，多吃能降低胆固醇，减少心脏病发作和中风的几率；因粳米所供养的红细胞生命力强，又无异体蛋白进入血液，所以能防止一些过敏性皮肤病的发生。

二、怎样食用粳米更好

米饭，是补充营养的主食；米汤，是治疗虚证的食疗佳品。食养食疗专著《随息居饮食谱》就十分推崇米汤的补益功效，认为浓稠的米汤，可以代替人参汤，用以治疗虚证。米粥营养丰富，又容易消化，便于吸收，所以医家常把米粥作为配合药疗的调养珍品，《随息居饮食谱》就强调说："病人、产妇，粥养最宜"。经常食用米粥，是最简便的食养之法。

三、吃粳米应注意什么

(一) 粳米做成粥更易于消化吸收，但制作米粥时千万不要放碱，因为米是人体维生素B_1的重要来源，碱能破坏米中的维生素B_1，导致维生素B_1缺乏，出现"脚气病"。

(二) 制作米饭时一定要"蒸"，不要"捞"，因为捞饭会损失掉大量维生素。

(三) 平时不宜多食精制后的“细米”。

(四) 糖尿病患者不宜多食。

(五) 根据前人经验，“粳米不可同马肉食，发瘤疾。不可和苍耳食，令人卒心痛。”

四、粳米保健食疗食谱推荐

(一) 粳米粥

配料 粳米 30~60 克。

做法 加水适量，煮成稀粥，早晨食。

功用 《本草纲目》引张耒《粥记》说：“每日起，食粥一大碗，空腹胃虚，谷气便作，所补不细，又极柔腻，与肠胃相得，最为饮食之妙诀。”消化力薄弱的人最相宜。

(二) 粳米竹沥饮

配料 粳米 100 克，竹沥 2 匙。

做法 粳米炒香，加水适量研磨成浆，每次用一半，兑入竹沥服用。

功用 源于《圣济总录》。本方取粳米益脾胃，竹沥清热、除烦渴。用于胃热口渴、烦闷。

(三) 治婴儿吐奶（脾胃虚弱）：粳米炒焦，水煎服。源于（《常见疾病验方研究参考资料》）

(四) 霍乱狂闷、烦渴、吐泻无度：淡竹沥 20 毫升；粳米二两、炒黄，以水同研成浆，去滓取汁。上二味，和匀顿服之。（源于《圣济总录》）

(五) 治脾气虚、食欲不振：香菇 20 克，粳米 50 克。将香菇洗净、去蒂、切碎和粳米一起放入砂锅中，加水适量，文火煎成粥。每日 1~2 次温服（源于《中国药膳学》）

（六）治气阴不足引起的烦躁口干、气短乏力：麦冬、淡竹叶各 10 克，分别洗净，注入清水 300 毫升，煎半小时后，去渣留汁于锅中。再将粳米 100 克淘净，西洋参 5 克润软切薄片放入，加清水 800 毫升，用小火慢熬成粥，下精盐、味精、淋麻油，分 2 次空腹食用。（源于《中国食疗本草新编》）

（七）治泄泻、痢疾：马齿苋 500 克榨汁，粳米 100 克，加水煮作粥，任意食用。（源于《粥谱》）

（八）治脾胃蕴热、耗伤津液、口干咽燥：生石膏 100 克洗净敲碎，注入清水 1400 毫升，烧开后，加竹叶、麦冬各 20 克同煎半小时，去渣留汁于锅中，再将粳米 100 克淘净放入，慢熬成粥，下白糖。分 2 次空腹食用。（源于《中国食疗本草新编》）

绿　豆 (lü dou)

绿豆又叫青小豆，古名菉豆、植豆，在我国已有2000余年的栽培史，是我国人民的传统豆类食物。由于它营养丰富，具有粮食、蔬菜和医药多种用途，李时珍称其为“菜中佳品”。

一、绿豆有哪些药用价值和营养价值

中医认为，绿豆有清热解暑、利尿通淋、解毒消肿的功效，适用于热病烦渴、疮痈肿毒及各种中毒等，是夏日解暑除烦、清热生津的佳品。《本草纲目》说绿豆“治痘毒，利肿胀，为食中要药；解金石砒霜草木一切诸毒……真济世之良谷也。”据近代研究，绿豆具有解毒、防止酸中毒、促进生发、使骨骼和牙齿坚硬、降血脂、降胆固醇、抗过敏、抗菌、抗肿瘤、增强食欲、保肝护肾等作用。绿豆的有效成分具有抗过敏作用，可辅助治疗荨麻疹等过敏病症。绿豆含丰富的胰蛋白酶抑制剂，可以保护肝脏，减少蛋白分解，减少氮质血症。绿豆中的钙、磷等可以补充营养，增强体力。绿豆入药，全身是宝。绿豆粉清诸热、解药毒、治疮肿、疗烫伤；绿豆皮解热毒、明目翳；绿豆花可解酒毒；绿豆皮对葡萄球菌有较好的抑制作用。绿豆还可以作为外用药，嚼烂后外敷治疗疮疖和皮肤湿疹。

二、吃（用）绿豆有哪些好处

（一）治痈肿疮毒。绿豆可广泛用于热毒疮痈肿痛，单用煎服有效，或生研加冷开水浸泡滤汁服；绿豆与大黄共同研末加薄荷汁、蜂蜜调敷患处可以解毒消肿。如果与赤小豆、黑豆、甘草同用，又可预防痘疮及麻疹。

（二）解暑热烦渴。绿豆能清热消暑，除烦止渴，通利小便，所以夏季煮汤冷饮，可以治暑热烦渴尿赤等症；也可与西瓜翠衣、荷叶、青蒿等同用，以增强疗效。

（三）解药食中毒。绿豆善解热毒，是附子、巴豆、砒霜等药物中毒、食物中毒的解毒良药。可用生品研末加冷开水滤汁顿服，或浓煎频服，或配伍黄连、葛根、甘草同用。如遇有机磷农药中毒、铅中毒、酒精中毒（醉酒）或吃错药等情况，在医院抢救前都可以先灌下一碗绿豆汤进行紧急处理。经常在有毒环境下工作或接触有毒物质的人，可经常食用绿豆来解毒保健。

（四）治水肿、小便不利。绿豆有一定的利水消肿功用，《圣惠方》绿豆与陈皮、冬麻子同用煮食，用于治疗小便不通，淋沥不畅，水肿等。

（五）治疗热痒等。用绿豆和鲜荷一起煎服效果更好。若用绿豆、赤小豆、黑豆煎汤，既可治疗暑天小儿消化不良，又可治疗小儿皮肤病及麻疹。

（六）其它。食用绿豆对高血压、动脉硬化、糖尿病、肾炎有较好的治疗辅助作用。

三、食用绿豆应注意什么

（一）绿豆不宜煮得过烂，以免使有机酸和维生素遭到破坏，降低清热解毒功效。

（二）绿豆性凉，脾胃虚弱的人不宜多吃。

（三）服药特别是服温补药时不要吃绿豆食品，以免降低药效。

（四）绿豆忌与鲤鱼、榧子、狗肉同食。

四、推荐几个绿豆的药用方

（一）治烧烫伤：取绿豆皮 30 克、冰片 1 克。先将绿豆皮炒黄，加冰片共研细末；外撒患处，1 日 2 次；并用绿豆 120 克，生甘草 6 克，加水适量煎汤，代茶饮。

（二）治水火烫伤：取绿豆粉（炒紫色）120 克，蜂蜜适量，黄柏 30 克（研末）。将上三味共调匀，用火烧至膏状离火，加入甘油 15 毫升调匀，外敷患处，一日数次。

（三）治下肢慢性溃疡：取绿豆 150 克，桐油少许。先将绿豆研成细末，用桐油调匀，外敷患处，并用消毒纱布包扎，隔日换药 1 次；或取绿豆 60 克、大黄 30 克、甘草 15 克，共研成细末，用蜂蜜适量调匀，外敷患处并用消毒纱布包扎，隔日换药 1 次。

（四）治湿疹痱子：取绿豆 60 克，滑石 30 克，共研为细末，外撒患处，1 日数次；或用绿豆 30 克，冰片 1 克，共研为细末，外敷患处，每日 2 次；并取绿豆 30 克，海带 15 克同入锅，加水适量煎汤，熟时加红糖适量，待凉后饮服。每日 1 次，3~5 天为 1 个疗程。

（五）治小儿疖肿：取绿豆 15 克，银花 24 克，生甘草 3 克入锅，加水适量煎汤代茶饮；或用绿豆 15 克，赤小豆 15 克，黑大豆 15 克，甘草 9 克一同入锅，加水适量煎至绿豆熟烂，加冰糖调味，吃豆喝汤，每日 1 剂，连服 5~天。

（六）治皮炎：取绿豆 60 克，生薏米 30 克入砂锅，加水适量煮烂，调入白糖调味，吃豆饮汤，1 日 2 次，连服 3~5 天；或将绿豆粉 6 克，入炉甘石洗剂 200 毫升内振荡后外搽患处，1 日数次。

（七）治皮肤瘙痒：取绿豆粉适量炒黄，用香油调匀，外敷患处，每日 2~3 次；或将绿豆 50 克洗净，加水适量煮 20 分钟，再放入洗净的猪大肠内，两端扎紧，与败酱草15克一起炖熟，加盐调味，饮汤，吃大肠、绿豆，隔日1次，7次为1个疗程。

（八）治脓疱疮：取绿豆粉15克，氧化锌5克，樟脑1克，滑石粉100克，共研细调匀，用植物油适量调敷患处，1日1次。

（九）治血小板减少：取绿豆、红枣各50克洗净入锅，加水适量煮至绿豆开花，加红糖适量调味服食。每日1次，15天为1疗程。适用于血小板减少性紫癜、过敏性紫癜。

（十）治疮痈疖肿：将蒲公英、紫花地丁各30克洗净，切碎，入锅内加适量水煎煮20分钟，弃渣取药汁，将药汁与100克绿豆同炖，待绿豆熟烂后即可食用，吃豆饮汤，每日1次，连用6~7天；或用绿豆粉与猪芽皂荚各适量，共研为细末，用米醋调敷患处，1日2次，适用于软组织化脓感染未溃破者。

（十一）治急性眼部炎症并发翳膜：绿豆衣30克，菊花30克、谷精草30克，共研细末，每服6~9克，每日3次，绿豆适量煎水送服。并用菊花、绿豆、草决明各适量，煎水洗眼部。

糯　米(nuo mi)

糯米是糯稻脱壳的米，在中国南方称为糯米，北方多称为江米，是家常食用的粮食之一，也是制造粘性小吃如粽、八宝粥、各式甜品，酿造醪糟和甜米酒的主要原料。

一、糯米有哪些药用价值和营养价值

糯米是一种温和的滋补品，有补虚、补血、健脾暖胃、止汗等作用，适用于脾胃虚寒所致的反胃、食欲减少、泄泻和气虚引起的虚汗、气短无力、妊娠小腹坠胀等症。现代研究表明，糯米含有蛋白质、脂肪、糖类、钙、磷、铁、维生素B及淀粉等。糯米富含B族维生素，能温暖脾胃、补益中气，对脾胃虚寒、食欲不佳、腹胀腹泻有一定缓解作用。糯米有收涩作用，对尿频、自汗有较好的食疗效果。

糯米制成的酒，可用于滋补健身和治病。用糯米、杜仲、黄芪、杞子、当归等酿成“杜仲糯米酒”，有壮气提神、美容益寿、舒筋活血的功效。还有一种“天麻糯米酒”，是用天麻、党参等配糯米制成，有补脑益智、护发明目、活血行气、延年益寿的作用。糯米不但可配药物酿酒，而且可以和果品同酿，如“刺梨糯米酒”能防心血管疾病、抗癌。

二、食用糯米应注意什么

（一）糯米食品宜加热后食用。

（二）糯米性黏滞，难于消化，一次不宜食用过多，老人、小孩或病人更宜慎用。

（三）糯米年糕无论甜咸，其碳水化合物和钠的含量都很高，糖尿病、肥胖或其他慢性病如肾脏病、高血脂的人要控制食用。

（四）湿热痰火偏盛的人忌食；发热、咳嗽痰黄、黄疸、腹胀，午后发热的人忌食。脾胃虚弱所致的消化不良也应慎用。

三、糯米保健食疗配方推荐

（一）糯米红枣粥

配料　糯米100克，大枣30克，赤砂糖适量。

做法 将糯米和大枣淘洗干净，一并放入锅内，加清水适量，先用武火煮沸，再用文火煎熬35分钟，以大枣熟烂为度，在粥将成时，加入红糖，搅拌均匀。可供早晚餐食用。

功用 用于脾胃虚寒、胃脘冷痛、呕吐清水、食欲不振、四肢欠温及妊娠剧吐、胎动不安。

（二）参枣米饭

配料 糯米250克，党参10克，大枣60克，白砂糖50克。

做法 将党参、大枣洗净，放入锅内，加入开水适量，加盖温浸，使大枣泡发。然后煮30分钟，捞去党参。将糯米淘洗干净，放入碗内，加水适量，置于笼内蒸熟，倒扣在盘中。取大枣摆在糯米饭上，再将参枣汤液加白砂糖熬成黏汁，浇在枣饭上即成。可当饭食用。

功用 用于脾胃虚弱、身体虚衰、倦怠乏力、心悸失眠、食欲减退、便溏、浮肿。

（三）糯米麦麸散

配料 糯米120克，小麦麸30克。

做法 将糯米淘净，与小麦麸一同下锅炒熟、炒黄，共研细末备用。每次服10克，每日3次，用猪瘦肉汤送服。

功用 适用肺卫气虚，自汗不止，易患感冒者。

（四）糯米酒鸡蛋

配料 糯米酒30毫升，鸡蛋1个。

做法 将糯米酒倒入铁锅内，加清水适量，加热煮沸后，放入调好的鸡蛋，稍沸即成。饮酒汤，食蛋花。

功用 用于脾胃虚寒、气血不足、脘腹隐痛（喜暖喜按）、面色苍白、精神疲惫以及产妇体弱。

（五）糯米山药散

配料 糯米500克，山药50克。

做法 糯米水浸一宿，沥干，以小火慢慢炒熟，与山药共研细末。每晨取15~30克，加红糖（或白糖）适量，胡椒少许，以沸水调食。

功用 源于《刘长春经验方》。糯米、山药与糖均可补益脾胃，胡椒温中健胃。用于脾胃虚弱、久泻、便溏少食。

（六）糯米蜂蜜糊

配料 糯米30克，蜂蜜30克。

做法 糯米研为细末，或磨成浆，加入蜂蜜，以水适量，煮成稀糊食。

功用 源于《杨氏产乳》。本方能滋养脾胃，用于脾（胃）阴不足、口渴烦饮或少食欲呕。

荞　麦 (qiao mai)

荞麦，又名三角麦、乌麦、花荞。荞麦起源于中国，早在公元前一二世纪已开始栽培，至今已有2000多年的历史。我国栽培的主要有普通荞麦和鞑靼荞麦，前者称甜荞，后者称苦荞。由于苦荞含有芦丁，所以也称芦西苦荞。

荞麦的饮食文化源远流长，以荞麦为原料的各种饮食在世界上可谓丰富多彩。荞麦食味清香，在我国东北、华北、西北、西南以及日本、朝鲜、前苏联都是很受欢迎的食品。

一、荞麦有哪些药用价值和营养价值

荞麦出产于高寒山区，绿色天然，纯净无染，将七大营养素完全集于一身，被权威专家称为“三降食品”（降血压、降血糖、降血脂）和“21世纪人类的健康食品”，有着卓越的营养保健价值和非凡的食疗功效，是国际粮农组织公认的优秀食药兼用粮种，被誉为“五谷之王”。

荞麦营养丰富，其蛋白质、脂肪的含量都明显高于大米、白面和小米，碳水化合物的含量高于高粱和玉米。荞麦粉的蛋白质由19种氨基酸组成，含有人体必需的8种氨基酸，比例合理，接近鸡蛋蛋白的组成，是一般谷物所不能及的。特别是赖氨酸的含量远远超过大米和白面，是粮食中蛋白质、氨基酸种类最全面、营养最丰富的粮种。

荞麦的药用价值很早就已被人们认识了。《本草纲目》载：“苦荞……作饭食压丹石毒甚良”《齐民四术》《植物名实图考》等著作中都有荞麦的药用记载。现代临床医学观察表明，苦荞麦面具有降血糖、降血脂、增强人体免疫力、疗胃疾、除湿解毒、治肾炎的功效，对糖尿病、高血压、高血脂、冠心病、中风、胃病患者都有辅助治疗作用。荞麦粥营养价值高，能治烧心和便秘，是老人和儿童的保健食品；荞麦青苗可治疗坏血病，植株鲜汁可治眼角膜炎。特别是荞麦中含有其他粮种没有的维生素P（芦丁），具有软化血管、降低人体血脂和胆固醇的作用，对预防和治疗高血压、心血管病、糖尿病有很好的效果。

苦荞食品适用面广，既可作为青壮年的早餐和加餐食品，补充脑力体力，又可作为孩子们的营养食品，增强免疫力，提高智力，促进生长发育。更能作为中老年人特别是三高患者的食疗佳品长期食用。苦荞具备美容排毒功效，其优秀的营养保健价值尚未被大多数人知晓。

二、特别提示

少数人吃荞麦，有时会引起皮肤瘙痒、头晕等过敏反应。

三、荞麦食疗保健验方

（一）荞麦莱菔子散

配料 荞麦15克，隔山撬30克，莱菔子10克。

做法 共研为细末。每次服10克，温开水送服。

功用 隔山撬是健脾消食药，莱菔子是消食降气药，与荞麦同配伍，健脾消食、降气的作用大为增强。用于饮食积滞、脾胃运化无力、腹胀腹痛。

（二）荞麦济生丹

配料 荞麦适量。

做法 炒至微焦，研细末，水泛为丸。每次6克，温开水送服，或以荠菜煎汤送服。

功用 源于《本草钢目》。本方取荞麦健脾、除湿热的作用。用于脾虚而湿热下注、小便浑浊色白，或轻度的腹泻、妇女白带等病。

（三）荞麦糊

配料 荞麦研细末（荞麦面）10克。

做法 炒香，加水煮成稀糊服食。

功用 源于《简便单方》。本方取荞麦降气宽肠之功，用于夏季肠胃不和、腹痛腹泻。

（四）荞麦粥

配料 荞麦、瘦猪肉适量。

做法 将洗净的荞麦米和瘦肉丝同煮，至八成熟时，可放入适量的配料（黄瓜、胡萝卜等），熟时加入适量的盐即可。

功用 此粥有止咳、平喘的作用，对高血压等心血管病也有辅助治疗的功效。但荞麦不易消化，不宜多食。

豌　豆 (wan dou)

豌豆别名戎菽、回鹘豆、毕豆、青小豆、青斑豆，起源亚洲西部、地中海地区和埃塞俄比亚、小亚细亚西部，因其适应性很强，在全世界的地理分布很广。豌豆在我国已有2000多年的栽培历史，各地均有栽培，主要产区有四川、河南、湖北、江苏、青海等十多个省区。夏季采收鲜嫩或成熟荚果，除去荚壳，鲜用或晒干用。

一、豌豆有哪些药用价值和营养价值

豌豆富含蛋白质、碳水化合物及脂肪、钙、磷、镁、钠、钾、铁等微量元素，其中磷的含量较高。它还含粗纤维、胡萝卜素、硫氨素、核黄素、烟酸等多种成分。豌豆中的蛋白质含有人体所必须的8种氨基酸，营养价值较高。豌豆中丰富的磷能帮助调节酸碱平衡，含有的赤霉素 A_{20}、植物凝植素等物质，有抗菌消炎等保健作用及增强人体新陈代谢的功能。干豌豆中含有的水溶性纤维有助于减少血液中胆固醇含量和血糖含量。不可溶性纤维有助于维持身体各项功能的正常。祖国医学认为，豌豆具有益气和中、利小便、解疮毒、通乳消胀等功效，可治疗痈肿、脚气、糖尿病、产后乳少、霍乱吐痢等病症。

二、吃豌豆的好处

（一）治疗糖尿病。可能是因为国人的饮食习惯以及豌豆生产的季节等原因，豌豆在人们的日常生活里，吃的并不是很多。但大家不清楚的是，豌豆在一定程度上能治疗糖尿病。

（二）美容。《本草纲目》里记载，豌豆具有“祛除面部黑斑，令面部有光泽”的功效。现代研究发现，豌豆含有丰富的维生素A原，维生素A原可在体内转化为维生素A，具有润泽皮肤的作用。

（三）增强机体免疫功能。豌豆中富含人体所需的各种营养物质，尤其是含有优质蛋白质，可以提高机体的抗病能力和康复能力。

（四）防癌治癌。豌豆中富含胡萝卜素，食用后可防止人体致癌物质的合成，从而减少癌细胞的形成，降低人体癌症的发病率。

（五）通利大肠。豌豆中富含粗纤维，能促进胃肠蠕动，保持大便通畅，起到清洁大肠的作用。

三、食用豌豆应注意什么

（一）豌豆可作主食，豌豆磨成豌豆粉是制作糕点、豆馅、粉丝、凉粉、面条、风味小吃的原料，豌豆的嫩荚和嫩豆粒可做菜食用，也可制作罐头。

（二）豌豆粒食用过多会发生腹胀，所以不宜长期大量食用。

（三）炒熟的干豌豆尤其不易消化，过量食用可引起消化不良、腹胀等。

（四）豌豆适合与富含氨基酸的食物一起烹调，可以明显提高豌豆的营养价值。

四、豌豆保健食疗方推荐

（一）煮豌豆

配料 嫩豌豆250克。

做法 加水适量，煮熟淡食并饮汤。

功用 有和中生津、止渴下气、通乳消胀之功，可用于烦热口渴，或消渴口干，以及产后乳汁不下、乳房作胀。

（二）豌豆芫荽汤

配料 豌豆120克，陈皮10克，芫荽（即香菜）60克。

做法 加水煎汤。分2~3次温服。

功用 本方中豌豆益脾和胃、利湿，陈皮、芫荽健胃化湿，用于湿浊阻滞、脾胃不和、吐泻转筋。

小　麦 (xiao mai)

小麦是小麦属植物的统称，是世界上总产量第二的粮食作物，仅次于玉米。小麦是一种在世界各地广泛种植的禾本科植物，最早起源于中东的新月沃土地区。小麦在我国种植区域广泛，全国从南到北、从平原到山区，几乎所有农区无不栽培小麦。小麦的颖果是人类的主食之一，夏季采收果穗，晾晒，打下果实，除壳除杂质，磨成面粉后食用。未成熟果实称为浮小麦，直接作药用。

一、小麦有哪些药用价值和营养价值

小麦自古就是滋养人体的重要食物，是我国北方人民的主食。《本草拾遗》中提到“小麦面，补虚，实人肤体，厚肠胃，强气力。” 中医认为，小麦养心安神、除烦，浮小麦益气、除热、止汗；小麦主治心神不宁、失眠、妇女脏躁、烦躁不安、精神抑郁、悲伤欲哭，浮小麦主治自汗、盗汗、骨蒸劳热。《本草再新》把小麦的功能归纳为养心、益肾、和血、健脾四种。《医林纂要》又概括了它的四大用途：除烦、止血、利小便、润肺燥。

小麦富含淀粉、蛋白质、脂肪、矿物质、钙、铁、硫胺素、核黄素、烟酸及维生素 A 等。常吃小麦面粉，人体可以从中获得 60%以上的热量和蛋白质，其中可溶性糖含量很少，与以动物食品为主的膳食结构相比既经济又有益于健康，可以大大减少肥胖症、冠心病、糖尿病、末梢神经炎和某些肿瘤等疾病。进食全麦可以降低血液循环中的雌激素的含量，达到防治乳腺癌的目的；对于更年期妇女，食用未精制的小麦还能缓解更年期综合症。

二、食用小麦小常识

（一）存放时间适当长些的面粉比新磨的面粉品质好，民间有“麦吃陈，米吃新”的说法。面粉与大米搭配着吃最好。

（二）一般人都可食用。特别适宜心血不足的失眠多梦、心悸不安、多呵欠、喜悲伤欲哭，古称妇人脏躁（癔病）者食用，也适宜妇人回乳时食用。

（三）患有脚气病、末梢神经炎者宜食小麦；体虚自汗盗汗多汗者，宜食浮小麦。

（四）小麦可煎汤、煮粥，或制成面食常服；也可炮制研末外敷，治痈肿、外伤及烫伤。

三、小麦保健食疗配方选

（一）甘麦大枣汤：甘草 10 克，大麦 10 克，大枣 30 克。加水煎汤服。

源于《金匮要略》。方中小麦养心阴而安心神，甘草和中缓急，大枣补益中气，并润脏躁。三药合用，甘润滋养，有养心安神、和中缓急之效。用于思虑过度，心阴受损，脏阴不足所致的脏躁，症见精神恍惚，时常悲伤欲哭，心中烦乱，睡眠不安。精神病、更年期综合症，或神经衰弱辨证属于心阴不足者也可应用。

（二）小麦粥：小麦 30~60 克。加水煮成稀粥，分 2~3 次食。

源于《食医心镜》。此方用小麦“除热止渴”（《名医别录》）之功。用于烦热燥渴、口干。

（三）小麦通草汤：小麦 30 克，通草 10 克。加水煎汤服。

源于《养老奉亲书》。本方小麦除热、利小便，通草为清热利尿药，所以配伍应用以增强疗效。用于老人小便淋沥、滞涩不通、烦热不安等。

小　米 (xiao mi)

小米，中国古称稷或粟，也称作粱。粟在中国北方俗称谷子。谷子去壳即为小米，因粒小而得名，也叫粟米。原产于中国北方黄河流域，是中国古代的主要粮食作物，所以夏代和商代属于“粟文化”。粟品种繁多，俗称“粟有五彩”（白、红、黄、黑、橙、紫各种颜色的小米），也有粘性小米。中国最早的酒也是用小米酿造的。粟适合在干旱而缺乏灌溉的地区生长。立秋后采收，以颗粒饱满、均匀为佳。

一、小米有哪些药用价值和营养价值

小米作为一种古老的食物，药用和营养价值早已被前人发现并推崇。明代李时珍在《本草纲目》中说“粟米味咸淡，气寒下渗，肾之谷也，肾病宜食之；虚热消渴泄痢，皆肾病也，渗利小便，所以泄肾邪也，降胃火，故脾胃之病宜食之”，“治反胃热痢，煮粥食，益丹田，补虚损，开肠胃”。《食医心镜》中说“治消渴口干，粟米炊饭，食之良”。现代营养学研究表明，小米含蛋白质、脂肪、糖类、钙、磷、铁、胡萝卜素、维生素 B_1、维生素 B_2、烟酸、镁、铜、锰、锌、硒、碘以及类雌激素物质等。其中含蛋白质比大米高，脂肪、碳水化合物都不低于稻、麦。一般粮食中不含有的胡萝卜素，小米中的含量却比较高；维生素 B_1 的含量位居所有粮食之首。小米内含有多种对性有益的功能因子，能壮阳、滋阴、优生。

二、吃小米的好处有哪些

（一）健胃消食。小米粥不但味香、甜糯和营养好，还易于消化吸收，能促进食欲，滋养肾气，补虚清热，并有补气健脾、消积止泻的作用，可治脾虚久泻、消化不良和积食腹痛等症。小米滋阴，是碱性谷类，胃酸过多者可常吃，内热、肾病及脾胃虚者更宜食用。而肠胃、胰脏和脾脏有不适者，则宜多吃甜小米。

（二）降脂降压。将粳米粥煮沸后，加入用冷水调和的小米粉糊同煮为粥，早晚餐温热服用，能降低血脂，对动脉硬化、冠心病、心肌梗塞及血液循环障碍有一定的辅助治疗作用，高血压病人常服用也有效。

（三）滋阴养血。小米因含有丰富的氨基酸，有滋阴养血的功能，能帮助妇女预防流产，还可治产后虚弱。我国北方妇女在“坐月子”时，常用小米加红糖来调养身体。

（四）抗菌消炎。小米含硒较高。硒能调节人体免疫功能，预防女性阴道炎症，还能减少口中的细菌滋生，解除口臭，对皮肤病和多种炎症也有一定的预防和抑制作用。

（五）调节睡眠。研究发现，小米粥对改善情绪和提高睡眠质量有重要作用。失眠患者以小米粥适量加入少许糖来食疗，效果更好。

三、食用小米应注意什么

（一）一般人均可食用，是老人、病人、产妇宜用的滋补品，更适宜脾胃虚弱、反胃、呕吐、泄泻，或伤食腹胀之人食用。适宜失眠或体虚低热者食用。

（二）小米宜与大豆或肉类食物混合食用，这是由于小米的氨基酸中缺乏赖氨酸，而大豆和肉类的氨基酸中富含赖氨酸，可以补充小米的不足。

（三）小米粥不宜太稀薄；淘米时不要用手搓，忌长时间浸泡或用热水淘米。

（四）气滞者忌用，小便清长者少食。

（五）小米忌与杏仁同食。

四、小米保健食疗食谱推荐

（一）粟米丸

配料 小米适量。

做法 研磨成细粉，水泛为丸，大如梧桐子。每次用10~15克，以水煮熟，加食盐少许，空腹连汤服下。

功用 源于《食医心镜》。本方用粟米益脾补中、除胃热。用于脾胃虚热、食不消化、反胃逆呕等。

（二）粟米饭（粥）

配料 陈小米或粟小米适量。

做法 煮熟作饭，常食之。亦可煮粥食。

功用 源于《食医心镜》。本方以粟米益胃、清热以除烦渴。用于胃热消渴口干，常食有益。

燕 麦 (yan mai)

燕麦也叫野麦或雀麦，是禾本科一年生草本植物燕麦的种子。

一、燕麦有哪些药用价值和营养价值

燕麦不但营养成分丰富，而且营养价值极高。燕麦的脂肪含量居所有谷物之首，相当于大米、白面的4~5倍，而且它的脂肪主要由单一不饱和脂肪酸、亚麻油酸和次亚麻油酸构成。燕麦还含有人体所需的8种氨基酸与维生素E，含量亦高于大米与白面。燕麦还含有维生素B_1、B_2与叶酸，以及钙、磷、铁、锌、锰等多种矿物质与微量元素。中医认为，燕麦味甘性温，能补虚止汗。现代研究表明，燕麦所含亚麻油酸，能维持人体正常的新陈代谢活动，同时又是合成前列腺素的必要成分，对维护人体的性机能有重要作用。燕麦所含的不饱和脂肪酸、脂肪酸以及可溶性纤维和皂甙素等，可以降低血液中胆固醇与甘油三酯的含量，既能调脂减肥，又可起到帮助降低血糖的作用。燕麦可以改善血液循环，帮助消除疲劳，又有利于胎儿的生长发育。燕麦所含丰富的纤维素有润肠通便的作用，可以帮助老年人预防肠燥便秘，并有预防脑血管病的功效。燕麦所含钙、磷、铁、锌、锰等矿物质和微量元素，能预防骨质疏松症、促进伤口愈合，以及防止发生贫血病等。

二、吃燕麦的好处有哪些

（一）防癌抗癌。燕麦中含有的小分子活性肽，具有活化细胞、调节生理平衡、抗高血压、抗血栓形成、降血糖、抗癌、抗衰老、防止肝硬化等多种保健功能。燕麦中铁和硒含量高，营养均衡，是癌症病人放疗化疗时的首选食品。

（二）降糖降脂。燕麦麸中的主要膳食纤维β-葡聚糖食用后不易被人体消化吸收，可减缓血液中葡萄糖含量的增加，预防和控制肥胖症、糖尿病及心血管疾病。

（三）健肾补肾、提高免疫力。燕麦米中含有其它谷物类作物中缺少的皂甙。每300克燕麦中含的皂甙和100克人参含量相同，吃燕麦相当于吃人参。燕麦米的钙含量很高，所以燕麦也是补钙首选佳品。

（四）清肠通便、排毒养颜。燕麦米中含有的膳食纤维是小麦的4.2倍、玉米的7.7倍，而且有一半是水溶性纤维，可以改善消化功能，促进胃及肠道蠕动、润肠通便，将人肌体内积存的毒素、废物等有害物质及时排除体外，减少疾病。

（五）抗衰老、保苗条。燕麦中所含的多种酶类可以抑制人体老年斑形成，有延缓人体细胞衰老的作用，同时有减肥效果，可保持苗条身材。

（六）益智。燕麦米中含有的不饱和脂肪酸、亚麻油酸和次亚麻油酸所可防止机体代谢紊乱产生的皮肤病（如干燥、鳞屑肥原等）、生殖机能障碍和器官病变（尤其是肾脏）。孕妇常吃燕麦，能促进胎儿脑髓生长，提高胎儿智力。

（七）护肤抗衰、安神助眠。燕麦具有抗辐射、抗紫外线、防晒美容的功效，还有良好的抗过敏性、抗刺激和抗氧化作用，可有效去除和预防皮肤表面泛红现象，对过敏性皮肤具有良好的护理作用，可保护皮肤细胞免受伤害，延缓皮肤衰老。并可提高机体免疫力，增强抗病能力，抗衰老、保持年轻，安神养心、帮助睡眠。

三、吃燕麦应注意什么

（一）燕麦米不宜一次食用太多，多吃会使肠胃受损，造成胃痉挛或是胀气，甚至肠胃出血现象。

（二）对麸质过敏者要小心食用。

薏 仁 (yi ren)

薏仁又名薏苡仁、苡米、苡仁、土玉米、薏米、六谷子等。薏仁喜生于湿润地区，但能耐涝耐旱。中国各地均有栽培。长江以南各地有野生，生于屋旁、荒野、河边、溪涧或阴湿山谷中，北方俗称草珠珠，是常用的中药，又是普遍常吃的食物。

一、薏仁有哪些药用价值和营养价值

中医认为，薏仁性味甘淡微寒，有利水消肿、健脾去湿、舒筋除痹、清热排脓等功效，是常用的利水渗湿药，主治水肿、脚气、小便不利、湿痹拘挛、脾虚泄泻、肌肉酸重、关节疼痛、白带、肺脓疡、阑尾炎等症。薏米是补身药用佳品，又是一种美容食品，经常食用可以保持人体皮肤光泽细腻，消除粉刺、斑雀、老年斑、妊娠斑、蝴蝶斑，对脱屑、痤疮、皲裂、皮肤粗糙等。近年来，大量的科学研究和临床实践证明，薏米还是一种抗癌药物，初步测定，它对癌症的治抑率可达35%以上，所以桂林地区有首民谣这样唱道："薏米胜过灵芝草，药用营养价值高，常吃可以延年寿，返老还童立功劳。"

二、吃薏仁有哪些好处

（一）减肥。薏仁是谷类中纤维质最高的，而且是低脂、低热量作物，是减肥的最佳主食。

（二）降血脂、降血糖。因为薏仁含有丰富的水溶性纤维，可以降低肠道对脂肪的吸收率，达到降血脂、降血糖的效果。薏苡仁油对细胞免疫、体液免疫有促进作用，可起到扩张血管和降低血糖的作用，尤其是对高血压、高血糖有特殊功效。可预防高血脂、高血压、中风及心脏病。

（三）美白肌肤。薏仁因富含蛋白质，如长期服用，可以达到消除斑点、滋润肌肤的功效。

（四）镇静、镇痛及解热药。薏仁具有增强免疫力和抗炎作用，可镇静、镇痛及解热，对风湿痹痛患者有良效。

（五）抗癌。现代科学证实，薏仁内含的薏苡脂有阻止癌细胞生长及伤害作用，尤对脾虚湿盛的消化道肿瘤及痰热挟湿的肺癌更为适宜。

（六）利尿消肿。薏仁能促进体内血液和水分的新陈代谢，有活血调经止痛、利尿、消水肿的作用。

三、食用薏仁应注意什么

（一）薏仁属微寒食品，虚寒体质不适宜长期服用；脾虚无湿、大便燥结、怀孕妇女及正值经期的妇女应该避免食用。

（二）薏仁所含的醣（即碳水化合物）类黏性较高，所以吃太多可能会妨碍消化。

（三）薏仁较难煮熟，在煮之前需以温水浸泡 2~3 小时后再与其他米类一起煮就很容易熟了。

四、薏仁食疗配方推荐

（一）珠玉二宝粥：薏苡仁、山药各 60 克，捣为粗末，加水煮至烂熟，再将柿霜饼 25 克切碎，调入溶化，随意服食。

源于《医学衷中参西录》。山药、薏苡仁均为清补脾肺之药；柿霜饼为柿霜熬成，可润肺益脾。用于脾肺阴虚、饮食懒进、虚热劳嗽。

（二）薏苡仁粥：薏苡仁研为粗末，与粳米等分。加水煮成稀粥，每日 1~2 次，连服数日。

源于《本草纲目》。本方用薏苡仁煮粥食以补脾除湿。用于脾虚水肿，或风湿痹痛、四肢拘挛等。

（三）郁李苡仁饭：郁李仁 60 克，研烂，用水滤取药汁；薏苡仁 200 克，用郁李仁汁煮成饭，分 2 次食。

源于《独行方》。本方能利水消肿，郁李仁与薏苡仁功效相似，但味微苦不甚适口，所以仅取汁用。用于水肿、小便不利、喘息胸满等。

（四）薏苡瓜瓣桃仁汤：薏苡仁 15 克，冬瓜子 30 克，桃仁 10 克，牡丹皮 6 克。加水煎服。

源于《千金要方》。薏苡仁与冬瓜子配用，能清热利湿，排脓；桃仁、牡丹皮配用，能活血化瘀。用于肠痈拘挛腹痛，右下腹可触及肿块，大便秘结，小便短赤等。牡丹皮味苦浊，可另用金银花、蒲公英之类清热解毒药。

（五）薏苡菱角半枝莲汤：薏苡仁、菱角、半枝莲各 30 克。加水煎汤，分 2 次服。

本方对肿瘤有一定抑制作用，其中以半枝莲作用较明显。可用于胃癌、宫颈癌等。

（六）薏苡仁汤：薏苡仁 60 克，紫草 6 克。加水煎汤。分 2 次服，连服 2~4 周。本方治青年性扁平疣、寻常性赘疣有一定疗效。

（七）薏苡冰糖饮：薏苡仁 50 克，百合 10 克，水煎汁，加冰糖服用，可治扁平疣、雀斑、痤疮。

（八）薏米粥：薏苡仁 50 克，捣碎为末，加适量水煮成粥食用，1 日 3 次，久服可轻身益气。

（九）薏米羊肉汤：苡米 150 克，羊肉 250 克，加水适量煲汤，食盐、味精调味（亦可加生姜数片），佐膳。可健脾补肾、益气补虚，治病后体弱、贫血、食欲不振等。

（十）山药苡米粥：怀山药、薏米各 30 克，莲子肉 15 克，大枣 10 枚，小米 50 克，白糖少许。将山药切细，莲子去芯，红枣去核。与小米共煮成粥，粥煮熟后加白糖调匀即成。空腹食用，每日 2 次。适用于脾胃虚弱，食少纳差，腹胀便塘，肢体无力，老年浮肿，妇女带下症。

注意 大便秘结者忌食

莜　麦 (you mai)

据山西省志载，莜麦生产在我国历史久远，至少已有2500年的历史，最早可能起源于华北的高寒地区，后来逐渐成为北部高寒区主要粮食作物之一。唐代始，从内蒙、新疆、西藏等处被先后引种到俄罗斯、智利、美国等国家。目前，内蒙古是中国莜麦的主要产区。

一、莜麦有哪些药用价值和营养价值

莜麦是营养丰富的粮食作物，富含蛋白质和脂肪。在禾谷类作物中蛋白质含量最高，而且含有人体必需的8种氨基酸。由于莜麦营养丰富，耐饥抗寒，在内蒙古自治区西部被誉为一宝。莜麦有很强的医药保健作用，常用于产妇催乳、婴儿发育不良以及老年体弱症。莜麦含糖分少，含蛋白多，是糖尿病患者较好的食品。莜麦中还含有其他禾谷类作物中缺乏的皂苷，能有效降低胆固醇。莜麦面脂肪的主要成分是不饱和脂肪酸，其中的亚油酸可降低胆固醇、预防心脏病，对动脉粥样硬化性冠心病、高血压均有疗效，对于因肝、肾病变、糖尿病等引起的继发性高血脂症也同样有明显疗效。莜面属低热食品，食后易引起饱感，长期食用具有减肥功效。此外，莜面中含有丰富的维生素 B_1、B_2、E、叶酸等，可以改善血液循环、缓解生活工作带来的压力；含有的钙、磷、铁、锌、锰等矿物质也有预防骨质疏松、促进伤口愈合、防止贫血的功效。

二、莜麦的食用方法

莜麦一般磨成面粉食用，叫做“莜面”。

（一）莜面可热吃和凉吃。莜面制作方法灵活多变，常在巧妇手下搓、推、擀、卷，花样翻新。食用时可用蔬菜及辣汤冷调、凉拌；也可用热羊肉汤、熟土豆拌吃。并可按各自口味，酸、辣、咸、甜自行调制。

（二）莜麦的最大特色是它的吃法，要“三生三熟”，就是说，从生莜麦到做成能吃的莜面制品，要经历三次生、三次熟的过程。

莜麦收割下来，拉到场上脱粒，脱下来的籽粒自然是生的，不能吃。这就是“一生”。要将莜麦磨成粉，须先将麦粒文火炒熟，这就成了“一熟”。

将炒熟的麦粒磨成莜面，这就又成了生的了，这就是“二生”。莜面粉在吃的时候，要先用滚开水和成面，所以这就成了“二熟”。

和好的面，做成“莜面鱼鱼”、“莜面窝窝”等，现在又成生的了，就是“三生”。接下来就是添水加柴，烧火猛蒸，莜面蒸熟了就是“三熟”。这时，莜面才真正能吃。

三、吃莜麦面应注意的问题

(一)一般人群均可食用。更适合于产妇催乳、婴儿发育不良以及中老年人食用。

(二）莜麦有不容易消化的特点，所以莜面不能吃得太饱，老乡常说，“莜面吃个半饱饱，喝碗滚水（开水）正好好”就是这个道理。

(三）虚寒症患者忌食。

玉　米 (yu mi)

玉米也叫玉蜀黍、包谷、苞米、棒子，是一年生禾本科草本植物，也是全世界总产量最高的粮食作物。通常分为常规玉米、甜玉米、糯玉米、爆裂玉米、高油玉米和紫玉米。

一、玉米有哪些药用价值和营养价值

祖国中药理论认为，玉米具有调中开胃、益肺宁心、清湿热、利肝胆、延缓衰老等功能。现代研究证实，在所有主食中，玉米的营养价值和保健作用是最高的。玉米中含有丰富的不饱和脂肪酸，可降低血液胆固醇浓度并防止其沉积于血管壁，对冠心病、动脉粥样硬化、高血脂症及高血压等都有一定的预防和治疗作用。玉米中的维生素 B_6、烟酸等成分，具有刺激胃肠蠕动、加速粪便排泄的特性，可防治便秘、肠炎、肠癌等；特别是玉米中所含的硒能加速体内过氧化物的分解，使恶性肿瘤得不到分子氧的供应而受到抑制；所含的镁也能抑制癌细胞的发展，促使体内废物排出体外，对防癌也有重要作用。含有的谷氨酸有一定健脑功能。玉米富含维生素 C、维生素 E，还含有一种长寿因子——谷胱甘肽，它在硒的参与下，生成谷胱甘肽氧化酶，具有恢复青春，延缓衰老的功能，有长寿、美容作用。玉米胚尖所含的营养物质有增强人体新陈代谢、调整神经系统功能，能起到使皮肤细嫩光滑，抑制、延缓皱纹产生的作用。中美洲印第安人不易患高血压与他们主要食用玉米有关。研究人员指出，玉米含有的黄体素、玉米黄质可以对抗眼睛老化。此外，多吃玉米还能抑制抗癌药物对人体的副作用，刺激大脑细胞，增强人的脑力和记忆力。

二、吃玉米应注意什么

（一）吃玉米时应把玉米粒的胚尖全部吃进，因为玉米的许多营养都集中在这里。玉米熟吃更佳，烹调尽管使玉米损失了部分维生素 C，却获得了更有营养价值的、更高的抗氧化剂活性。

（二）玉米发霉后能产生致癌物“黄曲霉素”，所以发霉玉米绝对不能食用。

三、玉米保健食谱

（一）玉米刺梨汤

配料　玉米30克，刺梨15克。

做法　加水煎汤服或代茶饮。

功用　玉米与刺梨配伍，有健胃消食及清暑的作用。用于脾胃不健、消化不良、饮食减少或腹泻，兼有暑热者更加适宜。

（二）玉米茶

配料　玉米30克，玉米须15克。

做法　加水适量，煎汤代茶饮。

功用　玉米、玉米须均有利尿作用，以玉米须作用较强，故配伍应用。主要用于慢性肾炎、水肿、小便不利。

（三）玉米糊

配料　玉米粉30~60克。

做法　将水在锅中烧开后撒入，并搅匀成稀糊状，待煮熟时加入芝麻油、葱、姜、食盐调味服食。

功用　有降低血脂的作用。适用于高血脂症、高血压、冠心病患者服食。

四、肉禽蛋乳类

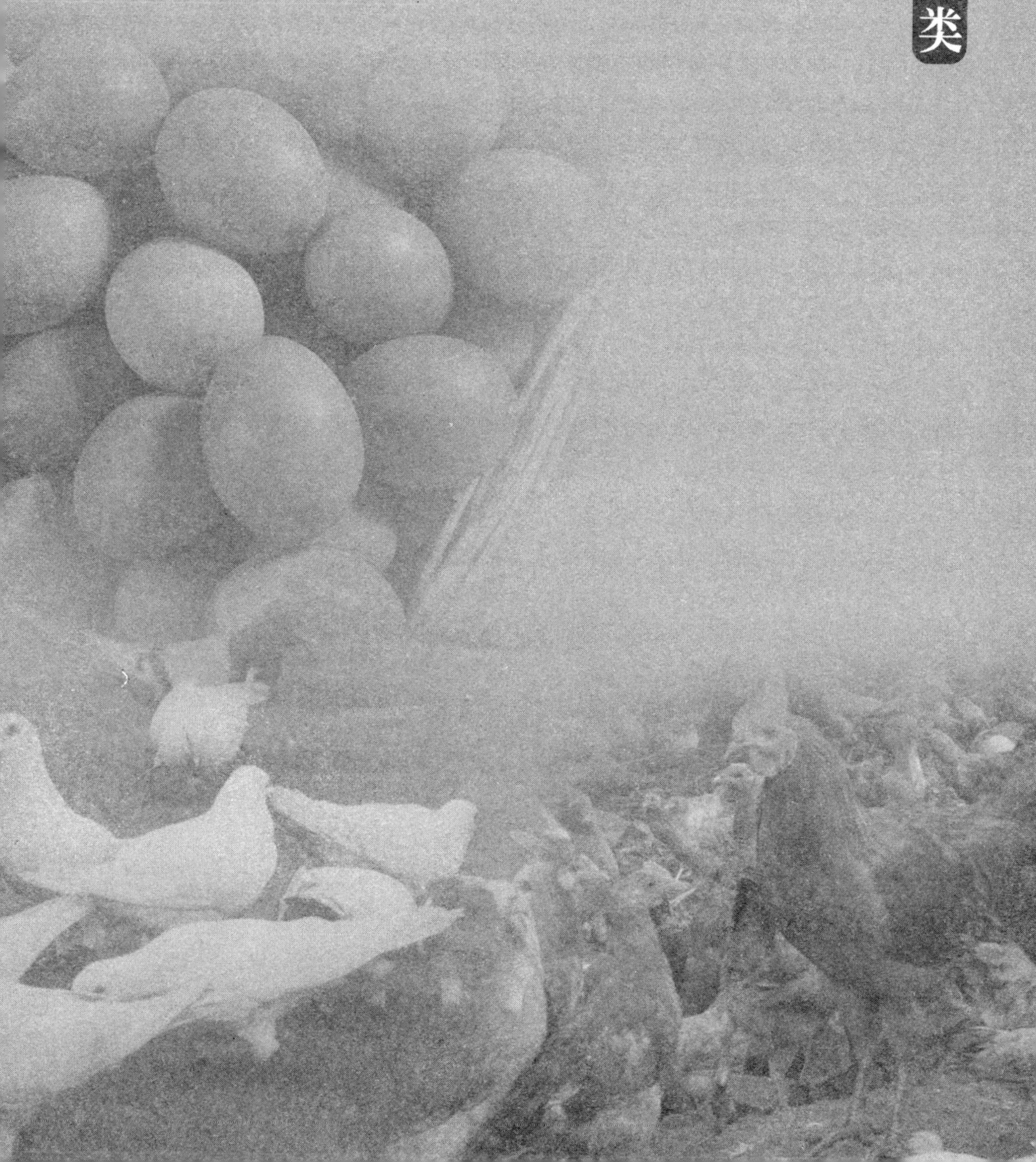

鹌鹑（an chun）

鹌鹑，古称鹑鸟、宛鹑、奔鹑，是雉科中体形较小的一种。广泛分布于我国四川、黑龙江、吉林、辽宁、青海、河北、河南、山东、山西、安徽、云南、福建、广东等地。鹌鹑肉质鲜美，含脂肪少，食而不腻，素有“动物人参”之称。鹌鹑蛋在营养上有独特之处，有“卵中佳品”之称。

一、鹌鹑有哪些药用价值和营养价值

俗话说：“要吃飞禽，鸽子鹌鹑”。鹌鹑肉、蛋，味道鲜美，营养丰富。鹌鹑肉主要成分为蛋白质、脂肪、无机盐类，多种氨基酸，面且具有胆固醇含量较低的特点。鹌鹑肉中蛋白质含量比猪、牛、羊、鸡、鸭肉的含量都高，而其脂肪、胆固醇含量又比猪、牛、羊、鸡、鸭肉等低，鹌鹑肉中多种维生素及微量元素的含量比鸡肉高 2~3 倍，是典型的高蛋白、低脂肪、低胆固醇食物，特别适合中老年人以及高血压、肥胖症患者食用。鹌鹑不仅食用营养价值很高，它的药用价值也很高。中医学认为，鹌鹑性甘、平、无毒，具有益中补气、强筋骨、耐寒暑、消结热、利水消肿等作用。李时珍在《本草纲目》中曾指出，鹌鹑的肉、蛋有“补五脏、益中续气、实筋骨、耐寒暑、消热结”的功效。

二、食用鹌鹑有哪些好处

（一）鹌鹑的肉蛋对贫血、营养不良、神经衰弱、气管炎、心脏病、高血压、肺结核、小儿疳积、月经不调等病症都有理想的疗效。

（二）鹌鹑肉和鹌鹑蛋中所含丰富的卵磷脂和脑磷脂，是高级神经活动不可缺少的营养物质，具有健脑的作用。

（三）鹌鹑蛋还含有能降血压的芦丁等物质，是心血管病患者理想的滋补品。

（四）鹌鹑蛋所含蛋白质、维生素 B_1、维生素 B_2、卵磷脂、铁等均高于鸡蛋，并含有降血压的芦丁，对于营养不良、贫血、结核病及高血压、血管硬化等有较好的辅助治疗作用。

注意 感冒期间忌食。

三、鹌鹑食疗治病小验方

（一）鹌鹑蛋与韭菜共炒，油盐调味，可治肾虚腰痛、阳痿。

（二）用沸水和冰糖适量，冲鹌鹑蛋花食用，可治肺结核或肺虚久咳。

（三）鹌鹑肉加山药、枸杞子、芡实、莲子、薏仁、桂圆煲汤，滋肤养颜。

（四）鹌鹑肉加当归、红枣煲汤，对女子贫血引起的脸色苍白有很好的补益效果。

（五）脾虚不运、少食乏力、便溏腹泻、脾虚水肿等，用鹌鹑 2 只，赤小豆 30 克，生姜 3 克。加水煮熟羹食用（源于《嘉祐本草》）。本方取鹌鹑补脾益气、除湿，用赤小豆健脾利湿，生姜健胃和中。

（六）肝肾虚弱、腰膝酸软或疼痛等，用鹌鹑 1 只，枸杞子 30 克，杜仲 15 克，煎水取汁饮用，并食鹑肉。该方用鹌鹑、枸杞子、杜仲补肝肾而健筋骨、强腰膝。

（七）养肝明目、补肾健脑、强壮筋骨，用鹌鹑 3 只、山药 50 克、枸杞子 50 克，精盐、味精、鸡精、黄酒、生姜、高汤各适量。（鹌鹑洗净每只剁成 4 块，放入沸水锅中氽 2 分钟捞出，用冷水冲凉，装入盖碗中。山药、枸杞洗净，泡在碗中 15 分钟，放在鹌鹑块上，再加姜片。锅至中火上，下高汤烧沸，加盐 10 克，味精 5 克，鸡精 2 克，少量黄酒搅匀，冲入盖碗中，上笼旺火蒸 20 分钟即成）。

鹅 肉 (e rou)

鹅肉是鸭科动物家鹅的肉。家鹅又称为鹅、家雁、舒雁。我国各地均有饲养，以华东、华南地区较多。杀鹅，去毛及脚上外皮和内脏，洗净鲜用。

一、鹅肉有哪些药用价值和营养价值

鹅是食草动物，鹅肉是理想的高蛋白、低脂肪、低胆固醇的营养健康食品。鹅肉含蛋白质以及钙、磷、钾、钠等十多种微量元素，所含各种氨基酸组成接近人体所需氨基酸的比例。鹅肉不仅脂肪含量低，而且品质好，不饱和脂肪酸的含量高，特别是亚麻酸含量均超过其他肉类。鹅肉脂肪的熔点也很低，质地柔软，容易被人体消化吸收。鹅肉是中医食疗的上品，具有益气补虚、和胃止渴、止咳化痰、祛风湿、防衰老、解铅毒等作用，适宜身体虚弱、气血不足、营养不良的人食用。凡经常口渴、乏力、气短、食欲不振的人，可常喝鹅汤、吃鹅肉，尤其对治疗感冒和急慢性气管炎、慢性肾炎、老年性肺气肿、哮喘痰壅有良效。鹅血中所含的免疫球蛋白、抗癌因子等活性物质，能强化人体的免疫系统，起到防治癌症的作用。作为绿色食品，鹅肉于 2002 年被联合国粮农组织列为 21 世纪重点发展的绿色食品之一。

二、吃鹅肉应知道的一些常识

（一）鹅肉特别适宜身体虚弱、气血不足、营养不良的人食用。

（二）冬季可以多喝鹅汤、吃鹅肉，既能补充营养，又可以提高免疫力以及御寒的能力，对治疗和预防感冒、咳嗽等冬季常见病也有一定的效果。民间有“喝鹅汤，吃鹅肉，一年四季不咳嗽”的说法。

（三）鹅肉不易炖烂，将猪胰切碎后与鹅肉同煮，就很容易炖烂，而且汤鲜入味。

（四）鹅肉偏凉，身体虚寒、体质阴虚的人，特别是受凉腹部冷痛、腹泻、腰痛、胃寒、痛经的人不宜食用；患有湿热内蕴、皮肤疮毒、瘙痒症、高血压、高血脂、动脉硬化的人忌食。

（五）鹅肉应避免同鸡蛋一起食用，否则损伤脾胃。

（六）鹅肉不能与柿子、鸭梨同食。

（七）鹅肉不宜过量食用，每餐约 100 克，食多不易消化。

三、鹅肉保健食疗食谱推荐

（一）鹅肉补中汤

配料 鹅1只，黄芪、党参、山药、大枣各30克。

做法 将上四味装入鹅腹，以线缝合，用小火煨炖，略加食盐调味。煮熟后，将鹅捞起，取出药物，饮汤吃肉。

功用 本方取鹅肉补益脾胃，配黄芪、党参、山药、大枣补中益气。适用于脾胃虚弱、中气不足、倦怠乏力、少食消瘦等。

（二）沙参玉竹鹅肉汤

配料 鹅肉250克，北沙参、玉竹各15克，山药30克。

做法 加水适量煮熟，稍加食盐调味服食。

功用 《本草拾遗》：单用鹅肉煮汁饮，治消渴，取鹅肉补脾益胃、止渴之功。本方加入北沙参、山药、玉竹等三药，味甘而润，益胃生津，与鹅肉同用，能增强益脾胃、润燥止渴的作用，用于脾阴不足、口干思饮、少食不饥、或便溏腹泻等。

（三）三味炖大鹅

配料 鹅肉适量、土豆、干红辣椒、油菜心、花椒、大葱、姜、猪油、味精、盐各适量。

做法 将鹅肉切成块，用冷水浸泡5个小时，再放入沸水锅中焯透捞出；土豆去皮切成滚刀块，辣椒去蒂、籽切成斜刀块，油菜心洗净，花椒放碗内加水泡制出花椒水备用，葱切段，姜切片；将锅内放入猪油，烧至八成熟，放入鹅肉块煸至淡黄色，添入适量高汤，加酱油、精盐、白糖、花椒水、葱段、姜片，大火烧沸，改小火炖1个小时，放入土豆块炖至软烂，再加入油菜心、尖辣椒块、味精，炖片刻即可。

功用 滋阴止咳、延缓衰老。

（四）鹅肉炖萝卜

配料 鹅肉、萝卜、盐、味精、麻油、姜片各适量。

做法 将鹅肉、萝卜分别洗净切块，姜切片；将所有材料放入砂锅中，加足够水，武火烧开；加入姜片和精盐，改文火炖至酥烂，下味精，淋麻油即可食用。

功用 可治疗老年慢性气管炎、肺气肿。

（五）鹅肉冬瓜汤

配料 鹅肉、冬瓜、味精、盐、葱、姜、料酒各适量。

做法 将鹅肉、冬瓜分别洗净切块，葱切段，姜切片；鹅肉入锅，加足够水、料酒、姜片、葱段，武火炖开，转文火炖至八成熟；加入冬瓜，炖至熟烂，放味精调味即可。

功用 利水消肿，益气养阴。

鸽 肉 (ge rou)

鸽子，又名白凤，也称家鸽、鹁鸽。鸽子的祖先是野生原鸽。鸽子的营养价值极高，既是名贵的美味佳肴，又是高级滋补佳品。鸽子蛋含有丰富的蛋白质，被人称为“动物人参”。我国民间有“一鸽胜九鸡”的说法。

一、鸽肉有哪些药用价值和营养价值

鸽肉为高蛋白、低脂肪食品，蛋白质含量超过兔、牛、猪、羊、鸡、鸭、鹅和狗等肉类，所含蛋白质中有许多人体必需的氨基酸，且消化吸收率高。鸽子肉的脂肪含量仅为0.3%，低于其他肉类。鸽肉不但营养丰富，且还有一定的保健功效，能防治多种疾病，《本草纲目》中记载“鸽羽色众多，唯白色入药”。从古至今，中医都认为鸽肉有补肝壮肾、益气补血、清热解毒、生津止渴等功效。现代医学认为，鸽肉可以壮体补肾、健脑补神、提高记忆力、降低血压、调整人体血糖、养颜美容、延年益寿。著名的中成药乌鸡白凤丸，就是用乌骨鸡和鸽子为主要原料制成的。

二、吃鸽肉的好处有哪些

（一）鸽肝中含有最佳的胆素，可帮助人体很好地利用胆固醇，防治动脉硬化。民间称鸽子为“甜血动物”，贫血的人食用后有助于恢复健康。

（二）乳鸽的骨骼内含有丰富的软骨素，可与鹿茸中的软骨素相媲美，经常食用，具有改善皮肤细胞活力、增强皮肤弹性、改善血液循环、红润面色等功效。

（三）鸽肉中还含有丰富的泛酸，对脱发、白发等有很好的疗效。乳鸽含有较多的支链氨基酸和精氨酸，可促进人体内蛋白质的合成，加快创伤的愈合。

（四）中医认为，鸽肉易于消化，具有滋补益气、祛风解毒的功能，对病后体弱、血虚闭经、头晕神疲、记忆衰退有很好的补益治疗作用。

（五）白鸽的繁殖力很强，性欲极强，雌雄交配很频密，这是由于白鸽的性激素分泌特别旺盛所致，所以人们把白鸽作为扶阳强肾的妙品，认为它具有补益肾气、强壮性机能的作用。

三、怎么吃鸽子

（一）鸽子每次半只（约80~100克），鸽蛋每天2个为宜。

（二）食用鸽肉以清蒸或煲汤为宜，这样能使营养成分保存最为完好。

四、鸽肉药用推荐

（一）鸽肉煮汤或炒熟与酒一起服用，可治疗恶疮疥癣。

（二）鲜鸽肉捣烂外敷，可治疗斑疹。

（三）年老肾虚、腰膝酸软、耳聋耳鸣、头晕失眠，可用白鸽加枸杞、等煮食。（作法：取白鸽肉半只或乳鸽一只，巴戟天10克，淮山药10克，枸杞子10克，炖服，喝汤食肉。若体质偏燥，也可用白木耳适量炖乳鸽，则补而不燥。）

狗　肉（gou rou）

狗又称犬、地羊，我国各地均有饲养。狗肉在我国某些地区又叫“香肉”或“地羊”，是传统饮食中的“五畜”（牛、犬、羊、猪、鸡）之一。狗的品种繁多，毛色各异。黄狗为上，黑狗、白狗次之。一般在冬季杀狗取肉，洗净鲜用。

一、狗肉有哪些药用价值和营养价值

狗肉不仅味道鲜美、营养丰富，而且具有入药疗疾的效用。《普济方》说狗肉“久病大虚者，服之轻身，益气力”，《本草纲目》中说狗肉能“滋补血气，专走脾肾二经而瞬时暖胃祛寒、补肾壮阳”“服之能使气血溢沛，百脉沸腾”。《食物本草会纂》对狗肉的功用记载更为详细，说它能“安五脏、补绝伤、轻身益气、益肾补胃气、壮阳道、暖腰膝、益乏力、补五劳七伤、益阳事、补血脉、厚肠胃、实下焦、填精髓”，所以中医历来认为狗肉是一味良药，凡是久病气虚、脾胃虚寒、肾亏下元虚冷、腰膝酸痛、肢软乏力、阳痿早泄、尿频、尿多及遗尿诸证，都适宜用狗肉食疗，真可谓“美味穿肠发暖香，功盖十全大补丸”。民间也有“吃了狗肉暖烘烘，不用棉被可过冬”“喝了狗肉汤，冬天能把棉被当”的俗语。

狗肉含有蛋白质、脂肪、肌酸、肌肽、嘌呤类、钾、钠、磷、氯及多种维生素和氨基酸，具有较高的营养价值。狗肉不仅蛋白质含量高，而且蛋白质质量极佳，尤其是球蛋白比例大，对增强机体抗病力、细胞活力及器官功能有明显作用。现代医学研究证明，狗肉中含有少量稀有元素，对治疗心脑缺血性疾病、调整血压有一定益处，食用狗肉可增强人的体魄，提高消化能力，促进血液循环，改善性功能。狗肉还可用于老年人的虚弱症，如尿溺不尽、四肢厥冷、精神不振等。用狗肉加辣椒红烧，冬天常服，可使老年人增强抗寒能力。

二、吃狗肉需要注意什么

（一）疯狗肉一定不能吃。

（二）刚被宰杀的狗，因有土腥气味，不宜立即食用，应先用盐渍一下，以除去土腥味，然后取出切成块，再以清水充分洗净。

（三）吃狗肉一定要煮熟煮透，忌吃半生不熟的狗肉，以防寄生虫感染。更不可在火锅中一烫就吃。一些外貌健康的狗，唾液中也发现有狂犬病毒，狗肉中的旋毛虫检出率达到15%以上，如不煮熟煮透，很容易感染疾病。因此，吃狗肉应煮25分钟以上。

（四）高血压患者要慎吃狗肉。狗肉热性大、滋补强，食用后会促进血压升高，甚导致脑血管破裂出血。因此，高血压、中风后遗症、严重心脏病、心律失常、甲状腺功能亢进患者不宜多吃狗肉。

（五）狗肉不宜夏季食用，而且一次不宜多吃。凡患咳嗽、感冒、发热、腹泻和阴虚火旺、胃炎、痢疾、溃疡病、肺结核、支气管扩张等非虚寒性疾病的人均不宜食用。大病初愈的人体质较虚弱，进补时只能温补，也不宜食用狗肉。

（六）吃狗肉后不要喝茶，以免给身体造成不利的影响。因为狗肉中蛋白质丰富，而茶叶中富含鞣酸，两者结合可使肠蠕动减少，使大便中的有毒物质和致癌物质在肠内停留过久而被人体吸收，而影响人体健康。

（七）狗肉不宜与菱角、绿豆等豆制品同食，以免引起腹胀等不良反应。

（八）吃狗肉后易口干，喝米汤可以缓解。

（九）狗肉腥味较重，将狗肉用白酒、姜片反复揉搓，再将白酒用水稀释浸泡狗肉1~2小时，清水冲洗，入热油锅微炸后再行烹调，可有效降低狗肉的腥味。

三、狗肉保健食疗食谱推荐

（一）狗肉粥

配料 狗肉100克，粳米150克，精盐、味精适量。

做法 将狗肉漂洗干净，切成碎末。粳米淘净，放在锅内，加入清水，先用武火煮沸，再用文火熬煮10分钟，放入狗肉和少量生姜，搅拌均匀，继续熬煮至肉熟米烂为度。酌加精盐、味精等调味。温热食用。

功用 用于治疗脾肾阳虚、畏寒肢冷、腰膝酸软、阳痿不举、遗精遗尿、小便清长。

（二）淮杞炖狗肉

配料 狗肉1000克，淮山药60克，枸杞子60克，鸡清汤1000克，生姜、葱、料酒、精盐、味精、胡椒粉各适量。

做法 将狗肉漂洗干净，切成小块，山药、枸杞洗净，山药切片。将铁锅烧热，倒入熟猪油，投入狗肉和姜、葱煸炒，烹适量料酒，一并倒入砂锅，并放入山药、枸杞、鸡清汤和适量精盐，用文火炖煮2小时左右，以狗肉熟烂为度。拣出姜、葱，酌加味精、胡椒粉等调味品即成。

功用 用于肝肾精血亏虚所致的身体衰弱、腰酸腿软、阳痿早泄、头目昏花、视力下降等。

（三）姜附炖狗肉

配料 狗肉1000克，熟附片30克，生姜150克，葱、精盐、味精、胡椒粉各适量。

做法 将狗肉漂洗干净，切成小块；生姜洗净，煨熟。将熟附片装入纱布袋内，扎紧袋口，一并放在砂锅内，加入适量清水，炖煮2小时左右，以狗肉熟烂为度。酌加精盐、味精、胡椒粉等调味即可食用。

功用 用于肾阳虚衰、阳痿早泄、夜尿频多、畏寒肢冷、脾肾阳虚、小便减少、大便稀薄、腰痛背冷、水肿等症。

（四）壮阳狗肉汤

配料 狗肉200克，菟丝子3克，附片1.5克，生姜、葱、精盐、料酒、味精各适量。

做法 将狗肉漂洗干净，放入锅内，用沸水煮透，捞入凉水内，洗净血沫，晾干后切成小块放铁锅内加入适量生姜片，加热煸炒，烹入绍酒炝锅，然后倒在砂锅内。将菟丝子、附片洗净装入纱布袋，扎紧袋口放在砂锅内，并加入适量葱白、精盐和清汤。先用武火煮沸，撇去浮沫，再用文火炖2小时左右，以狗肉熟烂为度，拣去生姜、葱白，酌加味精调味当菜食用。

功用 用于脾肾阳气虚衰、精神不振、饮食减少、腰膝酸软、畏寒乏力。

（五）黑豆炖狗肉

配料 狗肉500克（切块），黑豆120克。

做法 加水适量，以小火炖至烂熟，加生姜、花椒、食盐少许调味食用。

功用 用于肾虚耳聋或遗尿、尿频等。

狗 鞭（gou bian）

狗鞭（狗肾）是黄狗的阴茎和睾丸。又称牡狗阴茎、狗精、犬阴、黄狗肾、狗肾。宰杀雄狗时，取出阴茎和睾丸，洗净鲜用，或去掉周围的肉和脂肪，撑直晾干或烘干备用。

一、狗鞭的药用价值

中医认为，狗鞭能补肾壮阳、益精，主要用于肾虚阳衰所致的男子阳痿，或畏寒肢冷、腰酸尿频及遗精、男子不育、阴囊湿冷、腰膝酸软、形体羸弱，女子虚寒带下、产后体虚等症。可单用煮熟，五味调食；或晾干研末，温开水送服。

二、服用狗鞭有禁忌

（一）阴虚火旺及阳事易举者禁服。

（二）据前人经验，狗鞭不能与蒜同食，“食之损人”。

三、验方推荐

（一）治年老体弱，腰膝酸软无力：狗肾，用滑石粉裹煨酥，取出研粉。每服5克，温开水送服，日服二次。

（二）治阳痿、遗精：狗肾1具，驴肾1具，鹿鞭1具，海马1对，枸杞子15克，共为细末，炼蜜为丸，每丸重15克，每服1丸，日服二次。

鸡　肉 (ji rou)

鸡肉是指雉科动物家鸡的肉。鸡在古代分为丹、黄、乌、白四种。我国各地均有饲养，比较著名的鸡种有九斤黄鸡、狼山鸡、大骨鸡、寿光鸡、萧山鸡、浦东鸡、桃源鸡和北京油鸡等。杀鸡，去头、毛、脚、外皮、内脏，洗净鲜用。

一、鸡肉有哪些药用价值和营养价值

鸡肉蛋白质的含量比例较高，种类多，而且很容易被人体吸收利用，有增强体力、强壮身体的作用。另外含有对人体生长发育有重要作用的磷脂类，是国人膳食结构中脂肪和磷脂的重要来源之一。鸡肉对营养不良、畏寒怕冷、乏力疲劳、月经不调、贫血、虚弱等有很好的食疗作用。祖国医学认为，鸡肉有温中益气、补虚填精、健脾胃、活血脉、强筋骨的功效，主治脾胃阳气虚弱、饮食减少、脘腹隐痛、呕吐泄泻、疲乏无力、肝脾血虚、头晕目眩、面色萎黄、产后缺乳、肾精不足、腰酸膝软、耳鸣耳聋、小便频数、精少精冷等。

鸡的品种很多，但以乌鸡为佳。乌鸡具有温中益气、补肾填精、养血乌发、滋润肌肤的作用。含有蛋白质、脂肪、硫胺素、核黄素、尼克酸、维生素A，维生素C、胆甾醇、钙、磷、铁等多种成分。可作为虚劳羸瘦、面色无华、水肿消渴、产后血虚乳少的食疗滋补品。

二、食用鸡肉应注意什么

（一）鸡肉性温，多吃容易生热动风，因此不宜过量食用。

（二）下列病证忌食鸡肉：

外感发热、热毒未清或内热亢盛的人；黄疸、痢疾、疳积和疟疾患的人；肝火旺盛或肝阳上亢所致的头痛、头晕、目赤、烦躁、便秘等忌食。

（三）能啼鸣的阉鸡和抱窝鸡不能食用。

（四）不要食用年龄大的鸡的鸡头、鸡屁股尖。

（五）鸡肉不宜与芝麻、菊花、芥末、糯米、李子、大蒜、鲤鱼、鳖肉、虾、兔肉一起食用。

（六）服用左旋多巴时不宜食用。

（七）服用含铁制剂时不宜食用。

三、鸡肉保健食疗食谱推荐

（一）甜味乌鸡

配料　母乌鸡1只，生地黄60克，饴糖100克。

做法　将生地黄、饴糖放入鸡腹，用线缚定后放置碗中，加水少许，蒸熟。食肉饮汤，不用盐。

功用　用于积劳虚损，或大病之后体弱、盗汗、乏力、心悸头昏、消瘦食少。

（二）百合粳米鸡

配料　仔母鸡1只，百合60克，粳米200克。

做法　将百合、粳米装入鸡腹，缝合；加姜、椒、盐、酱油少许，用水煮熟。开腹取百合、粳米作饭，并饮汤吃肉。

功用　用于产后虚羸少气、心悸、头昏、少食等。

（三）鸡肉馄饨

配料　鸡肉适量。

做法　剁烂，加生姜（切碎）、盐、酱油、花椒少许混匀，用面皮包成馄饨煮食。

功用　适用于脾胃虚弱、营养不良、萎黄瘦弱，或泻痢而饮食不进等。

（四）姜椒煨鸡块

配料　乌雄鸡1只，陈皮10克，胡椒3克，高良姜、草果各6克。

做法　乌雄鸡切块，加入陈皮、胡椒、高良姜、草果，用盐、酱油及醋少许调味，以小火煨炖至烂熟。空腹食用。

功用　适用于脾胃虚寒、心腹冷痛、食欲减退等。

（五）酒煮雄鸡

配料　公鸡1只。

做法　用米酒和水各半煮熟。乘热食用。也可加姜、椒、食盐少许调味。

功用　用于肾虚精亏、耳鸣耳聋、阳痿、遗尿等。

（六）雄鸡小豆汤

配料　鸡500~1000克，赤小豆250克。

做法　加水煮熟，饮汤食肉。

功用　用于脾虚或营养不良所引起的水肿。

（七）鸡汁粥

配料　老母鸡1只，粳米100克，精盐适量。

做法　将母鸡宰杀，剖洗干净，放入砂锅内，加入清水（高出鸡身），先用武火煮沸15分钟，再用文火焖煮3小时。将粳米淘洗干净，加入鸡汁700毫升，加精盐，先用武火煮沸，再用文火熬煮20~30分钟，以米熟烂为度。供早晚餐或点心温热食用。

功用 用于脏腑气血亏损、面色萎黄无华、唇舌指甲色淡、气短自汗、疲倦乏力、脉象虚细者。

（八）归参炖母鸡

配料 母鸡2只，当归15克，党参15克，葱、生姜、精盐、料酒各适量。

做法 将母鸡宰杀，清洗干净。将当归、党参洗净，装入纱布袋内，扎紧袋口，塞入鸡腹内后，将母鸡放在砂锅内，加入清水（高出鸡身），酌加适量葱、姜、精盐和料酒。先用武火煮沸15分钟，再用文火煨炖3小时，注意经常添水。待鸡肉熟烂后停火，捞去药袋。当点心分次食用。

功用 用于肝脾血虚、头晕目暗、肢体麻木、饮食减少、大便稀薄、疲乏无力。

（九）龙眼童子鸡

配料 童子鸡1只，龙眼肉30克，葱、生姜、精盐、料酒各适量。

做法 将童子鸡宰杀，剖洗干净，鸡腿别在鸡翅下面，放入沸水中汆一下，捞出洗净。将龙眼肉与童子鸡一并放入汤锅内，加清水和葱、姜、精盐、料酒，上笼蒸1小时左右，以鸡肉熟烂为度。当菜或点心食用。

功用 用于心脾两虚、面色萎黄、失眠心悸、头昏、健忘、饮食减少。

（十）黄芪乌骨鸡

配料 乌骨鸡1只，黄芪60克，生姜、料酒、精盐各适量。

做法 将乌骨鸡宰杀，剖洗干净；黄芪洗净，切片，装人纱布袋内，扎紧袋口，塞入鸡腹中，用白线缝合。将鸡放入砂锅内，加入清水（高出鸡身），酌加生姜和料酒。先用武火煮沸15分钟，再用文火炖熬3小时，注意经常加水，将成时加入适量精盐，待鸡肉熟烂后停火。分5~6次食用，吃鸡肉喝汤。

功用 用于气血不足、心悸气短、头晕、目花、食少、腹泻、消瘦。

（十一）鸡露

配料 童子鸡1只，料酒、生姜、精盐、白糖各适量。

做法 将鸡宰杀，剖洗干净，切成肉块，放入蒸锅内，酌加料酒、生姜、精盐和白糖，不放水，清蒸3~4小时，取汁，每晚临睡前食用50毫升。

功用 用于肾虚精亏、面色萎黄、形体消瘦、心悸失眠、饮食减少、疲劳乏力、自汗盗汗、男子阳痿早泄、精液清冷，女子月经不调、久不孕育。

鸡　蛋 (jī dan)

鸡蛋是母鸡所产的卵，又名鸡卵、鸡子，是人类经常食用的食品之一。

一、鸡蛋有哪些药用价值和营养价值

鸡蛋历来被认为是营养丰富的食品，是人类最好的营养来源之一，含有蛋白质、脂肪、卵黄素、卵磷脂、维生素和铁、钙、钾等营养物质。最突出的特点是，鸡蛋含有自然界中最优良的蛋白质，仅次于母乳。鸡蛋所含的磷、锌、铁、蛋白质、维生素 D、维生素 E、维生素 A、维生素 B_1、维生素 B_2、维生素 B_6 等都是人体必不可少的营养素。中医认为鸡蛋能补阴益血、除烦安神、补脾和胃，用于血虚所致的乳汁减少、眩晕、夜盲、病后体虚、营养不良、阴血不足、失眠烦躁、心悸、肺胃阴伤、失音咽痛、或呕逆、热病烦渴、胎动不安等，是扶助正气的常用品。

二、吃鸡蛋有哪些好处

（一）健脑益智。鸡蛋黄中的卵磷脂、甘油三酯、胆固醇和卵黄素，对神经系统和身体发育有很大的作用。卵磷脂被人体消化后，可释放出胆碱，胆碱能改善人的记忆力。

（二）保护肝脏。鸡蛋中的蛋白质对肝脏组织损伤有修复作用。蛋黄中的卵磷脂可促进肝细胞的再生，还可提高人体血浆的蛋白含量，增强肌体的代谢功能和免疫功能。

（三）防治动脉硬化。美国营养学家和医学工作者用鸡蛋来防治动脉粥样硬化，获得了出人意料的效果，他们从鸡蛋、核桃、猪肝中提取卵磷脂，每天给患心血管病人吃 4~6 汤匙。3 个月后，患者的血液胆固醇显著下降，获得了满意效果。

（四）预防癌症。鸡蛋中含有较多的维生素 B_2，维生素 B_2 可以分解和氧化人体内的致癌物质。鸡蛋中硒、锌等微量元素也都具有防癌作用。

（五）延缓衰老。鸡蛋含有人体需要的几乎所有营养物质，不少长寿老人的延年益寿经验之一，就是每天必食一个鸡蛋。中国民间流传的许多养生药膳也都离不开鸡蛋。例如，何首乌煮鸡蛋、鸡蛋煮猪脑、鸡蛋粥等等。将鸡蛋加工成咸蛋后，含钙量会增加 10 倍，特别适宜于想补钙的人。

三、吃鸡蛋应注意什么

（一）吃蛋必须煮熟，不要生吃。打蛋时要提防沾染到蛋壳上的杂菌。

（二）毛蛋、臭蛋不能吃。

（三）冠心病的人吃鸡蛋不宜过多，以每天不超过 1 个为宜，对已有高胆固醇血症的人，尤其是重度患者，应尽量少吃。

（四）患有肾脏疾病的人应慎食鸡蛋。

（五）茶叶蛋应少吃，因为茶叶中含酸化物质，与鸡蛋中的铁元素结合，会对胃起刺激作用，影响胃肠的消化功能。

（六）炒鸡蛋不要加味精。鸡蛋本身含有多量的谷氨酸及一定量的氯化钠，若加入味精，加温后这两种物质会生成一种新的物质——谷氨酸钠，即味精的主要成分，鸡蛋本身的鲜味反而被掩盖。

（七）鸡蛋与白糖、豆浆、兔肉同吃，对健康会产生不良作用。

四、人们对吃鸡蛋的认识有误区

误区一：产妇吃鸡蛋越多越好。产妇在分娩过程中体力消耗大，消化吸收功能减弱，肝脏解毒功能降低，大量食用后会导致肝、肾的负担加重，容易出现腹部胀闷、头晕目眩、四肢乏力、昏迷等“蛋白质中毒综合症”。一般情况下，产妇每天吃 3 个左右的鸡蛋就足够了。

误区二：常吃鸡蛋导致胆固醇偏高。蛋黄中含有较丰富的卵磷脂，是一种强有力的乳化剂，能使胆固醇和脂肪颗粒变得极细，并且使胆固醇呈悬浮状，顺利通过血管壁而被细胞充分利用，从而减少血液中的胆固醇。而且蛋黄中的卵磷脂消化后可释放出胆碱，进入血液中进而合成乙酰胆碱，是神经递质的主要物质，可提高脑功能，增强记忆力。

误区三：生鸡蛋更有营养。生吃鸡蛋不仅不卫生，容易引起细菌感染，而且也没有营养。生鸡蛋里含有抗生物素蛋白，影响食物中生物素的吸收，导致食欲不振、全身无力、肌肉疼痛等“生物素缺乏症”。另外，生鸡蛋内含有“抗胰蛋白酶”，会破坏人体的消化功能。至于那些经过孵化、但还没有孵出小鸡“毛鸡蛋”，就更不卫生了。

五、常见的鸡蛋保健食疗方法

（一）当归 10 克煎水，放入鸡蛋两个，红糖 30 克，每次月经后食一次，治妇女血虚、月经不调或身体虚弱。

（二）将苜蓿子 3 克，捣烂煎汤约 15 分钟，再打入 2 个鸡蛋煮成荷包蛋，趁热吃蛋喝汤，治先兆流产。

（三）乌鸡蛋2个，用醋、酒各一杯搅匀，煮成一杯，分两次服，治产后出血。

（四）红糖水煎鸡蛋食用，治产后腹泻。

（五）鸡蛋2个，白糖30克，调匀后用开水冲服，治慢性气管炎。

（六）鸡蛋1个，胡椒粉（七粒研粉），共煎熟食，治虚寒胃痛。

（七）鸡蛋1~2个，醋煮熟食用，或用白酒炒鸡蛋或冲蛋食用，治风寒腹泻。

（八）鸡蛋1个调入白芨粉3克，每日早上用开水冲服，连续服10日，治肺结核痰中带血。

（九）鸡蛋1个取蛋白，调硼酸粉5克成糊状，涂于消毒纱布上，敷于烫伤处，治小面积烧烫伤。

（十）益母草30~60克，加水煮半小时，滤去药渣，打入鸡蛋2个煮熟食用。有调经活血、消肿利水作用。适用于气血瘀滞、月经不调、产后恶露不止、功能性子宫出血等症。

牛 肉 (niu rou)

牛肉是全世界人都爱吃的食品，也是国人消费的肉类食品中仅次于猪肉的肉食。牛肉蛋白质含量高，而脂肪含量低，味道鲜美，享有“肉中骄子”的美称。

牛的品种较多，以黄牛和水牛居多。黄牛我国各地均有饲养；水牛我国大部分地区有饲养，以南方水稻产区为多。杀牛取肉洗净，鲜用为佳。

一、牛肉有哪些药用价值和营养价值

牛肉是国人的第二大肉类食品，仅次于猪肉，牛肉蛋白质含量高、脂肪含量低，富含多种氨基酸和矿物质元素，氨基酸组成比猪肉更接近人体需要，属高蛋白、低脂肪肉食（精牛肉平均脂肪含量仅为 6%，而嫩牛肉含 3.7%），具有消化吸收率高等特点，能提高机体抗病能力，对生长发育及手术后、病后调养的人补充失血、修复组织等特别适宜。牛肉不仅是美味健康肉食，同时还提供蛋白质，矿物质和维生素 B 群，包括烟酸、维生素 B_1 和核黄素。牛肉还是人体所需要的铁质的最佳来源。牛肉的胆固醇比鸡肉、鱼和蛋低，适量的脂肪是健康均衡饮食的基本组成部分，它们提供吸收维生素 A、维生素 D、维生素 E 和维生素 K 所需要的脂肪酸，是能量的浓缩来源。

中医认为，牛肉有补中益气、滋养脾胃、补虚壮健、化痰息风、止渴止涎、强筋骨、消水肿、除湿气的功效，适用于中气下陷、气短体虚，筋骨酸软、贫血久病及面黄目眩的人食用。古有“牛肉补气，功同黄芪”的说法。凡体弱乏力、中气下陷、面色萎黄、筋骨酸软、气虚自汗、营养不良、面浮足肿、小便短少，或脾胃阴虚、消渴多饮的人，都可以将牛肉炖食。牛肉熬成浓汁，滋养之性更强。

牛筋有补肝强肾、益气力、续绝伤的作用，血虚、骨折及骨折后遗症的人可常吃，经煮熟后食用，可治筋骨瘦弱。

牛肝能补血养肝明目，夜盲、产后血虚、面色萎黄的人可多吃。

牛血能养血理血，滋阴润肤。

牛肺有补肺、治肺虚咳嗽和咯血的功效。

牛心可养血补心，治健忘、惊悸等症。

牛肾（俗称牛鞭）能补肾、益精、壮阳，治阳痿、早泄、精冷和精少之症。

牛脑经提炼后可催乳。

牛骨髓内服可治肺痨、消瘦、肾亏及健忘等症。

牛胆能清肝明目，解毒消肿。

牛黄（即牛的胆囊结石）是有名的珍贵药材，可清心解毒、开窍定惊。

牛脂（即俗称的牛油）多由熬煮内脏所得，主要成分是油酸、棕榈酸、硬脂酸的甘油脂，是脂肪酸的重要原料，可供食用，有润燥生津和滋养皮肤的功效，能治诸疮疥癣。

牛角主要指水牛的角，制成粉状熬水后服用，可增强心脏功能，适宜心力衰竭者服用。

二、怎样选购牛肉

（一）鉴别牛肉的新鲜度可以用以下方法

看色泽：新鲜肉肌肉有光泽，红色均匀，脂肪洁白或淡黄色；变质肉的肌肉色暗，无光泽，脂肪黄绿色。

摸粘度：新鲜肉外表微干或有风干膜，不粘手，弹性好；变质肉的外表粘手或极度干燥，新切面发粘，指压后凹陷不能恢复，留有明显压痕。

闻气味：新鲜肉具有鲜肉味儿；变质肉有异味甚至臭味。

（二）区别老嫩牛肉

老牛肉肉色深红、肉质较粗；嫩牛肉肉色浅红，肉质坚而细，富有弹性。

三、吃牛肉应注意什么

（一）牛肉不宜常吃，一周一次为宜。一次食用量不要超过 80 克。

（二）牛肉的肌肉纤维较粗糙不易消化，老人、幼儿及消化力弱的人不宜多吃，或适当吃些嫩牛肉。

（三）患感染性疾病、皮肤病、肝病、肾病的人应慎食。

（四）黄牛肉为发物，患疮疥湿疹、痘痧、瘙痒者慎用。

（五）牛肉不易熟烂，烹饪时放一个山楂、一块橘皮或一点茶叶可以很容易煮烂。清炖牛肉保存营养成分比较好。

四、吃牛肉的禁忌

（一）牛肉忌与栗子同吃，会引起呕吐；

（二）牛肉忌与红糖同吃，否则会胀死人；

（三）牛肉忌与毛姜同吃，会中毒；

（四）牛肉忌与鲶鱼同吃，会中毒；

（五）牛肉忌与田螺同吃，会中毒。

五、常见的牛肉保健食疗食谱

（一）牛肉返本汤

配料 牛肉250克（切块），山药、莲子、茯苓、小茴香（布包）、大枣各30克。

做法 加水适量，小火炖至烂熟，酌加食盐调味，饮汤吃肉（药物除小茴香外，都可食用）。

功用 适用于脾胃虚弱、气血不足、虚损羸瘦、体倦乏力的人食用。

（二）温中开胃牛肉脯

配料 牛肉500克，胡椒、砂仁各3克，荜茇、橘皮、草果、高良姜、干姜各6克，姜汁、葱汁、食盐和水适量。

做法 胡椒、砂仁、荜茇、橘皮、草果、高良姜、干姜共研成细末，与姜汁、葱汁、食盐一同将肉拌匀，腌2天后煮熟收汁。取出切片食用，或切片后烘干食用。

功用 适用于脾胃虚寒、脘腹隐痛有冷感、不思饮食。

（三）牛肉浓汁

配料 牛肉500~1000克。

做法 切成小块，加水适量，用小火煮成浓汤，加少量食盐调味，时时饮用。

功用 安中益气、健脾养胃、强骨壮筋。

牛　奶 (niu nai)

牛奶是除了母乳之外被人类饮用最为广泛的乳类，它几乎含有人类身体需要的所有营养，有“白色血液”之称。

一、牛奶有哪些药用价值和营养价值

牛奶是一种仅次于人类母乳的、营养成分全、营养价值高的液体食品。由大约3000种化合物组成的营养液，除含有丰富的蛋白质、脂肪、氨基酸、碳水化合物、糖类、盐类、磷、铁外，还含有丰富的维生素和矿物质，尤其是维生素 B_2、维生素 B_{12} 和钙，都是人体所必需的、而且最容易被人体消化吸收、对人的生长发育及代谢调节起着重要作用的营养物质。所以专家认为牛奶是人类最理想的食品。

据国外专家研究证明，牛奶是新生命最好的营养源，牛奶所具有的原生营养性是其它任何人造营养品都无法相比的。因此，科学家认为，每天早晨饮用一杯鲜牛奶，可满足人体所需热量的10%、所需各种微量维生素的40%。如果每人每天饮用500克牛奶，则可满足人体每天所需维生素和钙量的80%，并具防癌作用。

祖国中医药理论认为，牛奶能补虚损、益肺胃、生津润肠，适宜体质羸弱、气血不足、营养不良，以及病后体虚的人、噎嗝患者（包括食道癌患者）、老年人便秘、儿童生长发育期、糖尿病患者、干燥综合症患者、高血压病、冠心病、动脉硬化、高血脂症者食用。

二、喝牛奶的好处

（一）牛奶蛋白质的组成以酪蛋白为主，其次为乳蛋白、乳球蛋白、血清白蛋白、免疫球蛋白和酶等，它的生理价值可与蛋类相媲美，是赖氨酸、蛋氨酸含量较高的优质蛋白，能有效地供应人体所需的各种营养。

（二）牛奶的脂肪颗粒很小，呈高度分散状态，因而消化吸收率高。因为牛奶中胆固醇含量不高，而且它含有的乳清酸还可降低血液胆固醇，所以高血脂、心脑血管病患者适量喝牛奶，不必担心会加重病情。

（三）牛奶中的碳水化合物主要为乳糖。乳糖有调节胃酸，促进胃肠蠕动和消化腺分泌的作用，并可促进乳酸杆菌的繁殖，抑制致病菌及腐败菌的生长，有利于肠道内正常菌群的活动与繁殖。

（四）牛奶中钙、磷、钾等微量元素含量丰富，而且极易被人体吸收利用，多喝牛奶比每天口服钙片更容易吸收钙质，并有效地维持人体酸碱的平衡，是儿童补充钙质、中老年人预防骨质疏松症的最佳饮品。

（五）如常年胃痛，空腹喝奶可有效地保护胃黏膜而达到止痛的目的；儿童打嗝，缓慢地喝下温牛奶一杯即可止住；电焊工若被电光刺激患了电光性眼炎，以鲜奶滴眼便可痊愈；肌腱扭伤，用热牛奶热敷伤处就很见效；汞砷中毒，可用牛奶灌胃，使毒物沉淀，减少吸收，避免胃黏膜被毒物腐蚀；睡前喝一杯加入蜂蜜的温牛奶可使人安然入睡，也可使失眠症患者显著地提高睡眠质量。

三、饮用牛奶应注意什么

（一）患有慢性消化道溃疡、慢性肠炎或胃肠功能紊乱的中老年人，对乳糖的耐受性较差，容易引起腹泻，所以不宜多喝牛奶。

（二）平素脾胃虚寒，腹胀便溏者忌食。

（三）素有痰湿积饮者忌食。

（四）牛奶忌与酸性果汁（如山楂汁、橘子汁等）一同食用，因牛奶中酪蛋白较多，遇到酸性果汁后常结成较大的凝块而影响消化吸收，还会引起腹胀、恶心、呕吐。

（五）鲜牛奶如不立即饮用时，宜放在避光的地方或容器内暂存，否则日光直射能影响牛奶质量。据报道，鲜牛奶经阳光照射1分钟以上，B族维生素就会很快消失，维生素C也所剩无几。因此，应用避光容器保存牛奶，这样既可使维生素的含量不变，又能保持牛奶特有的鲜味。

驴　肉 (lü rou)

驴的形象似马，但没有马的威武雄壮，一般为灰褐色，头大、耳朵长、胸部稍窄、四肢瘦弱、躯干较短、体高和身长大体相等，颈项皮薄，蹄小坚实，体质健壮，不易生病，并有性情温驯，听从使役等优点。“天上龙肉，地上驴肉”，是人们对驴肉的最高褒扬。天上龙肉是不可能有的，地下驴肉却是实实在在的绿色食品和滋补珍品。

一、驴肉有哪些药用价值和营养价值

从营养学和食品学的角度看，驴肉比牛肉、猪肉口感好、营养高，是一种高蛋白、低脂肪、低胆固醇肉类。驴肉中氨基酸构成十分全面，8 种人体必需氨基酸和 10 种非必需氨基酸的含量都十分丰富。驴肉还含有蛋白质、脂肪、碳水化合物、钙、磷、铁、硒、维生素 A 等。中医则认为驴肉有补气养血、滋阴壮阳、安神去烦的功效，用于气血亏虚、短气乏力、心悸、健忘、睡眠不宁、头晕、经色淡等。功效非凡的阿胶制品，就是用驴皮熬制而成的，具有很好的补血、护肤、养颜功效。所以，民间有“要长寿，吃驴肉”“要健康，喝驴汤”“吃了驴肝肺，能活一百岁”的说法。

科学测定，驴肉“两高两低”（高蛋白，低脂肪；高氨基酸，低胆固醇），对动脉硬化、冠心病、高血压有着良好的保健作用。另外还含有动物胶、骨胶朊和钙酸等成分，能为老人、儿童、体弱和病后调养的人提供良好的营养补充。驴鞭是古药典中公认的补肾保健上品，具有滋阴补肾、生精提神作用，功效仅次于鹿鞭，更被誉为“男人餐桌上的伟哥”。驴脸、驴皮具有补血益气、护肤养颜的功效，最适合女士美容养颜。驴肝、腰、肚、肠、耳、尾、口条、蹄筋、骨髓都口味馨香、脆而柔嫩，可健脾强肾、固精填髓、补血益气、护肤养颜。

二、吃驴肉的常识

（一）适宜人群：驴肉具有补气血、益脏腑等功效，肉质鲜嫩可口，易于消化，一般人均可以食用，更是老年人和身体瘦弱、久病初愈、气血亏虚者的食疗滋补佳品。

（二）不适宜人群：孕妇、平素脾胃虚寒、有慢性肠炎、腹泻患者。

（三）挑选熟驴肉：先要看包装，包装应密封、无破损、无胀袋；要注意熟肉制品的色泽，尽量不要挑选色泽太艳的熟驴肉，因为色泽太艳可能是加入合成色素或发色剂亚硝酸盐造成的。

（四）挑选生肉：新鲜驴肉有光泽，红色均匀，富有弹性；肌肉部分呈暗褐色无光泽、无弹性的是次鲜驴肉。

（五）巧除驴肉腥味：用驴肉做菜时，可用少量苏打水调和，这样可以去除驴肉的腥味。也可配些蒜汁、姜末，既能杀菌，又可除味。

（六）食用禁忌：驴肉忌与中药荆芥一起烹调和食用。

兔 肉 (tu rou)

兔肉是兔科动物家兔和东北兔、草兔、高原兔的肉。除家兔外，其它兔种又多称为野兔。家兔在我国大部分地区均有饲养，野兔分布地区不一。杀兔后，去皮、足、内脏等，洗净鲜用。

一、兔肉有哪些药用价值和营养价值

中医认为，兔肉具有补中益气、凉血解毒、止渴、利大肠的功效，用于治疗消渴、胃热呕吐、脾虚气弱或营养不良、体倦乏力、便血等症。兔肉含丰富的蛋白质、较多的糖类、少量脂肪（胆固醇含量低于多数肉类）及硫、钾、钠、维生素 B_1、卵磷脂等成分。在国外，兔肉被称为“美容肉”。

兔肝能补肝明目，可治疗目痛、目暗、目赤等症。

兔脑捣碎外敷，可治疗水火烫伤、皮肤皲裂及冻疮。

兔尿可治劳疳眼、去浮翳。

二、吃兔肉应注意什么

（一）兔肉性偏寒凉，凡脾胃虚寒的呕吐、泄泻者忌食。

（二）兔肉不能与鸡心、鸡肝、獭肉、鳖肉及柑橘、芥菜一起食用。

三、兔肉保健食疗食谱推荐

（一）兔肉补虚汤

配料 兔肉 200 克（切块），党参、山药、大枣各 30 克，枸杞子 15 克。

做法 加水共煮至肉熟透。饮汤食肉。

功用 本方能补气益血。方中兔肉和党参、山药、大枣重在补脾益气，枸杞子、大枣补血。适用于气血不足或营养不良、身体瘦弱、疲倦乏力、饮食减少。

（二）兔肉山药羹

配料 兔肉 500 克（切块），山药 60 克，天花粉 60 克。

做法 加水煎煮，至兔肉烂熟，取浓汁服用，口渴即饮。

功用 源于《海上集验方》。适用于糖尿病及尿频、尿多等。

（三）芝麻兔

配料 兔1只，黑芝麻30克，葱白、花椒、盐、味精、麻油各适量。

做法 将黑芝麻淘洗干净，炒香。洗净的兔肉放入砂锅，加清水适量和葱白、花椒、食盐，先用武火煮沸，再用文火炖煮1~2小时，以肉熟烂为度。然后投入卤水锅中，用文火继续煨炖1小时左右，捞出晾凉。将味精和麻油调匀，涂在兔肉表面，再撒上黑芝麻。佐餐食用。

功用 用于肝肾两虚、消渴多饮、小便频多、形体消瘦、头晕眼花、腰脚酸软、须发早白、大便燥结。

（四）陈皮兔肉

配料 兔肉250克，陈皮5克，精盐、葱、姜、料酒、花椒、干辣椒、酱油、醋、辣油、白糖、味精、麻油各适量。

做法 将宰杀、洗净的兔肉切成肉丁，放入碗内，加入适量精盐、菜油、葱段、姜片和料酒拌匀，腌制30分钟。陈皮用温水浸泡10分钟，切成小块。将铁锅用武火加热，倒入适量菜油，烧至七成热时，投入干辣椒，炸成棕黄色，再放入兔肉，炒至肉色发白，加入陈皮和适量花椒、葱节、姜片，继续翻炒，待兔肉丁干酥后，烹入鲜汤、酱油、醋、辣油、白糖和味精，收干汁液停火，淋上麻油。佐餐食用。

功用 用于脾虚气弱、身倦乏力、食欲不振、面色少华、皮肤紫癜等，也可作为老年人及心血管疾病、高血脂症等患者的保健食品。

（五）兔肉汤

配料 兔1只，食盐、味精各适量。

做法 将宰杀洗净的兔肉切块，放入砂锅，加清水高出肉面，先用武火煮沸，再用文火煨炖2~3小时。待兔肉熟烂、汤汁稠浓后停火，加盐、味精调味。兔肉当点心食用，汤汁代茶口渴即饮。

功用 用于阴虚燥热、口渴多饮、消谷善饥、形体消瘦、舌燥心烦或阴虚血热、吐血、便血。

（六）红枣炖兔肉

配料 兔肉500克，大枣50克，料酒、葱白、食盐、味精各适量。

做法 将宰杀洗净的兔肉切成小块，大枣洗净，与兔肉一并放在瓦锅内，加入沸水适量及料酒、食盐、葱白。将瓦锅放在蒸锅内，隔水蒸炖1~2小时，以兔肉和大枣熟烂为度。加味精调味。当点心食用。

功用 用于脾胃气虚、食欲不振、气短自汗、头晕心悸、面色萎黄的治疗。

羊　肉 (yang rou)

羊肉是牛科动物山羊或绵羊的肉，有山羊肉、绵羊肉、野羊肉之分。古时称羊肉为羖肉、羯肉。羊在我国分布很广，几乎遍及各地。绵羊以西北、北部为多。杀羊取肉，洗净用。

一、羊肉有哪些药用价值和营养价值

中医认为，羊肉能补虚劳、祛寒冷、温补气血、益肾气、补形衰、开胃健力、补益产妇、通乳治带、助元阳、益精血，主治肾虚腰疼、阳痿精衰、形瘦怕冷、病后虚寒、产妇产后大虚或腹痛、产后出血、产后无乳或带下等症。羊肉含丰富的蛋白质、脂肪、糖类、无机盐、硫胺素（即维生素 B_1）、胆甾醇、磷、铁、钙、维生素 A、维生素 B_2、维生素 C、烟酸等成分。它既能御风寒，又可补身体，对一般风寒咳嗽、慢性气管炎、虚寒哮喘、肾亏阳痿、腹部冷痛、体虚怕冷、腰膝酸软、面黄肌瘦、气血两亏、病后或产后身体虚亏等一切虚症都有治疗和补益效果。

羊肝 能养血、补肝、明目。凡血虚目暗、视物不清、夜盲翳障患者可经常食用。

羊胆 能解毒洁肤，可治疗风热目疾、疮疡肿毒等症。

羊髓 能补肾健脑，可治疗毛发枯槁、须发早白、失眠健忘、皮肤粗糙等症。

羊肾（即羊腰子）能补肾气、益精髓，可治疗肾虚所致的耳聋耳鸣、须发早白。

二、夏天吃羊肉能增加高温天抗病能力

俗话说，“冬吃羊肉赛人参，春夏秋食也强身。”但由于羊肉味甘性热，因此很多人认为羊肉只适合冬令进补，不适合夏天食用。但中医专家认为，恰恰是夏天吃羊肉，可以助体内驱寒解毒，对提高人的身体素质及高温天抗病能力十分有益。

由于天气炎热，夏季里人们生吃蔬菜瓜果的机会较多；为了躲避炎热，室内长时间冷气开放；为了消暑，冰镇饮料、冰淇淋等常不离手，这些都容易使人的脾胃受寒。加上夏天气温高，人容易出汗，耗气伤津，因此部分人会出现脘腹痞闷冷痛、喜温喜按、不思饮食、头身困重、大便稀薄且次数增多、舌淡苔白等症状，中医辨证大多属于脾胃虚寒或寒湿困脾等。对于这一类人来说，夏季吃些羊肉是有益处的，可以去湿气、避寒冷、暖胃生津、保护胃肠，这与《黄帝内经》所载“圣人春夏养阳，秋冬养阴”的观点也是契合的。

不过，从中医的角度来看，夏天吃羊肉，当因人而异。如果是体质偏热、阳偏盛的人，就不适合食用羊肉。

三、吃羊肉应注意什么

（一）发热病人应慎吃羊肉。

（二）水肿、骨蒸、疟疾、牙痛及一切热性病症者禁食。外感病邪和素体有热者不宜。

（三）红酒对羊肉是禁忌，一起食用后会产生不良化学反应。

（四）很多人讨厌羊肉的膻味，其实，除掉膻味很简单。一公斤羊肉放入 10 克甘草和适量料酒、生姜一起烹调，能够去膻味，又可保持羊肉风味。

四、羊肉保健食疗食谱

（一）当归生姜羊肉汤

配料 羊肉 250 克（切块），当归 30 克，生姜 15 克。

做法 加水煎至羊肉烂熟，去滓取汁服用。

功用 用于脾胃虚寒、里急腹痛、胁痛，或气血不足、中阳不振之证，加入黄芪，补益之力更强。

（二）补中羊肉粥

配料 羊肉 250 克（切成小粒），大米（或粟米）180 克。

做法 加水煮成粥。酌加食盐、生姜、胡椒调味，分作 2~3 次食用。

功用 用于脾胃虚弱、食欲不振、虚寒呕逆。

（三）大蒜羊肉

配料 羊肉 250 克，大蒜 15 克。

做法 羊肉煮熟切片，大蒜捣烂，以适量煎熟的食油（或熟油辣椒）、酱油、盐等拌匀食用。

功用 用于肾虚阳痿、腰膝酸软、遗尿或尿频。

（四）羊肉猪脚汤

配料 羊肉 250 克，猪脚一个

做法 同煮汤，加少量食盐和调料食用，每日两次，连服一周。

功用 可治产妇产后无乳或乳汁缺乏。

（五）附子烧羊肉

配料 羊肉 0.5~1 公斤，熟附子片 30~60 克，甘草、当归各 10 克。

做法 加适量八角、桂皮、食盐、生姜，同放锅内加水用小火焖熟食用。

功用 适用于老年人体虚怕冷、腰酸腿软、夜尿多、小便频数，以及易患感冒、

风寒咳嗽气喘等阳虚病症。健康人食用，有保健强身之功。

注意：发热、咽痛、肝炎、风热咳嗽、风热感冒等热性病人不宜食用。

（六）羊肉粥

配料 羊肉100~150克，粳米100克，生姜3~5片。

做法 共煮粥，加适量油盐调味食用。

功用 有补虚损、益气血、暖脾胃、祛寒壮阳作用，适用于体弱羸瘦、腰膝酸软、腰背怕冷，男子阳气不足、肾亏阳痿、遗精早泄，女子月经不调、血虚痛经等症。

（七）山药羊肉粥

配料 羊肉500克（切片），山药500克（切片），粳米250克。

做法 先用水将羊肉煮至熟烂，再与山药、粳米同煮粥（也可加入适量猪肉同煮），加适量食盐调味食用。

功用 有健脾补肾作用，适用于身寒畏冷、食欲不振，大便溏薄、腰酸尿多等症。

（八）肉蓉羊肉粥

配料 肉苁蓉50克（切片），羊肉150~200克，粳米100克，生姜3~5片。

做法 先将肉苁蓉放入锅内煮1小时，捞去药渣，水中放入羊肉、粳米、生姜同煮粥，加入适量油盐调味食用。

功用 有益肾壮阳、补精养血、润肠强身作用，适用于肾虚阳痿、腰膝酸软、性欲减退、大便干燥、肾虚面色灰暗等症。（注意：热性病及性欲亢进者忌食）

（九）羊肉萝卜汤

配料 羊肉500克（切块），萝卜500克（切块），草果2个（去皮），甘草3克，生姜5片。

做法 同放锅内煮汤，加少量食盐调味食用。

功用 有补中健胃、益肾壮阳作用，适用于病后体虚、腰疼怕冷、食欲不振等症。

（十）羊肉小麦生姜粥

配料 羊肉500克（切块），小麦60克，生姜10克。

做法 同煮粥食用，早晚各一次，连续服食一个月。

功用 有助元阳、益精血、补虚劳的作用，是病后体弱者调养身体的补益佳品，最适宜于冬季滋补。

羊 奶 (yang nai)

羊奶即羊的乳汁，又称羊乳。

一、羊奶有哪些药用价值和营养价值

与牛奶相比，喝羊奶的人较少，对它的营养价值也不够了解。其实，早在《本草纲目》中就提到“羊乳甘温无毒、润心肺、治消渴、疗虚劳、益精气、和小肠气、利大肠、补肺肾气，能益胃润燥、补寒冷虚乏，医小儿惊厥、干呕反胃、补五脏、令人肥白悦泽、悦皮肤，润毛发、点眼止泪，用于胃阴不足、消渴口干、哕逆反胃、肠燥便结、虚损瘦弱。”

羊奶在国际营养学界被称为“奶中之王”。现代营养学研究发现，羊奶中的蛋白质、矿物质，尤其是钙、磷的含量都明显高于牛奶，维生素A、维生素B含量也高于牛奶。羊奶中的蛋白质结构与母乳相同，含有大量的乳清蛋白，并且不含牛奶中可致过敏的异性蛋白，婴儿对羊奶的消化率可达94%以上，所以羊奶比其他奶制品更易消化吸收，不会引起胃部不适、腹泻等乳制品过敏症状发生，是任何体质的人都可以接受的乳制品。

二、喝羊奶的好处有哪些

（一）替代母乳。因羊奶极易消化吸收、没有过敏原、十分接近母乳，所以更适宜早产儿服用，也十分适宜长期食用牛奶便秘的孩子。长期便秘的成人也可服用。

（二）保护视力、恢复体能。羊奶中的蛋白质、矿物质，尤其是钙、磷的含量都比牛奶高；维生素A、维生素B含量也高于牛奶，对保护视力、恢复体能有好处。

（三）美容养颜。羊奶中维生素E含量较高，可以阻止体内细胞中不饱和脂肪酸氧化、分解，延缓皮肤衰老，增加皮肤弹性和光泽。羊奶中的上皮细胞生长因子对皮肤细胞有修复作用。

（四）抗衰老。羊奶性温，对身体较为虚弱的老年人具有较好的滋补作用。羊奶不仅能够补充营养，恢复元气，增强体力，而且因为钙含量高，能防止老年人常见的骨质疏松，延缓衰老，还能预防高血压。

（五）镇静安神。对于脑力劳动者来说，睡前半小时饮用一杯羊奶，具有一定的镇静安神作用。由于羊奶极易消化，晚间饮用不会成为消化系统的负担，也不会造成脂肪堆积。

（六）抗炎杀菌。羊奶中的免疫球蛋白含量很高。免疫球蛋白在人体中的作用是抗生素类药物不能替代的，能有效地消灭病毒，保护人体不受伤害。羊奶中富含与母乳相同的上皮细胞生长因子，对人体鼻腔、血管、咽喉等黏膜有良好的修复作用，能够提高人体抵抗感冒等病毒侵害的能力，减少疾病的发生。

羊　肝 (yang gan)

羊肝，就是山羊或绵羊的肝脏。

一、羊肝有哪些药用价值和营养价值

中医认为，羊肝益血、补肝、明目，治血虚痿黄羸瘦、肝虚目暗昏花、雀目、青盲、障翳。据营养学家分析，羊肝中含蛋白质、脂肪、碳水化合物、灰分、钙、磷、铁、硫胺素（维生素 B_1）、尼克酸（维生素 B_2）、抗坏血酸（维生素 C）、维生素 A，属于富含维生素 A 和磷的食品。羊肝含铁丰富，铁质是产生红血球必需的元素。羊肝中富含人体生化代谢中许多酶和辅酶的组成部分维生素 B_2，能促进身体的代谢；羊肝中丰富的维生素 A，可防止夜盲症和视力减退，有助于对多种眼疾的治疗。

二、食用羊肝的宜与忌

（一）宜

适宜患有夜盲症（雀目）、眼干燥症、青盲翳障、小儿疳眼、目暗昏花，或热病后弱视的人食用。

适宜血虚患者，面色痿黄，妇人产后贫血，肺结核，小儿衰弱，以及维生素 A 缺乏症者食用。

（二）忌食

根据前人经验，羊肝忌同猪肉、梅子、小豆、生椒一起食用。

由于羊肝含胆固醇高，所以高血脂症患者忌食。

三、羊肝保健食疗配方精选

（一）目赤热痛：用青羊肝 1 具，切小，洗净，和五味吃。

（二）翳膜羞明：用青羊肝一具，切小，和黄连四两，做成丸子，如桐子大。饭后稍久，以清茶送下 70 丸。一天服三次，忌铁器、猪肉、冷水。

（三）目病失明：用青羊肝一斤，去膜切片，在新瓦上焙干，同决明子一斤、蓼子 150 克炒为末。每服一匙，白蜜浆送下。一天服三次，服至三剂。

（四）青盲内障：用白羊肝一具、黄连一两、熟地黄二两，同捣匀做成丸子，如桐子大。饭后稍久，茶送服70丸。一天服三次。

（五）牙疳肿痛：用羊肝一具，蘸赤石脂末，随意吃。

（六）休息痢（一、二年间时作时止，治疗不愈）：用生羊肝一具，切丝，放陈醋中吞下。心闷即停服，不闷可再服一天，勿食他物。以姜、薤同羊肉一起吃也可。

（七）治虚劳：羊肝（细切）一具，羊脊肉（细切）一条，陈曲末三两，枸杞根五两（切）。先以水一斗二升，煮枸杞根取汁九升，去滓，重煎令沸，次入肝、肉、曲末，并葱，豉汁调和，渐渐煎如稠糖，分作三服，空腹旦、午、夜卧食之。（《圣济总录》羊肝方）

（八）治目赤热痛、视物不分明：青羊肝一具，细切，水洗，以五味、酱、醋食之。（《食医心镜》）

（九）治不能远视：羊肝一具（去膜细切），葱子一勺（炒为末），水煮熟，去滓，入米煮粥食。（《多能鄙事》）

（十）治目瞳散大昏耗、视物乏力，因有热而益甚者：羊肝一具，切片晒干（冬日可用慢火焙干），轧细，用猪胆汁和为丸，桐子大，朱砂为衣。每服二钱（约6克），开水送下，日再服。（《医学衷中参西录》羊肝猪胆丸）

（十一）治目暗、黄昏不见物：青羊肝，切，淡醋食之，煮也佳。（《梅师集验方》）

（十二）治小儿雀目，至晚忽不见物：羊肝一具，不见水，以皮硝揉去血。竹刀剖开，入谷精草一撮，砂锅蒸熟，任食。（《经验广集》羊肝散）

猪 肉 (zhu rou)

猪又名豕、豚。因饲养简易，又具有骨细筋少肉多的特点，所以是日常食用肉最多的一种。

一、猪肉有哪些药用价值和营养价值

中医认为，猪肉有润肠胃、生津液、补肾气、解热毒、滋肝阴、润肌肤、利小便和止消渴的功效，主治热病伤津、消渴羸瘦、肾虚体弱、产后血虚、燥咳、便秘等。猪肉的营养非常全面，除了蛋白质、脂肪等主要营养成分外，还含有钙、磷、铁、硫胺素、核黄素和尼克酸等。猪肉的蛋白质为完全、优质蛋白质，含有人体必需的各种氨基酸，并且氨基酸的构成比例接近人体需要，容易被人体充分利用。猪瘦肉中的血红蛋白比植物中的更好吸收，因此，吃瘦肉补铁的效果要比吃蔬菜好。

猪肝能养血补肝、明目去翳，患夜盲、目暗、浮肿、痿黄等疾病的人可经常食用。

猪皮性味甘凉，含有胶质成分，能营养肌肤，将猪皮煮熟成“皮冻”食用，能使人皮肤光洁细腻。

猪胰治白癜风，可用猪胰1具，酒浸一小时，饭上蒸熟食用。

猪蹄性味甘咸平，有补血、通乳、托疮的作用，可用于产后乳少、痈疽、疮毒等症。

二、吃猪肉的一些基本常识

（一）吃猪肉也有禁忌。猪肉虽是日常食品，一般健康人和患有疾病的人都能食用，但多吃会令人虚肥，大动风痰；冷食容易引起胃肠饱胀或腹胀腹泻。对于脂肪肉即猪油，患高血压或偏瘫（中风）病的人及肠胃虚寒、虚肥身体、痰湿盛、宿食不化的人应慎吃或少吃。湿热偏重、痰湿偏盛、舌苔厚腻的人，忌食猪肉。

（二）食用猪肉后不宜大量饮茶。因为茶叶的鞣酸会与蛋白质合成具有收敛性的鞣酸蛋白质，使肠蠕动减慢，延长粪便在肠道中的滞留时间，不但容易造成便秘，而且还增加了有毒物质和致癌物质被吸收的风险，影响健康。

（三）巧识含“瘦肉精”的猪肉。喂过“瘦肉精”的瘦肉外观鲜红，纤维疏松，经常有少量水分渗出。而正常的瘦猪肉是淡红色，肉质弹性好，没有“出汗”现象。另外，要看猪肉是否具有脂肪，如果猪肉在皮下就是瘦肉或仅有少量脂肪，就可能含有“瘦肉精”。

（四）巧识病猪肉。猪瘟病是一种多发性传染病，对人体危害严重，这种肉绝不能食用。如皮肤有大小不等的出血点，或有出血性斑块，就是病猪肉；如果是去皮肉，可看脂肪和腱膜，如有出血点就可认定是病猪肉。

（五）有些部位千万不能吃 。吃猪肉时应除去猪颈部的粉灰色腮腺及全身各部的灰色、黄色或暗红色的“肉疙瘩”（就是人们说的“肉枣”，属于淋巴结等），因为这些器官内可能含有病菌和病毒，吃了易感染疾病。

（六）种猪肉质量低劣。种猪肉煮不烂，味道差。识别方法：1. 肉皮厚而硬，毛孔粗，皮肤与脂肪之间几乎分不清界限，尤其以肩胛骨部位最明显，去皮去骨后的脂肪又厚又硬，几乎和带皮的肉一样。2. 瘦肉颜色呈深红色，肌肉纤维粗糙，纹路清，水分少，结缔组织较大。

（七）猪肉烹调前不要用热水清洗。猪肉中含有一种肌溶蛋白的物质，在 15℃以上的水中很容易溶解，如果用热水浸泡就会散失很多营养，同时口味也欠佳。

（八）吃猪肉应煮熟。因为猪肉中有时会有寄生虫，如果生吃或半生不熟吃，就可能会在肝脏或脑部寄生钩绦虫。

（九）有些食物与猪肉不能同吃。《金贵要略》说“驴马肉合猪肉食之成霍乱”“猪肉共羊肝和食之，令人心闷”；《饮膳正要》“虾不可与猪肉同食，损精”。同时，猪瘦肉与菠菜一起吃不利于营养成分的吸收。

三、猪肉保健食疗食谱推荐

（一）猪肉增液汤

配料　猪肉（半肥瘦）500 克。

做法　切小块，急火煮汤。除净浮油，随意饮用。

功用　源于《温热经纬》。本方取猪肉养阴滋液、润燥，原方称为“急救津液之无上妙品”，用于温热病火热已衰，津液不能回者。

（二）当归瘦肉汤

配料　猪瘦肉 500 克，当归 30 克。

做法　猪肉切块，加水适量，小火煎煮。可稍加食盐调味，除去药渣，饮汤吃肉。可分作 2~3 次服。

功用　当归善于补肝益血，同瘦肉配用以增强补血生血的作用。用于贫血或血虚所致的头昏眼花、疲倦乏力以及产妇缺乳。

猪　皮 (zhu pi)

猪皮就猪的皮肤，又称猪肤。去毛，洗净用。

一、猪皮有哪些药用价值和营养价值

中医认为，猪皮具有润肌肤、助发育、止血、抗衰、防癌等功效，主治鼻衄、齿衄、大便出血、痔疮出血、贫血、紫癜、月经过多、崩漏等症，还能清热润燥、利咽喉，用于肺燥阴伤或阴虚火旺、咽喉干燥、疼痛、心烦。东汉张仲景《伤寒论》中的猪肤汤，就是以猪皮为主药。猪皮营养丰富，所含蛋白质是猪瘦肉的 1.5 倍，碳水化合物是猪瘦肉的 4 倍，脂肪为猪瘦肉的 79%，和猪瘦肉所产生的热量相差无几。据报道，猪皮还含有极丰富的胶原蛋白质，有促进生长发育，延缓人体衰老和抗癌的功效。胶原蛋白质在烹调过程中可转化成明胶，能增强细胞生理代谢，有效地改善机体生理功能和皮肤组织细胞的储水功能，使细胞得到滋润，保持湿润状态，防止皮肤过早褶皱，延缓皮肤的衰老过程。

二、猪皮治病验方

（一）治少阴病下利、咽痛、胸满、心烦：猪肤 1 斤，以水一斗，煮取五升，去滓，加白蜜一升，白粉五合，熬香和合得。温分六服。(《本草纲目》)

（二）失血性贫血、痔血、便血、妇女崩漏下血：猪皮 60~90 克，加水及黄酒少许，用文火久煮至稀烂，以红糖调服。

（三）血友病、鼻衄、齿衄、紫癜：猪皮 1 块，红枣 10~15 个，同煮至稀烂，每日 1 剂。

（四）治耳鸣耳聋：猪皮、香葱各 95 克，同剁烂，稍加食盐，蒸熟后一次吃完，连吃 3 天。对疲劳过度或上火引起的耳鸣、耳聋有效。

三、教你做猪皮冻

材料 猪皮、花椒、八角、辣椒、姜、香叶、蒜等。

步骤

（一）烧水把猪皮煮软，捞出来把毛拔净、把猪皮下的油刮走，然后把猪皮切碎。

（二）切好的猪皮放锅里，加酒、八角、花椒、辣椒、姜、香叶、蒜等，加水是猪皮的3倍。

（三）大火烧开后，改小火煮一个半时左右，用手点一下发现很粘就好了。（大约猪皮与水的比例在1：2左右就可以收火）。

（四）放酱油等调味（不喜欢的朋友可以不放，在吃的时候再加其他佐料。）

（五）倒入盆子里，放凉后放入冰箱内成冻。急的话，放入冰箱里面冰一个多小时就可以吃啦。

提示：煮软猪皮的时候，放些姜和酒，能去除猪味；酱油一定要在快煮好的时候放，避免粘锅。

猪 肝 (zhu gan)

猪肝就是猪的肝脏。

一、猪肝有哪些药用价值和营养价值

中医认为猪肝可以补肝明目、养血，用于血虚痿黄、夜盲、目赤、浮肿、脚气等症。猪肝含有丰富的铁、磷，是造血不可缺少的原料；猪肝中富含蛋白质、卵磷脂和微量元素，有利于儿童的智力发育和身体发育。现代医学研究发现，猪肝具有多种抗癌和抗疲劳的物质，如维生素 C、硒等。猪肝中铁质丰富，是补血食品中最常用的食物，食用猪肝可调节和改善贫血病人造血系统的生理功能；猪肝中含有丰富的维生素 A，具有维持正常生长和生殖机能的作用，能保护眼睛、维持正常视力，防止眼睛干涩、疲劳，能维持健康的肤色。经常食用猪肝还能补充维生素 B_2，能补充机体重要的辅酶，促进机体排毒。

二、食用猪肝应注意什么

（一）患有高血压、冠心病的人要忌吃猪肝，因为猪肝中胆固醇含量较高。

（二）有病而变色或有结节的猪肝忌食。

（三）据前人经验，猪肝忌与野鸡肉、麻雀肉和鱼肉一同食用。

（四）猪肝忌与荞麦、菜花、黄豆、豆腐、鹌鹑肉同食。

（五）猪肝不宜与豆芽、辣椒、毛豆、山楂等富含维生素 C 的食物同食。

（六）猪肝不宜与维生素 C、抗凝血药物、左旋多巴、优降灵和苯乙肼等药物同食。

（七）大量食用猪肝有危害。据测定，每 100 克猪肝中含维生素 A 约 8700 国际单位，而成人每天需要量为 2200 国际单位，如大量食用猪肝，会因体内维生素 A 含量过多，造成无法由肾脏排泄而出现中毒现象。中毒时可致恶心、呕吐、头痛、嗜睡、视象模糊等，长期过量食用能导致骨质疏松、皮疹、毛发干枯等症状，而且对肝脏也有一定的损害作用。每 100 克猪肝中含胆固醇达 400 毫克以上，而一个人每天从食物中摄取胆固醇不宜超过 300 毫克，如超过正常食用胆固醇的数量，可导致动脉硬化和加重心血管疾病，尤其是高血压、冠心病患者更应重视。

三、吃猪肝一定要洗净去毒

猪肝是猪体内最大的毒物中转站和解毒器官，各种有毒的代谢产物和混入饲料中的某些有毒物质如农药等，都会聚集在肝脏中，并被它解毒、排泄，或经它化学加工后输送至肾脏，从小便中排出。肝脏还会产生炎症，甚至肝癌，还可能有肝寄生虫等疾病。如果肝脏的各类毒性物质未能排净，或肝脏的解毒功能下降，那么有毒物质就会残留在肝脏的血液中，它可能诱发癌症、白血病与其它疾病。

由于猪肝中有毒的血液是分散存留在数以万计的肝血窦中，因此，买回猪肝后要在自来水龙头下冲洗一下，然后置于盆内浸泡 1~2 小时消除残血。注意水要完全浸没猪肝。如果买回来的猪肝要急着烹调，可切成 4~6 块，放入盆中轻轻抓洗一下，然后盛入网篮中在自来水下冲洗干净。

另外，炒猪肝不要一味求嫩，否则，既不能有效去毒，又不能杀死病菌、寄生虫卵，至少应该在急火中炒 5 分钟以上，使肝完全变成灰褐色，看不到血丝。

四、猪肝保健食疗食谱推荐

（一）猪肝泥

配料 猪肝 50 克，香油 1 克，酱油、精盐各少许。

做法 将猪肝洗净，横剖开，去掉筋膜，放在菜板上用刀轻轻剁成泥状后放入碗内，加入香油、酱油及精盐调匀，上笼蒸 20~30 分钟即成。

功用 清肝明目。

（二）猪肝羹

配料 猪肝一具，葱白一根。

做法 猪肝细切、去筋膜，葱白去须、切碎，加入豉汁煮作羹，临熟打入鸡蛋。

功用 治营养性视弱、近视，夜盲等症。

（三）菠菜猪肝汤

配料 猪肝 100 克，菠菜 50 克。

做法 煮汤食用。

功用 治夜盲症及贫血。

（四）猪肝枸杞汤

配料 猪肝 100 克，枸杞子 50 克。

做法 煮汤食用。

功用 治眼睛迎风流泪、视物模糊等肝肾阴虚之症。

猪　心 (zhu xin)

猪心是猪的心脏，属补益食品。

一、猪心有哪些药用价值和营养价值

猪心是一种营养十分丰富的食品，自古就有“以脏补脏”“形心补形”的说法。猪心能补心，治疗心悸、心跳、怔忡。现代营养学分析证明，猪心含有蛋白质、脂肪、核黄素、尼克酸、钙、磷、铁、维生素 B_1、维生素 C 以及烟酸等，具有营养血液、养心安神、加强心肌营养，增强心肌收缩力的作用。临床有关资料表明，食用猪心虽不能完全改善心脏器质性病变，但可以营养心肌，有利于功能性或神经性心脏疾病的痊愈。

二、食用猪心应注意什么

（一）适宜心虚多汗、自汗、惊悸恍惚、怔忡、失眠多梦以及、精神分裂症、癫痫、癔病患者食用。

（二）猪心胆固醇含量偏高，高胆固醇血症者应忌食。

（三）猪心通常有股异味，如果处理不好，菜肴的味道就会大打折扣。在买回猪心后，立即在少量面粉中“滚”一下，放置 1 小时左右，然后再用清水洗净，这样烹炒出来的猪心就会味美纯正。

（四）猪心不能与吴茱萸同食。

三、猪心保健食疗食谱推荐

（一）桂圆炖猪心

配料　猪心 250 克，桂圆 30 克，精盐 2 小匙，味精 1 小匙。

做法　将猪心剪开，切掉白色部分，洗净，切成薄片；将桂圆剥皮，洗净；猪心片与桂圆一同放入砂锅内，先用大火煮沸，再用小火炖至猪心熟烂，放入调料即可。

功用　补心气、益心血、安神。

（二）灵芝猪心

配料 灵芝15克，猪心500克，料酒、精盐、味精、白糖、葱段、姜片、花椒、麻油、卤汁适量。

做法 将灵芝去杂洗净，煎煮滤取药汁。将猪心破开洗净血水，与灵芝药汁、葱、姜、花椒同置锅内，煮至六成熟捞起。将猪心放卤汁锅内，用文火煮熟捞起，揩净浮沫。取卤汁，加入精盐、味情、料酒、麻油，加热收成浓汁，均匀地涂在猪心里外即成。

功用 具有补气血、养心安神的功效。适用于病体虚弱、心血不足、心烦不眠、惊悸、冠心病等症，也可作为白细胞减少症患者的食疗菜使用。

（三）莲子猪心汤

配料 猪心、莲子（去芯）、太子参、圆肉。

做法 把全部用料洗净放入锅内，加清水适量，武火煮沸后，文火煲2小时（或以莲子煲绵为度），调味食用。

功用 可用于属脾虚气弱而心悸、神经衰弱而烦躁失眠者。

（四）紫菜猪心汤

配料 紫菜50克，猪心250克，料酒15克，葱段10克，姜片5克，肉汤750克，猪油50克，精盐、味精少许。

做法 紫菜泡发，去杂质；猪心剖开洗净，入沸水锅中氽去血水，捞出洗净切片。锅烧热加入猪油、葱段、姜片煸出香味，放入猪心片，烹料酒煸炒至水干，加盐、味精、肉汤，烧煮至猪心熟时加入紫菜，汤再烧沸时即可出锅盛碗。饮汤食料，佐餐用。

功用 祛热除烦、利水养心。适用于因暑热引起的失眠、烦躁者。

酸　奶 (suan nai)

酸奶是以新鲜的牛奶为原料，经过巴氏杀菌后添加有益菌（发酵剂），经发酵后冷却灌装的一种牛奶制品。酸奶不但保留了牛奶的所有优点，而且某些方面经加工过程还扬长避短，成为更加适合于人类的营养保健品。酸奶口味酸甜细滑，营养丰富，深受人们喜爱，专家称它是“21 世纪的食品”，是一种“功能独特的营养品”。

一、酸奶有哪些特点

（一）酸奶中可消化蛋白质和脂肪提高。据测算酸奶中蛋白质的消化吸收性能是牛乳中蛋白质的两倍；酸奶在发酵过程中使奶中的游离脂肪酸含量提高，更易被人体所吸收。同样，酸奶提高了钙和磷的利用率，促进了铁和维生素 D 的吸收。

（二）酸奶中维生素 C、B 等营养含量较高。某些乳酸菌能合成维生素 C，所以酸奶里的维生素 C 含量较高。同时，酸奶在发酵过程中维生素 B_1 和维生素 B_2 的含量得到提高。

（三）酸奶中乳酸含量高。乳糖在发酵过程中大部分被分解为乳酸，能提高食欲，增进消化，适合更多的人群。

（四）酸奶有一定的抗菌作用。乳酸菌在酸奶中除产生有机酸外，还能产生抗菌物质，在肠道中能抑制腐败菌的繁殖，减少腐败菌在肠中产生毒素。

（五）酸奶中的胆碱含量高。经常食用酸奶可降低血液的胆固醇含量，增强机体的免疫力，减少老年人心血管病的发病率。

（六）酸乳是钙密度最高的食品。凝固型酸奶发酵后，牛奶中的钙转化成水溶性的乳酸钙，乳酸钙含量更充分，更易被人体吸收。

（七）可促进肠道中微生物菌群平衡。乳酸菌经过消化道时能产生许多抗菌物质，起着抗菌和防腐的作用，抑制多种致病菌在人体内的繁殖。

二、哪些人更适合喝酸奶

（一）动脉硬化和高血压病患者。一些营养学专家发现，酸奶中含有一种“牛奶因子”，有降低人体中血液胆固醇的作用。有人做过实验，每天饮用 720 克酸奶，一周后能使血液胆固醇明显下降。

（二）肿瘤病患者。酸奶中的双岐乳杆菌在发酵过程中，产生醋酸、乳酸和甲酸，能抑制硝酸盐还原菌，阻断致癌物质亚硝胺的形成，起到防癌的作用。一些乳业发达的欧洲国家认为，“一天一杯酸牛奶，妇女甭愁乳腺癌”。

（三）年老体弱病人。酸奶中的乳酸菌能分解牛奶中乳糖形成乳酸，使肠道趋于酸性，抑制在中性或碱性环境中生长繁殖的腐败菌；还能合成人体必须的维生素B、叶酸和维生素E等营养物质，其本身又富含蛋白质和维生素A，对年老体弱的人十分有益。

（四）使用抗生素的人。抗生素在控制致病菌的同时非致病菌也受到了抑制，轻的出现食欲不振、恶心呕吐、头晕目眩等，严重的会导致另一种感染性疾病。而酸奶中含有活性的长分枝杆菌，可以使胃肠菌群失调重新获得平衡。

（五）骨质疏松患者。酸奶中含有极易被人所吸收的乳酸钙，对防治骨质疏松有一定的益处。

三、食用酸奶应注意什么

（一）要鉴别品种。目前市场上，有很多种由牛奶或奶粉、糖、乳酸或柠檬酸、苹果酸、香料和防腐剂等加工配制而成的“乳酸奶”，并不具备酸牛奶的保健作用，购买时要仔细识别。

（二）酸奶不能加热喝。酸奶一经加热，所含的大量活性乳酸菌便会被杀死，不仅丧失了它的营养价值和保健功能，也使酸奶的物理性状发生改变，形成沉淀，特有的口味也消失了。因此饮用酸奶不能加热，夏季饮用宜现买现喝，冬季可在室温条件下放置一定时间后再饮用。

（三）酸奶不要空腹喝。当你饥肠辘辘时，最好别拿酸奶充饥，因为空腹时胃内的酸度大（PH 值 2），乳酸菌容易被胃酸杀死，保健作用减弱。饭后 2 小时左右，胃液被稀释，胃内的酸碱度（PH 值）上升到 3~5 最适合于乳酸菌生长。因此，这个时候是喝酸奶的最佳时间。

（四）饮后要及时漱口。随着酸奶和乳酸系列饮料的发展，儿童龋齿率也在增加，这与乳酸对牙齿的腐蚀作用有关。所以，喝完酸奶后要及时漱口，或者最好使用吸管减少乳酸接触牙齿的机会。

（五）酸奶需要冷藏。酸奶需在 4℃下冷藏。酸奶在保存中酸度会不断提高而使酸奶变得更酸，如果保管条件不好，会使酸奶生长酵母或芽孢杆菌而使其变质。夏天购买酸奶一定要看有没有冰柜保存，否则很难保证酸奶的质量。

（六）这些人不适宜喝酸奶。胃酸过多的人不宜多喝；胃肠道手术后的病人、腹泻或其他肠道疾病患者不适合喝酸奶。

鸭　肉 (ya rou)

鸭肉是鸭科动物家鸭的肉。家鸭又称鹜、家凫、舒凫。我国各地均有饲养，有北京鸭、金定鸭、高邮鸭等优良品种。鸭肉是餐桌上的上乘肴馔，也是人们进补的优良食品。杀鸭，去毛和脚的外皮及肠杂，洗净鲜用。

一、鸭肉有哪些药用价值和营养价值

鸭肉的营养价值与鸡肉相近。但在中医看来，鸭肉有滋补、养胃、补肾、除痨热骨蒸、消水肿、止热痢、止咳化痰等作用，可大补虚劳、滋五脏之阴、清虚劳之热、补血行水、养胃生津、止咳、清热健脾、治虚弱浮肿等。所以，体内有热的人适宜食用鸭肉，体质虚弱、食欲不振、发热、大便干燥和水肿的人食用更为有益。民间还传说，鸭是肺结核病人的“圣药”。鸭肉、鸭血、鸭内金也都可入药。

鸭肉蛋白质含量比畜肉含量要高得多，脂肪含量适中而且分布较均匀，十分美味。所含 B 族维生素和维生素 E 比其他肉类多，能有效抵抗脚气病、神经炎和多种炎症，还能抗衰老。鸭肉中含有较为丰富的烟酸，它是构成人体内两种重要辅酶的成分之一，对心肌梗塞等心脏疾病患者有保护作用。肥鸭还治老年性肺结核、糖尿病、脾虚水肿、慢性支气管炎、大便燥结、慢性肾炎、浮肿；雄鸭治肺结核、糖尿病。

二、怎么吃鸭肉更有营养

（一）烹调时加入少量盐，肉汤会更鲜美。

（二）鸭肉是一种美味佳肴，可制成烤鸭、板鸭、香酥鸭、鸭骨汤、熘鸭片、熘干鸭条、炒鸭心花、香菜鸭肝、扒鸭掌等上乘佳肴。

（三）公鸭肉性微寒，母鸭肉性微温。入药以老而白、白而骨乌者为佳。用老而肥大的鸭同海参炖食，具有很大的滋补功效，炖出的鸭汁，善补五脏之阴和虚痨之热。

（四）鸭肉与海带共炖食，可软化血管、降低血压，对老年性动脉硬化和高血压、心脏病有较好的疗效。

（五）鸭肉与竹笋共炖食，可治疗老年人痔疮下血。因此，民间认为鸭是“补虚劳的圣药”。

三、吃鸭肉要注意什么

（一）鸭肉适用于体内有热和上火的人食用，发低热、体质虚弱、食欲不振、大便干燥和水肿的人食用更佳。同时适宜营养不良、产后病后体虚、盗汗、遗精、妇女月经少、咽干口渴者食用，还适宜癌症患者及放疗化疗后、糖尿病、肝硬化腹水、肺结核、慢性肾炎浮肿者食用。

（二）素体虚寒，受凉引起的不思饮食、胃部冷痛、腹泻清稀、腰痛及寒性痛经以及肥胖、动脉硬化、慢性肠炎的人应少食；感冒患者不宜食用。

（三）鸭肉忌与兔肉、杨梅、核桃、鳖、木耳、胡桃、大蒜、荞麦同食。

（四）要学会识别注水鸭。注过水的鸭，翅膀下一般有红色或乌黑色针点，皮层有打滑的现象，肉质也特别有弹性，用手轻轻拍一下，会发出“噗噗”的声音。最快捷的识别方法是用手指在鸭腔内膜上轻轻抠几下，如果是注过水的鸭，就会从肉里流出水来。

四、鸭肉保健食疗食谱推荐

（一）白凤汤

配料 活白鸭1只，大枣肉120克，参苓平胃散60克（纱布包定），黄酒500克。

做法 先用适量黄酒烫温、将鸭颈割开，使血滴酒中，搅匀饮用。再挦去鸭毛，于肋边开孔，去肠杂，拭干，然后将大枣、参苓平胃散填入鸭腹，用线扎定，置砂锅内，加水和酒适量（酒分3次添入），以小火煨炖至烂熟，除去中药，饮汤，食鸭和大枣。

功用 用于虚劳发热、咳嗽、咯血、脾胃虚弱、少食羸瘦的病人。

（二）老鸭鸡肉汤

配料 老鸭1只、母鸡1只（或鸭、鸡各半），取肉切块。

做法 加水适量，以小火炖至烂熟，加盐少许调味服食。

功用 用于产后失血过多，眩晕心悸或血虚所致的头昏头痛。

（三）海带炖鸭肉

配料 鸭1只（去肠杂等，切块），海带60克（泡软洗净）。

做法 加水一同炖熟，略加食盐调味服食。

功用 民间多用来防治高血压、血管硬化。

（四）清炖雄鸭

配料 青头雄鸭1只。

做法 取肉切块，加水煮至肉烂熟，可略加食盐调味，饮浓汤。盖以厚被，使患者出汗为佳。

功用 用于治大腹水病，若同冬瓜、薏苡仁等同用，其效尤佳。

（五）荔荷蒸鸭

配料 肥鸭 1 只，猪瘦肉 60 克，熟火腿 15 克，鲜荔枝 150 克，鲜荷花 1 朵，料酒、姜片、葱白、食盐、味精各适量。

做法 将鸭宰杀，从背部切开，去掉嘴、尾臊，清水漂洗干净，放入沸水中氽一下取出。火腿切成五粒，猪肉切成六块。荔枝去壳与核，切成两半。荷花瓣摘下，放入沸水中焯一下。将鸭、猪肉、火腿放在钵内，加入适量料酒、姜片、葱白、食盐和开水。用中火隔水蒸炖 2 小时左右，拣去姜、葱，撇掉浮沫，投入荔枝和荷花瓣，再蒸 15 分钟左右，加味精调味。佐餐食用。

功用 用于气血不足所致的身倦乏力、面色少华和暑伤气阴所致的疲乏无力、食欲不振。

（六）青鸭羹

配料 青头鸭 1 只，草果 1 枚，赤小豆 250 克，食盐、葱白各适量。

做法 将鸭宰杀，洗净；赤小豆淘洗干净后与草果一并塞入鸭腹内，将鸭放在砂锅内，加清水高出鸭身。先用武火煮沸，再用文火炖煮 3 小时左右。将熟时加食盐和葱白，烧至鸭肉熟烂后停火。空腹食用，吃鸭喝汤。

功用 用于脾虚水泛、全身浮肿及面色萎黄、食欲不振、小便短少。

（七）鸭肉海参汤

配料 鸭肉 200 克，海参 50 克，食盐、味精各适量。

做法 鸭宰杀，清水漂洗两次，取鸭肉切片；海参泡发胀透，切片。鸭肉和海参一并放在砂锅内，加适量清水，先用武火煮沸，再用文火炖煮 2 小时左右，注意加水，防止烧干。待鸭肉熟烂后停火。加食盐和味精调味，当点心或佐餐食用。

功用 用于肝肾阴虚、头晕目眩、耳鸣健忘、腰膝酸软、五心烦热、盗汗遗精、小便赤热等。

（八）鸭粥

配料 青头雄鸭肉 100 克，粳米 100 克，葱白、食盐各适量。

做法 将鸭肉切细煮烂备用。粳米淘净，放在锅内，投入鸭肉、葱白和食盐，加清水适量，先用武火煮沸，再用文火煎熬 20~30 分钟，以米熟为度。早晚餐温热食用，以 7 日为一个疗程。

功用 用于肺胃阴虚、干咳口渴、潮热骨蒸、脾虚水泛、水肿尿少、食欲减退、身倦乏力。

鸭　蛋 (ya dan)

鸭蛋是家鸭所产的卵，又名鸭子、鸭卵、鸭春等。

一、鸭蛋的营养价值比鸡蛋还高

人们一般都知道鸡蛋的营养价值高，其实，鸭蛋的营养价值远远高于鸡蛋。主要含蛋白质、脂肪、钙、磷、铁、钾、钠、氯等营养成分。鸭蛋中的蛋白质含量和鸡蛋相当，而矿物质总量远胜鸡蛋。鸭蛋含的磷与鸡蛋相等，而的钙、铁、镁、钾、钠等含量都高于鸡蛋，尤其铁、钙含量极为丰富。每百克鸭蛋进入人体后比鸡蛋多产生热量 12~16 千卡，而且鸭蛋中胆固醇含量是禽蛋中最低的，每百克比鸡蛋低 40 毫克。中医认为，鸭蛋具有养阴、补心、清肺、止热嗽、治喉痛、止痢、大补虚劳、滋阴养血的功效，可治热咳、胸闷、喉疼、牙痛、赤白痢等症，对水肿胀满，阴虚失眠等症有一定的治疗作用，外用可以治疗疮毒。

二、吃鸭蛋应注意什么

（一）鸭蛋不宜与鳖鱼、李子、桑葚同食。

（二）中老年人不宜多食久食。鸭蛋的脂肪含量高于蛋白质的含量，鸭蛋的胆固醇含量也较高，中老年人多食久食容易加重和加速心血管系统的硬化和衰老。

（三）不宜食用未完全煮熟的鸭蛋。鸭子容易患沙门氏病，鸭子体内的病菌能够渗入到正在形成的鸭蛋内，食用未完全煮熟的鸭蛋，很容易诱发疾病。只有经过一定时间的高温处理，这种细菌才能被杀死，因此鸭蛋在开水中至少煮 15 分钟并且煮熟以后不要立刻取出，应留在开水中使其慢慢冷却。

（四）服用左旋多巴时不宜食用。服用左旋多巴时忌食含蛋白质多的食物，因为蛋白质多的食物会在肠道内产生大量阻碍左旋多巴吸收的氨基酸，使药效下降。

（五）服用解热镇痛药氨基比林及索密痛、克感敏时不宜食用咸鸭蛋。咸鸭蛋含有一定量的亚硝基化合物，服用解热镇痛药时，药物中氨基比林可以与咸蛋中的亚硝基化合物生成有致癌作用的亚硝胺，容易诱发癌症。

（六）儿童不宜多食。据研究证实，儿童多动症与氨基酸摄入过量有关，主要是动物性蛋白摄入过量。发育期的儿童虽然需要较多量的蛋白质，但一般每日每公斤体重摄入3克左右就能维持体内蛋白质的代谢平衡。过量食用蛋白质含量大的鸭蛋，不仅影响胃肠的消化功能，蛋白质的分解产物还会产生一定的不利影响，能引起儿童烦躁不安、好动。

（七）脾阳不足、寒湿下痢，以及食后气滞痞闷的人忌食；生病期间暂不宜食用；癌症患者、高血压病、高血脂症、动脉硬化及脂肪肝患者、肾炎病人忌食咸鸭蛋。

三、警惕假红心鸭蛋

人工圈养下的鸭蛋，蛋心呈浅黄色，而散养下的蛋心呈红色。蛋心的颜色是由类胡萝卜素决定的。在散养条件下，鸭通过觅食藻类、贝壳、虾蟹鱼虫等获取了一定的类胡萝卜素，从而使蛋心呈现红色。人工饲养条件下，要想获得高营养价值的红心鸭蛋，必须通过改善饲料，通过食物链途径得到。目前，研究认可的最科学安全的方式是在饲料中适当添加类胡萝卜素，如叶黄素、虾青素等，不仅能改善蛋心颜色，而且能增强鸭蛋营养成分，但由于成本因素，使人们越来越难以获得真正营养、安全的红心鸭蛋。所以，一些不法商贩为了利用人们对红心鸭蛋的喜爱而牟取利益，在饲料中添加苏丹红而达到生产红心鸭蛋的目的。

四、鸭蛋保健食疗小配方

（一）肺阴不足、肺气上逆、痉咳阵作、咳声无力：鸭蛋2个，冰糖50克。将冰糖捶成屑，放入大碗内，加沸水溶化，待冷后打入鸭蛋，调匀，上笼用武火蒸15~20分钟即成。趁温服食。

（二）阴虚火旺、颈部结核、午后潮热、颧红盗汗：洗净的鸭蛋2个，大蒜10克，一并放入锅中，加水适量，煮5分钟左右，捞出鸭蛋，剥去外壳，再放入锅中稍煮。喝汤，吃鸭蛋及大蒜。

（三）肺阴亏虚、干咳少痰、口燥咽干：鸭蛋1~2个，银耳10克，冰糖适量。将泡发后的银耳洗净，放入锅内，加水适量，先以武火煮沸，再用文火煨炖至银耳汤水浓稠时，将鸭蛋打入碗中与冰糖一并放入银耳汤中，稍煮即可。喝汤，吃银耳、鸭蛋。

（四）阴虚内热、牙痛、手足心热：鸭蛋2个，生地40克。将鸭蛋、生地分别洗净后放入砂锅，加水适量，煎煮5分钟左右，捞出鸭蛋，剥去外壳，放入锅中再煮10分钟，喝汤，吃鸭蛋。

奶　酪 (nai lao)

奶酪是一种发酵的牛奶制品，与常见的酸牛奶有相似之处，都是通过发酵过程来制作的，也都含有可以保健的乳酸菌，但是奶酪的浓度比酸奶更高，近似固体食物，营养价值也更加丰富。奶酪传说始于游牧民族，是我国西北的蒙古族、哈萨克族等游牧民族的传统食品，在内蒙古称为“奶豆腐”，在新疆俗称“乳饼”，完全干透的干酪又叫“奶疙瘩”。

一、奶酪有哪些药用价值和营养价值

奶酪是牛奶经浓缩、发酵而成的奶制品，它基本上排除了牛奶中大量的水分，保留了其中营养价值极高的精华部分，被誉为乳品中的“黄金”。每公斤奶酪制品浓缩了10公斤牛奶的蛋白质、钙、磷等人体所需的营养素，营养的吸收率达到了96%~98%，是纯天然的食品。就工艺而言，奶酪是发酵的牛奶；就营养而言，奶酪是浓缩的牛奶，所有人群都可以食用。奶制品是食物补钙的最佳选择，奶酪是含钙最多的奶制品，（40克奶酪相当于250毫升牛奶、200毫升酸奶），而且钙很容易被人体吸收，对于孕妇、中老年人及成长发育旺盛的青少年儿童来说，奶酪是最好的补钙食品之一。中医理论认为，奶酪具有补肺、润肠、养阴、止渴的功效，能治虚热烦渴、肠燥便秘、肌肤枯涩、瘾疹（即荨麻疹）瘙痒等症。

二、吃奶酪有哪些好处

（一）奶酪能增进人体抵抗疾病的能力，促进代谢，增强机体活力，保护眼睛健康和肌肤健美。

（二）奶酪中的乳酸菌及其代谢产物，有利于维持人体肠道内正常菌群的稳定和平衡，防治便秘和腹泻。

（三）奶酪中的脂肪和热能都比较多，但是胆固醇含量却比较低，对心血管健康很有利。

（四）英国牙科医生认为，人们在吃饭时吃一些含有奶酪的食物能大大增加牙齿表层的含钙量，从而起到抑制龋齿发生的作用。

三、食用奶酪应注意什么

（一）奶酪最好冷藏保存。奶酪是奶制品，比较耐储藏，但奶酪其实始终处于发酵过程中，所以时间太长了也会变质。尽管这种变化很慢，但是总有一天奶酪会变得无法食用。所以需要冷藏（不是冷冻）。

（二）服用单胺氧化酶抑制剂的人应避免吃奶酪。

（三）因为奶酪属于高营养、高热量食品，多吃容易发胖，建议一次不要食用太多。

五、干（坚）果类

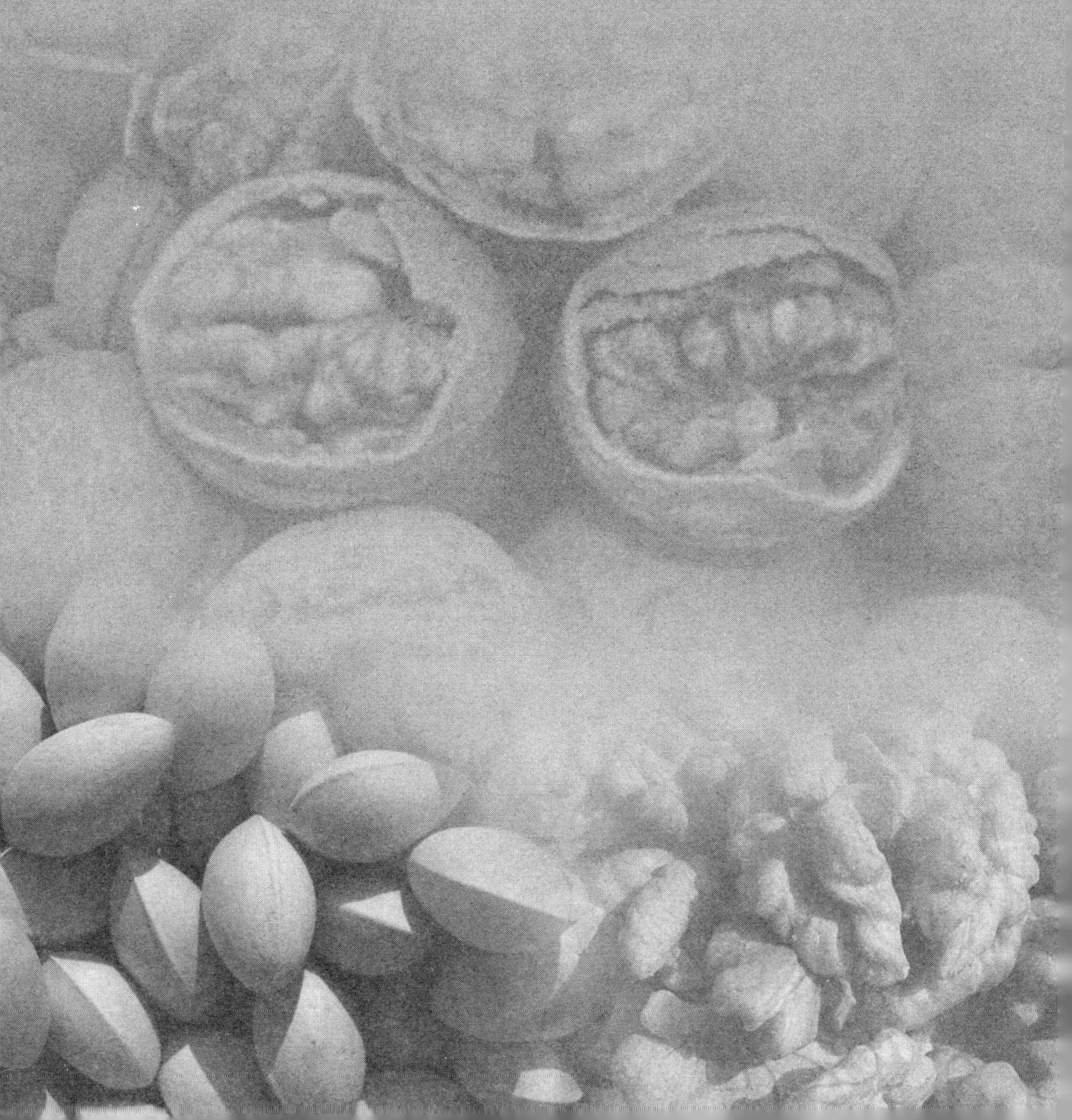

核　桃 (he tao)

核桃，原产于中东地区，又称胡桃、羌桃，是世界著名的“四大干果”之一。既可以生食、炒食，也可以榨油、配制糕点、糖果等，不仅味美，而且营养价值很高，被誉为“万岁子”“长寿果”。

一、核桃有哪些药用价值和营养价值

核桃的药用价值很高，祖国医学应用很广泛，认为核桃有健胃、补血、润肺、养神等功效。《神农本草经》将核桃列为久服轻身益气、延年益寿的上品。唐代孟诜著《食疗本草》中记述，吃核桃仁可以开胃、通润血脉，使骨肉细腻。宋代刘翰等著《开宝本草》中记述，核桃仁“食之令肥健，润肌，黑须发，多食利小水，去五痔。”明代李时珍著《本草纲目》记述，核桃仁有“补气养血，润燥化痰，益命门，处三焦，温肺润肠，治虚寒喘咳，腰脚重疼，心腹疝痛，血痢肠风”等功效。

现代营养学研究表明，一斤核桃的营养价值相当于 5 斤鸡蛋或 9 斤牛奶。核桃仁中含有锌、锰、铬等人体不可缺少的微量元素，被广泛用于治疗神经衰弱、高血压、冠心病、肺气肿、胃痛等症。核桃无论是配药用，还是单独生吃、水煮、作糖蘸、烧菜，都有补血养气、补肾填精、止咳平喘、润燥通便等良好功效。美国饮食协会建议人们每周最好吃两三次核桃，尤其中老年人和绝经期妇女，因为核桃中所含的精氨酸、油酸、抗氧化物质等对保护心血管，预防冠心病、中风、老年痴呆等大有裨益。

核桃生食营养损失最少，在收获季节不经过干燥取得的鲜核桃仁更是美味。

二、吃核桃的好处有哪些

（一）补脑益智。核桃仁含有较多的蛋白质及人体营养必需的不饱和脂肪酸，都是大脑组织细胞代谢的重要物质，能滋养脑细胞，增强脑功能。尤其适宜脑力劳动者、儿童食用。

（二）助美颜、抗衰老。长期吃核桃仁能营养肌肤，使人白嫩。核桃仁中所含的维生素 E，可使细胞免受自由基的氧化损害，是医学界公认的抗衰老物质，所以核桃有“万岁子”“长寿果”之称。

（三）护血管、益心脏。核桃具有多种不饱和与单一非饱和脂肪酸，能减少肠道对胆固醇的吸收，并可溶解胆固醇，排除血管壁内的污垢杂质，净化血液，核桃油含有不饱和脂肪酸，有防治动脉硬化的功效。因此吃核桃对人的心脏有一定的好处。

（四）补肾气、疗失眠。经常食用核桃仁对肾虚引起的失眠有医治作用。可用核桃仁 5 个，白糖 30 克，捣烂如泥，加黄酒 50 毫升，小火煎 30 分钟，每日 1 剂，分两次服用。

（五）平咳喘。核桃仁的镇咳平喘作用也十分明显，冬季食用对慢性气管炎和哮喘病患者疗效极佳。

（六）防癌抗癌。核桃对多种肿瘤，如食道癌、胃癌、鼻咽癌、肺癌、甲状腺癌、淋巴肉瘤等都有不错的抑制作用。此外，核桃对癌症患者还有镇痛、提升白血球及保护肝脏等作用。

三、吃核桃应注意什么

（一）中医认为，核桃属热性食物，含油脂多，吃多了会令人上火和恶心，正在上火、腹泻的人不宜吃。

（二）核桃仁有通便作用，但核桃外壳煮水却可治疗腹泻。

（三）核桃仁含鞣酸，可与铁剂及钙剂结合降低药效。

（四）吃核桃仁时应少饮浓茶。

（五）有的人喜欢将核桃仁表面的褐色薄皮剥掉，这样会损失掉一部分营养，所以不要剥掉这层皮。

（六）关于核桃仁的食用量，一般认为每天吃 5~6 个核桃，（约 20~30 克核桃仁为宜）。吃得过多，会生痰、恶心，严重者会有严重的腹泻，甚至水样大便，造成身体脱水。如果因食用核桃造成腹泻，请及时就医。

（七）阴虚火旺者、大便溏泄者、吐血者、出鼻血者、肺炎、支气管扩张等患者应少食或禁食核桃仁。

（八）核桃不能与野鸡肉一起食用。

（九）核桃不宜与酒同食。据宋·马志《开宝本草》记载："饮酒食核桃令人咯血"。可能是因为核桃性热，多食生痰动火，而白酒也属甘辛大热，两者同食容易导致血热的缘故。所以，支气管扩张，肺结核患者，饮白酒即可引起咯血。

四、常见的核桃保健食疗配方

（一）胡桃补肾汤

配料 胡桃仁 15 克，杜仲 12 克，补骨脂 10 克。

做法 加水煎服，也可以将核桃仁一并嚼服。

功用 用于肝肾虚弱、腰膝酸痛、头晕耳鸣、小便余沥不尽。

（二）嚼食胡桃生姜方

配料 胡桃仁 15 克，生姜 3 克。

用法 一同细嚼慢咽。若病人气虚者，可用人参 10 克，煎汤送服。早、晚各服 1 次。

功用 用于虚寒喘咳、短气乏力等。

（三）胡桃粥

配料 胡桃仁 120 克，粳米 100 克。

做法 加水适量，煮成稀粥。可分 1~2 次食用。

功用 用于石淋或尿路结石。

（四）核桃酪

配料 核桃仁 150 克，大米 60 克，小枣 45 克，白糖 240 克。

做法 核桃仁用开水稍泡片刻，剥去外皮，用刀切碎，同淘净的大米用 500 毫升清水泡上。小枣洗净，上笼蒸熟，取出去掉皮核，也和核桃仁泡在一起。将核桃仁、大米、小枣一同用石磨磨成细浆，用干净纱布过滤去渣。锅洗净，上火，注入清水 500 毫升，把核桃仁浆倒入锅内，搅动，在即将烧开时，加入白糖（锅不能大开），待煮熟后即成。

功用 补肾助阳，养血补肺。适用于腰膝冷痛、小便频数、健忘。健康人食用能增强记忆力、消除疲劳、防病延年，并有防癌作用。

（五）芝麻核桃蜜

配料 黑芝麻 100 克，核桃肉 100 克，蜂蜜 200 克。

做法 将黑芝麻、核桃肉先用文火炒黄（切忌炒焦），凉后一同研碎，放于器皿内。加入蜂蜜调成糊状即可服用。

功用 散结、宽肠、下气，用于便秘等症。

（六）五仁粥

配料 芝麻、松籽仁、胡桃仁、桃仁（去皮、尖、炒）、甜杏仁各 10 克，粳米 200 克。

做法 将五仁混和碾碎，入粳米共煮稀粥。

功用 滋养肝肾、润燥滑肠。适用于中老年气血亏虚引起的习惯性便秘。

（七）健脑粥

配料 粳米 100 克，核桃仁 25 克，干百合 10 克，黑芝麻 20 克。

做法 粳米用水淘净，与核桃仁、干百合、黑芝麻一起放入砂锅中，加水用小火炖煮，熟透成粥即可。

功用 补虚滋阴，健脑益智。

（八）核桃仁炖牛血

配料 桃仁 12 克，鲜牛血（已凝固者）200 克，食盐少许。

做法 将已经凝固的牛血切块，与桃仁、食盐同置锅中，加水适量，煮至血熟，取血食之。每日 1 次，佐餐用。连服 5~7 天。

功用 养血、活血、止痛，适用于正气不足、瘀血内阻所致的痛经。

（九）核桃芡实粥

配料 胡桃仁 30 克，芡实 30 克，粳米 50 克。

做法 将以上三味入锅，煮成粥即可。每晚温热服食。

功用 补脾肾、填精益智，主治脾肾两虚所致的健忘。脾肾两虚、智力日渐减退者常食效果更佳。

（十）乌发粥

配料 核桃仁 250 克，黑芝麻 250 克，红糖 500 克。

做法 将红糖放入锅内，加水适量，用武火烧开，移文火上煎熬至稠厚时，加炒香的黑芝麻、核桃仁搅拌均匀，停火即成乌发糖。将乌发糖倒入涂有熟菜油的搪瓷盘中摊平、晾凉，用刀划成小块，装糖盒内备用。早、晚各食 3 块。

功用 健脑补肾，乌发生发。适用于头昏耳鸣、健忘、脱发、头发早白等症。久服有预防早衰作用。

白 果 (bai guo)

白果是银杏科乔木植物银杏的种仁。银杏又名白果树、公孙树，是世界上最古老的树种之一，为我国特产植物。

一、白果有哪些药用价值和营养价值

白果是营养丰富的高级滋补品。含有粗蛋白、粗脂肪、还原糖、核蛋白、矿物质、粗纤维、碳水化合物、脂肪、维生素 C、核黄素、胡萝卜素、及钙、磷、铁、硒、钾、镁等多种微量元素和 8 种氨基酸。我国传统中医药认为，白果有很强的益肺气、治咳喘、止带浊、缩小便、护血管、增加血流量等食疗作用和医用效果，是用于治疗痰多喘咳、带下白浊、遗尿尿频的常用药，具有很高的食用价值、药用价值和保健价值。

二、食用白果的好处

（一）滋阴养颜、抗衰老。经常食用白果，可以滋阴养颜抗衰老，扩张微血管，促进血液循环，使人肌肤、面部红润、精神焕发。

（二）保护心脑血管。食用白果对脑血栓、老年性痴呆、高血压、高血脂、冠心病、动脉硬化等疾病具有特殊的预防和治疗效果。

（三）益智。食用白果能通畅血管、改善大脑功能增强记忆能力。

（四）护肝、抗过敏。食用白果可以保护肝脏、减少心律不齐、防止过敏反应中致命性的支气管收缩。

（六）敛肺、平喘、祛痰。适用于咳喘气逆、痰多之症。无论偏寒、偏热都可食用。

（七）收涩止带、除湿。食用白果可治疗妇女白浊带下、白带清稀或湿热下注带下黄浊，以及小便白浊、小便频数、遗尿。

三、吃白果过量会中毒

传统中医认为，体有实邪者忌食用白果。五岁以下小儿忌食白果。不可生食，熟食也不能过多，每次以服 10~15 克为宜，否则容易中毒。过食白果可致中毒，出现腹痛、吐泻、发热、发绀以及昏迷、抽搐，严重者可呼吸麻痹而死亡。食用白果中毒以10岁以下小儿为多，成人中偶尔也有发生。

白果中毒，古代就有记载，近年来也常有报告。大多发生在入秋白果成熟季节，因炒食或煮食过量所致。中毒者服食量小儿自7粒至150粒，成人自40粒至300粒不等。中毒出现的时间在食后1~12小时不等。症状以中枢神经系统为主，表现为呕吐、昏迷、嗜睡、恐惧、惊厥，或神志呆钝、体温升高、呼吸困难、面色青紫、瞳孔缩小或散大、对光反应迟钝及腹痛、腹泻等，少数病例有两下肢完全性弛缓性瘫痪或轻瘫、触痛觉均消失等末梢神经功能障碍表现。

食用白果中毒的多数患者，经救治可获恢复，但也有少数因中毒重或抢救过迟而死亡。一般认为，引起中毒及中毒的轻重，与年龄大小、体质强弱及服食量的多少有密切关系。年龄越小中毒可能性越大，中毒程度也越重；服食量越多，体质越弱，则死亡率也越高。

四、吃白果还应注意什么

（一）已发芽的银杏种仁不能食用，食银杏种仁时切忌同时吃鱼。

（二）千万不可以将银杏与阿斯匹林或抗凝血药物同时服用，否则会延长凝血时间，容易造成出血不止。

（三）手术后的病人、孕妇、经期的妇女也应避免服用银杏叶，以免造成流血不止的意外事件。

（四）身体虚寒者也不适用。

五、白果的食疗配方

（一）艾煨白果

配料 鲜白果10个，陈艾5克。

做法 鲜白果煨熟，去壳；陈艾捣绒，同适量米饭混合作团，将白果捏合其中，外用菜叶包裹，放火灰中煨香后只吃白果。每日2次。

功用 源于《秘韫方》。方中陈艾能温里散寒，白果与之同煨，更能温肺益气、平喘止咳。用于肺部虚寒、喘咳止气。慢性支气管炎、哮喘属虚寒证而较轻者，服用也很有效。

（二）白果炖鸡

配料 白果仁、莲子各15克，糯米50克，胡椒3克（略捣），乌骨鸡一只。

做法 乌骨鸡去毛和内脏、洗净，将各物装入鸡腹内，外以线缚定，加水适量，用小火炖至烂熟，调以食盐，空腹食用，也可当作主餐菜肴食用。

功用 源于《集简方》。白果、莲子、糯米均能补益脾气，白果、莲子还能收涩止带，乌骨鸡最擅益阴血，配伍应用，大补气血、收涩止滞，佐以胡椒温中健胃。用于身体虚弱、气血不足、少食体倦、带下色白。

（三）烤鸡蛋白果

配料 白果仁 2~4 粒，鸡蛋 1 个。

做法 白果仁研成细末；将鸡蛋一端敲破呈一小孔，白果粉末装入蛋内，竖放在火上烤熟。每日服 2~3 次。

功用 本法有补脾和涩肠止泻的功用，民间用于小儿脾虚腹泻。也可用于脾虚带下、量多色白。

板　栗 (ban li)

板栗是中国栽培最早的果树之一，已约有 2000~3000 年的栽培历史。中国的板栗品种大体可分北方栗和南方栗两大类。著名的品种有明栗、尖顶油栗、明拣栗等。秋季采收成熟果实，除去栗壳备用。

一、板栗有哪些药用价值和营养价值

中医学认为，板栗有健脾补肝、补肾强骨、健脾养胃、活血止血的作用，可用于肾虚骨弱、脾胃气虚、小便频数、腰腿无力、久婚不孕等症。现代研究证实，板栗的蛋白质、脂肪含量较高，并含有胡萝卜素、维生素 C、维生素 B_1、维生素 B_2、烟酸等多种营养素，以及钙、磷、钾等矿物质，有良好的营养滋补作用，对维持人体的正常功能和生长发育均有益，尤其对中老年人防病抗衰、延年益寿很有好处，经常食用可治腰腿无力。果壳和树皮有收敛作用；鲜叶外用可治皮肤炎症；花能治疗瘰疬和腹泻，根能治疝气。民间验方有每日早晚各生食 1~2 枚，治老年肾亏、小便数频；生栗捣烂如泥，敷于患处，可治跌打损伤、筋骨肿痛，而且有止痛止血，吸收脓毒的作用。

二、常吃板栗有哪些好处

（一）活血补钙。吃板栗可以益气血、舒筋活络，生食还有治疗腰腿酸疼、骨质疏松等疾病的功效。

（二）养胃、健肝脾。栗子所含高质淀粉可提供高热量，而钾有助于维持正常心跳规律，纤维素能强化肠道、保持排泄系统正常运作。由于栗子富含柔软的膳食纤维，糖尿病患者也可适量品尝。

（三）防治心脑血管疾病。板栗含有大量淀粉、蛋白质、脂肪、B 族维生素等多种营养素，能防治高血压病、冠心病、动脉硬化。

（四）治疗口腔溃疡。常吃板栗对日久难愈的小儿口舌生疮和成人口腔溃疡有益。

（五）补肾。板栗对肾虚有良好的疗效，被称为“肾之果”。特别对老年肾虚、大便溏泻更为适宜，经常食用有强身愈病的功效。

三、吃板栗要注意什么

（一）栗子生吃难消化，熟食又易滞气，所以，一次不宜多食。最好在两餐之间把栗子当成零食，或做在饭菜里吃。

（二）吃了发霉的栗子会引起中毒。

四、推荐几种板栗保健食疗食谱

（一）栗子猪肾粥

配料 栗子10个（或30克）。

用法 每日清晨空腹嚼食，再进食猪肾大米粥。

功用 服猪肾以助药力，用于肾虚腰膝酸软、脚弱乏力。

（二）板栗烧肉

配料 栗子250克，猪瘦肉500克（切块）。

做法 先用适量食油、盐、酱、花椒炒过，加酱油、红糖炒拌均匀，添水焖煮至栗熟起锅即成。可分几顿食用。

功用 本方以栗子滋养补脾，猪瘦肉益血补虚，可健胃化食。用于脾胃虚弱、食欲减退、虚损羸瘦。

（三）栗子山药姜枣粥

配料 栗子30克，大枣10个，山药15克，生姜6克，大米100克。

做法 加水煮成稀粥食用（可加红糖调味）。

功用 用于脾胃虚弱、畏食冷物、少食腹泻，或小儿疳积、消化不良等。

（四）桂花栗子羹

配料 板栗300克，白糖100克，生粉50克，糖桂花少许。

做法 将板栗入清水略煮，再去壳去皮，栗肉上笼蒸酥，冷却后切成粒状。锅内略加清水，入栗肉、白糖，用大火煮沸后，转用小火略焖，再用生粉勾薄芡即成。点心食用。

功用 补肾强筋，可用于肾虚腰痛无力者，但糖尿病人不宜服食。

（五）板栗烧猪肉

配料 板栗125克，猪肉200克，白糖5克，酱油20克，黄酒10克，精盐2克，姜末3克，葱花3克，熟猪油20克。

做法 将猪肉洗净切块，放入冷水锅中，置大火上煮沸，捞起，温水冲洗；将板栗煮熟，剥去壳，切两半；把锅置火上烧热后，用油滑锅，重新加入猪油，烹入黄酒，加酱油、盐、白糖及清水适量，煮沸后，再用小火焖至八成熟，然后投入板栗，用小火焖约15分钟，调味后，起锅装盘即成。分2~3次服完，隔日1剂。

功用 润燥、化痰、和胃，用于肺燥型慢性气管炎、久咳少痰者。

大　枣（da zao）

大枣，又名红枣、干枣、枣子等。大枣以形大核小、肉厚味甜者为佳。大枣是我国药食皆用的果品之一，早在西周时期，人们就开始利用大枣发酵酿造大枣酒。它与桃、梨、梅、杏一同被誉为中国五大名果。因大枣味美功良，所以又称美枣、良枣。

一、大枣有哪些药用价值和营养价值

大枣是一味良药，果肉、果核、树皮、树根都可以入药用。医圣张仲景说大枣“有治心腹邪气化顽肉之功”，在他的名著《伤寒论》113 例经方中，就有 63 例用了大枣。李时珍在《本草纲目》中记载，“枣味甘、性温，能补中益气、养血生津”，并指出“枣为脾之果，脾病宜食之……枣为脾经血分药也”。《本草备要》中也指出，大枣能“补中益气、滋脾土，润心肺，调营卫，缓阴血，生津液，悦颜色，通九窍，助十二经，和百药”，民间更有“五谷加大枣，胜过灵芝草”的说法。

现代药理研究表明，大枣可增强人体免疫功能，并有抑制癌细胞、抗肿瘤的作用。大枣最突出的特点是维生素含量高，有“天然维生素丸”的美称。大枣富含的环磷酸腺苷，是人体能量代谢的必需物质，能增强肌力、消除疲劳、扩张血管、增加心肌收缩力、改善心肌营养，对防治心血管疾病有良好的作用。大枣具有补虚益气、养血安神、健脾和胃等功效，是脾胃虚弱、气血不足、倦怠无力、失眠等患者良好的保健营养品。大枣对急慢性肝炎、肝硬化、贫血、过敏性紫癜等症有较好疗效。大枣含有三萜类化合物及环磷酸腺苷，有较强的抗过敏作用。鲜枣所含丰富的维生素 C，可把体内多余的胆固醇转变为胆汁酸，减小胆结石形成的概率，所以，经常食用鲜枣的人很少患胆结石。大枣还有治疗骨质疏松、更年期潮热出汗、烦躁的作用。另外，红枣还有补充钙质，防治遗精、腹泻等作用。

二、常吃大枣的好处

（一）滋润肌肤，益颜美容。红枣中大量的维生素 B 可促进皮下血液循环，使皮肤和毛发光润，面部皱纹平整，皮肤更加健美。红枣中所含的维生素 C 能防止黑色素在体内慢性沉淀，可有效地减少色素老年斑的产生。所以，民间有“一日食三枣，百岁不显老”“要使皮肤好，粥里加红枣”的说法。

（二）保护肝脏。红枣中所含的糖类、脂肪、蛋白质是保护肝脏的营养剂，有预防输血反应、降低血清谷丙转氨酶水平等作用。

（三）防止脱发。红枣有健脾养胃的功能。中医讲“脾好则皮坚”，皮肤容光焕发，毛发就有了安身之处，所以常吃营养丰富的红枣可以防止头发脱落，而且可长出乌黑发亮的头发。

（四）健胃补脑。红枣中含有糖类、蛋白质、脂肪、有机酸，对大脑有补益作用，所以中医在处方中常配用红枣，以养胃健脾、补益大脑。

（五）补养气血。红枣有补中益气、养血安神的功效，它的高维生素含量，对人体毛细血管有保健作用。

（六）促进睡眠。红枣有补脾、养血、安神作用。晚饭后用红枣加水煎汁服用即可，或者与百合煮粥任用，临睡前喝汤吃枣，都能加快入睡。

三、怎样鉴别选购大枣

大枣具有以下特征：椭圆形或球形，表面暗红色，略带光泽，有不规则皱纹。基部凹陷，有短果柄。果皮薄，肉质柔软，富弹性而油润。果核呈纺锤形，两端锐尖、质坚硬，气微香，味甜。因此选购红枣时，应参考上述性状特征，从以下几个方面着手：

（一）外形要短壮圆整，颗粒大小均匀，核小，皮薄，皱纹少而浅。

（二）掰开枣肉不见纹丝（断丝），肉色淡黄。

（三）用手捏时干燥而不粘手，有紧实感。

（四）吃到嘴里感到甜味足，肉质细。

四、常见的大枣食疗便方

（一）脾胃虚弱、倦怠乏力，或老年体弱、大便稀：大枣 10~20 枚，煎汤常服。

（二）急慢性肝炎：花生仁 30 克，大枣 20 克，冰糖 15 克，水煎，睡前服。痰湿重时，加薏苡仁同煎。或用大枣 200 克，茵陈 90 克，共煎，食枣饮汤。每天 1 剂，30 天为 1 疗程。

（三）更年期综合症：大枣 20 枚，甘草 9 克，浮小麦 3 克，煎服。

（四）产后调养：大枣 20 枚，鸡蛋 1 个，红糖 30 克，水炖服，每天 1 次。

（五）虚烦失眠：大枣 20 枚，葱白 2 根，水煎，去渣饮服。

（六）气血不足导致的月经不调、闭经、痛经、血虚头痛、眩晕、便秘等：当归 15 克，大枣 50 克，白糖 20 克，粳米 50 克。先将当归用温水浸泡三十分钟以上，加水 1000 毫升，煎取浓汁 100 毫升，去渣取汁，与粳米、大枣和白糖一同加水适量，煮至粥成。每天早晚温热服用，10天为1个疗程。

（七）贫血、脸色黯黄：黑木耳10克，大枣50克，红糖适量。用适量的水，把黑木耳和大枣煮熟后，小火慢炖15分钟，加入红糖即可。

特别提示 红枣虽然是保健佳果，但含热量较高，大便秘结、内热甚者不宜食用。《随息居饮食谱》中说："多食患胀泄热湿，最不益人。凡小儿、产后及温热、暑热诸病前后、黄疸、肿胀并忌之。"

桂圆肉 (gui yuan rou)

桂圆也叫龙眼，又称龙目、亚荔枝，有虎眼、石硖龙眼等三十多个品种。我国福建、台湾、广东、广西、四川、贵州、云南等地均有分布。秋季果实成熟时采收，剥去果皮鲜用或制成罐头、酒、膏、酱等，也可加工成桂圆干肉等。

一、桂圆有哪些药用价值和营养价值

中医认为，桂圆性温味甘、有补心安神、养血益脾、壮阳益气、润肤美容等多种功效，具有良好的滋养补益作用，可用于心脾虚损、气血不足所致的贫血、失眠、健忘、惊悸、眩晕、神经衰弱及病后、产后身体虚弱等症，有“果中神品”之称。李时珍在《本草纲目》中说“食品以荔枝为贵，而资益则龙眼为良”，对桂圆倍加推崇。《神农本草经》说“久服强魂聪明，轻身不老，通神明”。桂圆的糖分含量很高，且含有能被人体直接吸收的葡萄糖，体弱贫血、年老体衰、久病体虚的人经常吃些桂圆很有补益；妇女产后，桂圆也是重要的调补食品。

现代药理研究证实，桂圆含葡萄糖、蔗糖、蛋白质、脂肪、维生素A、维生素B等多种营养素，其中含有较多的是蛋白质、脂肪和多种矿物质。桂圆肉能够抑制脂质过氧化和提高抗氧化酶活性，有一定的抗衰老作用。桂圆肉具有提高机体免疫、抑制肿瘤细胞、降血脂、增加冠状动脉血流量、增强机体素质等作用。研究还发现，桂圆对子宫癌细胞的抑制率超过90%，妇女更年期是妇科肿瘤好发的阶段，适当吃些桂圆有利健康。

二、常吃桂圆的好处

（一）益气补血、增强记忆。桂圆含丰富的葡萄糖、蔗糖及蛋白质等，含铁量也较高，可在提高热能、补充营养的同时，又促进血红蛋白再生以补血。实验研究发现，桂圆肉除对全身有补益作用外，对脑细胞特别有益，能增强记忆，消除疲劳。

（二）补益心脾、安神定志。桂圆含有大量的铁、钾等元素，能促进血红蛋白的再生，治疗因贫血造成的心悸、心慌、失眠、健忘。

（三）抑制癌细胞。日本研究发现，经常吃桂圆，能够降低细胞癌变的风险，对癌细胞也有一定的抑制作用。

（四）降脂护心、延缓衰老。人体中的黄素蛋白与人体的衰老过程密切相关，龙眼中的某些特殊物质可以抑制它的产生与活动，并降低血脂肪，增加冠状动脉血流量，起到降脂护心、延缓衰老的作用。

（五）养颜乌发。常吃桂圆有使脸色红润、气色变佳、头发乌黑的美容效果。

三、吃桂圆应注意什么

（一）孕妇不宜食用桂圆。桂圆营养丰富，然而对孕妇，特别是对早孕的妇女来说，却是一种禁果。中医认为，孕妇的主要生理变化是“阳常有余，阴常不足”。因为孕妇受孕后，阴血聚以养胎，导致阴血偏虚，阴虚常滋生内热，才往往出现大便燥结，口苦口干，心悸燥热，舌质偏红等胎热和肝火旺的症状。所以医家通常有“胎前宜凉”的主张，常用一些清凉、滋补的药品。而桂圆性温，味甘，吃后极易上火，孕妇吃后不仅增添胎热，而且易导致气机失调，引起胃气上逆、呕吐，日久则伤阴出现热象，引起腹痛、见红等先兆流产症状，甚至引起流产或早产，所以孕妇不宜吃桂圆。

（二）桂圆虽能滋补气血、益心脾，但它性温味甘，能助火化燥，凡具有阴虚内热、湿阻中满、痰火体质的人就不宜食用。

（三）据经验所得，痛风患者吃过量桂圆，可能引发关节肿痛；对于本身带热的哮喘患者，会引发肺热咳嗽。患皮肤病、胃胀（肝火盛）者，也请切记不宜多吃桂圆。

四、桂圆肉的保健食疗配方推荐

（一）桂圆炖蛋

配料 鸡蛋 4 个，清汤 3 碗，纯桂圆肉干 2 大匙。

做法 桂圆肉干用温水洗净。取 4 个饭碗，每碗放 6~7 分满的水及鸡蛋 1 个，1/4 的桂圆肉干，再放入蒸锅中。蒸约 5~8 分钟即可食用，如喜欢甜食，可多加些冰糖。

功用 补气血、益心气、安神美容。

（二）桂圆红枣糖水

配料 龙眼肉 3 钱，红枣 5 钱，莲子适量。

做法 洗净材料后，以三碗水煲成一碗，用中火煲约 1 小时即成。

功用 桂圆能温血补气，莲子能健脾止寒，除了好喝、方便之外，又能使气色更好，是日常的美容良方。

（三）桂圆红枣汤

配料 红枣、桂圆各适量。

做法 将水煮沸后，改成小火。将桂圆放进沸水中煮 20 分钟后，放入红枣，再焖煮 20 分钟即可。

功用 红枣对促进血液循环、畅通乳腺很有帮助，而且它和桂圆还具有极佳的补血养气效果，这是一个神奇的美胸餐。

（四）龙眼红枣粥

配料 龙眼 30 个取肉，红枣 10 枚撕破，粳米 100 克。

做法 共煮粥 2 碗，加适量红糖，早晚各吃 1 碗。

功用 可补脾生血、养心增智，老年人尤宜。

（五）龙眼酒

配料 龙眼肉 200 克，加高粱白酒 500 毫升。

做法 泡 1 个月。每晚临睡时饮 15 毫升。

功用 可缓解疲劳、安神定志。

（六）代参膏

配料 龙眼肉 30 克。

做法 加白糖少许，放碗内一同蒸至稠膏状。分 2 次用沸水冲服。

功用 源于《随息居饮食谱》，能“大补气血，力胜参芪”，用于“衰羸老弱”、“产妇临盘，服之尤妙”。

（七）心脾双补汤

配料 龙眼肉 15 克，莲子 30 克，大枣 10 个。

做法 加水适量，煎烫服。

功用 用于心脾两虚、食欲不振、心悸怔忡、自汗。

黑　枣（hei zao）

黑枣又名软枣、牛奶枣、君迁子、丁香枣等，富含膳食纤维和多种微量元素，有“营养仓库”之称。

质好的黑枣颗大均匀，短壮圆整、表面皱纹细浅，皮色乌亮、黑里泛红，同时无虫蛀、破损、霉烂现象等。皮色乌黑无光泽者为次品。

一、黑枣有哪些药用价值和营养价值

中医学认为，黑枣性温、味甘，具有补肾、养胃、填髓的功效，能补中益气、养胃健脾、养血壮神、润心肺、调营卫、生津液、悦颜色、通九窍、助十二经、解药毒、调和百药，常用于治疗脾气虚所致的食少、泄泻，阴血虚所致的妇女脏躁（即臆症）证。经常食用黑枣有补中益气、补血、壮骨、降压等功效，对中老年人以及糖尿病患者十分有益。黑枣中含有丰富的维生素 A、维生素 B 群、维生素 C 和钙、铁、镁、钾等，以含维生素 C、钙质、铁质最多，有很高的药用价值，多用于补血和作为调理药物，对贫血、血小板减少、肝炎、乏力、失眠有一定疗效。除此之外，黑枣最大的营养价值在于它含有丰富的膳食纤维与果胶，可以帮助消化和通便。含有丰富的维生素，有极强的增强免疫力的作用，并对贲门癌、肺癌、吐血有明显的疗效。

二、吃黑枣有哪些好处

（一）防衰抗癌。黑枣含有的微量元素镁可以消除疲劳、延缓衰老。所含有的微量元素硒，有抗氧化的作用，并具有一定的抗癌效果。

（二）降压降糖。黑枣中富含微量元素钾，它可以促进排除体内多余的钠，能有效降低血压，预防高血压和心血管疾病。黑枣中富含的微量元素镁可以提高胰岛素合成代谢的效率，有助于糖尿病的治疗。

（三）保护血管。黑枣中富含维生素 P，能够增强血管弹性，防止血管破裂。枣所含的芦丁，对高血压病有防治功效。

（四）补血壮骨。黑枣中还含有丰富的微量元素铁，缺铁性贫血患者经常食用有很好的食疗作用。黑枣中含有大量的微量元素钙，经常食用能够补充人体内流失的钙，促进骨骼的发育，并有利于预防骨质疏松症。

（五）预防胆结石。经常食用的人很少患胆结石，这是因为黑枣中丰富的维生素C，使体内多余的胆固醇转变为胆汁酸，结石形成的概率也就随之减少。

（六）其它。黑枣还可以抗过敏、除腥臭怪味、宁心安神、益智健脑、增强食欲。

三、吃黑枣应注意什么

（一）中老年人宜经常食用黑枣。身体虚弱、贫血、高血压、糖尿病患者可以经常食用黑枣。

（二）儿童的消化能力差，所以食用黑枣一定要慎重，谨防过量。

（三）过多食用黑枣会引起胃酸过多和腹胀。黑枣也不宜空腹或过量食用，因黑枣含有丰富的鞣酸和果胶，与胃酸相遇后就会凝集，并与食用残渣聚集形成不溶于水的团块，从而导致肠梗阻。

（四）孕妇可以吃黑枣，但是不要过量，吃多了会上火，对胎儿不利。

（五）脾胃虚寒者不宜多吃，牙病患者不宜食用黑枣，便秘患者应慎食。

（六）黑枣忌与柿子同食。

花　生 (hua sheng)

花生又名落花生，原产于南美洲一带，世界上栽培花生的国家有100多个，亚洲最为普遍，次为非洲。据有关文献记载，我国栽培花生的历史早于欧洲约100多年。花生含油量高达50%，品质优良，气味清香，被人们誉为“植物肉”。

一、花生有哪些药用价值和营养价值

花生的营养价值之高，就连被称为高级营养品的一些动物性食品也甘拜下风。花生滋养补益，有助于延年益寿，所以民间又称之为“长生果”，并且和黄豆一同被誉为“植物肉”“素中之荤”。花生的营养价值比粮食高，可以与鸡蛋、牛奶、肉类等一些动物性食物媲美。它含有大量的蛋白质和脂肪，特别是不饱和脂肪酸的含量很高，很适宜制造各种营养食品。祖国医学认为，花生具有健脾和胃、利肾去水、理气通乳、治诸血症的功用，用于脾虚少食、消瘦乏力或小儿营养不良、久咳肺虚或肺痨咳嗽、产后缺乳而气血不足者、脾气虚弱、脚气、两胫肿大、步履沉重、大便燥结、紫癜等症。

现代药理研究表明，花生中的维生素K有止血作用，花生红衣的止血作用比花生更高出50倍，对多种出血性疾病都有良好的止血功效。花生含有维生素 E 和一定量的锌，能增强记忆、延缓脑功能衰退、滋润皮肤；花生含有的维生素C有降低胆固醇的作用，有助于防治动脉硬化、高血压和冠心病；花生中的微量元素硒和另一种生物活性物质白藜芦醇可以防治肿瘤类疾病，同时也是降低血小板聚集，预防和治疗动脉粥样硬化、心脑血管疾病的有效物质；花生还有扶正补虚、悦脾和胃、润肺化痰、滋养调气、利水消肿、止血生乳、清咽止疟的作用。

二、吃花生应注意什么

（一）以下四种人切记不宜吃花生

1. 胆囊切除者。花生里含的脂肪需要胆汁去消化。胆囊切除后，储存胆汁的功能丧失。这类病人如果食用花生，没有大量的胆汁来帮助消化，常可引起消化不良。同时，胆病患者也不宜食用。

2. 消化不良者。花生含有大量脂肪，肠炎、痢疾等脾胃功能不良者食用后，会加重病情。

3. 高血脂症患者。花生含有大量脂肪，高血脂症患者食用花生后，会使血液中的脂质水平升高，而血脂升高往往又是动脉硬化、高血压、冠心病等疾病的重要致病原因之一。

4. 跌打瘀肿者。花生含有一种促凝血因子，跌打损伤、血脉瘀滞者食用花生后，可能会使血瘀不散，加重肿痛症状。

（二）发霉的花生不能食用。花生霉变后含有大量致癌物质——黄曲霉素，所以千万不要吃。

（三）花生不能和黄瓜一起吃。

三、民间常用单方

（一）治血小板减少：花生米（连衣）炒食，每日 3 次，每次 60 克，7 天为一个疗程。

（二）治高血压：花生米浸醋中，7 日后食用，每天早晚各吃 10 粒。

（三）治肺结核：花生米生食，每日 4~5 次，每次 10~20 粒。如果有咯血现象，连皮一起食用。

（四）治久咳：花生去嘴尖，文火煎汤服用。

（五）治乳汁少：花生米 90 克，前猪脚 1 只，共炖服。

（六）治胃酸过多：食花生米，每日 3 次，每次 20~30 粒。2~3 星期为一个疗程，可使胃酸分泌明显减少。

四、常见的花生保健食疗食谱

（一）花生补浆

配料 花生、甜杏仁、黄豆各 15 克。

做法 加水共研磨成浆，滤取浆液，早、晚煮熟饭用。也可将三者同研为细末，临用时加水煮熟服。

功用 用于肺痨或久咳肺燥、脾胃虚弱、消化不良、消瘦乏力等。

（二）花生甜杏泥

配料 花生 100 克，甜杏仁 50 克。

做法 共捣烂成泥状。每次用 20 克，蜂蜜适量，用开水冲服。

功用 用于久咳气短、干咳痰少。

（三）花生赤小豆汤

配料 花生、赤小豆、大枣各 60 克。

做法 加水煮成汤服用，每日一到二次。

功用 用于脚气病、脾虚浮肿、食少乏力、便溏腹泻、精神倦怠等。

（四）花生炖猪脚

配料 猪脚2个，花生150克。

做法 猪蹄除去蹄甲和毛、洗净；加水适量，小火炖熟猪蹄，花生，加猪脂、食盐调味服食。

功用 补脾益血，催乳、增乳，用于产后乳汁缺乏。

（五）花生红枣汤

配料 花生120克，大枣30克。

做法 加水煎服。亦可嚼食花生，用大枣煎汤送服。

功用 用于脾虚血少、贫血、血小板减少性紫癜、血友病等。

（六）花生小豆鲫鱼汤

配料 花生米200克，赤小豆120克，鲫鱼1条。

做法 将花生米、赤小豆分别洗净，沥去水分；鲫鱼1条剖腹去鳞及肚肠；将花生米、赤小豆及洗净的鲫鱼同放一大碗中，加入料酒、精盐少许，用大火隔水炖沸后，改用小火炖至花生烂熟即可。

功用 具有健脾和胃、利水消肿的功效。适用于营养不良所致的体虚浮肿、小便不利等慢性疾患。

开心果 (kai xin guo)

开心果又名无名子、阿月浑子，是漆树科落叶小乔木无名木的果实。开心果因“开心解郁”的功效而得名，古代波斯国国王把开心果看作“仙果”。它主要产于叙利亚、伊拉克、伊朗、前苏联西南部和南欧，我国仅在新疆等边远地区有栽培。开心果在我国作为食疗滋补品已有千年以上的历史了。

一、开心果有哪些药用价值和营养价值

开心果果仁是高营养的食品，含维生素A、叶酸、铁、磷、钾、钠、钙，同时还含有烟酸、泛酸等。由于开心果中含有丰富的油脂，因此有润肠通便的作用，有助于机体排毒。开心果味甘无毒，温肾暖脾、补益虚损、调中顺气，能治疗神经衰弱、浮肿、贫血、营养不良、慢性泻痢等症。美国加州大学洛杉矶分校医学院医学博士李兆萍说：开心果富含纤维、维生素、矿物质和抗氧化元素，具有低脂肪、低热量、高纤维的显著特点。

二、吃开心果的好处

（一）抗衰老。开心果果仁富含的纤维、维生素 E、矿物质和抗氧化物质等成分，可防止细胞衰老、增强体质，缓解急性精神压力反应等。

（二）保护心脏。开心果富含精氨酸，它不仅可以缓解动脉硬化的发生，有助于降低血脂、降低胆固醇，还能降低心脏病发作危险，是预防心脏病的好食物，长期食用可对心脏起到很好的保护作用。

（三）保护视力。开心果紫红色的果衣，含有花青素，这是一种天然抗氧化物质，而翠绿色的果仁中则含有丰富的叶黄素，它不仅仅可以抗氧化，而且对保护视网膜也很有好处。

（四）苗条身体。每天吃上 28 克开心果（约 49 颗左右），不仅不用担心发胖，还有助于控制体重。这是因为吃饱的感觉通常需要 20 分钟，吃开心果可以通过剥壳延长食用时间，让人产生饱腹感和满足感，从而帮助减少食量和控制体重。

三、吃开心果要注意什么

（一）爱上火、怕冷、咽痛、口干的人不宜食用开心果。

（二）开心果等坚果类食物的嘌呤含量比较高，痛风患者要少吃。

葵花籽（kui hua zi）

葵花籽（俗称瓜子儿）可能是最传统、我们最熟悉的一种休闲食品。因葵花是“向阳花”，所以葵花籽又有“阳光之籽”的美称，一直是人们心目中的健康食品。葵花籽不但可以作为零食，而且还可以作为制作糕点的原料。由于葵花籽含有大量的油脂,所以还是重要的榨油原料。葵花籽油是近几年来深受营养学界推崇的高档健康油脂。

一、葵花籽有哪些药用价值和营养价值

传统中医和现代医学都认为，葵花籽具有补虚损、降血脂、抗癌等功效，还有清肺化痰的作用，对咳嗽痰多和咯血等症有辅助疗效。葵花籽除含丰富的不饱和脂肪酸、优良的蛋白质外，钾、磷、铁、钙、镁元素及维生素 E、维生素 A、维生素 B_1、维生素 B_7、维生素 P 的含量也相当高。丰富的钾元素对保护心脏功能，预防高血压很有好处；葵花籽油中所含植物固醇和磷脂，能够抑制人体内胆固醇的合成，可防止动脉硬化。葵花籽又有综合性的抗癌作用，对增进营养、健身防病、防癌抗癌都有积极作用。据报道，近年来美国科学家发现，葵花籽中所含的维生素 B_3，有调节脑细胞代谢作用，可用于催眠，还有提高免疫力、预防衰老的作用。葵花籽所含蛋白质中含有精氨酸，这是制造精液不可缺少的成分，因此，生育期男性食用葵花籽是有好处的，中年以后的男人常吃葵花籽，会延缓衰老的进程。

二、常吃葵花籽的好处

（一）防癌抗癌。美国癌症研究所一直建议消费者多摄入食用纤维，从而降低结肠癌的发病率。而葵花籽仁含有大量的食用纤维，对于预防癌症具有极大的好处。

（二）安定情绪、防止老化、防治失眠、增强记忆。葵花籽的亚油酸可达 70%，有助于降低人体血液胆固醇水平，有益于保护心血管健康。葵花籽的维生素 E 含量特别丰富，可安定情绪、防止细胞衰老。葵花籽还有防止贫血、治疗失眠、增强记忆力的作用，对癌症、动脉粥样硬化、高血压、冠心病、神经衰弱有一定预防功效。

（三）增强消化功能。因为葵花籽富含脂肪、蛋白质、锌等微量元素及多种维生素，可增强消化功能。

（四）养颜美容。葵花籽中含有蛋白质、脂肪、多种维生素和矿物质，其中亚

油酸的含量尤为丰富，有助于保持皮肤细嫩，防止皮肤干燥和生成色素斑。葵花籽中还含有丰富的尼克酸，它有助于防治糙皮症，对预防皮肤粗糙、增厚、脱屑及色素沉着有很强作用。

（五）润肺平肝、祛风除湿。葵花籽生吃甘甜，熟吃香脆，可以润肺平肝、祛风除湿、驱虫、利尿。

（六）护牙壮骨。葵花籽中所含的无机盐类能促进牙齿、骨骼的发育，强化血管和造血功能，还能增强自身的抵抗力。

三、食用葵花籽要注意什么

（一）葵花籽虽好，但因热量较高，不宜多食，以每日50克为宜，肥胖者更应注意。

（二）吃葵花籽时最好用手剥皮。因为用牙嗑，容易使舌头、口角糜烂，还会在吐壳时将大量津液吐掉，使味觉迟钝、食欲减少，甚至引起胃痉挛。

（三）患有肝炎、肝硬化的病人，最好不要吃葵花籽，因为过多食用葵花籽会消耗体内的胆碱，从而影响肝细胞的正常生理功能。

（四）葵花籽中含有一定的糖分，不利于糖尿病人控制血糖。

四、可以随时取用的葵花籽小药方

（一）高血压：葵花籽生食，每日早晚各一把，配服芹菜汁半杯，连服1个月，

（二）失眠及情绪不稳：每晚睡前服葵花籽10克，或用同量葵花籽仁做在其他食物内食用。

（三）头痛、头晕：葵花籽去壳，与母鸡烧汤吃。

（四）眩晕：葵花籽6克，去壳研碎，睡前白糖水冲服。

（五）蛲虫病：生葵花籽200克，一次吃下，一日后再吃一次，可以见效。

（六）血痢：葵花籽30克，炖一小时，加冰糖吃。一次服下，连服数日。

（七）痢疾：向日葵壳15克，红枣10枚，升麻6克，煎服。

（八）赤白带下：赤葵花30克，阴干研末，温酒送下。

（九）前列腺肥大：每天食用葵花籽20克，可长久服用，也可放进各种食物内同服。

（十）咳嗽痰喘：用向日葵茎髓60克，水煎服。

（十一）产后腹痛：向日葵花蕾不拘量，熬水一碗，冲红糖服。

（十二）耳鸣：葵花籽15克，煎水服。

（十三）带状疱疹：用葵花茎髓研末，桐油调敷患处。

（十四）麻疹：葵花籽去壳，捣碎，开水冲服。

（十五）产后小便不通：取向日葵茎髓30克，水煎服。

莲　子（lian zi）

莲子是睡莲科水生草本植物莲的种子。我国大部分地区均有出产，而以湖南出的最佳。秋、冬季果实成熟时，割取莲房（莲蓬）取出果实，或取落入水中、沉于泥内的果实，除去果壳，鲜用或晒干用，或剥去莲子的外皮和芯（青色的胚芽）用。

一、莲子有哪些药用价值和营养价值

莲子是珍贵的滋补食品，也是一味妙药。在中医处方上，莲子通常称为莲肉、湘莲肉，用于脾胃虚弱、食欲减退、或泻痢不能食、脾虚腹泻或小便淋浊、妇女带下、肾虚遗精、尿频、心失所养、虚烦不眠等。关于莲子在养心安神、健脑益智、消除疲劳等方面的药用价值，历代医药典籍如《神农本草》、《本草拾遗》、《本草纲目》、《本草备要》等都有记载。因为莲子的营养价值较高，所以历来是深受推崇的滋补食品。被历代达官贵人推崇的“大补三元汤”，其中“一元”就是莲子。现代药理研究证实，莲子除含有大量淀粉外，还含有β—谷甾醇，生物碱及丰富的钙、磷、铁等矿物质和维生素，有镇静、强心、抗衰老等多种作用。

二、吃莲子的好处

（一）防癌抗癌。莲子中含有较丰富的氧化黄心树宁碱，这种物质具有抵抗鼻咽癌的作用。

（二）降血压。莲子中含有一种生物碱N-9，能使外周血管扩张，因此高血压患者常吃莲子或将莲子泡水服用，可起到一定的降压作用。

（三）强心安神。莲子中含有的生物碱具有明显的强心、抗心律不齐作用，心律不齐患者长期用莲子代茶饮可起到强心安神作用。

（四）滋养补虚。常吃莲子可以调整肠道功能和治疗腹泻，对预防疾病和抗衰老有很好的作用。久病者、产妇或年老体虚的人可以把莲子作为营养品长期食用。

（五）止遗涩精。莲子中含有的生物碱具有平抑性欲的作用，因此有遗精频繁或滑精等症的青年人长期服用可起到良好的止遗涩精作用。

（六）健脑、增强记忆力。莲子含有丰富的蛋白质、脂肪和碳水化合物，莲子中的钙、磷和钾含量也非常丰富，中老年人特别是脑力劳动者经常食用，可以健脑，增强记忆力，提高工作效率并能预防老年性痴呆的发生。

三、食用莲子要注意什么

（一）莲子作为保健药膳食疗时，一般是保留莲子芯的。莲子芯是莲子中央的青绿色胚芽，味苦，有清热、固精、安神、强心的功效。将莲子芯2克用开水浸泡饮用，可治疗高烧引起的烦躁不安、神志不清，以及梦遗滑精等症，也用于治疗高血压、头昏脑胀、心悸失眠。

（二）莲子纵然有千般好处，也不是人人皆宜，例如常常便秘的人就不太适合吃莲子。

（三）莲子最忌受潮受热。受潮容易虫蛀，受热则莲芯的苦味会渗入莲肉，因此，莲子应存于干爽处。莲子一旦受潮生虫，应立即日晒或火焙，晒后需摊晾两天，待热气散尽凉透后再收藏。晒焙过的莲子的色泽和肉质都会受影响，药效也受一定影响。

四、常见的莲子保健食谱

（一）莲子粥

配料　嫩莲子20克，粳米100克。

做法　将嫩莲子发胀后，除去表皮层、抽去莲芯，冲洗干净后放入锅内，加清水在火上煮烂熟，备用，将粳米淘洗干净，放入锅中加清水煮成薄粥，粥熟后掺入莲子，搅匀，趁热服用。

功用　有补益脾胃的功用。

（二）莲子红枣汤

配料　莲藕两大截、红枣4两、莲子2两、冰糖适量。

做法　藕去皮切块洗净沥干。红枣和莲子用水浸泡至软后捞起。将藕块和红枣、莲子加冰糖与水煮1个半小时，至软透即可。

功用　可补血润肤，也是长期疲劳过度者的药补食品。

（三）莲肉糕

配料　莲子肉、糯米（或大米）各200克，炒香；茯苓100克（去皮）。

做法　共研为细末，加白糖适量，一同捣匀，加水成泥状，蒸熟，待冷后压平切块即成。

功用　具有补脾益胃的功效。用于脾胃虚弱、饮食不化、大便稀溏等。

（四）莲子汤

配料　莲子60克，生甘草10克，水一大碗。

做法　小火煮至莲子软熟，加少许冰糖，吃莲子喝汤。

功用 具有利尿作用，可治疗泌尿系统感染，兼治虚烦、低热等症。

（五）健脾益胃散

配料 莲子肉、芡实、扁豆、薏苡仁、山药、白术、茯苓各120克，人参15克（或党参60克）。

做法 共炒研末。临用时可加适量白糖。每次用15~30克，以温开水冲调服。

功用 源于《方脉正宗》。本方即古“四君子汤”去甘草，加入补脾诸药而成。药性平和，能滋养补益，健运脾胃。用于脾虚少食、腹泻、小儿疳积消瘦、肺结核病人肺脾两虚、咳嗽少气等。

（六）莲子百合麦冬汤

配料 莲子15克（带心），百合30克，麦门冬12克。

做法 加水煎服。

功用 本方用带心莲子以清心宁神，百合、麦门冬也有清心宁神的功效。用于病后余热未尽、心阴不足、心烦口干、心悸不眠等。

南瓜子 (nan gua zi)

南瓜子是葫芦科藤本植物南瓜的种子。南瓜又名番瓜、饭瓜，我国各地均有栽培。夏、秋季采成熟果实，剖瓜、收集种子，除去瓤膜，晒干或焙干。

一、南瓜子有哪些药用价值和营养价值

我国中医药将南瓜子广泛用于绦虫、蛔虫、产后手足浮肿、百日咳、痔疮等的治疗。现代医学证明，南瓜子有很好的杀灭人体内寄生虫（如蛲虫、钩虫等）、治疗前列腺疾病的作用，对血吸虫也具有很好的杀灭作用，是血吸虫病的首选食疗食品。南瓜子含有丰富的氨基酸、不饱和脂肪酸、维生素及胡萝卜素等营养成分。经常吃南瓜子不但可预防肾结石的发生，还可促进已有结石的排出。南瓜子中的活性成分和丰富的锌元素，对前列腺有保健作用，每天坚持吃一把南瓜子，可防治前列腺肥大，同时还有预防前列腺癌的作用。锌可以促进血液中睾丸素的生成，这对精子的生长至关重要。南瓜子含有丰富的磷，磷对男性前列腺也很有好处。营养学家认为，南瓜子中所含的锌和磷元素对性欲缺乏的女性也有帮助。

二、吃南瓜子应注意什么

（一）胃热病人宜少吃，否则会感到脘腹胀闷。

（二）南瓜子食用过多会使咽喉的榆毯增多、结肠炎或胃炎发作。而且食用过多一定要记得多喝温水，以免舌头过敏味觉失灵。

三、常用的南瓜子保健食谱

（一）南瓜子汤

配料　南瓜子 20 克，薏苡仁 30 克。

做法　加水煎服。

功用　本方有健脾利水、消肿作用。可用于脾虚水肿、小便短少。

（二）南瓜子泥

配料　南瓜子仁 15 克。

做法　捣烂成泥状，冲入适量沸水，或再加白糖调味。一次服用，早晚空腹各

服1次。

功用 本方用南瓜子生乳，用于产后缺乳（煮粥或炒食无效）。

（三）南瓜子散

配料 南瓜子60~120克。

做法 炒熟，研为细末。用蜂蜜或白糖开水一次送服，一日2次。也可嚼服南瓜子仁。

功用 本品有良好的驱虫作用。可用于绦虫、蛔虫、急性血吸虫病等。若与驱虫药槟榔配伍，驱除绦虫的效果更好。

山核桃 (shan he tao)

山核桃是一种落叶乔木，是胡桃科山核桃属，约有 20 个种，中国为原产地之一。山核桃的果实由于具有极高的营养价值和独特的口感风味，得到了消费者的认可，被誉为“长寿果”。

一、山核桃有哪些药用价值和营养价值

山核桃仁松脆味甘，香气逼人，可榨油、炒食，也可作为制作糖果及糕点的佐料。山核桃果仁中含有 7.8~9.6%的蛋白质，人体必需的氨基酸占 7 种以上而且含量高达 25%以上，还含有 22 种人体所需的微量元素，其中钙、镁、磷、锌、铁含量十分丰富。据资料分析，每公斤山核桃仁等于 9 公斤鲜牛奶或 5 公斤鸡蛋、2 公斤牛肉的营养价值，而且比牛奶、鸡蛋、牛肉的营养更容易被人体吸收。

中医历来认为，山核桃与核桃一样，味甘性温，能通润血脉、补气养血、润燥化痰、益胃补肾，可治疗肾亏腰痛、肺虚气喘、病后虚弱、大便秘结等症，并有很好的镇咳平喘作用。核桃仁榨出的油，味道香、营养好，有较好的保健功能。神经衰弱、身体虚弱或老年人，冠心病、高血压患者，宜经常食用。核桃壳里面的果膈，可补肾涩精、治疗遗精、遗尿，把它煮水当茶饮，还可安定神经、促进睡眠。山核桃的外果皮和根皮果也可供药用，鲜根皮煎汤浸洗，治脚痔（脚趾缝湿痒），鲜外果皮捣取汁擦治皮肤癣症。

二、吃山核桃的好处

（一）防治心脑血管疾病。山核桃仁脂肪中的亚油酸和亚麻油酸等不饱和脂肪酸能净化血液，清除血管壁杂质，消耗体内积蓄的饱和脂肪。

（二）治疗胆石症。胆石主要是由于食物中的粘蛋白与胆汁中的钙离子和非结合型胆红素相结合而成，而核桃仁中所含的丙酮酸能阻止它们的结合，并能使其溶解、消退和排泄。因此，有胆石症的患者，坚持天天吃核桃，就有可能免除手术之苦。同样，核桃仁还可用于治疗尿结石。

（三）抗衰老。核桃仁中所含维生素 E，可使细胞免受自由基的氧化损害，是医学界公认的抗衰老物质。

（四）补脑增智。吃核桃仁可滋养血脉，增进食欲，乌须生发。对大脑神经有益，能补脑增智、防止记忆力衰退，是治疗神经衰弱的辅助剂。

特别注意：山核桃火气大，含油脂多，吃多了会令人上火和恶心，正在上火、腹泻的人不宜吃。发热咳喘、烦躁不安、吐血症者不可吃。

三、山核桃治病的单方验方推荐

（一）老年哮喘：山核桃仁 2 斤，捣碎，加 2 斤蜂蜜调匀，每日早晚各服一汤匙。

（二）水泻：山核桃仁一把，加适量红糖，炒成炭，再用水煎服。

（三）习惯性便秘：山核桃 5 个，每晚睡前服下，连服一个月。

（四）补脑养血、保健润肤：每日早晚各食核桃 3~5 个，长期服用。

注意 以上各方不宜与浓茶同服。

松籽仁 (song zi ren)

松籽是名贵树种红松的种子。红松主要分布于我国东北的长白山脉及小兴安岭林区，属国家一级濒危物种，极为珍贵。种子粒大，种仁味美，食用历史悠久，属无污染的高级有机绿色食品，有较高的营养价值，被誉为“长生果”“长寿果”。

一、松籽仁有哪些药用价值和营养价值

松籽仁既是美味食物，又是食疗佳品，含有100多种对人体有益的成分，具有独到的营养保健功能，所以有“长生果”的美誉。松籽仁所含的脂肪多是人体所必需的亚油酸、亚麻油酸等不饱和脂肪酸，具有软化血管、增强血管弹性、维护毛细血管的正常状态、降低血脂、预防心血管疾病以及通便润肠的作用。松籽仁含有大量矿物质如钙、铁、磷等，能给机体组织提供丰富的营养成分，强壮筋骨，消除疲劳。另外，松籽仁中含磷较为丰富，对老年慢性支气管炎、支气管哮喘、便秘、风湿性关节炎、神经衰弱和头晕眼花患者，均有一定的辅助治疗作用。明朝李时珍在《本草纲目》中对松籽的药用曾给予很高的评价，认为松籽仁能治疗“骨节风、头眩，去死肌、散水气、润五脏、肥五脏、散诸风、湿肠胃，久服身轻，延年不老。”

二、食用松籽仁的好处

（一）健脑益智。松籽仁含有丰富的磷脂、不饱和脂肪酸、多种维生素和矿物质，具有促进细胞发育、修复损伤的功能，是儿童、青少年和中老年人补脑健脑的保健佳品。

（二）抗衰延寿。松籽仁含有丰富的维生素E，能保护细胞免受自由基的损害，并使细胞内许多很重要的酶保持正常的功能，所以，松籽仁具有抗衰延寿作用。

（三）润肤美颜。松籽仁中含有丰富的“美容酸”——亚油酸和亚麻油酸，可滋润皮肤和增加皮肤弹性，延缓皮肤的衰老。

（四）预防心血管疾病。松籽仁含有亚油酸和亚麻油酸等多种不饱和脂肪酸，可调整和降低血脂、软化血管、防治动脉粥样硬化，也可减少血小板的凝集，预防血栓形成。

（五）润肠通便。松籽仁含有丰富的脂肪、棕榈碱、挥发油等，能润滑大肠，通

便而不伤正气，尤其适用于年老体弱、产后、病后的润肠通便。

三、食用松籽仁应注意什么

（一） 一般人群均可食用，特别适宜中老年体质虚弱、大便干结，以及慢性支气管炎久咳无痰的人食用；适宜心脑血管疾病的人食用。

（二） 便溏、精滑、咳嗽痰多、腹泻者忌用；因含油脂丰富，所以胆功能严重不良者应慎食。

（三）存放时间长了会产生“油哈喇”味，不宜食用。

四、常见的松籽仁保键食谱

（一）松籽粥

配料 松籽仁 20 克，粳米 100 克。

做法 将松籽仁研碎，粳米淘净，同放锅内，加入清水 800 毫升，先用武火煮沸，再用文火煎熬 20~30 分钟，以米熟烂为度，早、晚餐食用。

功用 具有滋阴养液、润肺滑肠的功效，尤适宜干咳咯血、慢性便秘、头晕目眩等症者。

（二）松籽仁膏

配料 松籽仁 500 克。

做法 去除杂质，捣碎，研细呈膏状，盛于瓶内，每次 15 克，每日 3 次，温酒送下。

功用 具有滋润五脏、祛风通络的功效。健康人经常食用，可以强壮身体、抗老防衰、延年益寿。

（三）松籽仁汤

配料 松籽仁、黑芝麻、枸杞子、杭菊花各 10 克。

做法 将以上 4 味放在砂锅内，加清水 800 毫升，煎煮 40 分钟，取汤温服；药渣再加清水 600 毫升煎煮 35 分钟，取汤温服，每日 1 剂，早晚各服 1 次。

功用 具有滋养肝肾、清脑明目的功效，尤适宜肝肾阴虚所致的头晕眼花、视物模糊、急躁易怒、大便艰涩等症者。

（四）松籽仁糖蘸

配料 松籽仁 250 克，白砂糖 500 克。

做法 将白砂糖放入锅内，加适量清水溶化，用文火煎熬，以能挑起糖丝为度。趁热放入松籽仁，搅拌均匀，立即倒入涂有熟菜油的搪瓷盘内，刮平，划成小块，晾凉，每次 1 块，每日 3~4 次。

功用 具有润肺健脾、止咳止血的功效，尤其适宜慢性支气管炎、支气管扩张属脾肺两虚者，症见干咳少痰、气短、咯血、肢倦乏力等。

（五）松仁烧肉

配料 松籽仁 30 克，红糖 5 克，瘦猪肉 150 克，甜面酱适量，食盐适量，花椒 10 粒，酱油 5 克，色拉油 30 克。

做法 瘦猪肉切成小块，与松籽放入盘中待用；炒锅上火，倒入色拉油烧至七成热，放入花椒、甜面酱、酱油、红糖、食盐炒匀，再加入猪肉块、松籽仁及清水少许烧熟即可。

功用 润燥抗皱，经常食用可使人皮肤白嫩。

桃　仁 (tao ren)

桃仁别名毛桃仁、扁桃仁、大桃仁，是蔷薇科植物桃的种子。果实成熟后收集果核，除去核壳，取出种子，晒干。

一、桃仁有哪些药用价值和营养价值

传统中医药认为，桃仁味苦、甘，性平，入心、肝、大肠经，具有活血祛瘀、润肠通便、止咳平喘等功效，用于经闭、痛经、癥瘕痞块、热病蓄血、跌扑损伤、瘀血肿痛、肠燥便秘、风痹、疟疾等症。现代研究证实，桃仁所含脂肪油有润肠缓下作用，提取物有扩张血管、抑制血液凝固、降低血管阻力、改善血流动力学状况、增加脑血流量的作用，能改善动物的肝脏表面微循环并促进胆汁分泌。桃仁还可抗过敏、镇咳、镇痛，促进初产妇子宫收缩、止血等。桃仁中的苦杏仁苷有镇咳平喘及抗肝纤维化的作用。

二、食用桃仁应注意什么

（一）孕妇忌服。

（二）桃仁虽然有破血行瘀、滑肠通便的功效，但是桃仁含有挥发油和大量的脂肪油，泻多补少，所以不要多吃。

（三）桃仁吃多了，可以导致中毒，早期有恶心、呕吐、头疼、头晕、视力模糊、心跳加速等现象，严重者可导致心跳停止。

三、桃仁治病选方

（一）治妇人室女、血闭不通、五心烦热：桃仁（焙）、红花、当归（洗焙）、川牛膝等分为末。每服三钱，温酒调下，空心食前。（《杨氏家藏方》桃仁散）

（二）治产后腹痛、干血着脐下，亦主经水不利：大黄三两，桃仁 20 枚，地鳖虫 20 枚（熬、去足）。上三味共研为细末，炼蜜和为四丸，以酒一升煎一丸，取八合。顿服之，新血下如豚肝。（《金匮要略》下瘀血汤）

（三）治产后血闭：桃仁 20 枚（去皮、尖），藕一块。水煎服之。（《唐瑶经验方》）

（四）治产后恶露不净，脉弦滞涩者：桃仁三钱，当归三钱，赤芍、桂心各钱

半，沙糖三钱（炒炭）。水煎，去渣温服。（《医略六书》桃仁煎）

（五）治血症，漏下不止：桃仁（去皮、尖，熬）、芍药、桂枝、茯苓、牡丹（去心）各等分。上五味为末，炼蜜和丸如兔屎大。每日食前服一丸，不止，加至三丸。（《金匮要略》桂枝茯苓丸）

（六）治太阳病不解，热结膀胱，其人如狂，少腹急结：桃仁 50 个（去皮、尖），大黄 4 两，桂枝 2 两（去皮），甘草（炙）2 两，芒硝 2 两。上五味，以水七升，煮取二升半，去滓，内芒硝，更上火微沸，下火。先食温服五合，日三服，当微利。（《伤寒论》桃核承气汤）

（七）治伤寒蓄血，发热如狂，少腹鞕满，小便自利：桃仁 20 个（去皮、尖），大黄 3 两（酒洗），水蛭（熬）、虻虫（去翅、足，熬）各 30 个。上四味，以水五升，煮取三升，去滓。温服一升，不下，更服。（《伤寒论》抵当汤）

（八）治热邪干于血分，溺血蓄血者：桃仁三钱（研如泥），丹皮、当归、赤芍各一钱，阿胶二钱，滑石五钱。水煎服。（《瘟疫论》桃仁汤）

（九）治上气咳嗽，胸膈痞满，气喘：桃仁三两，去皮、尖，以水一大升，研汁，和粳米二合，煮粥食。（《食医心镜》）

（十）治老人气虚便秘：桃仁、柏子仁、火麻仁、松籽仁等分。同研，熔白蜡和丸如桐子大，以少黄丹汤下。（《汤液本草》）

（十一）治里急后重，大便不快：桃仁（去皮）三两，吴茱萸二两，盐一两。上三味，同炒熟，去盐并茱萸。只以桃仁，空心夜卧不拘时，任意嚼五、七粒至一、二十粒。（《圣济总录》）

（十二）治疟：桃仁一百个，去皮、尖，于乳钵中细研成膏，不得犯生水，候成膏，入黄丹三钱，丸如梧桐子大。每服三丸，当发日用温酒吞下，如不饮酒，井花水亦得。（《证类本草》）

（十三）治风劳毒肿挛痛，或牵引小腹及腰痛：桃仁一升，去皮、尖，熬令黑烟出，热研如脂膏。以酒三升，搅和服，暖卧取汗。（《食医心镜》）

（十四）治崩中漏下赤白不止，气虚竭：烧桃核为末，酒服方寸匕，日三。（《千金方》）

（十五）治小儿烂疮初起，膘浆似火疮：杵桃仁面脂敷上。（《子母秘录》）

（十六）治风虫牙痛：针刺桃仁，灯上烧烟出，吹灭，安痛齿上咬之。（《卫生家宝方》）

乌 梅 (wu mei)

乌梅别名酸梅、黄仔、合汉梅、干枝梅，为蔷薇科落叶乔木植物梅接近成熟的果实，经烟火熏制而成。若用青梅以盐水日晒夜浸，10日后有白霜形成，叫做白霜梅，与乌梅功效类似，宜忌相同。

一、乌梅有哪些药用价值和营养价值

传统中医理论认为，乌梅具有止泻痢、止咳、安蛔、生津、止血、敛肺、涩肠等功效，用于治疗肺虚久咳、久痢久泻、虚热消渴、蛔厥呕吐腹痛、胆道蛔虫症等症，适宜虚热口渴、胃呆食少、胃酸缺乏（包括萎缩性胃炎胃酸过少者）、消化不良、慢性痢疾、肠炎、胆道蛔虫的人食用，适宜孕妇妊娠恶阻者食用。夏季与砂糖煎水做成酸梅汤饮料可以清凉解暑、生津止渴。

据现代研究，青梅或梅子汁中含钾多而含钠较少，因此，需要长期服用排钾性利尿药的人适宜食用；梅子中所含的儿茶酸能促进肠蠕动，因此便秘的人适宜食用。梅子中含多种有机酸，有改善肝脏机能的作用，所以肝病患者宜食用。梅子中的梅酸可软化血管，防止血管硬化。

二、食用乌梅的好处

（一）防老化。吃乌梅会刺激腮腺荷尔蒙的分泌，而这种荷尔蒙能预防老化。所以从今天开始就每天吃一个乌梅吧。

（二）清血。现代人喜欢吃精制食品如精白谷类、精白面粉、精白糖、化学调味料及动物性食物，但吃了这些食物会使血液里的毒素剧增，日子久了，血液循环恶化就会产生酸素。每天吃一个乌梅可帮助清扫血液，使血液流动量正常化，排除过量的酸素。

（三）增加能量。当血液净化时，新陈代谢就增强，身体自然会恢复能量。乌梅里的柠檬酸能帮助吸收维生素及酵素，还能预防疾病及消除疲劳。

（四）保护消化系统。乌梅有消毒的功能，能防止食物在肠胃里腐化，增进食欲。

（五）消除疲劳。当你觉得疲倦时，建议你吃一个乌梅，倦意很快就会消除。

（六）消除便秘。乌梅里的苹果酸能把适量的水分导引到大肠，形成粪便而排出体外。

（七）解酒。乌梅对治口臭及宿醉的效果也很好。方法是用一个乌梅，泡在一杯温水里约5分钟，慢慢地喝完。

（八）孕妇止吐。妇女怀孕时，血液偏酸，钙质就会流失，所以有些孕妇的牙齿会变松动，更有一些孕妇的情绪会上下波动，建议孕妇每日吃一个乌梅来调和。

三、哪些人忌吃乌梅

（一）感冒发热，咳嗽多痰，胸膈痞闷的人忌食。

（二）菌痢、肠炎的初期忌食。

（三）妇女正常月经期以及怀孕妇女产前产后忌食。

（四）有实邪者忌食。

四、乌梅的保健食疗食谱

（一）乌梅粥

配料 乌梅20克，粳米100克，冰糖适量。

做法 将乌梅水煎2次去渣，合汁一大碗，同粳米共入锅中，加水煮粥，待熟时入冰糖稍煮即成。供早晚餐服食。

功用 敛肺止咳、涩肠止泄、止血止痛，适用于慢性久咳、久泻久痢、便血、尿血等症。

（二）乌梅糖水

配料 乌梅肉1.5克，红糖适量。

做法 乌梅肉入锅中，水煎2次去渣，合汁半大碗，加入红糖稍炖即成。每日分2次服完。月经期连用5~7天。

功用 适用于气虚型月经过多等症。

（三）乌梅麦冬冰糖汤

配料 乌梅30克，麦冬15克，冰糖适量。

做法 乌梅、麦冬共入砂锅中，水煎2次，去渣合汁，加入冰糖稍炖即成。徐徐饮服。

功用 涩肠、清热、生津，对湿热型细菌性痢疾尤为相宜。

（四）乌梅姜茶红糖饮

配料 乌梅肉30克，生姜10克，茶叶5克，红糖适量。

做法 将乌梅肉洗净切碎，生姜洗净切丝，同茶叶、红糖共入保温杯中，沸水冲泡半小时即成。代茶频饮。

功用 健脾杀菌、涩肠止痢，适用于脾虚泄泻、虚寒型痢疾等症。

（五）乌梅茵陈蜜

配料 乌梅肉250克，茵陈100克，蜂蜜1000克。

做法 将乌梅、茵陈共入砂锅中，水煎2次，去渣合汁两大碗，同蜂蜜共倒入大瓷盆中，加盖，上锅隔水蒸2小时，离火，冷却，装瓶备用。每次1~2匙，每日2次。饭后开水冲服，3个月为一疗程。

功用 常用可增强胆囊的功能、促进胆汁分泌，适用于慢性胆囊炎患者。

（六）乌梅萝卜汤

配料 乌梅3枚，新鲜萝卜250克，食盐少许。

做法 将萝卜洗净，切片备用。先煎乌梅，去渣取汁半碗，再同萝卜片入锅中，加水适量煮汤，入食盐调味即成。供上下午饮用。

功用 适用于饮食积滞引起的胸闷、烧心、腹胀、气逆等症。

西瓜子（xi gua zi）

西瓜子是葫芦科植物西瓜的种子，可供食用或药用。专门种植的西瓜取其种子，经过适当处理，可制成很受欢迎的小食品。

一、西瓜子有哪些药用价值和营养价值

传统中医认为，西瓜子是一味具有利肺、润肠、止血、健胃等功效的良药。《随息居饮食谱》中讲，西瓜子能“生食化痰涤垢，下气清营”“一味浓煎，治吐血，久嗽。”现代医学研究证实，西瓜子含有丰富蛋白质、脂肪酸、B族维生素、维生素E、钾、铁、硒等营养元素，有清肺化痰的作用，对咳嗽痰多和咯血等症有辅助疗效；西瓜子富含油脂，有健胃、通便的作用。含有不饱和脂肪酸，有降低血压的功效，并有助于预防动脉硬化。西瓜子还有止血的功能。

西瓜子作为一种休闲食品，一般人群都可食用。尤其适宜于便秘、淋症、肺虚劳热、咳嗽不已、高血压、温热病久或夏日暑伤所致口渴心烦、头昏心悸等症的人食用。

二、食用西瓜子应注意些什么

（一）食用以原味为佳，添加各种味料做成的瓜子不宜多吃；咸瓜子吃得太多会伤肾。

（二）长时间不停地嗑瓜子会伤津液，导致口干舌燥，甚至生疮（舌尖溃疡）。

（三）西瓜子壳较硬，嗑得太多对牙齿不利。

（四）尽量不要给婴幼儿吃，以免掉进气管发生危险。

香榧子（xiang fei zi）

香榧子，又称香榧、赤果、玉山果、玉榧、野极子等，是一种红豆杉科植物的种子，特有的香气，很能诱人食欲。香榧作为干果中的珍品，向来被作为宴席上的上乘佳果。早在宋代，国人就加工成椒盐香榧、糖球香榧、香榧酥等，并被列为朝廷贡品。

一、香榧子有哪些药用价值和营养价值

中医药认为，香榧子具有杀虫消积、润肺化痰、滑肠消痔、健脾补气、去瘀生新作用，常用于治疗虫积腹痛、小儿疳积、肺燥咳嗽、便秘、痔疮、体虚脚弱、小儿遗尿等病症。现代营养学研究表明，香榧富含蛋白质、脂肪、碳水化合物、粗纤维、灰分，另含钙、磷、铁等，所含脂肪油中有棕榈酸、硬脂酸、油酸、亚油酸和甘油脂、淄醇等。此外，榧子中还含有草酸、葡萄糖、多糖、挥发油、鞣质等。

二、食用香榧子的好处

（一）抗肿瘤。榧子仁中所含的四种脂碱对淋巴细胞性白血病有明显的抑制作用，并对治疗和预防恶性程度很高的淋巴肉瘤有益。

（二）抗衰老。榧子中脂肪酸和维生素 E 含量较高，经常食用可润泽肌肤、延缓衰老。

（三）保护视力。因为它含有较多的维生素 A 等有益于眼睛的成分，对眼睛干涩、易流泪、夜盲等症状有预防和缓解的功效。

（四）驱除肠道寄生虫。香榧子具有杀虫而不伤人体正气的特点，是有效的天然驱虫食品。

（五）增强食欲、消积化谷。香榧中所含脂肪油气味微香略甜，能帮助脂溶性维生素的吸收，改善胃肠道功能，起到增进食欲、健脾益气、消积化谷的作用。

（六）提高机体免疫力。香榧含有丰富的营养成分，可补充人体必需的营养物质。同时，香榧中大量的脂肪油具有润肺止咳祛痰，润肠通便的作用，有利于排除体内的致病毒素，达到强身健体，提高机体免疫力的效果。

（七）消积堕胎。香榧含有一种生物碱，能消症化积，对子宫有收缩作用，民

间常用以堕胎。

三、食用香榧子应注意什么

（一）一般人均可以食用。小儿和正在受寄生虫困扰的人可以适量嚼食。

（二）香榧子不要与绿豆同食，否则容易发生腹泻。

（三）香榧子性偏温热，多食会使人燥热上火，所以咳嗽咽痛并且痰黄的人暂时不要食用。

（四）因为食用香榧子有饱腹感，所以饭前不宜多吃，以免影响正常进餐，儿童更应注意。

（五）香榧子有润肠通便的作用，本身就腹泻或大便溏薄者不宜食用。

（六）孕妇不宜服用。

四、香榧子食疗选方

（一）治寸白虫：每天吃榧子 7 颗，连吃 7 天。

（二）治白虫：榧子 100 枚。去皮，火烧食用，尽可能一次吃完，经宿虫消自下。

（三）治十二指肠虫、蛔虫、蛲虫等：榧子（切碎）一两，使君子仁（切细）一两，大蒜瓣（切细）一两。水煎去滓，一日三回，食前空腹时服。

（四）治卒吐血出：先食用蒸饼两三个，以榧子为末，温水送服 10 钱，一日三次。

腰 果 (yao guo)

腰果因果形似肾而得名。腰果是一种营养丰富，味道香甜的干果，与核桃、扁桃和榛子合称为世界“四大坚果”。既可当零食吃，又可制成美味佳肴。腰果仁可榨油，腰果仁油是上等食用油。

食用时挑选外观呈完整月牙形，色泽白，饱满，气味香，油脂丰富，无蛀虫、无斑点者为佳；如果有黏手或受潮现象，说明鲜度不够或已变质。

一、腰果有哪些药用价值和营养价值

我国传统中医认为，腰果性味甘、平，有降压、补肾、健脾、下逆气、利尿降温、止久渴、益颜、延年益寿的功用，可治咳逆、心烦、口渴。《本草拾遗》说腰果仁“主渴、润肺、去烦、除痰。”《海药本草》也说“主烦躁、心闷、痰嗝、伤寒清涕、咳逆上气。”现代营养学研究表明，腰果仁是营养丰富的美味食品，含脂肪、蛋白质、淀粉、糖、及少量矿物质和维生素 A、维生素 B_1、维生素 B_2 等。所含氨基酸的种类与谷物中氨基酸的种类互补，具有抗氧化、防衰老、抗肿瘤和抗心血管病的作用，可以帮老年人预防动脉硬化、心血管疾病、脑中风和心脏病。腰果的有益油脂丰富，还可以促进老年人顺利排便。

二、常吃腰果的好处

（一）防治心血管疾病。腰果中的单不饱和脂肪酸可降低血中胆固醇、甘油三酯和低密度脂蛋白含量，增加高密度脂蛋白含量，对保护血管、防治心血管疾病大有益处。

（二）抗衰老。腰果含有丰富的油脂，可以润肠通便，并有很好的润肤美容的功效，能延缓衰老。

（三）增强活力。腰果中维生素 B_1 的含量仅次于芝麻和花生，有补充体力、消除疲劳的功效，适合容易疲倦的人食用。经常食用腰果有强身健体、提高机体抗病能力、增进性欲等作用。

（四）美容养颜。腰果含丰富的维生素 A，是优良的抗氧化剂，能使皮肤有光泽、气色好。

（五）催乳。腰果还具有催乳的功效，有益于产后乳汁分泌不足的妇女。

（六）抗癌。腰果中含有大量的蛋白酶抑制剂，能控制癌症病情。

三、食用腰果应注意什么

（一）一次食用量不宜过多，10~15 粒为宜。使用前最好将洗净的腰果浸泡 5 个小时。

（二）应存放于密罐中，放入冰箱冷藏，或放在阴凉处、通风处保存，避免阳光直射。不宜久存。有“油哈喇”味的腰果不宜食用。

（三） 腰果含油脂丰富，不适合胆功能严重不良者、肠炎、腹泻患者和痰多患者食用。

（四） 腰果所含的脂肪酸属于良性脂肪酸的一种，虽不易使人发胖，但仍不宜食用过多，也不适合肝功能严重不良的人食用。

（五） 腰果含有多种过敏原，对于过敏体质的人来说，可能会造成一定的过敏反应。过敏的表现为：眼睑水肿、咽部痒痛，眼、耳、鼻发痒，打喷嚏、流清涕、头晕心慌，严重者小儿全身起风团（急性荨麻疹），成年人出现过敏性休克；最危险的莫过于呼吸道水肿。如果喉头水肿，可致喘憋、窒息，抢救不及时可致死亡。特别是原有支气管哮喘的人，病情会更重。

四、常见的腰果保健食谱

（一）莲薏腰果羹

配料　腰果、莲子、茯苓、薏米、芡实、藕粉各 50 克，糯米 100 克，白糖适量。

做法　腰果、莲子加水煮熟，捞起沥干；茯苓、薏米、芡实、糯米加水煮软，放入果汁机中打成糊，将腰果、莲子与用适量温水调匀的藕粉加入，再加白糖拌匀即可。

功效　补润五脏、安神，适用于神经衰弱而失眠者。

（二）腰果虾仁

配料　腰果 50 克，大虾 200 克，植物油 1000 毫升（约耗 70 毫升），料酒 25 毫升，醋 15 毫升，盐 2 克，味精 7 克，鸡蛋 30 克，淀粉 25 克，葱花、蒜片、姜片各 2 克，香油 10 毫升，汤少许。

做法　将大虾洗净，剥出虾仁，挑去虾线。鸡蛋打入碗内，加盐、料酒、淀粉调和，将虾仁放入，抓匀。锅内加油，先炸腰果、捞出，再放虾仁，炸片刻倒出，沥净油。原锅放少量油，加葱、蒜、姜、料酒、醋、盐、味精、汤，倒入虾仁、腰果，颠锅，淋上香油即成。

功用　开胃补肾。

榛　子 (zhen zi)

榛子，又称山板栗、尖栗、棰子等。果形与栗子差不多，外壳坚硬，果仁肥白，有香气，含油脂量很大，吃起来特别香美，余味绵绵，是最受人们欢迎的坚果类食品之一，有“坚果之王”的美誉，与扁桃、核桃、腰果并称为“四大坚果”。

一、榛子有哪些药用价值和营养价值

榛子营养丰富，果仁中除含有蛋白质、脂肪、糖类外，胡萝卜素、维生素 B_1、维生素 B_2、维生素 E 含量也很丰富；榛子中人体所需的 8 种氨基酸样样俱全，含量远远高过核桃；榛子中各种微量元素如钙、磷、铁含量也高于其他坚果。

中医药认为，榛子性能与栗子相近，有补脾胃、益气力、明目健行、涩肠止泻的功效，对消渴、盗汗、夜尿多等肺肾不足等症大有益处。《开宝本草》说能“益气力，实肠胃，令人不饥，健行。”可用于脾胃虚弱、少食乏力、便溏腹泻等。单用或与山药、白术、栗子等配伍。生嚼、熟食都可以，但以熟食为好。

二、吃榛子的好处

（一）软化血管、促进胆固醇代谢。榛子含有丰富的脂肪，主要是人体不能自身合成的不饱和脂肪酸，可以促进胆固醇的代谢，软化血管，维护毛细血管的健康，预防和治疗高血压、动脉硬化等心脑血管疾病。

（二）强壮体魄、促进生长发育。榛子的含磷量居干果之首。磷是人体构成骨骼、牙齿的主要成分。此外，榛子中钾、铁含量在坚果中名列前茅，对于增强体质、抵抗疲劳、防止衰老都非常有益，常食用榛子也有益于儿童的健康发育。

（三）明目健脑、增强记忆。榛子中含有丰富的维生素 A、B_1、B_2 及烟酸，有利于维持正常视力和上皮组织细胞的正常生长，维护神经系统的健康，促进消化系统功能，增进食欲，提高记忆力。

（四）抗癌。榛子里包含着抗癌化学成分——紫杉酚，可以治疗卵巢癌和乳腺癌以及其他一些癌症，延长病人的生命期。

（五）健胃润肠。榛子本身有一种天然的香气，具有开胃的功效，丰富的纤维素还有助消化和防治便秘的作用。

三、吃榛子应注意什么

（一）一般人都可以食用，更适合癌症、糖尿病人食用。

（二）每次食用20粒为宜。

（三）存放时间较长后不宜食用。

（四）榛子含有丰富的油脂，胆功能严重不良者应慎食。

四、常见的榛子保健食谱

（一）榛子粥

配料 榛子不拘多少，粳米50克，蜂蜜少许。

做法 将榛子水泡去皮，水磨滤取浆汁，再和粳米煮成粥。食用时调入蜂蜜，久服尤佳。

功用 益气力、宽胃肠，用于脾胃气弱、温中止泻。

（二）油炸胡榛子仁

配料 胡榛子仁100克，食盐、生油适量。

做法 将榛子仁去杂洗净晾干，放入盐水中腌渍几小时，捞出沥干水，入油锅炸至金黄色，捞出即成。

功用 适用于消渴、痢疾等病症。

六、水产类

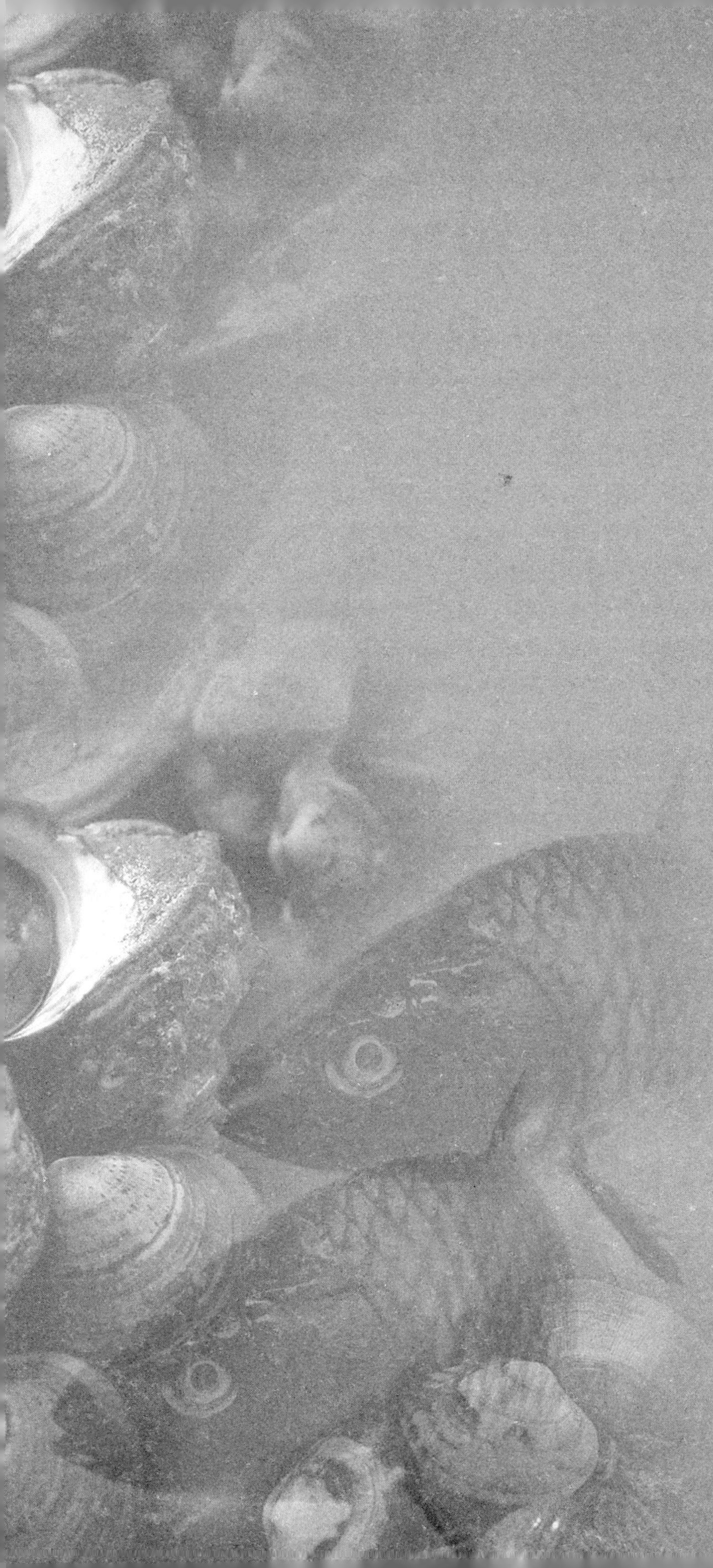

鲳 鱼 (chang yu)

鲳鱼又名平鱼、银鲳、镜鱼。鲳鱼是一种身体扁平的海鱼，刺少肉嫩，很受人们喜爱。上市在5~10月间，其中以6~7月产的品质最好。

一、鲳鱼有哪些药用价值和营养价值

鲳鱼肉厚、刺少、味佳，营养丰富，是天然营养佳品。含有蛋白质、脂肪、碳水化合物、钙、磷、铁等多种营养成分，具有益气补血、补胃益精、滑利关节、柔筋利骨的功效，对缓解消化不良、脾虚腹泻、贫血、筋骨酸痛等很有效，还可用于小儿久病体虚、气血不足、倦怠乏力、食欲不振等症。鱼肉中含有的不饱和脂肪酸W-3系列，经医学临床证明是减少心血管疾病发生的重要物质；鲳鱼的胆固醇含量也低于所有的动物性食品，对高血脂、高胆固醇的人来说是一种不错的食品。鲳鱼还含有丰富的微量元素，对冠状动脉硬化等心血管疾病有预防作用，并能延缓机体衰老，预防癌症的发生。

二、食用鲳鱼应注意什么

（一）鲳鱼忌用动物油炸制。

（二）鲳鱼不要和羊肉同食。

（三）瘙痒性皮肤病患者忌食。

（四）据前人经验，鲳鱼属海鲜“发物”，有慢性疾病的人慎食。

（五）鲳鱼腹中鱼籽有毒，能引发痢疾。

三、鲳鱼保健食疗食谱推荐

（一）银鲳参归汤

配料 鲳鱼100克，党参、当归各15克，生姜10克。

做法 先将党参、当归、生姜一起煎汤，去渣后放入鲳鱼煮熟，稍加食盐调味，饮汤食肉。

功用 本方用鲳鱼配党参、当归补气益血，生姜温中健胃。用于气血不足、脾胃虚弱、饮食减少等病症。

（二）鲳鱼补血汤

配料 鲳鱼500克，党参15克，当归15克，熟地15克，淮山药15克。

做法 鲳鱼去鳃及内脏，洗净；党参、当归、熟地、淮山药洗净，装入纱布袋内扎紧袋口，与鲳鱼一齐放入砂煲内，加清水适量，武火煮沸后，改用文火煲1小时，调味食用。

功用 补益气血、益脾养胃，用于气血两虚所致的头晕眼花、心悸失眠、神疲乏力等。

（三）香煎鲳鱼

配料 鲳鱼300克，芹菜20克，番茄70克，洋葱（白皮）50克，辣椒（红、尖）30克，姜5克，酱油30克，白砂糖10克，盐1克，白酒20克，大葱20克，植物油20克。

做法 鲳鱼去内脏及头尾洗净，剖开鱼身剔除大骨后留鱼肉待用；番茄、洋葱洗净切丁；芹菜去叶洗净切末；红辣椒洗净去籽切斜片；姜切丝、葱切末待用；鱼用酱油、白糖、盐、白酒、葱末拌匀，腌半小时左右取出；将鱼在热油中煎至金黄色即可。

功用 开胃健脾，降低血脂。

草 鱼 (cao yu)

草鱼又名鲩鱼、草包鱼、草根鱼等，与青鱼、鳙鱼、鲢鱼并称为我国四大淡水鱼。草鱼肉质细嫩，骨刺少，营养丰富，并且很适合切花刀制作菊花鱼等造型菜，深受大众喜爱。

一、草鱼有哪些药用价值和营养价值

草鱼含蛋白质、脂肪、钙、磷以及多种维生素和矿物质，含有丰富的不饱和脂肪酸，对血液循环有利，是心血管病人的食疗佳品。中医认为，草鱼肉有暖胃和中、平肝、祛风、治痹、截疟等功效。草鱼肉厚而松，治虚劳及风虚头痛，用草鱼头蒸食更好。对于身体瘦弱、食欲不振的人来说，草鱼肉嫩而不腻，可以开胃、滋补。广东民间流传用草鱼与油条、蛋、胡椒粉同蒸，可益眼明目。草鱼胆性味苦、寒，有毒。动物实验表明，草鱼胆有明显降压作用、祛痰及轻度镇咳作用。江西民间有用胆汁治暴聋和水火烫伤的方法。

二、吃草鱼的好处有哪些

（一）草鱼含有丰富的不饱和脂肪酸，对血液循环有利，是心血管病人的良好食物。

（二）草鱼含有丰富的硒元素，经常食用有抗衰老、养颜的功效，而且对肿瘤也有一定的防治作用。

（三）对于身体瘦弱、食欲不振的人来说，草鱼肉嫩而不腻，可以开胃、滋补。

（四）草鱼与豆腐同食，具有补中调胃、利水消肿的功效，对心肌及儿童骨骼生长有特殊作用，也可制作冠心病、血脂较高、小儿发育不良、水肿、肺结核、产后乳少等患者的食疗菜肴。

三、吃草鱼应注意什么

（一）一般人群都可以食用，尤其适宜虚劳、风虚头痛、肝阳上亢、高血压、头痛、疟疾、心血管病人。

（二）鱼胆有毒不能吃。鱼胆虽可治病，但胆汁有毒，常有因吞服过量草鱼胆引起中毒的事例发生。中毒过程主要为毒素作用于消化系、泌尿系，短期内引起胃肠不适，肝、肾功能衰竭，常合并发生心血管与神经系病变，引起脑水肿、中毒性休克，甚至死亡。对吞服草鱼胆中毒尚无特效疗法，所以不宜将草鱼胆用来治病，如必须应用，亦需慎重。

（三）草鱼要新鲜，煮时火候不能太大，以免把鱼肉煮散。

（四）草鱼肉如果吃得太多，有可能诱发各种疮疥。

带 鱼 (dai yu)

带鱼，又称裙带鱼、牙带鱼，因体形侧扁呈带状，尾细长如鞭而得名。带鱼肉肥刺少，味道鲜美，营养丰富。我国沿海均产，以东海产量最大，浙江、山东沿海是产量较多的二个海区，南海产量较少。11~12 月是盛产带鱼的季节。

一、带鱼有哪些药用价值和营养价值

带鱼营养比较丰富，含蛋白质、脂肪，还含有磷、铁、钙、锌、镁以及维生素 A、维生素 B_1、维生素 B_2 等多种营养成分，具有一定的药用价值，是老人、儿童、孕产妇的理想滋补食品。带鱼含不饱和脂肪酸较多，具有降低胆固醇的作用。我国古今医学及水产药用书籍记载，带鱼有养肝、祛风、止血等功能，对治疗出血、疮、痈肿等疾有良效，可补五脏、祛风、杀虫，适宜脾胃虚弱、消化不良、皮肤干燥、久病体虚、血虚头晕、气短乏力、食少羸瘦、营养不良的人食用。经常食用带鱼，具有补益五脏的功效。带鱼含有丰富的镁元素，对心血管系统有很好的保护作用，有利于预防高血压、心肌梗死等心血管疾病。常吃带鱼还可滋润肌肤，保持皮肤的湿润与弹性，还可用作迁延性肝炎、慢性肝炎的辅助治疗。带鱼全身的鳞是制造解热息痛片和抗肿瘤药物原料，鳞和银白色油脂层中还含有一种抗癌成分 6-硫代鸟嘌呤，对辅助治疗白血病、胃癌、淋巴肿瘤等有益。

二、吃带鱼应注意什么

（一）带鱼属动风发物，疥疮、湿疹等皮肤病患者或皮肤过敏者忌食；癌症患者及红斑性狼疮患者忌食；痈疖疔毒和淋巴结核、支气管哮喘者也忌食。

（二）带鱼忌用牛油、羊油煎炸。

（三）带鱼不可与甘草、荆芥同食。

（四）新鲜带鱼为银灰色，并有光泽。购买带鱼时，尽量不要买带黄色的带鱼，如果买了，要及时食用，否则鱼会很快腐烂发臭。

干 贝 (gan bei)

干贝又叫扇贝、瑶柱、江瑶柱、马甲柱、蜜丁、角带子。是以江珧扇贝、日月贝等几种贝类的闭壳肌干制而成，呈短圆柱状，浅黄色，体侧有柱筋，是我国著名的海产“八珍”之一。古人说：“食后三日，犹觉鸡虾乏味”，可见干贝之鲜美非同一般。

一、干贝有哪些药用价值和营养价值

干贝富含蛋白质、碳水化合物、核黄素和钙、磷、铁等多种营养成分，蛋白质含量高达61.8%，是鸡肉、牛肉、鲜对虾的3倍。矿物质的含量远在鱼翅、燕窝之上。干贝含丰富的谷氨酸钠，味道极鲜，与新鲜扇贝相比，腥味大减。干贝具有滋阴、补肾、和胃、调中、调下气、利五脏等功能，能治疗头晕目眩、咽干口渴、虚痨咳血、脾胃虚弱等症，经常食用有助于降血压、降胆固醇、补益健身。据记载，干贝还具有抗癌、软化血管、防止动脉硬化等功效。

二、哪些人更适宜食用干贝

（一）适宜脾胃虚弱，气血不足，营养不良，或久病体虚，五脏亏损之人食用。

（二）适宜脾肾阳虚的老年夜尿频、尿多患者食用。

（三）适宜高血脂症、动脉硬化、冠心病患者食用。

（四）适宜不思饮食，食欲不振，消化不良者食用。

（五）适宜各种癌症患者及放疗化疗后食用。

（六）适宜糖尿病，红斑性狼疮，干燥综合症等阴虚体质者食用。

三、食用干贝应注意什么

（一）不要过量食用。过量食用会影响肠胃的消化功能，导致食物积滞。干贝蛋白质含量高，食用过量可能会引发皮疹。干贝所含的谷氨酸钠是味精的主要成分，可分解为谷氨酸和酪氨酸等，在肠道细菌的作用下，转化为有毒、有害物质，会干扰大脑神经细胞正常代谢。

（二）儿童、痛风病患者不宜食用。

四、怎么选购、保存和烹调干贝

（一）干贝的选购：选购时以色泽淡黄有光泽、身干、颗粒完整、大小均匀、肉质细嫩、坚实饱满、无碎片者为佳；色泽老黄、粒小或残缺者次之；颜色深暗或黄黑、肉质老韧者品质更次。如果表面有点点白霜，表示干贝发霉或含盐量过高。通常干贝的颗粒越大风味越好，当然价格也高。

（二）干贝的储藏：保管干贝应防潮、防热、防日光照射、防虫咬，购买后应该存放在阴凉处或者冰箱中。如果存放妥当，干贝可以储藏半年。

（三）干贝的烹调：烹煮干贝前应该用温水浸泡发涨，或用少量清水加黄酒、姜、葱隔水蒸软后再烹制。

海 白 菜 (hai bai cai)

海白菜为藻类植物孔石莼的藻体，又名海菠菜、海莴苣、海条、青苔菜等。藻体碧绿色，单独或丛生，生长在中、低潮带岩石上，主要分布在渤海、黄海和东海，南海较少。

一、海白菜有哪些药用价值和营养价值

海白菜可食部分含有丰富的蛋白质、脂肪、碳水化合物、粗纤维，还含有多种矿物质和维生素。海白菜性味咸寒，具有清热解毒、软坚散结、利水降压的功效，用于中暑、颈淋巴结肿、疮疖、小便不利、水肿、高血压等。《本草纲目》载“下水，利小便”。《海药本草》说海白菜“主风秘不通、五膈气并小便不利、脐下结气，宜煮汁饮之”。药理实验证实，海白菜有降低胆固醇的作用，还有解毒作用，可以制成清凉剂，或用来治疗疮疥等疾病。民间用它加桐油、冰硼散，捣糊敷疮疥有奇效。海白菜还含有一种褐藻胶和硒元素，可降低乳腺癌、冠心病、心脏病的发病风险。

二、吃海白菜的宜与忌

（一）适宜中暑、颈淋巴结肿、疮疖、小便不利、水肿、高血压、心血管病等患者。

（二）孕妇及脾胃虚寒者应忌食慎食。

三、海白菜治病验方推荐

（一）高血压、高血脂：海白菜、海蒿子、决明子各 15 克，炒山楂 9 克，玉米须 30 克，水煎服。

（二）颈项淋巴结肿大：海白菜、蛎菜、昆布、大青叶各 15 克，水煎服。

（三）水肿、小便不利：海白菜、蛎菜、车前草各 15 克，水煎服。

（四）治疗内毒、疮疖等症：海白菜煮汁饮用是通常的食用方法。也可将海白菜、铜藻等量捣烂外敷患处。

海　参 (hai shen)

海参，是生活在2~40米海底的海洋软体动物，距今已有六亿多年的历史。海参常见于热带、亚热带海洋，广布于世界各海洋中，在我国多个海域有生长，西沙群岛居多，温带海区以山东半岛和辽东半岛为主，约有二十余种海参可供食用。海参全身长满肉刺，同人参、燕窝、鱼翅齐名，是世界八大珍品之一。海参不仅是珍贵的食品，也是名贵的药材。

一、海参有哪些药用价值和营养价值

据《本草纲目拾遗》中记载："海参味甘咸，补肾、益精髓、摄小便、壮阳疗痿，其性温补，足敌人参，故名海参"。海参肉细嫩，营养价值高，蛋白质含量比猪肉、瘦猪肉、瘦牛肉还高，并含有其他矿物质如钙、磷、铁、碘等，历来被视为餐中珍肴，有补肾益精、养血润燥、滋阴壮阳等作用。现代研究表明，海参具有提高记忆力、延缓性腺衰老、防止动脉硬化以及抗肿瘤等作用；海参体内拥有支持组织再生的神秘营养物质，能够促使人体伤口修复。海参生长速度缓慢，全靠人工潜海捕捉，因此十分名贵，有"百补之首"的美誉。

二、吃海参的十大功效

（一）补肾益精、滋阴养血、阴阳双补。海参是"精氨酸的大富翁"，对治疗阳痿、肾虚有特殊功效。海参中的磷、锌、锰、硒、镍等元素都对人体多种生理活动，尤其对生殖功能的作用突出，对促进性功能的提高很有帮助。海参中的很多元素对改善和调理女性内分泌，促进体内良性循环都有很大的帮助。

（二）增强体质、调整机体免疫力。海参所含的丰富的蛋白质、精氨酸等是人体免疫功能所必须的物质，能预防疾病感染，调整机体的免疫力，对感冒等传染性疾病有很好的预防功能，常食海参的人很少感冒。

（三）延缓衰老。海参中的胶原蛋白质、精氨酸、硫酸软骨素、磷、硒、烟酸、硅等具有延年益寿、消除疲劳、防治皮肤衰老、美容等功效。精氨酸还有促成人体细胞再生和机体损伤修复的能力。

（四）改善睡眠、提高记忆力。海参高含量的精氨酸对神经衰弱有特殊疗效，所以食用海参对改善睡眠有明显作用。海参中烟酸、钙、牛磺酸、赖氨酸等元素对消除大脑疲劳，增强记忆能力有很强的作用。

（五）抗疲劳。海参含有丰富的酸性黏多糖和精氨酸，有明显的机体调节功能和抗疲劳作用。海参中的烟酸、牛磺酸、钾、镍等营养素都具有快速消除疲劳，调节神经系统的功能。

（六）调节血脂。经常食用海参能够预防心血管病、降血压、激发造血功能、抑制胆固醇的合成、调节血脂等。海参含有的钒、锰、钾、铜、尼克酸、牛磺酸等可以影响体内脂肪的代谢过程，具有防止脂肪肝形成的作用。

（七）调节血糖。海参中的酸性黏多糖具有在机体中降低血糖活性、抑制糖尿病发生的作用。而它所含的钾对机体中胰岛素的分泌起着重要作用，含有的钒可以防治糖尿病。

（八）抗肿瘤、抗辐射。海参中的钼元素能防治食道癌，硒化合物对肺癌、乳腺癌及结肠瘤等都有效果，酸性黏多糖有明显的调节机体生理功能、增加抗癌活性、抑制癌细胞的作用。

（九）改善骨质疏松。海参中丰富的钙、磷、锰、铜、锗、硅等元素对预防婴幼儿佝偻病，成人的骨质疏松症以及对骨骼异常、畸形，牙质及釉质发育不良都有特殊作用。经常食用海参可以预防儿童的佝偻病、成人的骨质疏松症和骨质增生症。

（十）促进生长发育。海参中丰富的精氨酸、赖氨酸、牛磺酸、钙、磷、碘、铁、锌，是人体发育成长的重要物质。

三、吃海参应注意什么

（一）一般人群都能食用。尤其适宜虚劳羸弱、气血不足、营养不良、病后产后体虚的人，肾阳不足、阳痿遗精、小便频数的人，高血压病、高血脂症、冠心病、动脉硬化的人，癌症病人及放疗、化疗、手术后食用；适宜肝炎、肾炎、糖尿病患者及肝硬化腹水和神经衰弱患者、血友病患者及易于出血的人食用；适宜年老体弱的人食用。

（二）患急性肠炎、菌痢、感冒、咳痰、哮喘及大便溏薄、湿邪阻滞的患者忌食。

（三）海参不宜与甘草、醋同食。

（四）涨发好的海参应反复冲洗以消除残留化学成分。发好的海参不能久存，最好不超过 3 天，存放期间用凉水浸泡，每天换水 2~3 次，不要沾油；如是干货保存，要注意防潮，最好放在密封的木箱中。

四、挑选干海参的技巧

（一）海参一定要干燥，不干的海参容易变质，而且因为含有大量水分而使购买价格比实际高出很多。

（二）购买干海参时一定要挑选干瘪的。现在有不少不法商贩在海参的加工过程中，为了增加重量，在海参中加入了大量白糖、胶质甚至是明矾，这样加工出来的海参虽然不符合产品质量标准，但因为参体异常饱满，颜色也黑亮美观，但对消费者具有很大的蒙蔽性。另外还需要注意的是，有的海参是染色的，在外观看颜色非常漆黑，海参的开口处也是黑色的，里面露出的海参筋都是黑色的。

（三）购买干海参时不要一味追求价格便宜，要结合干海参的水发率来进行综合比较。一斤好的干海参可以发制出 10 斤的水发海参，而一斤劣质干参水发后不超过 5 斤，甚至破碎不堪根本无法食用。

海　带 (hai dai)

海带，别名江白菜。褐藻的一种，生长在海底的岩石上，含有大量的碘质，可用来提取碘、钾等，有“碱性食物之冠”的称号。山东、辽宁、浙江、福建、广东沿海有分布或人工养殖。夏、秋季采收，一般晒干备用。

一、海带有哪些药用价值和营养价值

海带是一种生长在海中的深色蔬菜，是当今唯一不受农药及空气污染的有机植物，口味独特鲜美，营养非常丰富，尤其对老年人及体弱者，具有健身除病、延年益寿的功效，素有“长寿菜”的美称。海带中含丰富的钙质、蛋白质、脂肪、胡萝卜素、维生素C、维生素 B_1、烟酸、钙、铁、磷、钴、多糖类、藻胶酸、昆布素、甘露醇、碘元素等。海带在中药学上，称之为昆布。早在一千多年前，中国古代的医家，就已运用昆布（海带）治疗甲状腺肿大或肿瘤等多种疾病了。中医认为海带具有消痰软坚、泄热利水、止咳平喘、祛脂降压、散结抗癌的功效，常用于瘿瘤、瘰疬、疝气、咳喘、水肿、高血压、冠心病、肥胖病的治疗。现代医学研究表明，从海带里提取出褐藻酸钠盐，具有降压作用。科学家还把海带析出物甘露醇硝化制成冠心病的特效药，给高血压、高血脂、冠心病患者服用。海带析出物甘露醇是一种渗透性利尿剂，它进入人体后有降低颅内压、眼内压、减轻脑水肿、浮肿等功效，是水肿、小便不利病人的食疗佳品。

二、吃海带的好处有哪些

（一）乌发。海带中的碘极为丰富，它是体内合成甲状腺素的主要原料，而头发的光泽就是由于体内甲状腺素发挥作用而形成的。因此，常吃海带能令你秀发飘飘。

（二）有利女性健康。海带中的碘可以刺激脑垂体，调整女性体内雌激素水平，恢复卵巢的正常机能，纠正内分泌失调，消除乳腺增生的隐患。

（三）有利于甲状腺功能恢复。海带所含碘、碘化物可以纠正由缺碘引起的甲状腺机能不足，使肿大的腺体缩小。

（四）抗辐射危害。海带胶质能促使体内的放射性物质随同大便排出体外，减少放射性物质在人体内的积聚，也减少了放射性疾病的发生率，适合放射性治疗者和从事、接触放射性物质的人食用。

（五）降糖、降脂、降压。海带含有大量的不饱和脂肪酸和食物纤维，能清除附着在血管壁上的胆固醇，调理肠胃，促进胆固醇的排泄，降低血压和血脂。

（六）抗癌。海带常被专家推荐为癌症患者应常食用的蔬菜之一。海带是碱性食品，含钙量较高，钙是防止血液酸化的重要物质，有助于防癌。海带中的碳水化合物和胡萝卜素也有助于防癌抗癌。海带中有一种名叫“U-岩藻多糖”的物质，能够诱导癌细胞“自杀”，且不会影响正常细胞。

三、吃海带应注意什么

（一）脾胃虚寒者应少食用。身体消瘦者不宜食用。

（二）患有甲亢的病人不要吃海带。

（三）孕妇、哺乳期妇女不宜吃过多海带，因为海带中的碘可随血液循环进入胎（婴）儿体内，引起胎（婴）儿甲状腺功能障碍。

（四）海带浸泡时间不宜过长。由于现在全球水质的污染，海带中很可能含有有毒物质——砷，所以烹制前应先用清水浸泡两三个小时，中间应换一两次水。但不要浸泡时间过长，最多不超过 6 小时。因为浸泡时间过长，海带中的营养物质，如水溶性维生素、无机盐等也会溶解于水，营养价值就会降低。

（五）吃海带后不要马上喝茶，也不要立刻吃酸涩的水果。

四、海带食疗方精选

（一）治瘿瘤、瘰疬：海带 50 克，猪瘦肉 50 克炒食。每日 2 次。

（二）治皮肤湿毒瘙痒：海带 50 克，绿豆 50 克，红糖 50 克水煮服食，每日 1 次。

（三）暑热、高血压、高血脂：海带 30 克，冬瓜 100 克，苡仁 30 克同煮汤。加适量白糖食用，每日 1 次。

（四）治睾丸肿痛：海带 15 克，海藻 15 克，小茴香 6 克，水煎服，每日 1 次。

（五）治高血压、动脉硬化及慢性支气管炎咳喘：海带 15 克，粳米 100 克，猪瘦肉 50 克，同煮粥，用适量食盐或白糖调味食用。

（六）治肝火头痛、眼结膜炎：海带 20 克，草决明 30 克，水煎，吃海带饮汤。每日 2 次。

（七）治缺碘性及青春期甲状腺肿大：海带 25 克，发菜 10 克，蚝豉 100 克，同煮汤，经常食用。

（八）治慢性咽炎：水发海带 500 克，洗净切小块，煮熟后捞出，加白糖 200 克拌匀，腌渍 1 日后即可食用。每日 2 次，每次食用 50 克。

（九）治肥胖病：海带粉2克，话梅1粒，开水浸泡服用，每日2次。

（十）治皮肤热痱、颈淋巴结炎、单纯性甲状腺肿：海带60克，绿豆70克，粳米100克，陈皮1片，同煮粥，用适量白糖调味食用。

海　蜇 (hai zhe)

海蛰又名水母、白皮子。形如蘑菇头的部分是“海蛰皮”，伞盖下像蘑菇柄一样的口腔与触须是“海蛰头”。海蛰皮是一层胶质物，营养价值较高；海蛰头稍硬，营养价值与蛰皮相近。中国是最早食用海蛰的国家，晋代张华所著的《博物志》中就有食用海蛰的记载。今天，海蛰已成宴席上的佳肴，并可入药。

加工后的产品，称伞部为海蜇皮，称腕部为海蜇头，其商品价值海蜇皮贵于海蜇头。

一、海蜇有哪些药用价值和营养价值

海蜇的营养极为丰富，含蛋白质、脂肪、糖类、维生素 B_1、维生素 B_2 和烟酸、尼克酸、钙、磷、铁、碘、胆碱等成分。海蜇是一味治病良药。祖国医学认为，海蜇味咸、性平、入肝、肾经，具有软坚散结、行瘀化积、清热化痰、消积化滞、润肠通便、安胎的功效，用于阴虚肺燥、高血压、痰热咳嗽、哮喘、瘰疬痰核、食积痞胀、大便燥结、头昏脑胀等症。据药理研究发现，海蜇具有类似乙酰胆碱的作用，因此能够扩张血管、降低血压。另外，由于它含有丰富的甘露多糖等胶质，对防治动脉粥样硬化也有一定的功效，并有防治肿瘤的作用；从事理发、纺织、粮食加工等与尘埃接触较多的工作人员常吃海蛰，可以去尘积、清肠胃，保障身体健康。海蛰含有人体需要的多种营养成分，是一种重要的营养食品，适宜中老年急慢性支气管炎、咳嗽哮喘、痰多黄稠、高血压病、头昏脑胀、烦热口渴以及大便秘结、单纯性甲状腺肿患者、醉酒后烦渴者食用。

二、食用海蜇应注意什么

（一）新鲜海蜇有毒。早在明代，渔家就已经知道新鲜海蜇有毒，必须用食盐、明矾腌制、浸渍去毒，滤去水分后才能食用。然而，古往今来，海边渔家因贪海鲜美味，食用鲜海蜇而导致中毒的现象屡见不鲜。

（二）海蜇也和其它海产品一样，很容易受到诸如嗜盐菌等细菌的污染，导致食用凉拌海蜇丝细菌性食物中毒。广东省江门市一家大酒店就曾发生过一起 73 人因食用凉拌海蜇而引起细菌性食物中毒的事故。

（三）夏季是肠道疾病容易发生和流行的季节，因此，生拌海蜇丝一定要认真处理，操作过程中要注意卫生，做好防蝇、防尘、防污染等工作，最好是切丝之后再用凉开水反复冲洗干净，晾干，以预防食物中毒。

（四）脾胃虚寒者慎食。

三、怎么选购海蜇

（一）优质海蜇皮：应圆形完整，呈白色或浅黄色，有光泽，自然圆形、片大平整、无红衣、无杂色、无红或黑斑，肉质厚实均匀且有韧性、口感松脆、无腥臭味的最好。

（二）劣质的海蜇皮：皮泽变深、有异味，手捏韧性差，易碎裂。

（三）优质海蜇头：应呈白色、黄褐色或红琥珀色等自然色泽，有光泽，只形完整，无蜇须，肉质厚实有韧性，且口感松脆。

（四）劣质海蜇头：呈紫黑色，手捏韧性差，手拿起时易碎裂，有异味和脓样液体。

（五）近年来有生产者用褐藻胶等为原料生产人造海蜇皮（丝），人造海蜇皮（丝）与天然海蜇皮虽然外观相似，但无天然海蜇皮的营养成分。

四、海蜇药用及食疗配方推荐

（一）胃及十二指肠溃疡：海蜇、大枣各500克、红糖250克。一同放在铁锅里煎成糊状，装瓶备用。每日早、晚各1次，每次取适量，温开水送服。

（二）高血压：海蜇120克（漂净），荸荠360克（洗净连皮用）。用水1000毫升，煎至250毫升左右，空腹顿服或分2次服，也可吃荸荠。

（三）慢性气管炎：陈海蜇120克（开水洗去盐味），荸荠120克（无荸荠以萝卜代，连皮切片），放砂锅内煮汤3杯，频频饮服。

（四）小便不利：陈海蜇120克，荸荠10个，煎汤服。

（五）便秘：海蜇50克，荸荠4枚，煎汤服用。

（六）通乳：海蜇切碎，煮熟服1碗，日1次。

（七）哮喘：海蜇皮、鲜猪血各120克，炖服。

（八）小儿积滞：海蜇与荸荠同煎，除去海蜇，只吃荸荠。

（九）阴虚肺燥，痰热咳嗽，咽干痰稠：海蜇100克，切碎，以蜂蜜或冰糖30克，拌匀。蒸熟食用。

（十）小儿饮食积滞：海蜇60克，切碎；荸荠100克，去皮。加水一同煮熟，待水将干为好。除去海蜇，将荸荠分数次服食。（源于《本草纲目拾遗》）

黑　鱼 (hei yu)

黑鱼又名乌鳢、生鱼、蛇皮鱼、黑石鲈、铜鱼、乌鱼、孝鱼、黑松、丰鱼、黑寨、财鱼、黑鳢、火柴头鱼、蠡鱼等。黑鱼是名贵淡水鱼类，有“鱼中珍品”之称。

黑鱼体延长，呈圆筒形，长可达50厘米以上。青褐色，具三纵行黑色斑块，眼后至腮孔有两条黑色纵带。小鱼以水生昆虫和小虾及其他小鱼为食。待长到8厘米以上则捕食其他鱼类，所以是淡水养殖业的害鱼之一。

一、黑鱼有哪些药用价值和营养价值

中医认为，黑鱼性寒、味甘，归脾、胃经，补肝肾、疗五痔、治湿痹及面目浮肿，能够补心养阴、澄清肾水、行水渗湿、解毒去热、补脾利水、清热祛风，主治水肿、湿痹、脚气、痔疮、疥癣、小便不利、气血不足、经闭、久患疮疥等症。对妇女血虚体弱、月经不调以及病人术后恢复尤其有益。黑鱼是一种营养全面、肉味鲜美的高级保健品，一向被视为病后康复和老幼体虚者的滋补珍品，两广一带民间常用以催乳、补血。黑鱼肉中含蛋白质、脂肪、18种氨基酸，还含有人体必需的钙、磷、铁及多种维生素，适用于身体虚弱、低蛋白血症、脾胃气虚、营养不良、贫血的人食用。黑鱼有祛风治疳、补脾益气、利水消肿的功效，因此三北地区常用于产妇、风湿病患者、小儿疳病的辅助食疗。

二、食用黑鱼应注意什么

（一）黑鱼忌与茄子同食，同食有损肠胃。

（二）黑鱼籽有毒，误食者有生命危险。

三、黑鱼保健食疗配方推荐

（一）冬瓜鳢鱼羹

配料　鳢鱼500克，冬瓜200克（切块）。

做法　一同煮熟，服用前放葱白小段10克，食盐少许。

功用　源于《食医心镜》。用于水肿较重而脾虚的病人。因鳢鱼、冬瓜皆甘寒之品，兼有湿热者也适宜。

（二）鳢鱼汤

配料 鳢鱼500克，泽泻、泽漆、桑白皮、赤茯苓、紫苏、杏仁各10克。

做法 鳢鱼加水煎煮，出浓汤后将鱼捞起；汤中入泽泻、泽漆、桑白皮、紫苏、杏仁同煮，去渣取汁。饭前温服一小碗。鱼可另蒸热食。

功用 源于《圣惠方》。用于水肿、身面浮肿、小便不利、上气喘息、咳嗽痰鸣等。

（三）苍耳煮鳢鱼

配料 鳢鱼1尾，苍耳叶若干。

做法 以苍耳叶填入鱼腹内，另外在锅中放苍耳叶60克，再将鱼放置其上，加水适量，慢火煨熟。去皮、骨淡食。勿入盐、酱。

功用 源于《医林集要》。"治一切风疮、顽癣疥癞，年久不愈者。"

（四）五彩鱼片

配料 黑鱼一条（1斤半左右）。红椒、青椒、冬笋、鲜香菇、生姜、鸡蛋、葱、盐、味精、料酒、淀粉、胡椒粉各适量。

做法 黑鱼去骨开片，依次调入盐、味精、料酒、蛋清、淀粉搅拌均匀，腌制30分钟备用。锅中加适量油，烧至5成热时将鱼片下入滑炒变色取出，锅中留底油，爆香葱段姜丝，加入香菇片、冬笋片，调入盐、味精、胡椒粉，再加入青椒片和红椒片，大火翻炒均匀，下入鱼片即可。

功用 催乳、补血、降血压、降血脂、降胆固醇、增加食欲、帮助消化、降脂减肥。

（五）乳香黑鱼汤

配料 黑鱼1条（500克左右），香葱2棵，生姜1小块，食用油30克，料酒1/2大匙，胡椒粉1小匙，精盐2小匙，白糖1/2小匙。

做法 将黑鱼去鳞、鳃及内脏，洗净切段；香葱洗净切段，生姜洗净切片；锅内放油烧热，放入黑鱼段稍煎，再加适量水及料酒、精盐、白糖、香葱段、生姜片，煮至黑鱼肉熟烂，拣去葱段、姜片，加入胡椒粉，烧一会儿即可。

功用 汤香鱼鲜、营养丰富，可用于补虚、祛湿等症。

黄　鳝 (huang shan)

黄鳝又称鳝鱼。除西北外，我国各地江河、湖塘、稻田中均有分布。获得后，除去内脏和头、尾，或剔去骨，洗净鲜用。

一、黄鳝有哪些药用价值和营养价值

黄鳝不仅是席上佳肴，它的肉、血、头、皮都有一定的药用价值。祖国传统医学认为，黄鳝性温、味甘，入肝、脾、肾经，具有补中益气、养血固脱、温阳益脾、强精止血、滋补肝肾、祛风通络等功效，适用内痔出血、气虚脱肛、产后瘦弱、妇女劳伤、子宫脱垂、肾虚腰痛、四肢无力、风湿麻痹、口眼歪斜等症。黄鳝肉嫩味鲜，营养价值很高，在营养学上具有“一高二低”的特点，即蛋白质含量高，脂肪及胆固醇含量低。鳝鱼肉中含蛋白质、脂肪、卵磷脂、钙质、磷、铁，此外还含有维生素 B_1、维生素 B_2、维生素 PP、维生素 C 等多种维生素。

二、吃黄鳝有哪些好处

（一）补脑健身。鳝鱼中所含的丰富的 DHA 和卵磷脂，是构成人体各器官组织细胞膜的主要成分，而且是脑细胞不可缺少的营养，食用鳝鱼肉有补脑健身的功效。美国试验研究资料介绍说，经常摄取卵磷脂，记忆力可以提高 20%。

（二）调节血糖。它所含的特种物质“鳝鱼素”，能降低和调节血糖，对糖尿病有较好的治疗作用。而且所含脂肪极少，是糖尿病患者的理想食品。

（三）增进和保护视力。鳝鱼含有的维生素 A 量高得惊人。维生素 A 可以增进视力，促进皮膜的新陈代谢。

（四）抗衰、抗癌及抑制心血管疾病。这是因为黄鳝肌肉中含有丰富的 DHA（廿二碳六烯酸）、EPA（廿碳五烯酸）及卵磷脂等三种特殊物质。

三、吃黄鳝应注意什么

（一）黄鳝一年四季均产，但以小暑前后的最为肥美，民间有“小暑黄鳝赛人参”的说法。

（二）特别适宜身体虚弱、气血不足、营养不良的人食用。脱肛、子宫垂脱、妇女劳伤、内痔出血、风湿痹痛、四肢酸疼无力、糖尿病、高血脂，冠心病、动脉硬化患者都可多食。

（三）鳝鱼动风，有瘙痒性皮肤病者忌食；有痼疾夙病者，如支气管哮喘、淋巴结核、癌症、红斑狼疮等应谨慎食用；另凡病属虚热，或热证初愈、痢疾、腹胀属实症者不宜食用。

（四）鳝鱼一旦死亡，就与蟹与鳖一样，体内细菌会大量繁殖并产生毒素，所以要食用鲜活黄鳝。

（五）黄鳝的血液有毒，误食会对人的口腔、消化道黏膜产生刺激作用，严重的会损害人的神经系统，导致四肢麻木、呼吸和循环功能衰竭而死亡。所以，黄鳝不宜生吃。

（六）鳝鱼不宜过量食用，否则不易消化，还可以引发旧症。

（七）灰褐色的鳝鱼最好不要买。

（八）鳝鱼不宜与狗肉、狗血、南瓜、菠菜、红枣同食。

四、黄鳝食疗保健配方推荐

（一）黄芪鳝鱼羹

配料 黄鳝 500 克（切丝），黄芪 30 克（纱布包）。

做法 共加水煮熟。取出药包，加食盐、生姜调味服食。

功用 源于近人陈存仁方。黄芪为补气生血要药，与黄鳝同用，药食并举，补气益血。用于气血不足、体倦无力等，属气虚不能摄血的出血症也可应用。

（二）烧鳝鱼

配料 黄鳝 500 克（切丝），大蒜、酱油、醋、油、食盐、酒、葱、芹菜各适量。

做法 黄鳝放锅中煸炒去涎液，起锅后再用油、食盐同炒，并加入大蒜、酱油、醋和水煮熟。不喜欢腥气的，可在起锅前放入适量酒、葱或芹菜。

功用 本方有补血止血作用，用于产后血虚、久痢、痔疮出血。

（三）炒鳝鱼

配料 鳝鱼 750 克，洋葱（白皮）50 克，猪油（炼制）40 克，酱油 50 克，大蒜（白皮）5 克，料酒 25 克，辣椒（红、尖、干）5 克，淀粉（蚕豆）25 克，姜 5 克，香油 5 克，胡椒粉 5 克。

做法 将鳝鱼片成 2~4 厘米长片，洋葱去老皮、洗净、切成片，干红椒切成小片，生姜大蒜洗净、切成末。炒锅上火烧热，用油稍烫一下，再放入猪油烧热，将鳝片入锅爆炒至起卷时，放入酱油、生姜、洋葱、干椒、料酒，加盖焖片刻后，放入鲜汤适量再焖片刻，用淀粉勾芡，撒上蒜末，淋入香油装盘，撒上胡椒粉即成。

功用 补虚养身、益智补脑，也可用于糖尿病、子宫垂脱的辅助治疗。

黄 鱼 (huang yu)

黄鱼，又名黄花鱼，因鱼头中有两颗坚硬的石头（叫鱼脑石），所以又名“石首鱼”。黄鱼有大小黄鱼之分。大黄鱼又称大鲜、大黄花、桂花黄鱼。小黄鱼又称小鲜、小黄花、小黄瓜鱼。大小黄鱼和带鱼一起被称为我国三大海产。据《吴地记》记载，公元前 505 年，我国东海已经有捕捞黄鱼的活动。

夏季端阳节前后是大黄鱼的主要汛期，清明至谷雨则是小黄鱼的主要汛期。这两个汛期的黄鱼身体肥美，鳞色金黄，发育达到顶点，最具食用价值。

一、黄鱼有哪些药用价值和营养价值

黄鱼肉质肥厚、脆嫩、味道鲜美，易于消化吸收，含有丰富的蛋白质及脂肪、碳水化合物、钙、铁、磷、钾、钠、铜、镁、锌、硒、维生素 A、维生素 B_1、维生素 B_2、维生素 D、维生素 E、烟酸等，对人体有很好的补益作用。中医认为，黄鱼有健脾开胃、安神止痢、益气填精的功效，对贫血、失眠、头晕、食欲不振及妇女产后体虚有良好疗效。鳔、肉、胆都可用于治疗疾病。含有丰富的微量元素硒，能清除人体代谢产生的自由基，延缓衰老，并对各种癌症有防治功效。黄鱼特别适用于体质虚弱、面黄肌瘦、少气乏力、目昏神倦、食欲下降等症状的人食用，对有睡眠障碍、容易失眠的人有一定的安神、促进睡眠的作用。黄鱼入药还可用于治疗泌尿系统结石、支气管哮喘、肝炎等多种疾患。

二、如何挑选黄鱼

（一）优质黄鱼体表呈金黄色、有光泽，鳞片完整，不易脱落；肉质坚实，富有弹性；眼球饱满凸出，角膜透明；鱼腮色泽鲜红或紫红，无异臭或鱼腥臭，鳃丝清晰。

（二）大黄鱼和小黄鱼的区分：大黄鱼和小黄鱼的外形很相似，但大黄鱼个头比小黄鱼大，尾柄的长度为尾柄高度的 3 倍多；鳞较小、组织紧密，背鳍与侧线间有鳞片 8~9 个；头大、口斜裂、眼睛较大。而小黄鱼体背较高，鳞片圆大、尾柄粗短，口宽上翘，眼睛较小。

三、食用黄鱼应注意什么

（一）黄鱼不宜与荞麦、荆芥一同食用，否则会导致身体不适和消化不良。《食疗本草》指出："黄鱼不可与荞麦同食，令人失声也。"

（二）黄鱼是发物，哮喘病人和过敏体质的人应慎食。

（三）黄花鱼容易生痰助毒、发疮助热，所以易发溃疡的人不宜多食。

三、黄鱼保健食疗食谱推荐

（一）神疲倦怠：黄鱼 1 条，去内脏洗净，与适量生葱、生姜共炖熟食用，连食数日。

（二）食欲不振：黄鱼 1 条，去内脏洗净，与莼菜 30 克共炖烂熟，制成羹汤，食鱼喝羹。

（三）头痛眩晕：黄鱼 1 条，去内脏洗净，茶叶 3 克，杏仁 5 克，共煮熟，连服数日。

（四）豆瓣黄鱼

配料　黄鱼 400 克，豆瓣酱 20 克，冬瓜 20 克，植物油 10 克，清汤 300 克，料酒、精盐、葱、姜各适量，味精少许。

做法　将黄鱼去鳞、鳃和内脏，洗净血污，用刀在鱼身两侧剞斜刀；葱、姜切末；冬瓜切成 1 厘米见方的丁。炒锅上火，加入植物油，烧至四成热时，加葱姜末煸炒出香味，加豆瓣酱略炒后加清汤、料酒、精盐烧开，下入黄鱼，改用中火烧至入味，待六成熟后，加入冬瓜丁煨烧，汤汁熬剩 50 克左右时，加味精调匀即成。

功用　一般人都可食用。贫血、头晕及体虚者更加适宜。

鲫 鱼 (ji yu)

鲫鱼又称鲋鱼、喜头、童子鲫，是我国重要食用鱼类之一，肉质细嫩，肉味甜美。我国除西部高原外，各地江河湖塘等都有分布。获得后，去鳃、鳞、内脏，洗净鲜用。

一、鲫鱼有哪些药用价值和营养价值

鲫鱼肉含蛋白质、脂肪，并含有大量的钙、磷、铁等矿物质。中医认为鲫鱼性味甘、平、温，入胃、肾，具有和中补虚、除湿利水、温胃消食、益气健脾、解毒、下乳等功效，适用于脾胃虚弱、少食乏力、呕吐或腹泻、脾虚水肿、小便不利、气血虚弱、乳汁不通、便血、痔疮出血、水肿、溃疡等。尤其是活鲫鱼氽汤在通乳方面有其他药物不可比拟的作用。临床实践证明，鲫鱼肉防治动脉硬化、高血压和冠心病均有疗效。《本草纲目》载："合小豆煮汁服，消水肿；炙油涂，主妇人阴疳诸疮，杀虫止痛；酿五倍子煅研，治下血；酿茗叶煨服，治消渴；酿胡蒜煨研饮服，治嗝气。"在寒风萧萧、冷气袭人的冬季，鲫鱼肉肥籽多，味尤鲜美，所以民间有"冬鲫夏鲇"之说。我国古医籍《本草经疏》也对鲫鱼有极高评价，说"诸鱼中惟此可常食。"

二、常吃鲫鱼有哪些好处

（一）鲫鱼所含的蛋白质质优、齐全、易于消化吸收，是肝肾疾病、心脑血管疾病患者的良好蛋白质来源，常食可增强抗病能力，肝炎、肾炎、高血压、心脏病、慢性支气管炎等疾病患者可经常食用。

（二）鲫鱼有健脾利湿、和中开胃、活血通络、温中下气的功效，对脾胃虚弱、水肿、溃疡、气管炎、哮喘、糖尿病有很好的滋补食疗作用。产后妇女炖食鲫鱼汤，可补虚通乳。

（三）鲫鱼肉嫩味鲜，可做粥、做汤、做菜等，尤其适于做汤。鲫鱼汤不但味香汤鲜，而且具有较强的滋补作用，非常适合中老年人和病后虚弱的人食用，也特别适合产妇食用。

三、吃鲫鱼应注意什么

（一）感冒发热期间不宜多吃。

（二）鲫鱼不宜和大蒜、砂糖、芥菜、沙参、蜂蜜、猪肝、鸡肉、野鸡肉、鹿肉，以及中药麦冬、厚朴一同食用。

（三）吃鱼前后忌喝茶。

（四）吃鲫鱼最好抠掉咽喉齿。鲫鱼下锅前，人们往往忘不了刮鳞抠鳃、剖腹去脏，却很少有人去掉鲫鱼的咽喉齿（位于鳃后咽喉部的牙齿），使做出的鲫鱼尤其是清炖、红烧时，汤汁味道欠佳，并有较重的泥味。所以鲫鱼下锅前最好是去掉咽喉齿。

（五）鲫鱼与豆腐搭配炖汤营养最佳。

（六）巧去鱼腥味。将鱼去鳞剖腹洗净后，放入盆中倒一些黄酒或在牛奶中泡一会儿，就能除去鱼的腥味，并能使鱼滋味鲜美。

四、鲫鱼食疗保健配方推荐

（一）鲫鱼温中羹：大鲫鱼1尾，草豆蔻6克研末，撒入鱼肚内，用线扎定，再加生姜10克、陈皮10克、胡椒0.5克，用水煮熟食用。也可酌加适量食盐。

选自《吉林中草药》。本方用鲫鱼重在补脾开胃，所加诸药均属温中健胃之品。有良好的补脾温中、健胃进食功效。用于脾胃虚寒、食欲不振、饮食不化、虚弱无力等。

（二）煨鲫鱼：鲫鱼1尾，不去鳞、鳃，腹下作一孔，去内脏，装入白矾2克，用草纸或荷叶包裹，以线扎定，放火灰中煨至香熟。取出，随意食用，亦可蘸油盐调味食。

选自《百一选方》。本方取鲫鱼健脾养胃，用白矾收敛固涩。用于久泻久痢、不思饮食、脾胃虚弱、大便不固的病人。痔疮便血而无湿热者也可食用。

（三）鲫鱼赤小豆汤：鲫鱼3尾，商陆10克、赤小豆50克一并填入鱼腹，扎定，用水煮至烂熟。去渣，食豆、鱼，饮汤。

选自《肘后方》。本方取鲫鱼、赤小豆补脾利湿，商陆攻逐水饮。用于水肿而脾虚者，可补脾及利水消肿。

（四）千金鲫鱼汤：鲫鱼250克，猪脂100克（切块），漏芦30克，钟乳石15克。用水和米酒各半共煮至烂熟，去渣取汁，时时饮服，令药力相接。

选自《千金要方》。漏芦、钟乳石均能下乳汁，常相配伍，本方配入鲫鱼更能补气生血、催乳。用于产后气血不足、乳汁减少。

甲　鱼 (jia yu)

甲鱼又称鳖、元鱼、团鱼、脚鱼，属爬行纲、鳖科动物。

一、甲鱼有哪些药用价值和营养价值

甲鱼滋味肥厚，营养丰富，含人体所需的多种氨基酸、不饱和脂肪酸、胶原蛋白、多钛和钙、铁、维生素A、维生素P、维生素E等微量元素，是一种珍贵的补品。甲鱼肉属低脂肪、高蛋白（蛋白质中含有18种氨基酸），并含有一般食物中少有的蛋安酸，具有鸡、鹿、牛、羊、猪5种肉的美味，所以有“美食五味肉”的美称。

甲鱼浑身都是宝，头、甲、骨、肉、卵、胆、脂肪都可入药。据《本草纲目》记载，鳖肉有滋阴补肾、清热消瘀、健脾健胃等多种功效，可治虚劳盗汗、阴虚阳亢、腰酸腿疼、久病泄泻、小儿惊痫、妇女闭经、难产等症。

鳖血含有动物胶、角蛋白、碘和维生素D等成分，可滋阴潜阳、补血、消肿、平肝火，能治疗肝硬化和肝脾肿大，治疗闭经、经漏和小儿惊癫等症，可除中风口渴、虚劳潮热，并可治疗骨结核。外敷能治面神经麻痹。

鳖胆可治痔瘘。

鳖卵可治久痢。

鳖头焙干研末，黄酒冲服，可治脱肛。

脂肪可滋阴养阳，治疗白发。

甲鱼壳滋阴补血、退热、清瘀。治疗疮、痔阴毒很有效，能治妇女难产、产后虚脱，对肝硬化、脾肿大有治疗作用，还有调节免疫、提高淋巴细胞转化率、促进骨髓造血的功能。

龟板（甲鱼的腹板）是名贵的中药，有滋阴降火的功效。用于治疗头晕、目眩、虚热、盗汗等疾患。还对头颅外伤（例如新生儿头颅血肿等）遗留下来的顽固性头痛有很好的疗效。

龟板胶是大分子胶原蛋白质，含有皮肤所需要的各种氨基酸，有养颜护肤、美容健身的功效。

三、吃甲鱼应注意什么

（一）祖国医学中有记载，甲鱼不能与鸡蛋、兔、猪、鸡、鸭肉以及苋菜等一起食用，也不宜与桃子、鸡蛋、猪肉、兔肉、薄荷、芹菜、鸭蛋、芥菜、黄鳝、蟹一同食用。

（二）肝炎患者不能食用。肝炎患者由于胃黏膜水肿、小肠绒毛变粗变短、胆汁分泌失调等因素，消化吸收机能大大减弱。而甲鱼含有很丰富的蛋白质，病人食后不仅难以吸收，反而会加重肝脏负担，严重时肝细胞还会大量坏死，血清胆红素剧增，血浆浓度升高，诱发肝昏迷。

（三）肠胃功能虚弱、消化不良的人应慎吃，尤其是患有肠胃炎、胃溃疡、胆囊炎等消化系统疾病患者不宜食用。

（四）失眠、孕妇及产后泄泻的人也不宜食用。

（五）一定要宰杀活甲鱼吃，不能吃死的。因为甲鱼死后极易腐败变质，体内含较多的组胺酸可分解产生有毒的组胺物质，食后会引起中毒。

（六）生甲鱼血和胆汁配酒会使饮用者中毒或罹患严重贫血症。

（七）甲鱼胆汁能除腥味。甲鱼肉的腥味较难除掉，光靠洗或加葱、姜、酒等调料，都不能达到令人满意的效果。在宰杀甲鱼时，从甲鱼的内脏中捡出胆囊，取出胆汁加些水涂抹在洗涤干净的甲鱼全身，稍待片刻，用清水漂洗干净就可去除腥味。

三、甲鱼保健食疗食谱推荐

（一）煲甲鱼汤

配料　甲鱼一只，黄豆100克，乌鸡腿150克，凤爪150克，当归、党参、枸杞、红枣各适量，盐、味精各少许。

做法　将甲鱼杀好洗净，乌鸡腿斩小块，当归、党参、枸杞、红枣洗净备用；将所有备好的原材料放入盅内，加入适量清水，用中火隔水蒸2个小时后调入盐、味精，拌匀即可。

功用　此菜具有滋阴、利水、除烦的功效。

（二）甲鱼百合红枣汤

配料　甲鱼一只（约500克），百合50克、枣（干）30克，冰糖15克。

做法　甲鱼宰杀后斩去头、足，剖开龟壳，除去内脏，洗净切成4块；百合放入清水中泡发，洗净；红枣洗净去核；锅内注入适量清水，放入龟肉煮沸，再捞出洗净，放入沙锅内炖煮；锅内再次放入百合、红枣继续煮至龟肉烂熟，加入冰糖煮溶即成。

功用 补劳伤、壮阳气、补阴气。可用于高血压、冠心病患者及中老年人更年期骨质疏松、青少年生长发育高峰期缺钙、女性缺铁性贫血等。

（三）红烧甲鱼

配料 甲鱼 1200 克，豆瓣酱 40 克，葱段 50 克，姜片 40 克，蒜子 50 克，花椒 5 克，八角 5 克，白蔻 5 克，草蔻 5 克，熟猪油 100 克，花生油 80 克，酱油 10 克，绍酒 15 克，陈醋 15 克，胡椒粉 5 克，清汤 200 克。

做法 将甲鱼宰杀、去净内脏和脂肪，剁成块，和胆汁混合在一起；葱白切段，姜切片、待用。炒锅内加入熟猪油和花生油，中火烧至五成热，下入葱、姜、草蔻、白蔻、八角，用小火炸香，加大火力放入豆瓣酱炸透，下入花椒略炒，再放入甲鱼块煸炒，放入绍酒、陈醋、酱油，放入清汤、胡椒粉，调好味后收汤，剔去葱、姜、花椒、八角、草蔻、白蔻等即可。

功用 滋阴补肾。治肾阴虚，症见头昏目眩、腰膝疼痛、多梦遗精。

鲤　鱼 (li yu)

鲤鱼，因鱼鳞上有十字纹理而得名，产于我国各地淡水河湖、池塘，别名龙门鱼、鲤拐子、赤鲤、黄鲤、白鲤、赖鲤。一年四季均产，但以2~3月产的最肥。鲤鱼体态肥壮艳丽，肉质细嫩鲜美，名列中国四大淡水鱼之首，是人们日常喜爱食用的水产品。逢年过节，餐桌上都少不了它，取其“年年有余”“鱼跃龙门”之意，增添喜庆气氛。

一、鲤鱼有哪些药用价值和营养价值

中医认为，鲤鱼味甘、性平，入脾、肾、肺经，有和脾养肺、平肝补血、补脾健胃、利水消肿、通乳、清热解毒、止咳下气的功效，对各种水肿、浮肿、腹胀、少尿、黄疸、乳汁不通都有益，常吃鲤鱼对肝、眼、肾、脾等方面的病有一定疗效。鲤鱼还是孕妇的高级保健食品，对胎动不安、妊娠性水肿有很好的食疗效果。中医学认为，鲤鱼各部位均可入药。鲤鱼鱼鳞可治吐血、衄血、崩漏带下、瘀滞腹痛、痔瘘；鲤鱼皮可治疗鱼梗；鲤鱼血可治疗口眼歪斜；鲤鱼汤可治疗小儿身疮。

现代营养学研究得知，鲤鱼的蛋白质不但含量高，而且质量好，人体消化吸收率可达96%，并能供给人体必需的氨基酸、矿物质、维生素A和维生素D。鲤鱼的脂肪多为不饱和脂肪酸，能很好地降低胆固醇，可以防治动脉硬化、冠心病，尤其适宜肾炎水肿、黄疸肝炎、肝硬化腹水、心脏性水肿、营养不良性水肿、脚气浮肿、咳喘的人食用，同时适宜妇女妊娠水肿、胎动不安、产后乳汁缺少时食用。

二、吃鲤鱼应注意什么

（一）凡患有恶性肿瘤、淋巴结核、红斑狼疮、支气管哮喘、小儿痄腮、血栓闭塞性脉管炎、痈疽疔疮、荨麻疹、皮肤湿疹等疾病的人都要忌食。

（二）鲤鱼是发物，素体阳亢及疮疡患者慎食。

（三）鲤鱼忌与绿豆、芋头、牛羊油、猪肝、鸡肉、荆芥、甘草、南瓜和狗肉一起食用，也忌与中药中的朱砂一同服用。

（四）鲤鱼与咸菜相克，可引起消化道癌肿。

（五）鲤鱼胆味苦有毒，宰杀时要防止污染鱼肉。

（六）鲤鱼鱼腹两侧各有一条细线一样的白筋，去掉可以除腥味（用刀背轻拍鱼身，在靠近鳃部的地方切一个小口，白筋就显露出来了，用镊子夹住，轻轻用力，就可抽掉）。

三、鲤鱼食疗食谱推荐

（一）鲤鱼汤：鲤鱼 500 克，加水煮汤至鱼烂熟，用胡椒、食盐少许调味。饮汤吃肉（用鲤鱼煮汤，取其能补脾健胃，与有温胃健胃作用的胡椒同用，尤有良效，调以食盐，味更鲜美）。

用于病后或产后，脾胃虚寒、少食纳呆。

（二）鲤鱼赤小豆汤：鲤鱼 500 克，赤小豆 50 克。将赤小豆用水煮沸后，放入鲤鱼，一同煮熟，不加任何调料食。每日 1~2 次（选自《外台秘要》。本方取鲤鱼补脾利尿消肿作用，赤小豆有类似功效，《食疗本草》说："和鲤鱼煮烂食之，长治脚气及大腹水肿，"故将二者配伍应用）。

宜于脾虚水肿、脚气病人服食，也可用于妊娠水肿。用于门静脉性肝硬化伴浮肿或腹水，以及慢性肾炎水肿，均有明显利尿消肿的效果。

（三）煨鲤鱼：赤尾鲤鱼 500 克。以白矾 15 克研末，装入鱼腹内，用草纸包裹，外以黄泥封固，放火灰中煨熟。去纸和泥，淡食。分 2 次服食（选自《医方摘要》。白矾有燥湿退黄之功，鲤鱼有健脾除湿之力，两者并用，其效尤著）。

用于黄疸病后期，脾胃虚弱、湿热未尽而热不重者。

（四）归芪鲤鱼汤：大鲤鱼 1 尾，当归 15 克，黄芪 50 克。煎汤服（乳汁为气血化生之物，而脾胃是气血生化之所。本方以当归、黄芪补益气血，以鲤鱼补脾健胃，大有生乳之效）。

用于产后气血虚亏、乳汁不足。

鲢　鱼（lian yu）

鲢鱼又叫白鲢、水鲢、跳鲢、鲢子，是著名的四大淡水鱼之一。鲢鱼性急躁，善跳跃，属于滤食性鱼类，以浮游植物为生，形态和鳙鱼相似。鲢鱼是人工饲养的大型淡水鱼，生长快、疾病少、产量高，常与草鱼、鲤鱼混养，是我国主要的淡水养殖鱼品种之一，分布在全国各大水系。

一、鲢鱼有哪些药用价值和营养价值

祖国医学认为，鲢鱼味甘、性温，入脾、胃经，有健脾补气、温中暖胃、散热、泽肤、乌发、养颜等功效，可治疗脾胃虚弱、食欲减退、瘦弱乏力、腹泻等症状，适用于便溏、脾胃虚寒体质、皮肤干燥的人，也可用于脾胃气虚所致的乳汁短少等症，尤其适合冬天食用。俗话说“鲢鱼头鲅鱼尾”，就是对鲢鱼营养价值的肯定。鲢鱼鱼头的肉质细嫩、营养丰富，除了含蛋白质、脂肪、钙、磷、铁、维生素 B_1，它还含有鱼肉中所缺乏的卵磷脂，可增强记忆、思维能力。鲢鱼头还含有丰富的不饱和脂肪酸，食用后可使大脑细胞异常活跃，常吃鲢鱼头不仅可以健脑，还可延缓脑力衰退。鲢鱼鱼鳃下边的肉呈透明胶状，富含胶原蛋白，能够对抗人体老化及修补人体细胞组织。鲢鱼能提供丰富的胶质蛋白，既能健身，又能美容，是女性滋养肌肤的理想食品。

二、食用鲢鱼应注意什么

（一）烹制鲢鱼头时，一定要煮熟、煮透才能食用，以确保安全。将鱼头洗净后入淡盐水中泡一下，还能去除土腥味。

（二）鲢鱼头最适合和豆腐、火腿、白菜等一起炖汤，味道鲜美、营养丰富。

（三）脾胃蕴热者不宜食用；瘙痒性皮肤病、内热、荨麻疹、癣病、痈疽疔疮、无名肿毒、目赤肿痛者忌食。红斑狼疮者慎食。

三、鲢鱼保健食疗食谱推荐

（一）清蒸姜片链鱼

配料　鲢鱼 1 尾（约 500 克），生姜（或干姜）6 克。

做法 加食盐少许，蒸熟食。

功用 鲢鱼与温中健胃的生姜（干姜）同用，能充分发挥补脾温中、健胃的作用。适用于脾胃虚寒、少食纳呆、胃脘有冷感的患者；营养不良，脾虚气弱的人也可食用。

（二）姜蒜鲢鱼汤

配料 鲢鱼500克，大蒜头1个，生姜20克，精盐、味精、麻油适量。

做法 鲢鱼切块，生姜拍碎，大蒜头拍碎，同入锅中，加水400毫升，煮汤，放精盐、味精、麻油。分2次服完，连服7天。

功用 对水肿、久病体弱有疗效。

（三）紫菜木耳花鲢汤

配料 鲢鱼250克，水发黑木耳25克，紫菜10克，植物油、葱、姜、料酒、精盐各适量。

做法 把花鲢鱼洗净、切块，入油锅煸炒，加黑木耳、紫菜、水，炖熟，放黄酒、葱、姜、精盐，煮熟。随餐食用，用量自愿。

功用 肾益精、补脾暖胃，对冠心病、高血脂症、肥胖病有疗效。

（四）鲢鱼头炖豆腐

配料 鲢鱼头300克，豆腐250克，水发香菇30克，青蒜苗100克，黄酒、红醋、麻油、葱、生姜、蒜、豆瓣辣酱、白糖、植物油、精盐、味精各适量。

做法 鲢鱼头洗净，豆腐切成厚片。青蒜苗切成3厘米长的段。葱、生姜、蒜切成末。锅上火，油烧热，下鱼头略煎，捞出。锅中留底油，下葱末、生姜末、蒜末、2匙豆瓣酱略炸，下香菇、鱼头、豆腐、黄酒、白糖、精盐，加水煮沸，小火炖15分钟，放味精、红醋、麻油、青蒜苗段。

功用 清热祛瘀、暖胃益脑，对贫血、高血压、慢性胃炎、眩晕症、感冒、头痛有疗效。

（五）鲢鱼淮杞汤

配料 鲢鱼1条，淮山药25克，枸杞子20克，桂圆15克。

做法 鲢鱼洗净、切成块，入油锅爆炒，加姜丝、绍酒。把鲢鱼、淮山药、枸杞子、桂圆加水用小火煮2小时，加调料即可。佐餐食用。

功用 对体虚、肾亏有疗效。

泥　鳅 (ni qiu)

泥鳅又名蝤、鳅鱼。有沙鳅、真鳅、黄鳅之分，在我国各地都有分布，常生活在水田、池塘、沟渠的静水底层淤泥中，喜食浮游生物、小型甲壳类，也食植物碎屑、藻类等。泥鳅每年4~8月进入繁殖季节，二龄后的泥鳅性成熟开始产卵，个体越大，产卵量越多。泥鳅营养丰富，被人们称作“水中人参”，

一、泥鳅有哪些药用价值和营养价值

中医认为，泥鳅味甘、性平，能调中益气、祛湿解毒、滋阴清热、通络、补益肾气。对肝炎、小儿盗汗、痔疮下坠、皮肤瘙痒、跌打损伤、手指疗疮、阳萎、腹水、乳痈等症均有良好的疗效。《本草纲目》说泥鳅有“暖中益气”的功效，能“解醉酒、利小便、壮阳、收痔。”《医学入门》中称它能“补中、止泄”。泥鳅所含脂肪成分较低，胆固醇更少，属高蛋白低脂肪食品，而且含一种类似廿碳戊烯酸的不饱和脂肪酸，有利于人体抗衰老，有益于老年人及心血管病人。泥鳅和豆腐同烹，具有很好的进补和食疗功用。

二、常见的泥鳅药用食法

（一）取适量泥鳅放在清水中，滴入几滴植物油，每天除去污水，换入清水，待它排去肠内泥水污物后洗净入锅，文火烘干，研末备用。服时每次取5克，温开水送下，一日三次。此法对急慢性肝炎都有疗效；还可治黄疸、促使肿胀的肝脾回缩。

（二）用活泥鳅适量，按上法处理后，与等量的鲜活虾煮汤食用，可以治疗肾虚引起的阳萎。

（三）每次取活泥鳅200克，用花生油煎至透黄，加入适量的水和盐，煮熟后食用，具有补脾、壮肾和健胃的功效。

三、食用泥鳅应注意什么

（一）吃生泥鳅极不安全。虽然生泥鳅对于去肝火、去虚火有很不错的效果，但是吃生泥鳅极不安全。生泥鳅体内有寄生虫，生吃之前要养一段时间，让它吐出体内的脏物，但是体内的寄生虫却不一定能去除。

（二）阴虚火盛者忌食。

（三）泥鳅不宜与狗肉同食；狗血与泥鳅相克。

（四）螃蟹与泥鳅相克，同食会引起中毒。

四、民间用泥鳅治病的便方推荐

（一）治丹毒、面疔、指头疔、腮腺炎、痈肿等急性炎肿：活泥鳅数十条，先养于清水中，待漂去泥污后加入适量白糖，搅拌十分钟左右，取滑液糖浆，用时涂于患处，干即更换，数次即效。

（二）小儿盗汗：泥鳅 200~250 克，用温水洗去黏液，去头尾、内脏，用茶油煎至黄色，然后加水适量，煮汤至半碗，加盐适量，喝汤吃肉。每日 1 次，年龄小者分次服食。

（三）治小便不利、水肿、湿热黄疸等症：泥鳅 500 克，去肠杂内脏，加水、食盐适量，煮至五成熟时，加入豆腐 250 克，同炖熟，用猪油味精调味食用。

（四）治水肿：泥鳅去肠杂，与大蒜同煮汤淡食。

（五）治阳痿不举：泥鳅数条，河虾 30 克，加米酒 100 毫升及适量水共煮熟。临睡时服，连服半个月。此方对肾虚引起的阳痿更有效。

（六）治遗精、阳痿：泥鳅 400 克，大枣 6 枚（去核），生姜 3 片。将泥鳅开膛洗净，加水与大枣、生姜煮熟食之，每日 2 次，10 天为 1 疗程。

（七）补脾胃：泥鳅 200 克，用花生油煎至透黄后，加入适量水煮熟，调味食用，可补脾、益肾、健胃。

（八）消渴病：泥鳅适量，烘干研末，每次用 10 克，与葛根、花粉各 30 克煎水服。每日 3 次，有一定辅助治疗作用。

（九）痔疮下坠：泥鳅 250 克，配少许桔梗、地榆、槐花、诃子，共炖汤服。也可将泥鳅用醋炙熟服用。

（十）产后自汗、盗汗：泥鳅 90 克，糯稻根 30 克。先将泥鳅宰杀洗净，用食油煎至黄色。另用清水二碗煮糯稻根，煮至一碗时，放入泥鳅煮汤，调味后食用。

（十一）小儿营养不良：泥鳅数条，用茶油煎至金黄色，放生姜 5 片，加水 3 碗，再加入黄芪、党参各 15 克，淮山药 30 克，红枣 10 枚，同煎至 1 碗，分次服用 。

鲶 鱼 (nian yu)

鲶鱼也叫鲇鱼，又称鲶巴郎、胡子鲶。鲶鱼没有鳞，有扁平的头和大口，口周围有数条长须。鲶的同类塘虱鱼几乎分布在全世界，多数种群是生活在池塘或河川等的淡水中，但部分种群生活在海洋里。我国主要分布于黑龙江、长江及珠江流域。获得后，除去鳍、肠杂等，洗净悬挂，滴尽涎液用。

一、鲶鱼有哪些药用价值和营养价值

鲶鱼是名贵的营养佳品，在史书中有很多记载，可以和鱼翅、野生甲鱼想媲美。鲇鱼不仅像其他鱼一样含有丰富的营养，而且肉质细嫩、美味浓郁、刺少、易消化，特别适合老人和儿童。鲇鱼含有的蛋白质和脂肪较多，对体弱虚损、营养不良的人有较好的食疗作用。鲇鱼是催乳的佳品，并有滋阴养血、补中气、开胃、利尿的作用，是妇女产后食疗滋补的常选食物。除鱼子有毒不宜食用以外，鲶鱼全身是宝。

二、食用鲶鱼应注意什么

（一）鲶鱼为发物，痼疾、疮疡患者慎食。

（二）鲶鱼不宜与牛羊油、牛肝、鹿肉、野猪肉、野鸡、中药荆芥同食。

（三）清洗鲶鱼时，一定要将鱼卵（鱼子）清除掉，因为鲶鱼卵有毒，不能食用。

三、鲶鱼保健食疗食谱推荐

（一）鲶鱼理咽汤

配料 鲶鱼 1 条约 250 克左右，冰糖 30 克，大海 10 克，银柴胡 10 克，桔梗 20 克，蝉蜕 16 克，僵蚕 10 克，木蝴蝶 6 克，姜半夏 12 克，枳实 15 克，橘红 12 克，菊花 20 克，芝麻 100 克，玉竹 15 克，乌梅 15 克，砂仁 10 克，紫蔻 10 克，小茴香 10 克。

做法 共煮汤食用。

功用 疏肝理气、和胃健脾、清热利咽润燥，用于治疗梅核气。

（二）鲇鱼鸡蛋羹

配料 大鲇鱼 1 尾，鸡蛋 2 个，葱花、姜末、精盐、香油、味精各适量。

做法 鲇鱼去内脏，洗净。锅置火上，加入适量清水、鲇鱼，煮至鱼熟时，卧鸡蛋2个，再加入葱、姜、精盐、味精、香油即可，饮汤食鱼和鸡蛋。

功用 具有补虚通乳作用，适用于产后气血亏虚、乳汁不足者食用。

（三）鲶鱼粥

配料 粳米100克，鲶鱼150克，香菜5克，香油3克，大葱4克，味精1克，胡椒粉1克，盐2克。

做法 将鲶鱼从鳃部撕开，挖出内脏，冲洗干净；粳米洗净，用冷水浸泡半小时，捞出沥干水分；将大葱、香菜洗净，分别切段、末备用；锅加入冷水、鲶鱼、葱段，煨煮至鲶鱼熟烂；捞出鲶鱼，去除葱段；加入粳米，用小火慢慢熬煮；待粥煮好后，把鲶鱼肉（去刺、去骨等）放入粥内，加入盐，味精调好味，撒上香菜末、胡椒粉，淋上香油，即可盛起食用。

功用 滋阴、利尿，也可用于妇女产后调理。

（四）山稔子煲鲶鱼

配料 鲶鱼700克，山稔子60克，猪油（炼制）15克，盐3克。

做法 将鲜山稔子、鲶鱼加清水3碗煲至1碗，入油、盐调味。饮汤食鱼。

功用 补肾固精，适用于肾虚、精关不固之遗精、滑泄症。也可作冬季养生药膳。

（五）鲶鱼豆腐

配料 鲶鱼500克，豆腐200克，柿子椒30克，豆豉10克，大葱10克，大蒜（白皮）10克，酱油3克，淀粉（豌豆）3克，胡椒粉2克，白酒2克，白砂糖5克，香油10克。

做法 将豆腐油炸；鲶鱼洗干净去肠脏，放入热水内汆一下取出刮去白色黏皮，洗干净，切成鱼块放入酱油、淀粉、胡椒粉、酒中拌匀，走油起锅待用。蒜肉剁碎，豆豉洗净，红柿子椒切丝，炸豆腐切块待用。用1汤匙油爆香蒜肉，加入豆豉及炸豆腐略炒，走油后的鲶鱼回锅，放豆腐上，倒入酱油、白糖、水和香油略煮片刻，至汁液收干，加入红柿子椒丝、葱粒，勾薄芡即可出锅食用。

功用 治疗小儿无故流鼻血、小儿夜尿。

（六）黑豆塘虱鱼煲

配料 鲶鱼100克，黑豆100克，核桃60克，姜5克，大葱5克，盐3克，花生油15克。

做法 取黑豆，拣净杂质，加水浸透；塘虱鱼（鲶鱼）宰杀去鳃及内脏，洗净；起油锅，将塘虱鱼稍为煎热；把黑豆、塘虱鱼、核桃肉、生姜放入瓦锅内，加清水适量，文火煮一小时，至黑豆熟烂为度，食前加葱等调味即可。

功用 补肝益肾、养血解毒，适宜糖尿病属肝肾虚损者，症见小便频数量多、夜尿增多、困倦气短、舌质淡红、脉沉细弱等，尤宜于糖尿病并发下肢血管病，也用于糖尿病并发阳痿者（如无塘虱鱼，可用泥鳅代替）。

（七）菠菜炖鱼脯

配料 鲶鱼500克，菠菜100克，枣（干）15克，姜10克，盐5克，味精2克，胡椒粉1克，料酒3克。

做法 鲶鱼杀洗干净，在鱼脊部横切几刀；菠菜洗净去老叶，红萝卜去皮切片，生姜去皮切丝，红枣泡透；烧锅下油，放入姜丝、鲶鱼，用小火煎香，倒入料酒，注入清水，用中火炖约20分钟；加入菠菜、红枣，调入盐、味精、胡椒粉，再炖15分钟即可。

功用 气血双补、开胃健脾、滋阴利尿。

螃　蟹（pang xie）

螃蟹有海蟹、河蟹之分。螃蟹的头胸甲呈圆形，褐绿色，颚足长大且密生绒毛，螯足、步足侧扁而长，顶端尖锐。获得后，除去胃、肠、腮及小爪，洗净鲜用。蟹是食中珍味，肉白嫩，味鲜美，是一种高蛋白的补品，素有“一盘蟹，顶桌菜”的美誉。

河蟹以河北、天津产的最为著名，江蟹以南京产的最好，湖蟹以江苏昆山阳澄湖、山东微山湖、南京高淳固城湖产的品质较好。螃蟹盛产在8~9月，特别是高梁红时是吃蟹的最好时节，有“七尖八圆”之说。

一、螃蟹有哪些药用价值和营养价值

蟹的营养丰富，含蛋白质、脂肪、碳水化合物、磷、铁、维生素A、维生素D等，蟹壳中还含有丰富的钙盐。祖国医学认为，螃蟹性味咸寒，有滋阴补髓、清热化痰、养筋行血、活血祛痰、续筋接骨、催产下胎和抗结核、补虚损、利湿退黄、利肢节、滋肝阴、充胃液的功效，对于瘀血、黄疸、腰腿酸痛和风湿性关节炎等有一定的食疗效果。螃蟹含有丰富的蛋白质及微量元素，对身体有很好的滋补作用，尤其适宜跌打损伤、筋断骨碎、瘀血肿痛、产妇胎盘残留、孕妇临产阵缩无力、胎儿迟迟不下者食用。螃蟹还有抗结核作用，吃蟹对结核病的康复大有裨益。

二、吃螃蟹应注意什么

（一）平素脾胃虚寒、大便溏薄、腹痛腹泻、风寒感冒未愈、宿患风疾的人忌食，以防加重病情。

（二）原有慢性胃炎、十二指肠溃疡、胆道疾患及肝炎活动期的病人最好不吃，以免诱发或延迟治疗。

（三）患有皮肤湿疹、癣症、皮炎等皮肤瘙痒症者亦应忌食，以免恶化病情。

（四）蟹黄中的胆固醇含量在食物中是名列前茅的，所以，老年人、特别是动脉硬化、高血压、高血脂症及冠心病患者最好不吃蟹黄。

（五）月经过多、痛经、怀孕妇女忌食螃蟹，尤其忌食蟹爪。

（六）螃蟹与红薯、南瓜、蜂蜜、橙子、梨、石榴、西红柿、香瓜、花生、蜗牛、芹菜、柿子、兔肉、荆芥、甲鱼相克，一起食用会导致食物中毒。

（七）不宜与茶水同食，吃蟹时和吃蟹后1小时内忌饮茶水。

（八）吃螃蟹不可饮用冷饮，会导致腹泻。蟹易动风，所以不易冷食。

（九）螃蟹性咸寒，又是食腐动物，所以吃时必蘸姜末醋汁来祛寒杀菌，不宜单食。

（十）螃蟹的鳃、沙包（胃）、内脏含有大量副溶血性弧菌和毒素，很易引起食物中毒，吃时一定要去掉。

（十一）千万不要吃死螃蟹。因为螃蟹喜食动物尸体等腐烂性物质，它的胃肠中常带致病细菌和有毒物质，一旦死后，这些病菌大量繁殖，积蓄到一定数量时就会使食用的人中毒。常见的中毒表现有恶心、呕吐、腹痛、腹泻，严重者可发生脱水、电解质紊乱、抽搐甚至休克、昏迷、败血症等。

三、螃蟹药用及食疗配方推荐

（一）酒浸生蟹：鲜河蟹250克，捣烂，以黄酒煨热，温浸20分钟左右，取汁多次饮之，并用其渣敷患处。

选自《唐瑶经验方》。本方取蟹之全体，用以续筋活血，以黄酒行血脉、助药力。兼以外敷，对“骨节离脱”（脱臼）有较好的疗效。原方说“半日内，骨内谷谷有声即好”。

（二）合骨散：河蟹30~50克，焙干研末。每次10克，白酒送服。

选自《泉州本草》。本方用河蟹续筋接骨，活血行瘀，仍以酒助药力。用于跌打骨折筋断、瘀肿疼痛。

（三）螃蟹山楂散：螃蟹、山楂各30克。焙干，共研细末。每次15~20克，白酒送服。

选自《滇南本草》。治妇人产后因血瘀引起的儿枕痛（即小腹痛），用螃蟹研末，热烧酒服，谓有良效。增加山楂一味活血化瘀，更为适宜。

（四）螃蟹丸：螃蟹500克，烧炭存性，研末，拌以黄酒，作成小丸。每日2次，每次30克，温开水送下。

选自《濒湖集简方》。螃蟹治湿热黄疸，为民间经验，可用作辅助治疗。

（五）接触性皮炎：活蟹1个，蜂蜜适量，滑石粉少许。把以上三味混合搅匀，外涂患部，每天2~3次。

（六）胎衣不下：蟹爪100克，黄酒和米醋适量，加水共煎服。

（七）臁疮：鲜蟹3个、鸡蛋黄3个，共捣泥，敷患处。

（八）产褥热：螃蟹壳，烧灰存性，用童便或米酒冲服。

（九）破伤风：大河蟹1个，捣烂，黄酒冲服出汗。

青 鱼（qing yu）

青鱼又名黑皖、螺狮青、青根鱼、乌青鱼、黑鲲、青棒、钢青。主要产于长江流域，也可人工养殖，由于受鱼食来源的限制，北方饲养较少。青鱼四季均产，但以秋季产最多而且品质最好。青鱼个大肉厚，多脂味美，刺大而少，是淡水鱼中的上品。

一、青鱼有哪些药用价值和营养价值

中医认为，青鱼肉性平、味甘，归脾、胃经，具有益气、补虚、健脾、养胃、化湿、祛风、利水的功效，主治脚气湿痹、烦闷、疟疾、血淋等症，还可防妊娠水肿。青鱼含有蛋白质、脂肪、糖类、多种维生素、锌、钙、磷、铁、镁等矿物质，是一种高蛋白、低脂肪的食物。所含的氨基酸有丰富的谷氨酸、天冬氨酸等呈鲜味成分，所以吃起来味道鲜美。青鱼中所含的锌是酶蛋白的重要组成部分，对于人体锌含量不足导致的嗅觉减低、精神萎靡、智力降低、生长高度不足、创伤难以愈合等病变有良好的辅助治疗作用。青鱼胆性味苦、寒，有毒，可以外用，主治目赤肿痛、结膜炎、翳障、喉痹、暴聋、恶疮、白秃等症。

二、吃青鱼的好处

（一）抗癌、延缓衰老。青鱼中除含有丰富蛋白质、脂肪外，还含丰富的核酸、硒、碘、锌等微量元素，能帮助维护细胞的正常分裂增殖，强化免疫功能，有延缓衰老和抗癌作用。

（二）补充营养。青鱼富含赖氨酸，而人们日常主食中普遍缺乏赖氨酸，因此常吃青鱼可发挥蛋白质互补作用，提升食物的营养价值。

（三）预防记忆力衰退。营养学家发现，青鱼中含有一种特殊的脂肪——多元不饱和脂肪酸，它是营造大脑细胞的必需品，可以起到预防记忆力减退的作用。

（四）益心力、补脾胃。《食疗本草》中说，青鱼“益心力”；《随息居饮食谱》说“惟青鱼为最美，补胃醒脾，温运化食”。

三、吃青鱼应注意什么

（一）肝硬化病人忌食。肝硬化患者体内难以产生凝血因子，容易引起出血，如果再食用青鱼，会使病情急剧恶化。

（二）脾胃蕴热者不宜食用；瘙痒性皮肤病、内热、荨麻疹、癣病者应忌食。

（三）青鱼忌与李子同食；青鱼忌用牛、羊油煎炸；不可与荆芥、白术、苍术同食。

（四）由于胆汁有毒，不宜滥服。吞食青鱼胆会发生中毒，半小时后，轻者恶心、呕吐、腹痛、水样大便；重者腹泻后昏迷、尿少、无尿、视力模糊、巩膜黄染，继而抽搐、牙关紧闭、四肢强直、口吐白沫、眼球上窜、呼吸深快。如治疗不及时，会导致死亡。

四、青鱼的保健食谱推荐

（一）党参煮青鱼

配料 青鱼500克，党参30克，苹果、陈皮、桂皮各5克。精盐、姜片、熟猪油若干。

做法 将党参、苹果、陈皮、桂皮分别去杂质洗净，装入纱布袋扎口。青鱼去鳞、去鳃、内脏，洗净，放入锅中，再注入适量清水，加入药袋、熟猪油、姜片、葱段、盐，煮至鱼肉熟烂，拣去姜、葱、药袋，用胡椒粉调味即成。

功用 适宜脾肺气虚或脾胃不健、倦怠无力、食少、溏便等症。

（二）红烧托卷

配料 青鱼肠一条，猪油、植物油、葱、黄酒、青蒜、淀粉、盐、醋各适量。

做法 杀青鱼，取出完整的鱼肠，顺着长度剖开，放入水中撕掉肠衣洗净，沥干，剪成3厘米长段，将肠段放入容器，加盐、醋反复搅拌洗净，放入沸水砂锅中滚烫脆熟，捞出，再用热油锅，添入猪油，爆香葱段；然后推入鱼肠，洒入黄酒略焖，再用旺火，滚洒少量淀粉，拌匀；再加少量猪油，略拌，捞出葱结，加入青蒜即成。

功用 青鱼肠子中所富含的不饱和脂肪酸，是脑细胞的基质，又能降低胆固醇和脑溢血的发病率，因此，这是一味老少皆宜的美食。

田 鸡 (tian ji)

田鸡又称蛙、水鸡、坐鱼，包括普通青蛙、牛蛙等。因肉质细嫩胜似鸡肉，所以称为田鸡。田鸡肉味鲜美，春天鲜、秋天香，是餐桌上的佳肴。

因为田鸡是有益的动物，而且现在也有了专供食用的养殖田鸡，所以建议大家不要捕食野生的田鸡了。

一、田鸡有哪些药用价值和营养价值

中医认为蛙肉性凉、味咸而无毒，是大补元气、治脾虚的营养食品，可以滋阴助阳、补虚损、解痨热、健脾消积、利水消肿、治阴虚牙痛、腰痛及久痢。田鸡含有丰富的蛋白质、脂肪、钙、磷、铁、维生素 A、维生素 B_1、维生素 B_2、尼克酸，适宜于低蛋白血症、精力不足、产生缺乳、肝硬化腹水和神经衰弱者食用，有助于青少年的生长发育和缓解更年期骨质疏松。所含维生素 E 和锌、硒等微量元素，能延缓机体衰老，润泽肌肤，防癌抗癌。对于患有心性水肿或肾性水肿的人来说，用田鸡食疗，有较好的利水消肿的功效。

二、食用田鸡应注意什么

（一）野生田鸡是捕食害虫的有益动物，切不可捕食。应食用人工养殖专供食用的田鸡。

（二）田鸡一定要加热至熟透再食用。田鸡体内容易寄生一种名叫曼氏裂头绦虫的寄生虫卵，当人们吃完没有充分加热熟透的田鸡肉时，幼虫会随之进入体内，约经 20 天时间便可发育成 1 米长的成虫。因此，一旦食用田鸡肉有腹痛、呕吐、畏光、流泪等症状时，要及时检查身体，抓紧治疗。

三、田鸡保健食疗配方推荐

（一）肾脏性水肿：田鸡 2 只，韭菜根 3~5 棵，田鸡不剖肚，不水洗，与韭菜根叶共煮水半碗服用。

（二）闭经：田鸡焙干研末加酒服，每服 9 克。或田鸡 1 只，黄豆 90 克，炖吃，连吃 3 天。

（三）疟疾：小青蛙 1 只，焙黄食下。或青蛙骨骼烧炭存性，每次 3 克，开水吞服，或以橄榄 1 个纳入蛙腹，同炖服。

（四）蛇咬伤：小青蛙 10 个，捣烂敷患处。加雄黄效力更强。

（五）浮肿：青蛙去内脏，煮熟，加白糖，每次 1 个，日服 1 次，连续服用。

（六）蛤蟆瘟：以线蛙 1 只捣汁，水调，空腹顿服。

（七）百日咳：取蝌蚪若干贮缸内封口加压，次年取上面澄清液，隔水炖热，加糖饮用。

田　螺 (tiang luo)

田螺泛指田螺科的软体动物。田螺在全国大部地区的江河、湖泊、沟壑、沼泽、池塘等淡水中都有分布，常见有中国圆田螺、中华圆田螺等。田螺可以食用的部分主要是它的肉质足。肉质丰腴细腻，味道鲜美，素有“盘中明珠”的美誉，可在夏、秋季节捕取。

一、田螺有哪些药用价值和营养价值

田螺含有丰富的蛋白质、维生素及人体必需的氨基酸和微量元素，是典型的高蛋白、低脂肪、高钙质的天然动物性保健食品。田螺中含有人体必需的 8 种氨基酸、碳水化合物、矿物质、维生素 A、维生素 B_1、维生素 B_2、维生素 D 和多种微量元素，营养成分的含量和组合都优于鸡、鸭、鹅肉等，在常见的 60 多种水生动植物中，营养价值仅次于虾。

中医认为，田螺肉味甘、性寒、无毒，可入药，具有清热、明目、利尿、通淋、散结、敛疮、止痛等功效，主治尿赤热痛、小便不通、痔疮、黄疸、脚气、水肿、消渴、胃痛、便血、目赤肿痛、湿疹、疔疮肿毒及小儿惊风等。我国民间用田螺防治疾病的历史十分悠久。现代医学研究还发现，田螺可治疗细菌性痢疾、风湿性关节炎、肾炎水肿、疔疮肿痛、中耳炎、佝偻病、脱肛、狐臭、胃痛、胃酸、小儿湿疹、妊娠水肿、妇女子宫下垂等多种疾病。田螺含有丰富的维生素 B_1，可以防治脚气病，对喝生水引起的腹泻也有一定功效。田螺还有镇静神经的作用，感到精神紧张时，田螺是理想的食品。适宜黄疸、水肿、小便不通、痔疮便血、脚气、消渴、风热目赤肿痛以及醉酒的人食用，同时适宜糖尿病、癌症、干燥综合症、肥胖症、高血脂症、冠心病、动脉硬化、脂肪肝患者食用。

二、食用田螺应注意什么

（一）食用螺类要防止病菌和寄生虫感染。田螺一般长在水塘里，如果水质不好的话，容易受污染；如果螺内的大便没排干净，会有很多寄生虫，比如钉螺就是血吸虫的寄主。

食用的时候最好买河螺或者田螺，水塘里的螺少吃。买回来后用一个桶放清水把螺养几天，每天换一次水，让螺把大便排净；煮螺的时候要煮透煮熟，确保杀死寄生虫。最好不要吃烧烤的海螺，因为如果烧不熟，容易感染肝吸虫病。

（二）凡属脾胃虚寒，便溏腹泻的人忌食。

（三）因螺性大寒，所以风寒感冒期间忌食，女子行经期间及妇人产后忌食。

（四）螺肉不宜与中药蛤蚧、西药土霉素同服；不宜与牛肉、羊肉、蚕豆、猪肉、蛤、面、玉米、冬瓜、香瓜、木耳及糖类同食；吃螺不可饮用冰水，否则会导致腹泻。

三、田螺食疗配方推荐

（一）田螺粥：田螺肉 120 克，用水略煮后捞起，去壳取肉；糯米 100 克，用煮田螺的水煮稀粥，待米煮透后，放入田螺肉一同煮熟食。可加猪脂、食盐少许调味。

选自《圣惠方》。田螺肉能清热止渴，糯米也“主消渴”，同用可以增强疗效。用于消渴饮水、小便次数多。

（二）田螺酒：田螺肉 100 克，捣烂，用黄酒约 200 毫升，微炖后，过滤取汁饮。

选自《寿域神方》。本方取田螺除湿退黄，用黄酒可浸取田螺之汁。用于“酒疸诸黄”。

（三）治传染性黄疸型肝炎、慢性肝炎、早期肝硬化：田螺 500 克养水中 2~3 天，使其排尽污泥废物，然后将田螺尾部敲去少许，与鸡骨草 50~100 克同煮汤服食。每日 1 次。

（四）治小便不利、白浊：田螺 250 克洗净，去尾部，入热油锅内，略炒片刻，加入大蒜头少许，食盐调味，加水煮熟，用针挑出螺肉食用。

（五）治黄疸：田螺肉 100 克，茵陈 12 克，溪黄草 30 克，田基黄 30 克，水煎服，每日 1~2 剂。

（六）治菌痢：田螺 500 克，挑出螺肉，晒干，炒焦，水煎服，每次 10 克，每日 3 次。

（七）治湿热黄疸、小便不利、消渴病：大田螺 15 个，养于清水中漂去泥，取出螺肉加入米酒半小杯拌和，再放入清水中炖熟饮汤，每日 1 次。

（八）治泌尿系感染、前列腺炎、泌尿系结石：车前子 30 克，红枣 10 个，田螺（连壳）1000 克。先用清水静养田螺 1~2 天，经常换水以漂去污泥，斩去田螺尖；红枣（去核）洗净。用纱布另包车前子，与红枣、田螺一齐放入锅内，加清水适量，武火煮沸后，文火煲 2 小时，饮汤吃螺肉。

虾（xia）

虾是一种生活在水中的长身动物，属节肢动物甲壳类，又名“长须公”“虎头公”“曲身小子”等，按出产来源不同，分为海水虾和淡水虾。淡水虾包括青虾、河虾、草虾、小龙虾、对虾、明虾、基围虾、琵琶虾等。海虾又叫红虾，包括龙虾、对虾等。虾的肉质肥嫩鲜美，历来被认为是滋补壮阳的妙品，老幼皆宜，备受青睐。其中以对虾的味道最美，为食中上味、海产名品。

一、虾有哪些药用价值和营养价值

虾肉具有味道鲜美，营养丰富的特点，据分析，鲜虾肉中含水分、蛋白质、脂肪、钙、磷、铁、维生素 A，还含有维生素 B_1、维生素 B_2、维生素 E、尼克酸等。虾皮的营养价值更高，含蛋白质、钙、磷、铁，其中钙的含量居各种动植物食品之首，特别适宜于老年人和儿童食用。祖国医学认为，虾味甘、咸，性温，有壮阳益肾、益气补精、通乳抗毒、养血固精、化瘀解毒、滋阳、通络止痛、开胃化痰等功效，适宜于肾虚阳痿、遗精早泄、乳汁不通、筋骨疼痛、手足抽搐、全身搔痒、皮肤溃疡、久病体虚、气短乏力、不思饮食、面黄羸瘦和神经衰弱的病人食用。常人食虾，也有健身强力效果。现代医学研究证实，虾能增强人体的免疫力和性功能，补肾壮阳，抗早衰。常吃鲜虾（炒、烧、炖皆可），温酒送服，可医治肾虚阳痿、畏寒、体倦、腰膝酸痛等病症。虾皮有镇静作用，常用来治疗神经衰弱、植物神经功能紊乱等症。海虾中含有三种重要的脂肪酸，可以为大脑提供营养，能使人长时间保持精力集中。

二、吃虾应注意什么

（一）虾一般人都可以食用，特别适宜中老年人、孕妇、心血管病患者、肾虚阳痿、男性不育症、腰腿无力的人食用；同时适宜中老年人缺钙所致的小腿抽筋者食用。

（二）宿疾患者、正上火的人不宜食虾；体质过敏，如患过敏性鼻炎、支气管炎、反复发作性过敏性皮炎的老年人不宜吃虾。

（三）虾为动风发物，患有皮肤疥癣、疮瘘宿疾者或在阴虚火旺时者忌食。

（四）虾忌与某些水果同吃。虾含有比较丰富的蛋白质和钙，如果与含有鞣酸的水果（如葡萄、石榴、山楂、柿子等）同食，不仅会降低蛋白质的营养价值，而且鞣酸和钙离子结合形成不溶性结合物刺激肠胃，会引起人体不适，出现呕吐、头晕、恶心和腹痛腹泻等症状。所以，吃吓后至少应间隔2小时以上再吃这些水果。

（五）生长于污染的农田、水渠中的虾，不宜食用。

三、虾保健食疗配方推荐

（一）妇女产后乳汁少或无乳汁：鲜虾肉500克，研碎，黄酒热服，每日3次，连服几日，可起催乳作用。

（二）肾阳虚衰、阳痿早泄、性欲减退、滑精遗尿以及女子崩漏、宫冷不孕：可将鲜虾150克、韭菜250克加油盐一同炒熟食用，或将鲜大虾加糯米、甜酒炖服，每日早晚适量食用。

（三）治阳痿、腰痛、乏力：可用虾50克，冬虫夏草15克，九香虫15克，水煎服，日1剂。

（四）治脾肾虚诸症：可用虾仁15~20克、洗净，豆腐500克、切块。再将两味一同放锅中水煮，并加入葱、姜、盐调味，待虾仁熟后，食豆腐、虾仁，饮汤。

（五）肾阳虚衰、阳痿不举、举而不坚、精冷清稀、久不生育：虾米10克。将虾米放入小锅内，加入清水适量，用武火煮沸后即倒入搪瓷杯内，加盖闷泡20分钟。当茶饮用，茶饮完后嚼虾米，每日2剂。

鱿　鱼 (you yu)

鱿鱼，也称柔鱼、枪乌贼，营养价值很高，是名贵的海产品。虽然习惯上称它们为鱼，其实它并不是鱼，而是生活在海洋中的软体动物。

一、鱿鱼有哪些药用价值和营养价值

鱿鱼富含蛋白质、钙、磷、铁等，并含有十分丰富的硒、碘、锰、铜等微量元素。鱿鱼除了富含蛋白质及人体所需的氨基酸外，还含有大量牛磺酸（一种低热量物质），可抑制血中的胆固醇含量、缓解疲劳、恢复视力、改善肝脏功能，对于预防血管硬化、胆结石的形成有很好疗效，对骨骼发育和造血也十分有益，可预防贫血。同时还能补充脑力、预防老年痴呆症等，因此对容易罹患心血管疾病的中老年人来说，鱿鱼是有益健康的食物。鱿鱼所含的多肽和硒等微 11 量元素有抗病毒、抗辐射作用。中医认为，鱿鱼有滋阴养胃、补虚润肤的功能。

二、食用鱿鱼应注意什么

（一）干鱿鱼以身干、坚实、肉肥厚、呈鲜艳的浅粉色，体表略现白霜为上品。

（二）鱿鱼要煮熟煮透后再食用。因为鲜鱿鱼中有一种多肽成分，如果不煮透就食用，会导致肠胃功能失调。

（三）鱿鱼之类的水产品性质寒凉，脾胃虚寒的人应少吃。

（四）鱿鱼是发物，患有湿疹、荨麻疹及肝病的人忌食。

三、鱿鱼保健食谱推荐

（一）白灼鲜鱿鱼

配料　鱿鱼（鲜）300 克，葱 7 克，姜 3 克，胡椒粉 3 克，香菜 5 克，酱油 3 克，白砂糖 4 克，味精 3 克，红辣椒 10 克，花生油 20 克。

做法　将鱿鱼板切麦穗花刀，葱姜切丝，香菜洗净切段。锅内烧开水，下入鱿鱼花焯熟，捞出备用。取碗放入生抽、糖、味精、胡椒粉调成白灼汁。把焯熟的鱿鱼花摆在盘内，撒上葱姜丝、香菜段、尖椒丝，再浇上白灼汁，然后将油烧至八成热，浇在上面即可。

功用 补血养脏，可用于贫血和接触电离辐射人员的辅助治疗。

（二）鱿鱼炒韭菜

配料 鱿鱼（鲜）450克，韭菜250克，盐5克，料酒10克，味精2克，酱油10克，大葱10克，姜5克，大蒜（白皮）5克。

做法 将鱿鱼切块、并切成花刀（或者直接到超市买成品的鱿鱼块）；韭菜洗净切成寸长；葱、姜、蒜切末备用；锅内烧水，待水开后将鱿鱼放入焯一下；炒锅内放少许油，将葱、姜、蒜末放入锅内煸出香味；将鱿鱼放入翻炒，加入酱油、盐、味精、韭菜，勾芡翻炒数下，淋油出锅即可。

功用 缓解疲劳，补充脑力。

（三）爆炒鱿鱼卷

配料 鱿鱼（鲜）350克，香菇（鲜）20克，冬笋50克，葱15克，白酱油10克，白醋5克，大蒜（白皮）5克，淀粉（蚕豆）10克，味精3克，香油10克，花生油40克。

做法 将鱿鱼剞十字花刀、切成6×3.3厘米的长块，下沸水锅氽一下，生花成卷，控去水分；葱去根须，洗净，取葱白切成马蹄葱；香菇去蒂，洗净，切菱形片；冬笋削去外皮，洗净，切菱形片；香菇片、冬笋片水焯一下，和调料、湿淀粉调成卤汁待用；锅置旺火上，倒入花生油，烧十成热后，将鱿鱼入油锅中，炸至熟透，捞出；留余油50克回置旺火上，倒入卤汁烧开，迅速放入鱿鱼卷急炒后装盘即成。

功用 抗癌，可用于各类癌症病人的辅助治疗。

紫 菜 (zi cai)

紫菜是海产红藻，叶状体，由包埋于薄层胶质中的一层细胞组成，深褐、红色或紫色。紫菜味道芳香，主要用作汤菜料，药食兼优，素有“长寿菜”之称。

一、紫菜有哪些药用价值和营养价值

紫菜以高蛋白、高核黄素（即维生素 B_2）而著称。据测定，紫菜中含蛋白质是瘦猪肉的 1.5 倍、牛奶的 3 倍、鸡蛋的 1.7 倍、海带的 7 倍、冬菇的 2 倍，钙、铁、磷含量也很丰富，维生素 B_2 比任何一种蔬菜的含量都高，多吃紫菜，能有效防治由维生素 B_2 缺乏引起的口角炎、唇炎、舌炎、头皮屑增多，以及疲劳、食欲不振、失眠、头痛等。紫菜中还含有十分丰富的碘，是孕妇、儿童以及营养不良、缺碘性甲状腺肿大患者的极好食品。由于紫菜中含有类似味精的麸氨酸、似香菇味的乌甙酸、似鱼松味的肌甙酸等成分，所以味道鲜美，清香可口。祖国医学认为，紫菜能化痰软坚、清热利水、补肾养心，用于治疗瘿瘤、瘰疬、咳嗽痰稠、饮酒过多、烦热不安、脚气、水肿、小便不利。临床实践和民间验方，用紫菜软化血管、降低血压和防治心脑血管病、结核病都有良好的效果。紫菜水煎服，对治疗脱发、白发症有较好疗效。鲜紫菜捣烂敷皮肤红肿处可消炎、解毒、止痛，敷破伤处可止血。紫菜泡酒，适量饮用，对哮喘、皮肤病有辅助疗效。用紫菜作汤，连饮月余，可消瘿散瘤，治疗淋巴结核，同时对预防动脉硬化有良好作用。

二、常吃紫菜有哪些好处

（一）紫菜营养丰富，含碘量很高，可用于治疗因缺碘引起的“甲状腺肿大”。紫菜有软坚散结功能，对其他郁结积块也有用途。

（二）紫菜富含胆碱和钙、铁，能增强记忆、治疗妇幼贫血，促进骨骼、牙齿的生长。含有一定量的甘露醇，可作为治疗水肿的辅助食品。

（三）紫菜所含的多糖能明显增强细胞免疫和体液免疫功能，促进淋巴细胞转化，提高机体的免疫力；可显著降低血液胆固醇的总含量，对心脑血管疾病有很好的预防作用。

（四）紫菜的有效成分对艾氏癌的抑制率达 53.2%，有助于脑肿瘤、乳腺癌、甲状腺癌、恶性淋巴瘤等肿瘤的防治。

三、吃紫菜的宜与忌

（一）紫菜一般人都能食用。尤其适合甲状腺肿大、水肿、慢性支气管炎、咳嗽、瘿瘤、淋病、脚气、高血压、肺病初期、心血管病和各类肿块、增生的患者食用。

（二）紫菜不宜多食。

（三）消化功能不好、脾胃虚寒的人食用会致腹泻；腹痛便溏者禁食。

四、紫菜保健食疗配方

（一）紫菜汤

配料 紫菜15克。

做法 加水煎服，或用猪肉与紫菜煮汤，略加油、盐调味食用。

功用 本方独取紫菜软坚散结的功效，用于瘿瘤、瘰疬和痰核肿块。

（二）紫菜散

配料 紫菜15克，研成细末。

用法 每次5克，蜂蜜兑开水送服。

功用 本方取紫菜清热化痰、蜂蜜润肺止咳，用于肺脓疡、支气管扩张、咳嗽痰稠或腥臭等。

（三）紫菜萝卜汤

配料 紫菜30克，萝卜1个。

做法 煮汤服用。

功用 用于肺热痰多。

（四）紫菜陈皮汤

配料 紫菜30克，陈皮3克，白萝卜1个。

做法 每日煎汤服用。

功用 治疗缺碘性甲状腺肿大。

（五）治疗高血压及两眼昏花：用紫菜与决明子一同加清水煎服。

（六）治疗慢性气管炎：用紫菜、牡蛎、远志各适量，水煎服。

七、菌类

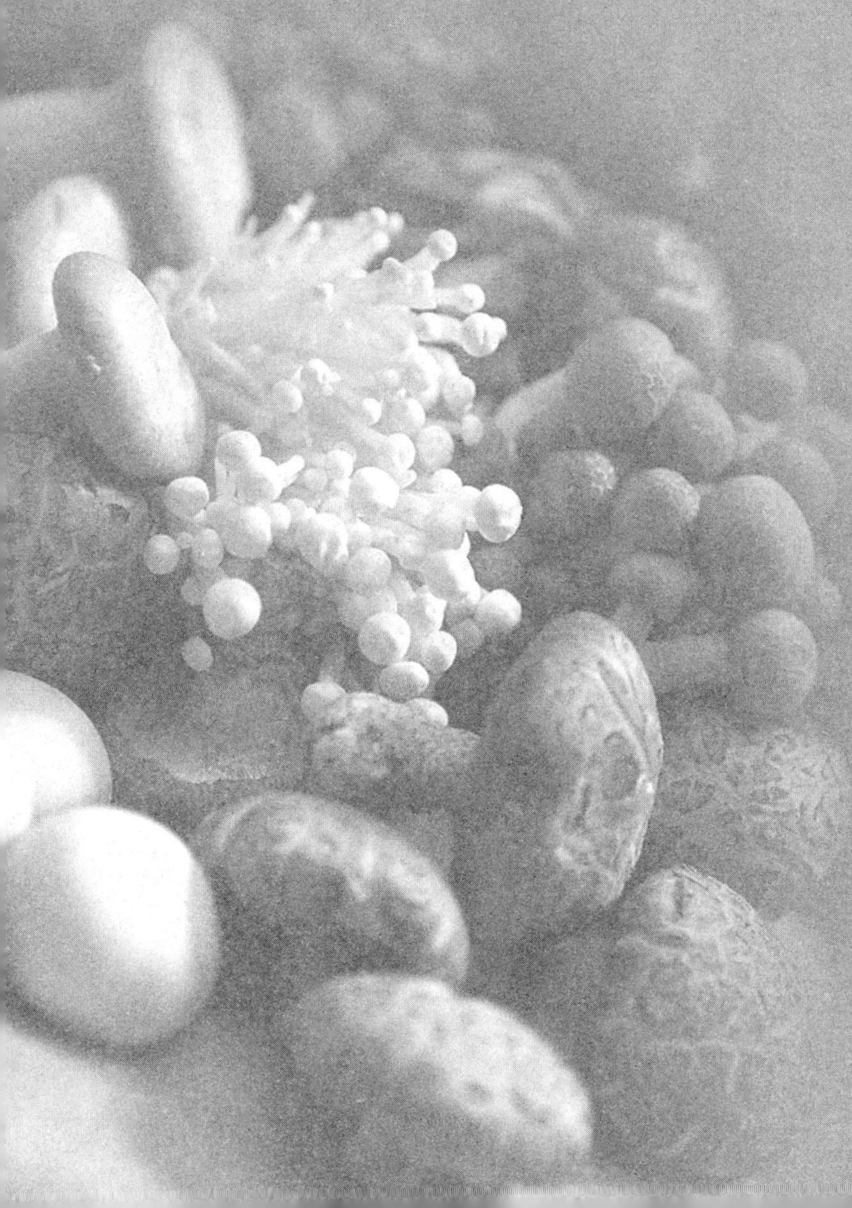

发　菜 (fa cai)

发菜又称发状念珠藻，是蓝菌门念珠藻目的细菌，广泛分布于世界各地（如中国、俄罗斯、索马里、美国等）的沙漠和贫瘠土壤中，因其色黑而细长，象人的头发而得名，可以食用。广东人取“发财”的谐音而写成“发菜”，在农历新年的广东菜式中更为常见。但事实上，发菜不是菜，而是菌。

一、发菜有哪些药用价值和营养价值

发菜是名贵山珍之一，也是一种高档的营养品。它含蛋白质极为丰富，是鸡蛋的 1.5 倍、枸杞的 4 倍；所含碳水化合物、钙、铁都高于猪、牛、羊肉类及蛋类；矿物质含量是鸡蛋的 6 倍，还含有人体所必需的铁、钙、锰、铜等十多种矿物质和人体所需的七种氨基酸，这些物质的含量都高于大米和小麦，特别是精氨酸的含量高于猴头菇 5 倍，碘的含量在所有食物中最为丰富。

中医认为，发菜可利小便、清热、软坚散结、理肠除垢、消滞降压，对甲状腺肿大、淋巴结核、脚气病、鼻出血、缺铁性贫血、高血压和妇科病等都有一定的疗效。近年来研究发现，发菜还具有驱蛔虫、降血脂功效和清肠胃、助消化的作用。民间常用发菜来治疗佝偻病、妇女病、痢疾、高血压、气管炎、鼻出血、营养不良等病。

二、吃发菜有哪些好处

（一）瘦身保健。发菜所含蛋白质较丰富，比鸡肉、猪肉高，还含糖类、钙、铁、碘、藻胶、藻红元等营养成分，脂肪含量极少，有山珍“瘦物”之称，所以发菜是一种名贵的珍稀保健菌。

（二）消滞止痢、软坚化痰。吃发菜可以清热消滞、软坚化痰、消肠止痢。

（三）保护心脑血管。发菜还具有调节神经的作用，可用于高血压、冠心病、高血脂、动脉硬化、慢性支气管炎等病症辅助治疗。

（四）止热咳、祛黄痰。适宜于肺热咳嗽、内热痰结包括老年慢性支气管炎、肺炎、支气管扩张、肺痈且咳吐黄脓痰、腥臭痰以及高血压、肥胖症和佝偻病等患者食用。

（五）调经、促进伤口愈合。发菜对妇女月经不调、营养不良、手术后病人和外伤患者愈合阶段的调理十分相宜。尤其手术后食用，对促进伤口愈合有特殊效果。

（六）补血。发菜的颜色很黑，不好看，但发菜内所含的铁质较丰富，用发菜煮汤做菜，可以补血。

三、怎样食用发菜

（一）在食用前，应先用温水浸泡 2 小时左右，去杂质，洗净后轻轻揉搓使其松散，再用清水漂洗后烹调。

（二）作菜肴脆滑细嫩，细嚼有声，别有风味，清香宜人，可与鲍鱼、干贝、虾仁、鸡鸭、鱼丸等相配烹制。

（三）发菜食用做法很多，可炖、炒、烩、凉拌。如与虾米、鸡蛋同炒，或切成小段作为冷盘，或掺入肉泥内做丸子，或用油皮卷上发菜、挂糊后油炸成发菜卷，与冬菇、熟笋及绿叶菜等烧入素席等等。

（四）发菜也常用于制作花色菜的辅助材料。

猴头菇 (hou tou gu)

猴头菇因远远望去特别像金丝猴头而得名，又像刺猬，也有“刺猬菌”的叫法。肉嫩、味香、鲜美可口，是中国传统的四大名菜（猴头、熊掌、海参、鱼翅）之一。素有“山珍猴头、海味燕窝”之说。夏、秋季采收，人工培育的子实体待菌龄至3个月左右长成时取下。晒干用，或用鲜品。

一、猴头菇有哪些药用价值和营养价值

中医药认为，猴头菇具有健胃、补虚、抗癌、益肾精的功效，主治食少便溏、胃及十二指肠溃疡、神经衰弱、食道癌、胃癌、眩晕、阳痿等病症。现代研究证实，猴头菇含挥发油、蛋白质、多糖类、氨基酸等成分，是一种高蛋白、低脂肪、富含矿物质和维生素的优良食品；猴头菇含有的多糖体、多肽类及脂肪物质，能抑制癌细胞中遗传物质的合成，预防和治疗消化道癌症和其他恶性肿瘤；猴头菇中含有多种氨基酸和丰富的多糖体，能助消化，对胃炎、胃癌、食道癌、胃溃疡、十二指肠溃疡等消化道疾病的疗效令人瞩目。

二、吃猴头菇有哪些好处

（一）养护肠胃。猴头菇具独特的消化道系统保护、调理和修复功能，有助消化、益肝脾、解饥解渴、消除宿毒等多重功效。

（二）增免疫力。猴头菇对增强人体免疫力的作用尤为突出，长期食用，可提高人体对流感等传染性疾患的抵抗力。年老体弱的人食用猴头菇，有滋补强身的作用。

（三）抗肿瘤。猴头菇抗肿瘤，特别是胃癌，医学界已有定论。对放、化疗的肿瘤患者在术前一周开始食用，可起到显著的术前保护和术后助康复作用，对放、化疗过敏或体弱患者其效果尤为明显。

（四）益寿抗衰。猴头菇对神经衰弱、失眠有特效，可促进脑神经细胞生长和再生，对预防和治疗老年痴呆症有良好效果，是益寿抗衰的营养健脑食品。

（五）降血脂。猴头菇含不饱和脂肪酸，能降低血胆固醇和甘油三酯含量，调节血脂，利于血液循环，是心血管患者的理想食品。

三、保健食疗配方推荐

（一）猴头汤

配料 猴头菇60克。

做法 温水浸软后，切成薄片，加水煎汤，稍加黄酒服。

功用 本方取猴头菇补脾胃、助消化功用，用于脾胃虚弱、消化不良。

（二）猴头鸡汁汤

配料 鸡1只（500克左右），猴头菇150克。

做法 鸡切块，煮汤取汁，将猴头菇150克切片，放入汤中煮熟食。也可以将猴头菇、鸡肉共煮食。

功用 猴头菇与鸡肉一起煮食能养血益气，可用于神经衰弱、头昏心悸、失眠、体倦乏力等有气血虚弱表现者。

（三）猴头白花蛇舌草汤

配料 猴头菇、白花蛇舌草、藤梨根各60克。

做法 加水煎汤服。

功用 本方三种物质都对实验性肿瘤有抑制作用，常用于消化道肿瘤（以猴头菌丝体制成的猴头片，单用也有疗效），所以配伍应用以增强疗效。用于胃癌、食管癌、贲门癌和肝癌等症。

金针菇 (jin zhen gu)

金针菇，学名毛柄金钱菌，又名构菌、朴菇，因菌柄细长，色泽和食性像金针菜而得名。金针菇是秋冬与早春栽培的菇体较小的一种伞菇食用菌，因菌盖滑嫩、柄脆、营养丰富、味美适口而深受人们喜爱。

一、金针菇有哪些药用价值和营养价值

金针菇形态优美，味道鲜美，是一种高蛋白、低碳水化合物、高钾低钠，而且富含纤维素和不饱和脂肪酸的食品。金针菇中含有蛋白质及铁、钙、磷、钠、钾、镁、维生素 B_1、维生素 B_2、维生素 C 等营养成分。据测定，金针菇中人体必需的 8 种氨基酸含量特别丰富，高于一般菇类。高含量的赖氨酸和精氨酸能促进儿童生长发育、增强记忆、提高智力，还能防治肝炎、胃溃疡等疾病。所含朴菇素和活性多糖，对癌细胞有抑制作用。经常食用还可降血压和血中胆固醇。中医认为金针菇有利肝脏、益肠胃、增智、抗癌等功效。

二、吃金针菇的好处有哪些

（一）防高血脂、降胆固醇。经常食用可降低胆固醇，抑制血脂升高，有利于防治心脑血管疾病。

（二）促进新陈代谢。研究表明，金针菇能有效地增强机体的生物活性，促进体内新陈代谢，有利于食物中各种营养素的吸收和利用。

（三）抗衰老。可以防治肝脏病及胃、肠道溃疡，抵抗疲劳，延缓机体衰老，特别适合高血压患者、肥胖者和中老年人食用。

（四）抗癌。人们早已发现，金针菇所含的蕈菌多糖等物质具有提高人体免疫力，抗菌消炎，防御肿瘤的作用。

（五）排毒。经常食用金针菇，有利于排除体内重金属离子和代谢产生的毒素及废物，有效增强机体活力。

（六）益智。金针菇中含锌量比较高，有促进儿童智力发育和健脑的作用，能有效地增强机体的活性，促进新陈代谢，也有利于食物中各种营养素的吸收和利用。

三、食用金针菇的宜与忌

（一）适合气血不足、营养不良的老人、儿童、癌症患者、肝脏病及胃、肠道溃疡、心脑血管疾病患者食用。

（二）金针菇性寒，脾胃虚寒的人不宜吃得太多。

四、金针菇保健食谱推荐

（一）金针菇肉片汤

配料 金针菇150克，猪瘦肉250克。

做法 金针菇洗净，瘦肉切片。烧开水，先入肉片煮沸，入冬菇，加盐适量，菇熟即可。

功用 此汤具有补益肠胃的功效，适用于脾胃虚弱的人食用。

（二）金针菇炖土鸡

配料 金针菇100克，土子鸡250克。

做法 将子鸡内脏去除，洗净入砂锅中加水炖至九成熟，再入金针菇，待菇煮熟即可起锅食用。

功用 此肴具有补益气血的功效，适用于体虚气血不足的人经常食用。

（三）金针菇麻辣豆腐

配料 金针菇50克，豆腐8块（约400克），四川火锅料适量。

做法 将金针菇用冷水浸开，豆腐切成小方块；锅内精油烧熟起烟，倒入火锅料、豆腐，翻炒数次，入金针菇焖熟即可。

功用 此肴具有健脾开胃、促进食欲的功效，适用于脘腹胀满、饮食减少、体倦乏力等病症。

（四）针菌猪肝汤

配料 猪肝300克，金针菇100克。

做法 猪肝切片，用薯粉拌匀，与金针菇一同倒入锅中煮，加入少许精盐、香油，猪肝熟即可起锅食用。

功用 此汤具有补肝利胆、益气明目的功效，可用于肝病患者的辅助食疗。

口 蘑 (kou mo)

口蘑，别名麻菇、蘑菇草、肉蕈等。口蘑是名贵真菌，它伞盖肥厚，清香适口，独具风味，被人们誉为“素中之肉”。夏秋为产蘑时节，主要品种有白蘑、青腿子、马莲杆、杏香等，其中白蘑色、香、味最佳。新鲜的口蘑，菌盖洁白，褶细、盖大、肉厚、柄短，气味清香，味道鲜美，口感细腻软滑，十分适口，既可炒食，又可焯水凉拌，且形状规整好看，是人们最喜爱的蘑菇之一。

一、口蘑有哪些药用价值和营养价值

中医理论认为，口蘑味甘性平，有宜肠益气、散血热、解表化痰、理气等功效，常用于主治精神不振、食欲大减、痰核凝聚、上呕下泻、尿浊不禁等症。营养学家指出，除了好吃之外，口蘑的营养价值与药用功效也很突出。口蘑含有人体所必需的 8 种氨基酸以及多种维生素。在所有食用菌中，它对矿物元素的聚集能力最强。据实验分析，一般品种的口蘑中含有矿物元素达 10 余种，特别是对人体关系密切的钙、镁、锌和微量元素硒、锗的含量，仅次于药用菌灵芝，比一般食用菌高几倍甚至几十倍。口蘑中含有多种抗病毒成分，这些成分对辅助治疗由病毒引起的疾病有很好的效果，经常食用可以防止癌症的发生。美国塔夫茨大学的一项研究表明，口蘑可以促进自然免疫系统发挥作用，提高自然防御细胞的活动能力，杀死或抗击各种病毒。口蘑无脂肪，无胆固醇，富含大量的防癌抗氧化剂，特别是含有一种稀有的天然氨基酸抗氧化剂——麦硫因。研究人员已发现，口蘑中麦硫因水平是麦芽的 12 倍以上，是鸡肝的 4 倍多。

二、吃口蘑的好处有哪些

（一）提高免疫力。口蘑的有效成分可增强 T 淋巴细胞功能，从而提高机体抵御各种疾病的免疫功能。

（二）调节机体功能。口蘑中硒、钙、镁、锌等十几种矿物元素的含量仅次于灵芝，在人体中的吸收效果也非常好。喝下口蘑汤数小时后，血液中的硒含量和血红蛋白数量就会增加，并且血中谷胱甘肽过氧化酶的活性会显著增强，它能够防止过氧化物损害机体，降低因缺硒引起的血压升高和血黏度增加，调节甲状腺的功能。

（三）排毒降脂、减肥美容。口蘑是一种较好的减肥美容食品。它所含的大量植物纤维，具有防止便秘、促进排毒、预防糖尿病及大肠癌、降低胆固醇含量的作用，而且它又属于低热量食品，可以防止发胖。

（四）预防骨质疏松症。口蘑中含有大量的维生素 D，能有效地预防骨质疏松症。据美国《洛杉矶时报》报道：最新研究发现，口蘑是惟一一种能提供维生素 D 的食用菌。

（五）抗癌。口蘑含有一种超强力抗癌物质天然氨基酸抗氧化剂——麦硫因，以及微量元素硒（硒是微量元素中的“抗癌之王”），能抑制癌细胞的生长。口蘑中还含有一种毒蛋白，能有效地阻止癌细胞的蛋白合成。

三、食用口蘑应注意什么

（一）口蘑性滑，便泄者慎食。

（二）禁食有毒野蘑。

（三）目前市场上有泡在液体中的袋装口蘑，食用前一定要多漂洗几遍，以去掉某些化学物质。

（四）口蘑本身味道鲜美，吃时不用再放鸡精和味精。

四、常见的口蘑保健食疗食谱

（一）口蘑粉丝堡

配料 口蘑 50 克，薯粉丝 150 克，牛肉汤及肉末各适量。

做法 水发口蘑并切丝，与薯粉丝一块入牛肉肉末汤中煮熟即可。

功用 具有理气和中、增进食欲、滋补气血的功效，适用于脘腹痞满、食欲不振、口淡乏味、体倦无力等病症。

（二）口蘑炖猪肚

配料 鲜口蘑 150 克，猪肚 1 只（约 500~750 克）。

做法 将猪肚洗净切片，口蘑洗净切两瓣。先炖猪肚，加精盐少许，待八成熟，再入口蘑煮熟即成。

功用 具有补中益胃的功效，适用于脾虚体弱、食欲不振。

（三）口蘑鸡丁

配料 口蘑 200 克，土鸡肉脯 200 克，花生米 100 克，姜葱适量。

做法 将鸡脯、口蘑切成花生米大小块，入锅小炒；生姜切丁，香葱切段；鸡脯、口蘑先烧熟；再入花生米、精盐、姜丁、葱段焖烧即成。

功用 具有润肺补脾的功效，适用于肺脾两虚的人食用。

（四）口蘑猪排汤

配料 口蘑100克，猪排250克。

做法 先洗净猪排，切块，入锅，放精盐炖至八成熟，下口蘑，待口蘑煮熟即成。

功用 具有补脾胃、益气血的功效，适用于虚弱的人经常食用。

（五）口蘑心肺汤

配料 鲜口蘑150克，猪心、猪肺各200克，葱、姜各适量。

做法 将猪心、猪肺洗净，切成小条块，入锅煮，待八成熟，再入洗净的口蘑和适量食盐、葱段及姜丝，口蘑熟即可起锅。

功用 此汤具有滋补肺胃、化痰理气的功效，可用于辅助治疗肺虚咳痰等病症。

（六）口蘑乳鸽汤

配料 口蘑100克，乳鸽1只（约500克）。

做法 将口蘑、乳鸽洗净；乳鸽去内脏入锅煮，初熟再入口蘑，待汤沸口蘑熟后加精盐适量即可。

功用 具有益气和血的功效，适用于体质虚弱、发育不良、四肢痿软的人食用。

木 耳 (mu er)

木耳，别名黑木耳、光木耳，生长于栎、杨、榕、槐等120多种阔叶树的腐木上，主要分布于黑龙江、福建、台湾、湖北、广东、广西、四川、贵州、云南等地。目前人工培植较多。色泽黑褐，质地柔软，味道鲜美，营养丰富，可素可荤。

一、木耳有哪些药用价值和营养价值

木耳脆嫩可口、味道鲜美，营养极为丰富，有“素中之荤”的美誉。据《礼记内则》记载，木耳是上古时代帝王独享的佳品。木耳中含有大量的碳水化合物、蛋白质、脂肪、纤维素、铁、钙、磷、胡萝卜素、维生素 B_1、维生素 B_2 和维生素 C 等有效的营养物质。据化验分析，木耳中所含的钙相当于鲫鱼的7倍、含铁相当于鲫鱼的70倍。

木耳是一种珍贵的药材，祖国医学认为，木耳能“益气不饥，轻身强志”，具有益智健脑、滋养强壮、补血治血、滋阴润燥、养胃通便、清肺益气、镇静止痛等功用，主治气虚或血热所致腹泻、崩漏、尿血、齿龈疼痛、脱肛、便血等病症，是天然的滋补剂。近代医学工作者对木耳的药用价值又有新的发现，认为木耳中还含有抗癌物质，是一种抗癌药用食品。木耳还可以促进人体血液循环，治疗冠心病等。据美国明尼苏达大学医学院的研究发现，木耳内还有一种类核酸物质，可以降低血中的胆固醇和甘油三酯水平，对冠心病、动脉硬化患者很有益处。

二、吃木耳有哪些好处

（一）养血驻颜。木耳中铁的含量极为丰富，可防治缺铁性贫血。所以常吃木耳能养血驻颜，令人肌肤红润，容光焕发。

（二）预防血栓。木耳含有维生素 K，能减少血液凝块，预防血栓症的发生，有防治动脉粥样硬化和冠心病的作用。

（三）清胃涤肠。木耳中的胶质可以把残留在人体消化系统内的灰尘、杂质吸附集中起来排出体外，从而起到清胃涤肠的作用。

（四）排石化石。木耳对胆结石、肾结石等内源性异物也有比较显著的化解功能。

（五）消化排除异物。木耳还有帮助消化纤维类物质功能，对无意中吃下的难以消化的头发、谷壳、木渣、沙子、金属屑等异物有溶解与烊化作用，因此，它是矿山、化工和纺织工人不可缺少的保健食品。

（六）防癌抗癌。木耳含有抗肿瘤活性物质，能增强机体免疫力，经常食用可防癌抗癌。

三、吃木耳要注意什么

（一）木耳不宜与田螺一起吃。从食物药性来说，寒性的田螺，遇上滑利的木耳，不利于消化，所以二者不宜同食。

（二）患有痔疮的人，不宜把木耳与野鸡一起吃，野鸡有小毒，二者同食易诱发痔疮出血。

（三）木耳不宜与野鸭一同食用，野鸭味甘性凉，一起吃容易造成消化不良。

（四）萝卜和木耳不能一起吃，二者一起食用可能导致皮炎。

四、怎么识别木耳的真伪优劣

优质木耳乌黑光润，其背面略呈灰白色，体质轻松，身干肉厚，朵形整齐，表面有光泽，耳瓣舒展，朵片有弹性，用鼻闻时有清香气。越是优质的木耳吸水膨胀性越好。如果木耳的颜色呈深黑或褐色，体质沉重，身湿肉薄，朵形碎小，蒂端带有木质，表面色暗，耳瓣多蜷曲或有僵块粗硬，用鼻闻时有霉味或其他异味，吸水膨胀性小，说明是劣质木耳。优质木耳应是清淡无味的。如果取一片木耳放在嘴里品尝，品出咸味、甜味、涩味，说明商贩在木耳中掺了红塘、食盐、明矾、硫酸镁等物质用来增加木耳的重量。具体的识别方法是：

（一）看颜色：质量好的木耳呈乌黑色，色泽均匀；掺假木耳为黑灰色，并拌有白色的附着物。

（二）看外形：优质木耳卷曲紧缩，叶薄、无完整轮廓；掺假木耳形态膨胀、肥厚，少卷曲、边缘较为完整。

（三）看质地：好的木耳坚挺，有韧劲，用手不易捏碎，甚至用牙齿也咬不断；掺假木耳较脆易碎，用手稍掰即碎断脱落，放在口中易变软。

（四）尝味道：优质木耳放入嘴里嚼时，有浑厚鲜味感；而掺假木耳有甜、咸、涩味。

（五）用水泡：有不法商贩为使木耳卖相好，用墨汁等染木耳，选购时可要求用水试泡，如果水变成黑褐色就别买。

四、推荐几种木耳保健食疗配方

（一）木耳羹

配料 木耳15~30克。

做法 凉水浸泡，洗净，用水煮烂后，加白糖适量服。

功用 本方主要取木耳止血和养阴的功效。用于吐血、便血、痔疮出血，或妇女崩漏失血及咽干口燥者。

（二）木耳散

配料 木耳60克。

做法 将木耳炒至见烟为度，加血余炭10克，共研细末。每次服6~10克，温开水或淡醋送服。

功用 本方配以血余炭增强木耳的止血作用，能化瘀止血而不留瘀血。用于妇女崩中漏下或有瘀血者。

（三）红枣木耳汤

配料 黑木耳15克，红枣15个。

做法 将黑木耳、红枣用温水泡发放入小碗中，加水和适量冰糖。将碗放置蒸锅中，蒸1小时。每日服2次，吃木耳、红枣，喝汤。

功用 清热补血，适用于贫血患者。

（四）黑木耳红枣瘦肉汤

配料 猪瘦肉100克、黑木耳50克、红枣20个。

做法 黑木耳用清水泡发，洗净；红枣（去核）洗净；猪瘦肉洗净，切片，用调味料腌10分钟。把黑木耳、红枣先放入开水锅内，文火煲约20分钟后，放入猪瘦肉片，煲至熟，调味供用。

功用 活血润燥、洁肤除斑。用于气虚血瘀、面部色斑、或面色萎黄暗黑，或阴虚燥结大便不通。

平　菇 (ping gu)

平菇又名侧耳、糙皮侧耳、蚝菇、黑牡丹菇，是一种相当常见的灰色食用菇。我国各地均有分布，北方居多，野生或栽培。平菇营养丰富，肉质肥厚，风味独特，是人们喜食的食用菌之一。夏、秋季采收，洗净鲜用，或晒干用。

一、平菇有哪药用价值和营养价值

中医认为，平菇具有滋养、补脾胃、降温邪、追风散寒、舒筋活络的功效，用于治腰腿疼痛、手足麻木、筋脉不通等病症。现代医学研究证明，平菇不仅含丰富的蛋白质，而且氨基酸成分齐全，矿物质含量也十分丰富。平菇子实体中含有抗肿瘤细胞的多糖体，能提高机体的免疫力，对肿瘤细胞有很强的抑制作用。平菇中含有侧耳毒素和蘑菇核糖核酸，具有抗病毒作用，能抑制病毒的合成和繁殖。平菇基本不含淀粉，脂肪含量少，是糖尿病和肥胖症患者的理想食品。平菇还具有降低血压和血液中胆固醇的作用，可预防老年心血管疾病和肥胖症。平菇还能治疗植物神经紊乱，对妇女更年期综合症有辅助治疗效果。平菇对肝炎、慢性胃炎、胃和十二指肠溃疡、软骨病也有一定功效。

一般人均可食用，体弱者、更年期妇女、肝炎、消化系统疾病，软骨病、心血管疾病患者、尿道结石症患者及癌症患者尤其适宜。

二、平菇保健食疗食谱推荐

（一）茄汁平菇

配料　平菇 600 克，番茄酱 150 克，熟猪油 50 克，味精 3 克，精盐 5 克，白糖 10 克，葱姜末各 5 克，香油 5 克。

做法　平菇摘洗干净，挤去水分，切成细长段，放开水锅中焯透；捞入冷水中过凉、沥水备用。炒锅烧热，放入猪油，加入葱、姜末，煸出香味，再加入平菇，翻炒，加入精盐、味精、白糖、番茄酱翻炒，淋入香油，起锅装盘即成。

功用　适用于高血压、血管硬化和肥胖症。

（二）糖醋辣平菇

配料　平菇 500 克，干辣椒 1 克，红辣椒丝 20 克，精盐、白糖、醋、姜丝、花椒、香油等适量。

做法 平菇洗净，沸水锅中焯透，捞入冷开水过凉、挤水，切成条，装盘，放红椒丝、生姜丝。炒锅上火，加入清水（约25克），烧开，下入白糖，糖溶化后加入醋，倒平菇上。另锅烧热，入香油、干辣椒、花椒炸出辣味后，去干辣椒和花椒，将辣油浇在平菇上，拌匀即成。

功用 有开胃进食、驱寒温胃的功效。

（三）平菇汆鲫鱼

配料 平菇250克，鲫鱼500克（约5~6条），料酒50克。

做法 菇去蒂、洗净，开水焯一下，切成骨牌块；鲫鱼择洗净。炒锅置火上，加入猪油，烧至八成熟时，投入葱、姜，下鲫鱼，翻炒，烹入料酒，加清水1千克左右，大火烧沸后，放入平菇，改用文火煨烧10分钟左右，汤成乳白色时，加入精盐、味精、香菜末，装盘即成。

功用 适用于产妇乳汁不下。

（四）平菇煨鸡

配料 鲜平菇400克，母鸡一只（约1200克），绍酒25克等。

做法 菇洗净、成小块；鸡择洗干净，去头、爪和内脏，斩成小块。炒锅置旺火上，放入花生油，油热时，下葱、姜炸出香味，倒入鸡块煸炒至透。将鸡块倒入砂锅内，加酱油、精盐、白糖、八角、绍酒和适量水（水淹没鸡块），烧沸后，改用文火煨至八成烂时，加入平菇，再煨15分钟左右即成。

功用 有补虚益气之效，适用于各种虚弱之症。

香　菇 (xiang gu)

香菇又称冬菇、香纹，是一种生长在木材上的真菌。香菇是世界第二大食用菌，也是我国特产之一，在民间素有“山珍”之称。香菇味道鲜美，香气沁人，营养丰富，是四季可食的美味佳肴，享有“素中之肉”“植物皇后”的美誉。春、秋、冬季都可采收，除去泥砂杂质，晒干用或鲜用。

香菇以菇香浓，菇肉厚实，菇面平滑，大小均匀，菇伞顶上有像菊花一样的白色裂纹，色泽黄褐或黑褐，菇面稍带白霜，菇褶紧实细白，菇柄短而粗壮，干燥、不霉、不碎的为佳。

一、香菇有哪些药用价值和营养价值

香姑是名贵的食品，营养十分丰富，是传统的“八大山珍”之一。中医认为，香菇有补肝肾、健脾胃、益气血、益智安神、美容颜等功效，主治食欲不振、身体虚弱、小便失禁、大便秘结、形体肥胖、疮疡等病症，还可化痰理气、益胃和中、解毒、抗肿瘤、托痘疹。我国不少古籍中记载香菇“益气不饥，治风破血和益胃助食”。民间用来治头痛、头晕，助痘疮、麻疹的诱发等。

香菇营养相当丰富，是高蛋白、低脂肪、多糖、多种氨基酸和多种维生素的菌类食物。含有蛋白质、氨基酸、脂肪、粗纤维、维生素 B_1、维生素 B_2、维生素 C、烟酸、钙、磷、铁等成分。现代研究证明，香菇多糖可调节人体内有免疫功能的 T 细胞活性，含有的多种维生素、矿物质，对促进人体新陈代谢，提高机体免疫力有很大作用。

二、吃香菇的好处有哪些

（一）提高机体免疫功能。香菇多糖可调节人体内有免疫功能的 T 细胞活性，增强人体体液免疫功能。

（二）延缓衰老。香菇能增进食欲，促进发育，增强记忆，对促进儿童智力的发展和延缓老人智力的衰退有着特殊的功能，所以日本有人称香菇为“益智菇”。

（三）防癌抗癌。香菇菌盖部分含有双链结构的核糖核酸，进入人体后，会产生具有抗癌作用的干扰素。

（四）降血压、降血脂、降胆固醇。香菇中含有嘌呤、胆碱、酪氨酸、氧化酶以及某些核酸物质，能起到降血压、降胆固醇、降血脂的作用，可预防动脉硬化、肝硬化等疾病。

（五）其它。香菇还对糖尿病、肺结核、传染性肝炎、神经炎等有治疗作用，又可用于消化不良、便秘等。

三、食用香菇应注意什么

（一）香菇为动风食物，顽固性皮肤瘙痒症患者忌食。

（二）个别人食用香菇后会出现头晕眼花、恶心呕吐、腹胃胀痛等食物中毒现象，所以，有过香菇食用中毒经历的人应该尽量避免或减少对香菇的食用。

（三）香菇如果清洗不当，会破坏其有效营养成分，因此不能过度浸泡和洗涤。

（四）宜与香菇搭配的食物：

香菇与木瓜同食具有降压减脂的作用；

香菇与豆腐同食健脾养胃，增加食欲；

香菇与鸡腿同食提供高质量蛋白质，对气血阴精不足所致头晕目花、疲劳乏力、胃纳减少、腰酸软、失眠等病症有辅助治疗效果；

香菇与薏米同食营养丰富，化痰理气。因为两者都是抗癌佳品，一起煮制成粥，或蒸制成薏米香菇饭，有健脾利湿、理气化痰的效果，是肝病以及肝癌患者理想的食疗食品。

（五）香菇忌与下列食物搭配食用：

香菇与鹌鹑肉、鹌鹑蛋同食会让面部易长黑斑；

香菇与河蟹同食易引起结石症状；

香菇与番茄同食会破坏类胡萝卜素，降低营养价值。

四、香菇保健食谱推荐

（一）香菇鱿鱼汤

配料 水发香菇50克，水发鱿鱼100克，虾仁肉末各20克，冬笋片30克，精盐、白糖、黄酒、胡椒粉、味精、猪油、湿淀粉、葱末、麻油各适量。

做法 先将水发鱿鱼洗净切成斜方块，放在开水中焯一下，捞起沥干；香菇去蒂，洗净成片。炒锅上火，放入猪油烧热，加葱末、肉末、冬笋片、香菇片煸炒，注入清水，然后加入浸泡过的虾仁及黄酒、精盐、白糖，煮开后放入鱿鱼片，片刻后用水淀粉勾芡，加味精、胡椒粉，淋上麻油即成。

功用 适宜于阴虚血亏、气血虚弱、虚烦难眠、口干舌燥等症。

（二）樱桃香菇

配料 水发香菇80克，鲜樱桃50克，豌豆苗50克，精盐、黄酒、味精、酱油、白糖、胡椒粉、生姜汁、水淀粉、熟菜油、麻油各适量。

做法 将水发香菇去杂洗净，加生姜汁、黄酒、酱油、白糖、精盐和水煮沸后，改用文火煨烧片刻，再将豌豆苗入锅，加味精，用水淀粉勾芡，然后放入樱桃，淋上麻油，出锅装盘即成。

功用 健美抗衰，尤其有益于女性健美。

（三）香菇降脂汤

配料 鲜香菇250克，大蒜50克。

做法 用植物油适量，加食盐少许炒过，加水煮汤食用。

功用 本方能降低血脂，适用于高血脂症和动脉粥样硬化、高血压、糖尿病等血脂过高者。

（四）平菇牛奶

配料 平菇200克，鲜牛奶500克，白糖50克。

做法 平菇洗净，切成细丝，用开水焯一下，捞出备用。将牛奶倒入勺内，放入焯好的平菇丝，置于火上慢慢炖沸，后加入白糖，再炖片刻，即成。

功用 有护肝解毒、养胃益肠的功效。

银 耳 (yin er)

银耳也叫白木耳，质量上乘的被称作“雪耳”。银耳既是名贵的营养滋补佳品，又是扶正强壮的补药，被人们誉为“菌中之冠”。历代皇家贵族将银耳看作是“延年益寿之品”“长生不老良药”。

一、银耳有哪些药用价值和营养价值

银耳同其它“山珍”一样，不仅是席上的珍品，而且在医学宝库中也是久负盛名的良药。中医认为银耳有强精补肾、润肠益胃、补气和血、润肺生津、滋阴壮身、补脑提神、美容嫩肤、延年益寿的功效，用于治肺热咳嗽、肺燥干咳、妇女月经不调、胃炎、大便秘结等病症，对阴虚火旺不受参茸等温热滋补的病人是一种良好的补品。银耳中含丰富的胶质、多种维生素和 17 种氨基酸及肝糖。近年来研究发现，银耳含有酸性异多糖，能增强体液免疫功能，可起到扶正固本的作用。人们还发现银耳能增强机体巨噬细胞的吞噬功能，能促进 T 细胞和 B 细胞的转化，从而抑制癌细胞生长。银耳能增强气管炎、慢性支气管炎患者痰液中溶菌酶的活力，提高机体对外界致病因子的抵抗力，增强机体对辐射的抵抗作用，促进骨髓的造血机能，可作为肿瘤患者在接受放射治疗时的营养食品。

二、吃银耳的好处有哪些

（一）护肝。银耳能提高肝脏解毒能力，起到保肝作用。

（二）益肺。银耳对老年慢性支气管炎、肺原性心脏病有一定疗效。

（三）补钙。银耳富含维生素 D，能防止钙的流失，对生长发育十分有益。

（四）抗癌。因富含硒等微量元素，它可以增强机体对肿瘤的免疫力；银耳多糖具有抗肿瘤作用。银耳还能增强肿瘤患者对放疗、化疗的耐受力。

（五）养颜。银耳富有天然植物性胶质，加上它的滋阴作用，长期服用可以润肤，并有祛除脸部黄褐斑、雀斑的功效。

（六）补血。银耳中的有效成分酸性多糖类物质，能增强人体的免疫力，调动淋巴细胞，加强白细胞的吞噬能力，兴奋骨髓造血功能。

（七）瘦体。银耳中的膳食纤维可助胃肠蠕动，减少脂肪吸收，从而达到减肥的效果。

（八）抗疲劳。银耳中含有一种重要的有机磷，具有消除肌肉疲劳的功能。

三、吃银耳应注意什么

（一）银耳药性作用缓慢，需要长期坚持食用才有效。

（二）外感风寒、出血症、糖尿病患者慎用。

（三）银耳宜用开水泡发，泡发后应去掉未发开的部分，特别是那些呈淡黄色的东西。

（四）食用变质银耳会发生中毒反应，严重者会有生命危险。

（五）优质银耳呈乳白色或米黄色，略有光泽，朵形盈大、圆整，体积轻松，肉肥厚，无杂质，无脚耳，水发涨性大，略有清香；次质银耳色泽不纯或带灰，耳薄质硬，嚼之有声，耳基未除尽，胀发性差。

（六）通体雪白、无杂色的银耳，是用硫磺薰过或用其它化学物质漂染过，含有致癌物质，不能食用。

四、推荐几个银耳保健食疗食谱

（一）木瓜银耳糖水

配料　木瓜半只（约 200 克），银耳三大朵（约 20 克），冰糖适量（约 50 克）。

做法　将银耳用温水浸透泡发，洗净撕片，木瓜削皮去籽，切成小块；银耳、木瓜和冰糖一起放入锅里，加适量水煮开，然后转小火炖煮 30 分钟至 1 个小时即可食用。

功用　常食用能养阴润肺，滋润皮肤，防止皱纹过早出现，保持皮肤幼嫩，延缓衰老。也可治疗燥热咳嗽、干咳无痰等等。

（二）银耳排骨汤

配料　排骨 150 克，银耳 1 朵。

做法　排骨洗净，银耳用水泡开。将排骨、银耳放在碗里，加水，用高火煮 6 分钟，改中火再煮 30 分钟。然后加盐就可以了。

功用　润燥、祛寒强身，非常适合秋冬季节食用。

（三）银耳红枣粥

配料　银耳、红枣、枸杞、莲子各适量。

做法　先将银耳泡发、撕片，将莲子、红枣和枸杞也用水泡十分钟；锅内加入凉水，将银耳、莲子、红枣、枸杞一同放入。水开后调成小火煮约一个半小时。快煮好时放入冰糖，搅拌几分钟后即可。

功用　养颜、补虚，适用于气血亏虚等症。

（四）银耳雪梨羹

配料　银耳、枸杞子各适量，雪梨一个。

做法　银耳泡发后洗净；雪梨去皮去核；沙锅内倒入开水，同时放入银耳和雪梨，烧开后，改小火炖至黏稠；放入冰糖与枸杞，炖至冰糖融化即可

功用　润肺止咳、滋补。

八、其它类

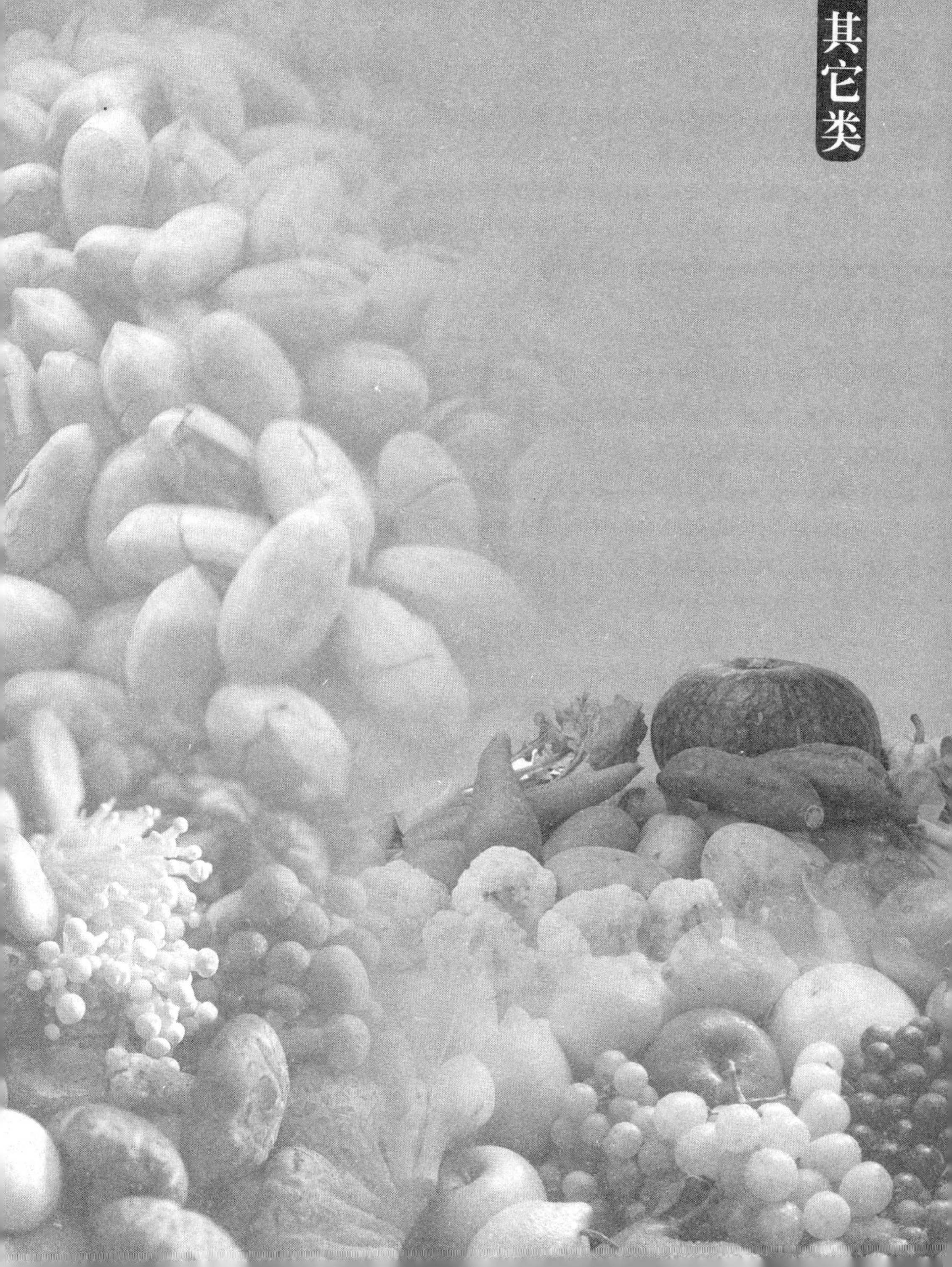

百　合 (bai he)

百合为百合科植物百合的肉质鳞茎，全世界有 100 多个种类，我国有 60 多个种类，可分为一年生、两年生、多年生百合，全国各地有不少优良品种。鲜食、干用均可。百合汇集了观赏、食用、药用多种用途，是我国传统出口特产，近年来国人的自我消费也连年攀升。

一、百合有哪些药用价值和营养价值

百合含有淀粉、蛋白质、脂肪及钙、磷、铁、维生素 B_1、维生素 B_2、维生素 C 等营养素，还含有一些特殊的营养成分，如秋水仙碱等多种生物碱。这些成分综合作用于人体，不仅具有良好的营养滋补功用，而且对秋季气候干燥而引起的多种季节性疾病有一定的防治作用。中医认为，百合味甘、性微寒，归心、肺经，具有养阴润肺、清心安神、定惊、益智、养阴清热、滋补精血及美容等功效，对阴虚久咳、肺燥干咳、痰中带血、虚烦惊悸、失眠多梦、精神恍惚有奇效，常用于治疗肺燥、肺虚咳嗽及肺癌吐血、咳嗽、眩晕、夜寐不安等症，也可用于热病后余热未清、烦躁失眠、神志不宁以及更年期出现的神疲乏力、食欲不振、低热失眠、心烦口渴等症状。

二、食用百合有哪些好处

（一）润肺止咳。百合鲜品含黏液质，具有润燥清热作用，中医用于治疗肺燥或肺热咳嗽等症常能奏效。

（二）宁心安神。百合入心经，性微寒，能清心除烦，宁心安神，对于热病后余热未消、神思恍惚、失眠多梦、心情抑郁、悲伤欲哭等患者有奇效。

（三）美容养颜。百合洁白娇艳，鲜品富含黏液质及维生素，对皮肤细胞新陈代谢有益，常吃百合，有一定美容作用。

（四）防癌抗癌。百合含多种生物碱，对白细胞减少症有预防作用，对化疗及放射性治疗后白细胞减少症有治疗作用。百合在体内还能促进和增强单核细胞系统的吞噬功能，提高机体的体液免疫能力，因此百合对多种癌症都有较好的防治效果。

三、百合保健食疗食谱推荐

（一）冰糖炖百合

配料 百合、冰糖各60克，款冬花15克。

做法 将百合洗净后与款冬花一同放入砂锅内，加水适量。文火炖，快熟时，加入冰糖，炖至百合熟烂时即可服食。

功用 此菜具有润燥清火、清心养肺的功效，适用于肺燥干咳、心烦口渴等症。

（二）清蒸百合

配料 百合鲜品500克，白糖适量。

做法 将百合洗净后掰开成片状，置于盘中，加白糖蒸熟即可。

功用 此谱出自《素食说略》，具有润肺止咳、清心安神的功效，可治疗干咳、久咳、失眠、心烦等病症。

（三）百合炒里脊

配料 百合200克，里脊肉150克，鸡蛋3枚。

做法 将百合洗净，掰成片；里脊肉切薄片，用盐、蛋清抓渍，湿淀粉拌匀，一并在油锅中翻炒调味即成。

功用 此菜在夏季食用，味醇而不腻，且有补益五脏、养阴清热的功效，老幼皆宜，体瘦口渴、心烦的人食用更好。

（四）百合冬瓜汤

配料 百合50克，鲜冬瓜400克、鸡蛋1枚。

做法 将百合洗净撕片，冬瓜切薄片，加水煮沸后，倒入鸡蛋清，酌加油、盐拌匀熬汤，至汤呈乳白色时即可装碗。

功用 此汤有清凉、祛热、解暑的功效，是暑季食疗佳肴。

（五）百合饮

配料 百合50克，银耳30克，白冰糖30克。

做法 百合洗净后放入砂锅中，加水500毫升，再加银耳、白冰糖同炖至熟，频频饮用。

功用 能清热生津、解暑消烦、利咽润肠，适用于便秘、干咳、心烦口渴等病症。咽喉肿痛者饮用也有一定疗效。

（六）百合花茶

配料 干百合2朵、蜂蜜10毫升。

做法 将干百合以沸水冲泡10分钟，饮用时加入蜂蜜即可。

功用 排毒、美容养颜。

（七）百合金菊茶

配料 干百合2朵、菊花3朵、绿茶1克、金银花0.5克，薄荷0.5克。

做法 所有原料混合后用沸水冲泡5分钟。代茶饮、每日一剂。

功用 清肝明目、利咽消肿，适用于内热、咽喉肿痛、肝热目赤等。

（八）百合洋参茶

配料 干百合5朵，西洋参1克，枸杞子3克，竹叶1克。

做法 将原料混合后以沸水冲泡10分钟即可。

功用 清热润肺、养心安神、养颜抗衰。

（九）百合粥

配料 百合50克，粳米60克。

做法 先将百合、粳米淘洗干净，放入锅内，加水，用小火煨煮至熟烂时，加糖适量即可食用。

功用 对中老年人及病后身体虚弱而有心烦失眠、低热易怒者尤为适宜。另外在百合粥内加入银耳，有较强的滋阴润肺功效；加入绿豆，清热解毒功效更强。

（十）百合汤

配料 百合、白糖适量。

做法 将百合除去杂质洗净，加水入锅煮至极烂，加入适量白糖，带汤一并食用。

功用 可用于结核病患者的食疗。

（十一）百合煎

配料 百合30克，麦冬9克，桑叶12克，杏仁9克，蜜炙枇杷叶10克。

做法 加水煮汤后去渣饮用。

功用 有养阴解表、润肺止咳的功效。另取鲜百合与莲子心共煎水，每日频频饮用，可治口舌生疮。

冰 糖 (bing tang)

冰糖是砂糖的结晶再制品，因结晶如冰状而得名。我国在汉代已有生产。自然生成的冰糖有白色、微黄、淡灰等色，市场上还有添加食用色素的各类彩色冰糖（主要用于出口），比如绿色、蓝色、橙色、微红、深红等多种颜色。

冰糖以透明、纯净、杂质少、口味清甜者质量最好，半透明者次之。

一、冰糖有哪些药用价值和营养价值

中医认为冰糖具有补中益气、养阴生津、润肺止咳、清痰去火的功效，对肺燥咳嗽、干咳无痰、咯痰带血都有很好的辅助治疗作用，用于肺燥、肺虚、风寒劳累所致的咳喘、咽喉肿痛、口干烦渴以及高血压、小儿疟疾、噤口痢、口疮、风火牙痛等症。冰糖中糖类含量达99%以上，并含有少量的钙、锌、镁、铁、钾等无机盐及微量的维生素。冰糖品质纯正，不易变质，除可以作为糖果食用外，还可用于高级食品甜味剂、配制药品、浸渍酒类和滋补佐药等。

二、食用冰糖应注意什么

（一）食用过多会导致蛀牙，这是由于口腔的细菌可将食物中的糖分转换成酸，从而侵蚀牙齿的珐琅质。

（二）糖尿病患者忌食。

（三）糖很容易生螨，存放日久的糖不要生吃，应煮开后食用。

（四）如发现冰糖表面出现化水现象（即比较黏），由于家庭不便于处理，而且容易滋生细菌，所以最好不要食用。

三、冰糖保健食疗配方推荐

（一）冰糖银耳莲子粥

配料 银耳、冰糖、莲子各适量。

做法 银耳用清水泡开撕碎备用。汤锅放清水，将银耳、冰糖放入冷水中，大火煮沸后，改小火熬煮，并不断搅动以防止银耳胶质粘锅。稍后放入莲子继续熬煮，直到银耳胶化，汤黏稠即可。

功用 滋阴润肺、补脾安神，适用于心烦失眠、干咳痰少、口干咽干、食少乏力等症。健康人食用能消除疲劳、促进食欲、增强体质。

（二）冰糖哈士蟆

配料 干哈士蟆（即林蛙）45克，罐头青豆15克，枸杞10克，甜酒汁30克，冰糖50克，葱、姜适量。

做法 将哈士蟆盛入瓦钵里，加清水500克和甜酒汁15克，以及葱节、姜片，蒸2小时，使其初步胀发后取出，去掉姜、葱，沥尽水。除去哈士蟆上面的黑筋膜，大的掰成数块，盛于钵内，加清水500克，甜酒汁15克，蒸两小时，使其完全胀发，捞入大汤碗中。枸杞子洗净，将清水（180克）、冰糖盛入大碗内，蒸1小时，待冰糖溶化时弃去沉淀物，倒入哈士蟆油的碗内，撒入枸杞子、青豆即可。可于早晚空腹食用。

功用 滋补肝肾、强筋壮骨，适用于肝肾不足、头昏眼花、视力减退、精力不足、肢软无力等。健康人食用能使精力旺盛，防病强身。

（三）白芨冰糖燕窝

配料 白芨片30克，燕窝1具，姜、葱、黄酒、盐、冰糖、味精适量。

做法 将燕窝毛镊去，漂洗净，水发透，装入搪瓷碗内。白芨洗净、切成薄片，冰糖敲碎待用。白芨放入盛燕窝的瓷碗内，用旺火隔水炖熟。去白芨留燕窝、药汁。冰糖放入锅内，加清水适量，用文火熬化，再用纱布滤清后，将糖汁浇入燕窝、药汁内即成。

功用 补肺养阴、止咳止血，用于肺结核咳血、老年慢性支气管炎、肺气肿、哮喘等症。

（四）香蕉冰糖粥

配料 香蕉3根，糯米100克，冰糖100克。

做法 将糯米淘洗干净，香蕉去皮，切断备用；将香蕉段与糯米一起加适量水煮成稀粥，再加入冰糖化开即可。

功用 香蕉性寒能清肠热，味甘能润肠通便，经常食用，可起到改善便秘的作用。

（五）冰糖姜汁甘蔗露

配料 鲜甘蔗汁1杯，生姜半汤匙，冰糖少许。

做法 将炖盅放入清水中洗净。把甘蔗汁、姜汁、冰糖倒入炖盅内，用筷子搅匀，炖盅加盖，隔水炖15分钟，即可食用。

功用 姜汁益脾胃、止呕去痰，甘蔗能清热、生津下气、助脾胃、利大肠。此方为民间实用验方，对孕妇妊娠呕吐有一定的疗效。

（六）乌梅冰糖饮

配料 乌梅6~12克，冰糖15克。

做法 先将乌梅撕开，放入锅中加水适量煎煮，煮沸10分钟后，再加入冰糖煮20分钟即成。

功用 乌梅生津降逆，冰糖和中暖胃。本方可和胃降气、生津止呕。呕吐患者，可频频服用，一日分数次服完。

蚕　蛹（can yong）

蚕肾是蚕蛾科昆虫家蚕蛾的蛹，全国养蚕地区均产。是从缫丝后的蚕茧中取出，洗净用，或干燥备用。

一、蚕蛹有哪些药用价值和营养价值

蚕蛹是人类的一种新营养源，是卫生部批准的“作为普通食品管理的食品新资源名单”中唯一的昆虫类食品。蚕蛹具有极高的营养价值，含有丰富的蛋白质、脂肪酸、维生素。蚕蛹的蛋白质含量在50%以上，远远高于一般食品，而且蛋白质中的氨基酸种类齐全（由18种氨基酸组成），其中人体必需的8种氨基酸含量很高，大约是猪肉的2倍、鸡蛋的4倍、牛奶的10倍，非常适合人体的需要，是一种优质的昆虫蛋白质。蚕蛹还含有钾、纳、钙、镁、铁、铜、锰、锌、磷、硒等微量元素以及维生素A、维生素E、维生素B_1、维生素B_2、胡萝卜素等。蚕蛹中的不饱和脂肪酸含量非常丰富，不饱和脂肪酸对于维持人体正常的生理机能有极为重要的作用。

二、食用蚕蛹的好处

（一）滋补强身。可用于脾虚气弱或营养不良、消瘦乏力、消渴口干、虚烦发热等症的辅助治疗，可以保证细胞的正常生理功能，是体弱、病后、老人及妇女产后的高级营养补品。

（二）降脂护肝。可降低血液黏稠度，降低血中胆固醇和甘油三酯，改善血液微循环，高血压病、高血脂症、脂肪肝、糖尿病患者食用效果明显。

（三）补虚益肾。可促进婴幼儿生长发育和合成人体前列腺素，适宜小儿疳瘦（指疳疾肌肉消瘦，形骸骨立。并伴有面色萎黄，皮肤干燥，腹凹如舟等）和中老年人腰膝酸软、夜尿频数、阳痿滑精者食用。

（四）帮助消化。能促进脂溶性维生素的消化和吸收。

（五）增强免疫。可有效提高人体内白细胞水平，增强细胞活力，从而提高人体免疫功能，增强记忆力和思维能力，延缓人体机能衰老。

三、食用蚕蛹应注意什么

（一）蚕蛹补虚，但有脚气的人忌食。

（二）注意预防蚕蛹中毒。一是要采购新鲜蚕蛹，不买不吃腐败变质的蚕蛹；二是在食用蚕蛹前，必须充分加热，应先在沸水中煮 15 分钟再烹炒、油炸；三是一次应少吃，未吃完的蚕蛹放置后，应彻底加热后再食用。

食蚕蛹中毒的潜伏期数小时至 1 周不等。中毒常见的表现有头晕、恶心、呕吐、腹泻和腹痛，有的会出现心慌胸闷、四肢颤抖、手足痉挛、急性荨麻疹等，中毒深者还会有血压降低、口唇发紫、昏迷抽搐等症状，但重症患者罕见。

蚕蛹中毒无特效解毒治疗，主要采取对症和支持治疗。中毒急救处理的主要原则：一是急性发病者应予催吐、洗胃和导泻、脱敏等排毒处理。二是及时补液、利尿，以利毒素排出，并补充水与电解质，防治脱水及电解质、酸碱平衡失调。

四、蚕蛹食疗配方精选

（一）蚕蛹散：蚕蛹 90 克，烘焙干燥，研末。每次服 30 克，米汤或温开水送服。也可将蚕蛹炒熟食用。

源于《本草纲目》。本方专用蚕蛹的益脾补虚作用。适用于小儿疳积或久患肺痨、肌肉消瘦。

（二）蚕蛹汤：蚕蛹 60 克，用水和米酒（或白酒）煎汤取汁服用。如果带蚕茧煎汤服更好。

源于《圣惠方》：用蚕蛹除烦止渴。用于消渴口干、烦热，或心经有热、心神烦乱。

（三）治小儿疳积：蚕蛹炒熟，调蜜吃。(《泉州本草》)

（四）治劳瘵骨瘦如柴：蚕蛹不拘多少，炒熟吃。(《泉州本草》)

（五）治消渴热，或心神烦乱：蚕蛹一两。以无灰酒一中盏，水一大盏，同煮取一中盏，澄清，去蚕蛹服之。(《圣惠方》)

（六）治蛔虫：蚕蛹二两，研烂，生布绞取汁，空心顿饮之。或蚕蛹暴晒干，捣碎罗为细末，和粥饮服之。(《圣济总录》蚕蛹汁方)

（七）肺结核、消瘦、慢性胃炎、胃下垂：蚕蛹焙干研粉，每服 1.5~3 克，一日 2 次（此粉须干燥保存，最好装入胶囊）。

醋（cu）

醋是用米、麦、高粱等酿制的含有乙酸的液体。醋大致可分酿造醋、合成醋、白醋3种。我国最多的是酿造醋。俗话说“开门七件事，柴、米、油、盐、酱、醋、茶”，醋在人们的日常饮食中占有很重要的地位。

一、醋有哪些药用价值和营养价值

科学分析表明，酿造醋除含有芳香性物质醋酸外，还含有氨基酸和乳酸、琥珀酸、草酸、烟酸等多种有机酸，蛋白质、脂肪及钙、磷、铁等多种矿物质，维生素B_1、维生素B_2、糖分。以米为原料酿成的米醋，有机酸和氨基酸的含量最高。中医认为，醋味酸、性温、无毒，具有散瘀、止血、解毒、杀虫等功效，用于治疗产后血晕、痃癖症瘕、黄疸、黄汗、吐血、衄血、大便下血、阴部瘙痒、咽喉肿痛、痈疽疮肿、病毒性肝炎等症，能解除食用鱼肉等引起的肠胃不适。

二、食醋对治病养生的作用

（一）消除疲劳。

（二）调节血液的酸碱平衡，维持人体内分泌的相对稳定。

（三）帮助消化，有利于食物中营养成分的吸收。

（四）抗衰老，抑制和降低导致人体衰老的过氧化物形成。

（五）具有很强的杀菌能力，可以杀伤肠道中的葡萄球菌、大肠杆菌、病疾干菌、嗜盐菌等。

（六）增强肝脏机能，促进新陈代谢。

（七）扩张血管，降低血压，防止心血管疾病的发生。

（八）增强肾脏功能，有利尿作用，并能降低尿糖含量。

（九）可使体内过多的脂肪转变为体能消耗掉，并促进糖和蛋白质的代谢，可防治肥胖。

（十）食醋中还含有抗癌物质。

三、哪些人群不宜食用醋

（一）正在服用某些西药的人不宜吃醋。

因为醋酸能改变人体内局部环境的酸碱度，从而使某些药物不能发挥作用。磺胺类药物在酸性环境中易在肾脏形成结晶，损害肾小管，因此服此类药物时不宜吃醋。

正在服碳酸氢钠、氧化镁、胃舒平等碱性药时，不宜吃醋，因为醋酸可中和碱性药使药性失效。

使用庆大霉素、卡那霉素、链霉素、红霉素等抗菌素药物时，不宜吃醋，因为这些抗菌素在酸性环境中作用会降低，影响药效。

（二）服“解表发汗”的中药时不宜吃醋。中医认为，酸能收敛，会促进人体汗孔的收缩，当复方银翘片之类的解表发汗中药与之相遇时，会破坏中药中的生物碱等有效成分，干扰中药的发汗解表作用。

（三）胃溃疡和胃酸过多患者不宜食醋。因为醋不仅会腐蚀胃肠黏膜而加重溃疡病的发展，而且醋本身有丰富的有机酸，能使消化器官分泌大量消化液，从而使胃酸增多、溃疡加重。

（四）对醋过敏者及低血压者应忌用。一些过敏体质的人群因食醋会导致身体出现过敏而发生皮疹、瘙痒、水肿、哮喘等症状。患低血压的病人食醋会导致血压降低而出现头痛头昏、全身疲软等不良反应。

（五）老年人在骨折治疗和康复期间应避免吃醋。因为醋能软化骨骼和脱钙，破坏钙元素在人体内的动态平衡，加重骨质疏松症，使受伤肢体酸软、疼痛加剧，骨折迟迟不能愈合。

四、醋在日常防病治病中的妙用

（一）治疗失眠：失眠患者睡前倒杯凉开水，再加入 1 匙醋，喝下后会很快入睡。临睡前用温热老陈醋搓搓脚心，也会使你容易进入梦乡。

（二）治疗扭伤：调和面粉并煮成浆糊状，加入适量的老陈醋，涂在纸片或纱布上，贴于患处。干后轻轻揭开，再换一块。这样反复贴几次，即能消除扭伤处的灼热感和疼痛感。此法对骨关节脱臼、跌伤等外伤等都有疗效。

（三）治疗脚麻：把 1 升老陈醋加热后倒入水桶里，然后将两只脚浸入，每次浸泡 20 分钟。如此浸泡 4~5 次，麻木症状即可解除。

（四）治疗烫伤：将醋制成 5 度溶液洗涤烫伤，尤其对石灰烫伤有良好的疗效。或者在烫伤处敷上在醋里浸过的纱布，也可见效。

（五）止咳平喘降压：将大蒜在老陈醋中浸泡 15 天后，每日早晨空腹吃蒜 1~2 瓣，并喝一些醋汁，连服 10~15 天可止咳平喘、解毒散瘀、降压降脂、预防老年人感染性疾病和肿瘤的发生。

（六）治疗高血压：用 500 克带衣花生米在老陈醋中浸泡 7 天以上（每天搅动

一次），每晚临睡前嚼食 3~5 粒，连服 7 天缓解动脉硬化。

（七）美容：将 250 克薏仁，浸于 500 毫升老陈醋中，密封 10 天后启用，每天服用醋液一匙，可使皮肤白皙柔嫩，色素减褪。

（八）治疗胃炎：生姜 100 克洗净切成细丝，放在 250 毫升老陈醋中密封 3 日，每日早晨空腹服用 10 毫升，可治疗慢性胃炎。

（九）防止晕车：对易晕车晕船者，出发前喝上一杯加老陈醋的温开水，会使你舒心良久。

（十）解乏：旅途疲劳时，在洗澡水中略加点老陈醋，能使你的皮肤光润，肌肉放松，消疲解乏。

（十一）止血：用棉花蘸老陈醋塞住鼻孔，可止鼻血。

（十二）防流感：流感发病季节，房间用醋薰一薰，可使空气消毒，预防感冒；用老陈醋加盐煎服，还可止吐止泻。

（十三）治关节炎：用老陈醋、麦麸、铁砂按一定的比例拌匀后装入纱布带中，用烘热的新砖放在纱布带上烫熨患处或有关穴位，可治疗关节炎、骨质增生等。

（十四）治腮腺炎：用老陈醋加入石灰少许调匀涂患处，可治腮腺炎。

（十五）治皮炎：用老陈醋一日三次涂患处，治疗神经性皮炎。

（十六）消肿：碰伤瘀血红肿（未破、未伤筋骨）用温热的老陈醋涂患处，一日三次，消肿散瘀。

（十七）鱼刺卡喉：可用醋煎中药威灵仙，用煎剂洗漱咽喉部，可使骨软化而不致发生危险。

（十八）治胆道蛔虫：醋 30~60 毫升，加少量开水，一次温服。

（十九）治黄汗病、身体肿、发热、汗出、口渴等：醋 100 毫升，黄芪 30 克，桂枝 6 克，白芍 20 克，加水煎服，每日一剂，连服一周。

豆 腐 (dou fu)

豆腐是公认的绿色健康食品，传说由我国汉代淮南王刘安发明，时至今日，已有2100多年的历史，深受我国人民、周边各国及世界人民的喜爱，具有风味独特、制作工艺简单、食用方便的特点。是生熟皆可，老幼皆宜的美食佳品。

一、豆腐有哪些药用价值和营养价值

豆腐营养丰富，含有铁、钙、磷、镁等人体必需的多种微量元素，还含有糖类、植物油和丰富的优质蛋白，素有“植物肉”的美称。豆腐不仅是味美的食品，它还具有养生保健的作用，经常食用可补中益气、清热润燥、生津止渴、清洁肠胃、利小便、解热毒。更适于热性体质、口臭口渴、肠胃不清、热病后调养等人群食用。中医书籍记载：豆腐具有益气和中、生津解毒的功效，可用于赤眼、消渴、下痢等症，并解硫磺、烧酒之毒。这些都陆续被现代医学、营养学所肯定。现代医学还证实，豆腐除有增加营养、帮助消化、增进食欲的功能外，对齿、骨骼的生长发育也很有益，还可增加血液中铁的含量；豆腐不含胆固醇，是高血压、高血脂、高胆固醇症及动脉硬化、冠心病患者的药膳佳肴，也是儿童、病弱者及老年人补充营养的食疗佳品。豆腐含有丰富的植物雌激素，对防治骨质疏松症有良好的作用，还有抑制乳腺癌、前列腺癌及血癌的功能。豆腐中的甾固醇、豆甾醇，都是抑癌的有效成分。

二、吃豆腐的好处

（一）可以改善人体脂肪结构。

（二）可以预防、抵制癌症。

（三）可以预防、抵制更年期疾病。

（四）可以预防、抵制骨质疏松症。

（五）可以预防、抵制大脑老化和痴呆，提高记忆力和精神集中力。

（六）可以预防、抵制肝功能方面的疾病。

（七）可以预防、抵制糖尿病。

（八）可以预防、抵制动脉硬化。

（九）可以预防、抵制伤风和流行性感冒。

三、吃豆腐的宜与忌

（一）宜

身体虚弱、营养不良、气血双亏、年老羸瘦者宜食；高血脂症、高胆固醇、肥胖者及血管硬化者宜食；糖尿病人、妇女产后乳汁不足者、青少年儿童宜食；痰火咳嗽哮喘（包括急性支气管炎哮喘）者宜食；癌症患者宜食；饮酒时宜食。（因为豆腐含有半胱氨酸，能加速酒精在身体中的代谢，减少酒精对肝脏的毒害，起到保护肝脏的工作）。

（二）忌

因豆腐中含嘌呤较多，嘌呤代谢失常的痛风病人和血尿酸浓度增高的患者忌食豆腐；脾胃虚寒，经常腹泻便溏者忌食。

四、吃豆腐过量对身体也有危害

豆腐虽好，吃过量也会危害健康，不宜天天吃，一次食用也不要过量。

（一）引起消化不良。豆腐中含有极为丰富的蛋白质，一次食用过多不仅阻碍人体对铁的吸收，而且容易引起蛋白质消化不良，出现腹胀、腹泻等不适症状。

（二）促使动脉硬化形成。美国医学专家指出，豆制品中含有极为丰富的蛋氨酸，蛋氨酸在酶的作用下可转化为半胱氨酸。半胱氨酸会损伤动脉管壁内皮细胞，让胆固醇和甘油三酯沉积于动脉壁上，促使动脉硬化形成。

（三）导致碘缺乏。制作豆腐的大豆含有一种叫皂角苷的物质，它不仅能预防动脉粥样硬化，而且还能促进人体内碘的排泄。长期过量食用豆腐很容易引起碘缺乏，导致碘缺乏病。

（四）促使痛风发作。豆腐含嘌呤较多，嘌呤代谢失常的痛风病人和血尿酸浓度增高的患者多食，容易导致痛风发作。

五、豆腐的最佳搭配

（一）豆腐与鱼，取长补短：豆腐所含蛋白质缺乏蛋氨酸和赖氨酸，鱼缺乏苯丙氨酸，豆腐和鱼一起吃，蛋白质的组成更合理，营养价值更高。

（二）豆腐与海带，避免碘缺乏：豆腐里的皂角苷成分能促进脂肪代谢，阻止动脉硬化发生，但易造成机体碘缺乏，与海带同食可避免这个问题。

（三）豆腐与萝卜，避免消化不良：豆腐植物蛋白丰富，但多吃可引起消化不良。而萝卜有助消化之功，豆腐与萝卜同食，这个弊端就可消除。

蜂　胶（feng jiao）

蜂胶是蜜蜂从植物芽孢或树干上采集的树脂（树胶），混入它的上腭腺、蜡腺分泌物加工而成的一种具有芳香气味的胶状固体物，是蜜蜂用于维持整个群体健康的有效物质。一个 5~6 万只的蜂群，一年只能生产蜂胶 100~150 克，所以被称做“紫色黄金”。

一、蜂胶有哪些药用价值和营养价值

蜂胶的成分相当复杂。它的主要成分是黄酮类化合物，此外还有酚类、醇类、酸类、脂类等多种化合物，少量的铁、钙、铬、硅、锰、铅、锡、镍、铝、铜、钼、钛、钾、钠、锌等微量元素以及维生素 A、维生素 B、多种氨基酸、酶、阿魏酸等。现代研究证明，蜂胶所含有的丰富而独特的生物活性物质，具有抗菌、消炎、止痒、抗氧化、增强免疫力、降血糖、降血脂、抗肿瘤等多种功能，可润肤生肌、消炎止痛，用于治疗胃溃疡、口腔溃疡、宫颈糜烂、带状疱疹、银屑病、皮肤裂痛、鸡眼、烧烫伤、糖尿病、高血压、高血脂、血黏度高等，对人体有很广泛的医疗、保健作用，而且没有副作用，已成为各国科学研究的热点，并作为新兴的保健品倍受推崇，被誉为“神奇的小药库”“健康的保护神”，是 21 世纪人类保健的新宠儿。

二、食用蜂胶有哪些好处

（一）保护心脑血管。由于蜂胶对净化血液有奇效，能有效清除血管内壁积存物，被称为“血管清道夫”。蜂胶对高血脂、高胆固醇、高血黏稠度有明显的调节作用，能预防动脉血管内胶原纤维增加和肝内胆固醇堆积，抗血栓形成，对动脉粥样硬化有防治作用，能改善心脑血管状态及造血机能。

（二）增强免疫功能。蜂胶能提高人体的体液免疫和细胞免疫功能，能促进机体产生更多的抗体。临床研究证明，老年人在服用蜂胶提取物后，抗体合成能力和免疫细胞的吞噬性明显提高。

（三）抑菌、抗病毒。蜂胶具有广谱抗菌作用，它还是天然抗病毒物质，对多种病毒都有较强的抑制作用。

（四）预防肿瘤。蜂胶中含有丰富的抗癌物质。研究证明，癌症患者在服用蜂胶后，可缩小癌瘤并能减轻化疗、放疗引起的副作用。

（五）营养肌肤、延缓衰老。蜂胶有很好的抗氧化、清除自由基作用，并有消炎、排毒、改善循环、调节内分泌、促进组织再生的功效，可消除粉刺、青春痘，分解色素斑、减少皱纹、延缓衰老，使肌肤重现细腻、光洁、红润。

（六）保肝护肝。蜂胶具有广谱抗菌作用，它能够有效杀灭肝炎病毒；同时，蜂胶还具有有效的免疫功能，能够帮助病人提高和强化机体免疫能力，并降低丙谷转氨酶，解肝毒，保护肝细胞，因此蜂胶对乙型肝炎、肝硬化、丙型肝炎有极好的治疗作用。

（七）有限治疗糖尿病。糖尿病主要是胰岛素细胞病变造成胰岛素分泌不足引起的。蜂胶可以使胰岛素的B细胞损伤得以修复，并改善胰岛素的质量和功能。

三、食用蜂胶小常识

（一）高度过敏体质者慎用。极少数人对蜂胶可能有过敏反应，症状各不相同。过敏人数约占使用者的万分之三，一般伴有皮肤瘙痒、皮疹等症状，停用蜂胶后症状消失。高过敏体质的人在食用蜂胶时，应经过“减敏过程”，也就是从极少量开始，缓慢增加至常用量。

（二）蜂胶可以长期食用，无毒副作用。蜂胶是一个天然的小“药库”，它能预防和治疗疾病，同时无毒无副作用，没有抗药性，安全可靠，长期服用对人体各脏器都有全面调节和修复的作用。有些人在春夏季担心上火，而停止食用。实际上，春夏季气温高，活动量大，代谢旺盛，如果不能及时补充各种微量元素，会将导致身体的免疫功能低下，此刻补充富含各种微量元素的蜂胶可以促进新陈代谢，起到预防疾病的目的。

（三）食用蜂胶需要渐进。食用蜂胶改善人体的内环境不是一蹴而就的事情。服用蜂胶只有从小剂量开始，逐渐增加，长期坚持，对人体的各种功效才会逐渐出现。在服用蜂胶时出现口干、发热现象都是正常的生理反应，多饮水、多吃青菜和水果、勤洗澡就会消失。

（四）停用蜂胶无反弹现象。许多人担心停服蜂胶后出现反弹现象，这个担心大可不必。蜂胶是纯天然物质，不含任何激素，停用后不会出现任何反弹现象。

四、蜂胶的日常妙用

（一）牙周病：将蜂胶直接点在患有牙周病的牙龈上，严重时可以每2~4小时点一次。

（二）头皮屑：洗完头发后，在手掌中掬大约半毫升的水，加两滴的蜂胶（蜂胶会马上和水混合），用指尖沾混合液涂抹头皮并轻轻按摩。平常的保养可以一周一次或两次即可，严重的可以每天洗完头发后做一次。

（三）香港脚：直接将蜂胶点入脚缝。

（四）感冒时：口含温水，再将少量蜂胶直接滴入口中，漱口后全部吞咽。视情况一天可以服用多次。

（五）咳嗽：同上使用方法。

（六）鼻子不通：以棉花棒沾蜂胶，涂抹在鼻子里。

蜂　蜜 (feng mi)

蜂蜜又叫食蜜、蜜、白蜜、蜜糖、沙蜜、蜂糖，是蜜蜂科昆虫中华蜜蜂、意大利蜜蜂在蜂窠中酿成的蜜糖。古代大多使用野蜂蜜，现代都是人工养蜂酿蜜。蜂蜜以稠如凝脂、味甜纯正、清洁无杂质、不发酵者为佳，春、夏、秋季都可采收。蜂蜜在全世界都被认为是最好的保健食品之一，《神农本草经》把蜂蜜列为有益于人的上品，古希腊人认为蜂蜜是“天赐的礼物”。

一、蜂蜜有哪些药用价值和营养价值

蜂蜜是一种营养丰富的天然食品，也是最常用的滋补品之一。蜂蜜食疗在我国已有几千年的历史，《神农本草经》中说蜂蜜“安五脏、补中气、止痛解毒、除百病、和百药，久服轻身延年”，《本草纲目》中说蜂蜜“和营卫、润脏腑、通三焦、调脾胃。”蜂蜜对神经衰弱、高血压、冠心病、动脉硬化、肝病、便秘等有很好的疗效，对大肠杆菌、痢疾杆菌、伤寒杆菌、副伤寒杆菌、葡萄球菌、链球菌等有较强的抑制作用。蜂蜜营养丰富，含大量葡萄糖和果糖、少量蔗糖、蛋白质、柠檬酸、苹果酸、琥珀酸、甲酸、乙酸以及维生素 B_1、维生素 B_2、维生素 C、维生素 K，还含有泛酸、烟酸、胡萝卜素、淀粉酶、转化酶、脂酶，微量的镁、硫、磷、钙、钾、钠、碘等多种有益人体健康的微量元素。

二、吃蜂蜜的好处有哪些

（一）抗菌消炎、促进组织再生。蜂蜜具有杀菌的作用，经常食用蜂蜜，能起到在口腔内杀菌消毒的作用；蜂蜜能治疗中度的皮肤伤害（特别是烫伤），将蜂蜜当做皮肤伤口敷料时，细菌无法生长。

（二）润肠通便、促进消化。蜂蜜对胃肠功能有调节作用，能使胃酸分泌正常，缩短排便时间，对结肠炎、习惯性便秘有良好功效；可使胃痛及胃烧灼感消失，红细胞及血红蛋白数值增高。对胃、十二指肠溃疡也有辅助治疗作用。

（三）提高免疫力。蜂蜜中含有的多种酶和矿物质，可以提高人体免疫力。

（四）抗衰老。前苏联学者曾调查了 200 多名百岁以上的老人，发现其中有 143 人是养蜂人，并证实了他们的长寿与常吃蜂蜜有关。

（五）改善睡眠。蜂蜜中的葡萄糖、维生素、镁、磷、钙等能够调节神经系统功能，缓解神经紧张，促进睡眠，并有一定的止痛作用。

（六）抗疲劳。蜂蜜中的果糖、葡萄糖可以很快被人体吸收利用，改善血液的营养状况。所以，人在疲劳时服用蜂蜜，15 分钟就可明显消除疲劳症状。脑力劳动和熬夜的人，冲服蜂蜜水可使精力充沛；运动员在赛前 15 分钟服用蜂蜜，可帮助提高体能。

（七）促进儿童生长发育。日本东京大学研究人员的大规模临床实验表明，加吃蜂蜜的幼儿比加吃砂糖的幼儿体重、身高、胸围、皮下脂肪增加都比较快，而且很少患痢疾、支气管炎、结膜炎、口腔炎等疾病。

（八）保护心血脑管。蜂蜜有扩张冠状动脉和营养心肌、改善心肌、保护血管和降血压的功能。

（九）润肺止咳。蜂蜜具有一定的润肺、止咳作用，可用于辅助治疗鼻炎、鼻窦炎、支气管炎、咽炎和哮喘。

（十）促进钙质吸收。蜂蜜中的硼能增加雌激素活性，防止中老年妇女因钙流失而引起的骨质疏松。

（十一）保肝作用。蜂蜜能为肝脏的代谢活动提供能量准备，慢性肝炎和肝功能不良的人常吃蜂蜜，能刺激肝组织再生，起到修复、改善肝功能的作用。

（十二）解酒。蜂蜜成分中含有一种大多数水果没有的果糖，可以促进酒精的分解吸收，有利于快速醒酒，并解除饮酒后的头痛感。

（十三）美容养颜。内服或外用蜂蜜，能有效改善肌肤营养状况，促进皮肤新陈代谢，增强皮肤的活力，减少色素沉着，防止皮肤干燥，保持肌肤柔软、洁白、细腻。

三、食用蜂蜜应注意什么

（一）不宜与豆腐同食。豆腐能清热散血，与蜂蜜同食易导致腹泻。还有一种说法是，蜂蜜与豆腐同食，会引导致耳聋。

（二）不宜与韭菜同食。韭菜含维生素 C 丰富，容易被蜂蜜中的矿物质铜、铁等离子氧化而失去作用。另外，蜂蜜可通便，韭菜富含纤维素能导泻，二者一起食用容易引起腹泻。

（三）不能用沸水冲饮。蜂蜜含有丰富的酶、维生素和矿物质，如果用沸水冲饮，不仅不能保持天然的色、香、味，还会破坏它的营养成分，所以最好用不超过35℃的温水冲饮。

（四）不能与葱同食。《本草纲目》说“生葱同蜜食作下痢”，而《金匮要略》说“生葱不可共蜜食之，杀人。”

（五）糖尿病人不能服用蜂蜜。蜂蜜中所含的葡萄糖和果糖都属于单糖，进入肠道后不需消化就会被直接吸收进入血液（所含的蔗糖和糊精略经水解后就能被吸收）使血糖升高，因此糖尿病人是不能服用蜂蜜的。

四、蜂蜜保健食疗配方推荐

（一）蜂蜜萝卜：取鲜白萝卜洗净，切丁，放入沸水中焯一下捞出，控干水分，晾晒半天，然后放锅中加蜂蜜 150 克，用小火煮沸调匀，晾凉后服食。适用于消化不良、反胃、呕吐、干咳痰少等。

（二）蜂蜜鲜藕汁：取鲜藕适量，洗净，压取汁液，按 1 杯鲜藕汁加蜂蜜 1 汤匙比例调匀服食。每日 2~3 次。适用于热病烦渴、中暑口渴等。

（三）蜜酥粥：蜂蜜适量，酥油 30 克，粳米 50 克。先将粳米加水煮粥，再加入酥油及蜂蜜，稍煮。适宜于阳虚劳热、肺痨咳嗽、消渴、肌肤枯槁、口疮等。

（四）油煎鸡蛋蘸蜂蜜：鸡蛋 1~2 个，蜂蜜 1~2 匙。油煎鸡蛋，趁热加入蜂蜜，立即进食，连食 2~3 个月。适宜于小儿支气管哮喘。

（五）鲜百合蜂蜜：鲜百合 50 克，蜂蜜 1~2 匙。百合放碗中，加蜂蜜拌匀，上屉蒸熟。睡前服，适宜于失眠患者经常食用。

（六）芹菜蜜汁：鲜芹菜 100~150 克，蜂蜜适量。芹菜洗净捣烂绞汁，与蜂蜜同炖温服。每日 1 次。适宜于肝炎患者饮用。

（七）蜂蜜首乌丹参汁：制首乌、丹参各 15 克，蜂蜜 15 毫升。制首乌、丹参水煎去渣取汁，调入蜂蜜，每日 1 剂。适宜于动脉硬化、高血压患者。

（八）蜜糖羹：蜂蜜 100 毫升，放碗内蒸服。每日 3 次，空腹食用。适宜于胃溃疡、十二指肠溃疡患者。

（九）蜜奶饮：蜂蜜 50 毫升，牛奶 50 毫升，黑芝麻 25 克。黑芝麻捣烂，同蜂蜜、牛奶调和，早晨空腹温开水冲服。适宜于产后血虚、肠燥便秘、面色萎黄、皮肤不润等症。

（十）蜂蜜核桃肉：蜂蜜 1000 毫升，核桃肉 1000 克。核桃肉捣烂，调入蜂蜜，和匀。每次服食 1 匙，每日 2 次，温开水送服。适宜于虚喘症。

蜂王浆 (feng wang jiang)

蜂王浆，也叫蜂乳或蜂皇浆，是适龄工蜂食用了花粉等营养物质，在蜂群需要时从营养腺中分泌出来的高级物质，属于蜜蜂幼虫和蜂王的专用食品。蜂王浆珍稀名贵，作用奇特，是食药兼备的珍品，被世人公认为“长寿因子”。

一、蜂王浆有哪些药用价值和营养价值

蜂王浆的主要成分是按生物生长发育所需要比例天然搭配组合的，矿物质的成分和含量几乎和人的血液相一致。它含有丰富的蛋白质、转化糖、脂肪、矿物质、微量元素，以及人体所需要的丰富氨基酸、维生素、有机酸、乙酰胆碱、酶。营养学家认为，蜂王浆是世界上唯一可供人类直接服用的、高活性成分的超级天然营养食品。

根据药效学的试验和对服用人群的观察发现，蜂王浆以它独特的成分、均衡的营养、全方位的调理对人体产生重大的保健作用，主要表现为延缓衰老、增强体力、抗疲劳、改善营养状况、增强免疫力、调整神经系统使其平衡、增强人体的应激能力等，对肝脏和消化系统的作用尤其明显，也是癌症的辅助治疗剂。

二、服用蜂王浆有哪些功效

国内外多年科研和医学临床实践证明，服用蜂王浆对人类医疗、保健等具有奇特的功效。

（一）改善营养、补充脑力。蜂王浆中含有大量的营养素，经常食用能治疗食欲不振和消化不良，改善营养不良的状况，使人的体力、脑力得到加强，情绪得到改善。

（二）提高人体免疫力。蜂王浆中含有免疫球蛋白，能明显提高人体免疫力。蜂王浆可强化肾上腺皮质机能，调节人体激素，活化间脑细胞，有利于治疗更年期综合症和慢性前列腺炎症。

（三）预防治疗心脑血管疾病。长期服用蜂王浆对血脂异常、血管硬化、心律不齐、糖尿病等疾病都有很好的疗效。

（四）治疗贫血。蜂王浆中含有铜、铁等合成血红蛋白的物质，有强壮造血系

统的作用。临床上已用于辅助治疗贫血等疾病。

（五）消炎、止痛、促进伤口愈合。蜂王浆中的王浆酸有抗菌、消炎、止痛的作用，能抑制大肠杆菌、化脓球菌、表皮癣菌、结核杆菌等十余种细菌的生长。医学临床上用蜂王浆和蜂蜜配制成外用纱条用于烫伤、冻伤、外科手术创面，止痛、消炎和改善创面血循环及营养等，效果明显优于凡士林等外用纱条。

（六）预防癌症。蜂王浆能抑制癌细胞扩散，使癌细胞发育出现退行性变化，对癌症起到很好的预防作用。

（七）美容养颜。由于蜂王浆中含有丰富的维生素和蛋白质，还含有 SOD 酶，是一种珍贵的美容用品，长期使用，能让皮肤红润、光泽、靓丽。

三、怎样食用蜂王浆

（一）蜂王浆食用时间：蜂王浆是天然物质，可直接食用并被人体吸收，一般是早晚各一次，早餐前 30 分钟到 1 小时，晚上入睡前 30 分钟左右食用。

（二）食用方法：最好将蜂王浆放入口中含服，慢慢咽下。不能用热开水冲服，否则会使大量营养成分遇热分解损失。如不适应蜂王浆的味道，可用蜂蜜 2 份、鲜蜂王浆 1 份混合后用温开水冲服，但最好是单独食用。不论怎么服用，都要长期坚持，往往几个月或半年才能见效。间断食用不会取得理想效果。

（三）食用量：35 岁以下的人群保健，日服剂量 10 克；中老年人保健，日服 15 到 20 克。用于一般疾病，日服 15 到 20 克，重症和顽症日服 25 到 30 克。

甘　蔗 (gan zhe)

甘蔗是禾本科甘蔗属植物，原产于热带、亚热带地区，全世界有一百多个国家出产，最大的甘蔗生产国是巴西、印度和中国。我国最常见的食用甘蔗为竹蔗。甘蔗是制造蔗糖的原料，而且可提炼乙醇作为能源替代品。

一、甘蔗有哪些药用价值和营养价值

中国古代医学将甘蔗列入“补益药”，认为甘蔗具有清热、润燥、生津、下气、补肺益胃的特殊效果，可治疗因热病引起的伤津、心烦口渴、反胃呕吐，肺燥引发的咳嗽气喘，还可以通便解结、缓解酒精中毒。甘蔗中含有丰富的糖分、水分，还含有对人体新陈代谢非常有益的各种维生素、脂肪、蛋白质、有机酸、钙、铁等物质，不但能给食物增添甜味，而且还可以提供人体所需的营养和热量。作为清凉的补剂，对于低血糖、大便干结、小便不利、反胃呕吐、虚热咳嗽和高热烦渴等病症有一定的疗效。劳累过度或饥饿头晕的人，只要吃上两节甘蔗就快速恢复精力。

二、吃甘蔗应注意什么

（一）皮色深紫近黑的甘蔗，俗称黑皮蔗，性质温火，喉痛热盛的人不宜。

（二）甘蔗汁本身寒凉，体质虚寒的人不宜多饮，如果寒咳（痰白而稀）的人误饮，病情有可能实时加重。

（三）脾胃虚寒、胃腹寒疼者不宜食用。

三、常见的甘蔗食疗验方

（一）甘蔗莱菔汤

配料　甘蔗200克，鲜萝卜150克。

做法　分别切碎，加水煮至萝卜烂熟，去渣取汁，随量服用。

功用　清热除烦、解酒毒、化食下气。用于酒、食过度，烦热面赤，呕逆少食。

（二）甘蔗生姜汁

配料　甘蔗250~500克，生姜15~30克。

做法　分别切碎，捣烂绞汁，和匀服用，或煎热服用。可分3~4次服。

功用 用于阴液不足、胃气上逆、反胃呕吐或噎嗝饮食不下。

（四）蔗浆粟米粥

配料 甘蔗 500 克，粟米 60 克。

做法 甘蔗切碎略捣，绞取汁液，加水适量，与粟米一同煮成稀粥食用。

功用 用于阴虚肺燥、烦热咳嗽、咽喉不利。

4. 蔗汁酒

配料 甘蔗汁、葡萄酒各 50 克。

做法 混合服用，早晚各一次，

功用 对慢性胃炎、反胃呕吐有很好的疗效。

黑芝麻 (hei zhi ma)

芝麻原称胡麻，种子扁圆，有白、黄、棕红或黑色，黑色的种子就是黑芝麻。相传是西汉张骞出使西域时引进中国的。但经科学考证，芝麻原产我国云贵高原。在浙江湖州市钱山漾新石器时代遗址和杭州水田畈史前遗址中，都发现有古芝麻的种子，更证实了中国是芝麻的故乡。

一、黑芝麻有哪些药用价值和营养价值

黑芝麻含有的多种人体必需氨基酸、维生素 E、维生素 B_1，能加速人体的代谢功能；黑芝麻含有的铁和维生素 E，是预防贫血、活化脑细胞、消除血管胆固醇的重要成分；黑芝麻含有的脂肪大多为不饱和脂肪酸，有延年益寿的作用。中医中药理论认为，黑芝麻具有补肝肾、润五脏、益气力、长肌肉、填脑髓的作用，可用于治疗肝肾精血不足引起的眩晕、须发早白、脱发、腰膝酸软、四肢乏力、步履艰难、五脏虚损、皮燥发枯、肠燥便秘等病症，在乌发养颜方面的功效，更是有口皆碑。一般素食者应多吃黑芝麻，而脑力工作者更应多吃黑芝麻。

二、常吃黑芝麻的好处

（一）预防和治疗胆结石。现代医学研究结果证实，凡是胆结石患者，胆汁中的卵磷脂含量一定不足，而黑芝麻所含有的卵磷脂是胆汁中的成分之一，常吃黑芝麻可以帮助人们预防和治疗胆结石。

（二）益肝、补肾、养血、益寿延年。黑芝麻含有的维生素 E 居植物性食品之首。维生素 E 能促进细胞分裂，延缓细胞衰老，经常食用有润五脏，强筋骨、益气力、健脑益智、抗衰老和延年益寿的作用。

（三）润肠通便。有习惯性便秘的人，肠内存留的毒素会伤害人的肝脏。芝麻具有润肠功能，可以治疗便秘，帮助清除体内毒素。

（四）乌发养颜。中医认为头发的营养主要来源于血，如果头发变白或易于脱落，多半是因为肝血不足、肾气虚弱所致。黑色入肾，黑芝麻有非常好的补肾功能，因此可以使头发乌黑发亮，粗糙的皮肤也可获得改善。

（五）减肥塑身。芝麻中含有防止人体发胖的物质蛋黄素、胆碱、肌糖，因此

芝麻吃多了也不会发胖。

三、吃黑芝麻注意什么

（一）芝麻连皮一起吃不容易消化，压碎后不仅有股迷人的香气，更有助于人体吸收。

（二）患有慢性肠炎、便溏腹泻的人忌食。

（三）根据前人经验，男子阳痿、遗精者忌食。

四、常见的黑芝麻保健食谱

（一）芝麻蜜糕

配料 黑芝麻 100 克，蜂蜜 150 克，玉米粉 200 克，白面 500 克，鸡蛋 2 个，发酵粉 1.5 克。

做法 先将黑芝麻炒香研碎，混入玉米粉、蜂蜜、面粉、蛋液、发酵粉，加水和成面团，以 35℃保温发酵 1.5~2 小时，上屉蒸 20 分钟即熟。

功用 有健胃、保肝、促进红细胞生长的作用。

（二）黑芝麻葚糊

配料 黑芝麻、桑葚各 60 克，大米 30 克，白糖 10 克。

做法 将大米、黑芝麻、桑葚分别洗净，同放入石钵中捣烂成浆；砂锅内放清水 3 碗，煮沸后放入白糖，再将捣烂的浆缓缓调入，煮成糊状即可。

功用 补肝肾、润五脏、祛风湿、清虚火，常服可治病后虚羸、须发早白、血虚眩晕等症。

（三）芝麻核桃粥

配料 黑芝麻 50 克，核桃仁 100 克。

做法 一齐捣碎，加适量大米和水煮成粥。

功用 补肝肾，对继发性脑萎缩症有食疗作用。

（四）芝麻木耳茶

配料 生黑木耳、炒焦黑木耳各 30 克，炒香黑芝麻 15 克。

做法 共研末，装瓶备用。每次取 5 克，沸水冲代茶饮。

功用 此茶能凉血止血，对血热便血、痢疾下血有食疗作用。

（五）芝麻杏仁蜜

配料 黑芝麻 500 克，（炒香研末），甜杏仁 100 克。

做法 一起捣烂成泥，加白糖、蜂蜜各 125 克，一起放入瓷盆内，上锅隔水蒸 2 个小时，离火，冷却。每日 2 次，每次 2~4 匙，温开水送服。

功用 能补肝益肾、润肺止咳，是支气管哮喘病人的食疗方，并有一定防癌作用。

（六）芝麻五味葛根露

配料 葛根250克，五味子125克。

做法 共入锅内水煎2次，去渣合汁，同炒香的黑芝麻、蜂蜜各250克，一起放入瓷盆内，加盖，隔水蒸2个小时，离火，冷却，装瓶。每日3次，每次服1匙。

功用 有补肾养心、凉血止血、润燥生津的功效。血热、津枯、便秘及动脉硬化患者，常食有益。

红　茶 (hong cha)

红茶属于发酵茶类，是以茶树的芽叶为原料，经过萎凋、揉捻（切）、发酵、干燥等典型工艺过程精制而成。因干茶色泽和冲泡的茶汤以红色为主调，所以叫做红茶。我国红茶种类较多，产地较广。

一、饮用红茶有十大功效

（一）提神消疲。红茶中的咖啡碱能刺激大脑皮质、兴奋神经中枢，增强记忆力和思维的敏锐性；它对血管系统和心脏也具有兴奋作用，能加快血液循环促进新陈代谢，同时又促进发汗和利尿，加速排泄乳酸（使肌肉感觉疲劳的物质）及其它体内废余物质，达到消除疲劳的效果。

（二）生津清热。夏天饮红茶能止渴消暑，是因为茶中的多酚类、醣类、氨基酸、果胶等与口涎产生化学反应，刺激唾液分泌，使口腔觉得滋润，并且产生清凉感；同时也刺激肾脏以促进热量和污物的排泄，维持体内的生理平衡。

（三）利尿。在红茶中的咖啡碱和芳香物质联合作用下，能增加肾脏的血流量，提高肾小球过滤率，扩张肾微血管，并抑制肾小管对水的再吸收，促成尿量增加。

（四）消炎杀菌。红茶中的多酚类化合物具有消炎的作用，所以细菌性痢疾及食物中毒患者喝红茶是很有益的。民间也常用浓茶涂伤口、褥疮和香港脚。

（五）解毒。红茶中的茶多碱能吸附和沉淀、分解重金属和生物碱，这对饮用水和食品受到工业污染的现代人而言，有很好的保健作用。

（六）强壮骨骼。红茶中的多酚类（绿茶中也有）有抑制破坏骨细胞物质的活力。如在红茶中加上柠檬，强壮骨骼效果更强，在红茶中也可加上各种水果，能起协同作用。

（七）抗氧化、延缓衰老。美国杂志报道，红茶抗衰老效果强于大蒜、西兰花和胡萝卜等。

（八）养胃护胃。人在没吃饭的时候饮用绿茶会感到胃部不舒服，而红茶就不一样了，它是经过发酵烘制而成的，红茶不仅不会伤胃，反而能够养胃。经常饮用加糖、加牛奶的红茶，能消炎、保护胃黏膜，对治疗溃疡有一定效果。

（九）抗癌。关于茶叶具有抗癌作用的说法很流行，世界各地的研究人员也做过许多的探索，研究发现，绿茶和红茶中的抗氧化剂可以彻底破坏癌细胞中化学物质的传播路径，有很强的抗癌功效。

（十）舒张血管、有益心脏。美国医学界最近有一项研究发现，心脏病患者每天喝 4 杯红茶，血管舒张度可以从 6%增加到 10%。常人则舒张度会增加到 13%。

二、喝红茶应注意什么

（一）发烧忌喝红茶。红茶叶中咖啡碱不但能使人体体温升高，而且还会降低药效。

（二）肝脏病人忌饮红茶。红茶叶中的咖啡碱等物质绝大部分经肝脏代谢，会增加肝脏负担。

（三）神经衰弱的人慎饮红茶。红茶叶中的咖啡碱有兴奋神经中枢的作用。

（四）孕妇忌饮红茶，尤其是不宜喝浓红茶。

（五）妇女哺乳期不宜饮浓红茶。

（六）醉酒慎饮红茶。红茶有兴奋神经中枢的作用，醉酒后喝浓红茶会加重心脏负担。

（七）慎用红茶水服药。药物的种类繁多，性质各异，能否用红茶水服药，不能一概而论，一定要慎言。

（八）贫血患者忌饮红茶。红茶叶中的鞣酸可与铁结合成不溶性的络合物。

（九）结石患者忌饮红茶。

（十）睡前 2 小时内最好不要饮红茶。

（十一）忌饮隔夜红茶。

红 糖 (hong tang)

红糖一般是指甘蔗经榨汁，通过简易处理，经浓缩形成的带蜜糖。红糖按结晶颗粒不同，分为赤砂糖、红糖粉、碗糖等，因没有经过高度精练，它们几乎保留了蔗汁中的全部成分，除了具备糖的功能外，还含有维生素和微量元素，如铁、锌、锰、铬等，营养成分比白砂糖高很多。

一、红糖有哪些药用价值和营养价值

从中医的角度来说，红糖性温、味甘、入脾，具有益气补血、健脾暖胃、缓中止痛、活血化瘀的作用。中医营养学认为，性温的红糖通过“温而补之，温而通之，温而散之”来发挥补血作用。

现代营养学研究证实,没有经过精炼的红糖保留了甘蔗中多种合成人体蛋白质、支持新陈代谢、参与人体生命活动不可缺少的基础物质，也更加容易被人体消化吸收，其中不仅含有可提供热能的碳水化合物，还含有人体生长发育不可缺少的苹果酸、核黄素、胡萝卜素、烟酸和微量元素锰、锌、铬等，能快速补充人的体力、增加机体活力，所以被称为“东方的巧克力”。

专家用原子荧光光谱仪测定，发现红糖含有十分丰富的微量元素成分，其中有些微量元素具有强烈刺激机体造血的功能。日本科研人员还从红糖中提取了一种叫做“糖蜜”的多糖，实验证明它具有较强的抗氧化功效，对于抗衰老有明显的作用。

二、食用红糖应注意什么

人们一般认为，红糖适合月经不调和刚生了孩子的妇女食用。其实红糖更适合老人，特别是适合年老体弱、大病初愈的人吃。但食用红糖要注意以下问题：

（一）虽说产妇吃红糖好，但是一定要适量。对于这一点，我国古代医学家早有认识。如《本草纲目》称红糖为沙糖，并分析说“沙糖性温，殊（注：殊，就是不同的意思）于庶浆，故不宜多食……”。产妇运动少，多余的糖分易转化为脂肪，导致肥胖。

（二）并不是所有的老人都适合吃红糖。中医认为阴虚内热者、消化不良者和糖尿病患者、便秘、口舌生疮的老人不宜食用红糖。此外，在服药时，也不宜用红糖水送服。

（三）红糖虽然营养丰富，但也不能贪吃。建议每日摄入25克左右。

（四）储存红糖最好使用玻璃器皿，密封后置于阴凉处。

三、不同保健红糖适合不同人群

保健红糖，是指在传统红糖的基础上，添加了一些其它具有保健功效的食物。市场上比较常见的保健红糖品种主要有：

（一）姜汁红糖：主要添加生姜（姜粉或姜汁）和葱白，具有祛寒暖胃、缓解腹痛的功效，适用于除糖尿病人外的所有人群。

（二）益母红糖：主要添加红枣、胡椒、益母草。具有补血益气，缓解腹痛的功效，适合成年女性（初潮来临后的女孩子也可以饮用）。

（三）产妇红糖：主要添加阿胶、胡椒，具有缓解产后腹痛，促进恶露排出的功效，适合产妇服用。

（四）阿胶红糖：主要添加阿胶成分，具有和血滋阴、祛风润燥的功效，适合除儿童和糖尿病人以外的所有人群服用。

（五）玫瑰红糖：主要添加玫瑰成分，具有和血行血、理气解郁的功效，适合成年女性（包括少女）服用。

四、红糖食疗配方推荐

（一）红糖乌梅汤

配料 红糖120克，乌梅12克。

做法 加水煎浓汤，时时饮用。

功用 源于《摘元方》。本方取红糖补脾缓急、活血，乌梅收敛止泻的功效，用于泻痢日久、腹部隐痛、不思饮食等症。

（二）生姜红糖汤

配料 生姜250克（绞汁），红糖150克。

做法 小火同煎至糖完全溶化。每次2匙、温开水送下。

功用 源于《本草纲目》。本方取生姜温肺止咳、温中止呕，红糖温胃和中的功效。用于肺寒咳嗽、呕逆少食、肺胃不和。

（三）枣茶

配料 红枣10枚。

做法 加水煮烂，放入红糖，兑入红茶水后一次服下，

功用 有补益气血、健脾和胃的作用。尤其适宜婴幼儿和中老年服用。

（四）浓茶红糖饮

配料 茶叶、红糖各适量。

做法 煮浓茶一碗，去渣，放红糖溶化后饮。每日一次。

功用 清热、调经。主治月经先期（即月经提前）量多。

（五）山楂红糖饮

配料 生山楂肉50克，红糖40克。

做法 山楂水煎去渣，冲入红糖，热饮。

功用 活血调经，主治妇女经期紊乱。

（六）枣木耳汤

配料 黑木耳50克，红枣10个，红糖100克。

做法 煎服，每日2次。

功用 经常服用，有祛除黑眼圈作用。

（七）红枣菊花粥

配料 红枣50克，黑米100克，菊花15克。

做法 一同放入锅内加清水适量煮粥，待粥煮至浓稠时，放入适量红糖。

功用 此方具有健脾补血、清肝明目的功效，经常食用可使面部肤色红润，起到保健防病、驻颜美容的作用。

（八）生姜红糖茶

配料 生姜15克，红糖适量。

做法 开水冲泡代茶饮用。

功用 能有效缓解女性寒滞血瘀型的痛经。

（九）红糖药豆汤

配料 赤小豆30克，丹参12克，红糖适量。

做法 水煎取汁，加入红糖，吃豆喝汤。

功用 坚持服用，可使肤色滋润。

（十）燕窝蜜枣汤

配料 燕窝25克，蜜枣15克，红糖适量。

做法 将燕窝用清水泡发除去杂质，然后与蜜枣（去核）一同放入锅内加水适量煮至蜜枣烂熟，再加入红糖食用。

功用 此方有养颜和去除皱纹的功效，经常食用能使肤色光泽滋润。

（十一）滋润茶

配料 绿茶2克，红糖30克。

做法 沸水冲泡后，加盖5分钟即可饮用。每日一剂。

功用 亮肤、美颜。长期坚持服用会让粗糙的皮肤变得干净透亮、恢复光泽。

花 椒 (hua jiao)

花椒又称香椒、大花椒、川椒、蜀椒，为芸香科植物花椒的果皮。花椒是中国特有的临床常用中药和制作菜肴的芳香名料，位列调料“十三香”之首，与葱、姜、蒜并称为“调味四君子”，用途极广。生食花椒味麻且辣，炒熟后香味才会溢出。

一、花椒有哪些药用价值和营养价值

中医认为花椒具有温中散寒、除湿止痛、驱虫健胃、利尿消肿、坚齿固发、解鱼腥毒等功用，广泛用于各种积食停饮、心腹冷痛、呕吐噫逆、风寒湿痹、泄痢寒疝、虫积腹痛、口臭齿痛、阴痒疮疥、皮肤皲裂、冻疮等病症的治疗。据现代分析，花椒含挥发油，对多种致病细菌如白喉杆菌、肺炎双球菌、金黄色葡萄球菌及某些皮肤真菌有抑制作用，有局部麻醉止痛作用。花椒有去除各种肉类的腥气、促进唾液分泌、增加食欲和使血管扩张降低血压的作用。日本资生堂最近宣布，花椒中的一种成分具有抑制白发增加的作用，已开始用于开发防止白发生成的护发剂。

二、花椒虽香，但不宜多用

花椒、桂皮、八角、茴香等天然调味品都有一定的毒性和诱变性。这些诱发物能改变正常细胞组织的遗传功能，诱发恶性肿瘤；另外，上述调味品都属热性食物，夏天食用，特别是阴虚内热的人过多食用会引起便秘、肠胀气等。所以这些调味品虽可使用但不宜多用。

三、花椒食疗经典小配方

（一）断奶回乳：取花椒 6 克，加水 400 毫升，浸泡后煎煮浓缩成 200 毫升，再加红糖 30~60 克，自断乳当天开始趁热一次饮下，每日 1 次，约 1~3 天可回乳。

（二）治痛经：用花椒 10 克，胡椒 3 克，二味共研细粉，用白酒调成糊状，敷于脐眼，外用伤湿止痛膏封闭，每日 1 次，此法最适宜于寒凝气滞之痛经。

（三）治秃顶：适量的花椒浸泡在酒精度数较高的白酒中一周。使用时，用干净的软布蘸浸液搽抹头皮，每天数次，如果再配上用姜汁洗头，效果更好。

（四）治痔疮：花椒 1 把，装入小布袋中，扎口，用开水沏于盆中，患者先用热气熏洗患处，待水温降到不烫后再坐浴。全过程约 20 分钟，每天早晚各 1 次。

（五）治膝盖痛：花椒 50 克压碎，鲜姜 10 片，葱白 6 棵切碎，三种混在一起，装入布包内，将药袋放在膝盖痛处，用热水袋热敷 30 至 40 分钟，每日 2 次。

（六）脾胃阳虚、寒湿阻滞、泻下稀水、食物不化：苍术 60 克，花椒 30 克。研为细末，醋糊为丸，每次服 6~9 克，温开水送下。

（七）蛔虫性肠梗阻：芝麻油适量，入锅内加热后，放入花椒 2 克，煎至微香，滤去花椒，取油作两次服，间隔 2~3 小时。

（八）防治四时瘟疫、感冒发热、头痛：将花椒、侧柏叶共捣碎，放入酒瓶内，倒入白酒（45 度以上），密封浸泡，经常摇动，半个月后即可服用。在呼吸道及消化道传染病流行季节，每日早晨空腹温饮 10~20 毫升。

槐　花 (huai hua)

槐花是豆科植物槐的花或花蕾，又叫槐米。一般在夏季花开放或花蕾形成时采收，以个大、紧缩、色黄绿、无梗叶者为佳。槐花不但可以食用，也是一味良药。作为药材时可生用、炒用或炒炭用（炒槐花可取净槐花，照清炒法炒至表面深黄色，槐花炭则取净槐花，照炒炭法炒至表面焦褐色）。

一、槐花有哪些药用价值和营养价值

中医认为槐花味苦、性微寒，归肝、大肠经，具有凉血止血、清肝泻火的功效，主治肠风便血、痔血、血痢、尿血、血淋、崩漏、吐血、衄血、肝火头痛、目赤肿痛、喉痹失音、痈疽疮疡等症。槐花鲜品含水分、蛋白、脂肪、碳水化合物、钙、磷、铁、胡萝卜素、维生素 B_1、维生素 B_2、尼克酸、维生素 C、芦丁、槲皮素、鞣质、槐花二醇、维生素 A 等物质。芦丁能改善毛细血管的功能，保持毛细血管正常的抵抗力，防止因毛细血管脆性过大、渗透性过高引起的出血、高血压。槐花是治疗便血的常用药，用于大肠湿热引起的痔疮出血、便血、血痢及血热引起的吐血、衄血。一般煎服量，10~15 克，外用适量。

二、食用槐花应注意什么

（一）槐树经常被作为观赏或道旁绿化树木，槐花有沾染农药的可能，在采摘食用时需要谨慎。干燥后的槐花体轻，无臭，味微苦，在储藏时要注意放置干燥处，防潮、防蛀。

（二）凉血止血宜炒用，清肝泻火宜生用。

（三）脾胃虚寒及阴虚发热而无实火者慎服。

三、槐花保健食疗配方推荐

（一）槐花酒

配料　槐花 100 克，白酒 750 克，白糖适量。

做法　摘取即将开放的槐花蕾，装入纱布袋中，与白酒同装入容器内，加入适量白糖，密封，两个月后即可饮用。

功用 槐花酒具有降血压、防止动脉硬化、防中风、健胃消食、消除疲劳等作用。

（二）槐花饮

配料 陈槐花10克，粳米30克，红糖适量。

做法 先煮米取米汤。将槐花研面调入米汤中，放红糖适量调服。

功用 具凉血、止血、清肝降火的功效，适用风热内扰引起的大便便血、目赤、痔血等病症。

（三）菊槐茶

配料 菊花3克，槐花3克，绿茶3克。

做法 菊花与槐花洗净，沥干水与茶叶同放入杯中，用开水沏泡，稍泡后饮用。

功用 槐花凉血止血、清肝降火，菊花疏风散热平肝、明目，绿茶止渴除烦，三者相配，具有清肝疏风降火的功效。对于高血压有一定的疗效，还适用于目赤、眼目昏花、消渴、烦热等病症。

（四）槐花荆芥饮

配料 槐花、炒荆芥等分。

用法 煎水饮。

功用 本方用槐花凉血止血，配以炒荆芥增强止血功能。用于便血、痔疮出血。

（五）槐菊茶

配料 槐花6克，菊花15克，嫩桑叶10克。

用法 沸水浸泡，代茶饮。

功用 本方用三者清肝明目，桑叶、菊花兼以疏散风热。用于肝热或风热目赤。

（六）大黄槐花蜜饮

配料 生大黄4克，槐花30克，蜂蜜15克，绿茶2克。

做法 先将生大黄拣杂，洗净，晾干或晒干，切成片，放入砂锅，加水适量，煎煮5分钟，去渣，留汁待用。槐花、茶叶加清水适量于锅中煮沸，倒入生大黄煎汁，离火，稍凉，趁温热时，调拌入蜂蜜即成。早晚2次分服。

功用 清热凉血。适用于大肠癌患者引起的便血（血色鲜红），以及癌症手术后便血等症。

（七）马齿苋槐花粥

配料 鲜马齿苋100克，槐花30克，粳米100克，红糖20克。

做法 将槐花拣杂洗净，晾干或晒干，研成极细末，待用。鲜马齿苋洗净，入沸水锅中焯软，捞出切成碎末，备用。粳米淘洗干净，放入砂锅，加水适量，大火煮沸，改用小火煨煮成稀粥，粥将成时，兑入槐花细末、马齿苋碎末及红糖，再用小火煨煮至沸腾即成。早晚2次分服。

功用 清热解毒、凉血止血，适用于大肠癌患者引起的便血（血色鲜红）。

（八）地榆槐花蜜饮

配料 地榆60克，槐花30克，蜂蜜30克。

做法 先将挖取的地榆洗净（也可从中药店购买），拣杂，切成片，放入砂锅加水适量，煎煮2次，每次40分钟，合并2次煎液，回入砂锅加入槐花，视需要可酌加清水，大火再煎煮10分钟，用洁净纱布过滤，去渣，收取滤汁放入容器，等到温热时，兑入蜂蜜和匀即成。早晚2次分服。

功用 清热凉血、抗癌止血，适用于宫颈癌阴道出血等症。

（九）两地槐花粥

配料 生地、地骨皮、槐花各30克，粳米30~60克。

做法 将生地、地骨皮、槐花洗净，放入砂锅加水共煎25分钟，去渣取汁，将汁与粳米共煮为粥。每日1次，可连服3~5日。

功用 清热固经，用于月经过多，经色深红或紫红，质地粘稠有块，腰腹胀痛，心烦口渴，尿黄，舌质红，苔黄，脉滑数。

（十）槐花清蒸鱼

配料 槐花15克，葱白7枚，紫皮蒜20克，鲫鱼或鲤鱼500克，姜片、盐、料酒适量。

做法 将鱼洗净，去鳞、鳃、内脏，鱼体躯干部斜切3~5刀，放入砂锅，加葱、姜、蒜、盐、料酒和适量清水，在文火上蒸20分钟。然后放入洗净的槐花，加味精、香油少许即可食用。

功用 清热利湿，对表现为红色丘疹上覆盖多层银白色鳞屑、口渴、便秘、苔黄腻的寻常型银屑病，有较好疗效。

芦　荟 (lu hui)

芦荟原产于地中海、非洲，为独尾草科多年生草本植物。据考证，野生芦荟品种 300 多种，主要分布于非洲等地。这种植物易于栽种，为花叶兼备的观赏植物，可食用的品种只有六种，具有药用价值的芦荟品种主要有洋芦荟（又名巴巴多斯芦荟或翠叶芦荟)、库拉索芦荟（分布于非洲北部、西印度群岛)、好望角芦荟（分布于非洲南部)、元江芦荟等。

一、芦荟有哪些药用价值和营养价值

中医认为，芦荟能清肝热、通便，用于治疗便秘、热风烦闷、胸膈间热气、痔病疮瘘、小儿疳积、小儿癫痫惊风，也可疗五疳、杀三虫、解巴豆毒等。外用可治湿癣。《中华本草》将芦荟的保健功能概括为泄下（即润肠通便）、调节人体免疫力、抗肿瘤、保护肝脏、抗胃损伤、抗菌、修复组织损伤、对皮肤的保护作用等八个方面。

现代科学研究发现，芦荟中有不少成分对人体皮肤有良好的营养滋润作用，而且刺激性少，对皮肤粗糙、面部皱纹、疤痕、雀斑、痤疮等均有一定疗效，它的提取物可作为化妆品添加剂配制成防晒霜、沐浴液等。对于轻度的撞伤、挫伤、香港脚、冻伤、皮肤龟裂等，用芦荟治疗效果都不错。芦荟叶含芦荟大黄素、异芦荟大黄素及芦荟苦味素等，药理实验有泻下、抗癌作用。芦荟花性寒，味苦涩，有清热、止咳、止血功效，可治疗咳嗽、吐血。由于芦荟具有杀菌消炎、增强免疫功能、愈合伤口、清热通便、预防结肠炎以及降低血脂、血糖和血压、改善循环系统及睡眠质量、防治消化系统疾病和增进食欲等多种治疗作用，因此在民间还拥有一个家喻户晓的名称——“植物医生”。

二、吃芦荟的好处有哪些

（一）解毒消炎。芦荟对呼吸道、消化道炎症有良好的治疗效果，上呼吸道感染、肺炎、肠炎、痢疾等病也可以用芦荟治疗。

（二）健胃通便。芦荟素有增加消化液分泌，促进肠蠕动，增强胃肠功能，增加食欲的作用。食欲不振、消化不良的人可以吃芦荟。患便秘的中老年人，一般服用后 8~12 小时即可排便。

（三）扶正祛邪、增强免疫力。芦荟中的多糖类物质，有很好的扶正祛邪作用，肿瘤、高血脂、糖尿病、乙型肝炎、肾炎、红斑狼疮等病，适当吃点芦荟大有好处。芦荟还有抗衰老、抗过敏、强心、利尿作用，有利于老年人健康。

（四）美容护肤。芦荟中含的多糖和多种维生素对人体皮肤有良好的营养、滋润、增白作用；芦荟中含的胶质能使皮肤、肌肉细胞收缩，保护水分，恢复弹性，消除皱纹。对面部痤疮、粉刺有良好的治疗作用，不论内服、外用都有效果。

三、吃芦荟应注意什么

（一）体质虚弱或脾胃虚寒的人应谨慎服用。少数吃了芦荟鲜叶后就呕吐，或引起剧烈腹痛和伴有腹泻的人也应禁止食用。

（二）服用芦荟新鲜叶片要适量。成年女性，每天可服用长 3 厘米、宽 4 厘米的芦荟叶肉 1 块。强壮男性，可适当增加（一般可加 10%~20%）。小孩和老人，则应酌情减少。妊娠和经期的妇女应避免服用芦荟。

（三）要防止把龙舌兰误作芦荟食用。龙舌兰和芦荟外形极为相似，但龙舌兰是有毒的，所以千万不要误食。芦荟除了少数几个品种（如木立芦荟、上农大叶芦荟）可以食用鲜叶外，大多数品种只是观赏植物，而且有些芦荟品种还是有毒的，误食后可能引起中毒甚至危及生命安全。

（四）千万不要把芦荟当成“灵丹妙药”。尽管芦荟对多种疾病的治疗作用被现代医药所证实，但是也不能将芦荟看成“灵丹妙药”，特别对于急性疾病以及一些病势严重的患者，一定要及时送医院请医生治疗，以免贻误时间。

（五）食用芦荟时应当先做皮试，如果不出现红肿、刺痛、起疙瘩、腹痛等异常过敏现象，才能使用。食用芦荟中毒的症状一般在 8~12 小时内出现，常见有恶心、呕吐及剧烈的腹痛、腹泻、出血性胃炎等消化系统方面的反应以及少尿、蛋白尿等泌尿系统方面的病变，甚至会因失水和心脏遭到抑制而出现心动过缓，孕妇还会导致流产。

四、家常芦荟保健食疗食谱推荐

（一）芦荟蔬菜汤

配料　新鲜芦荟叶 2 片，菠菜 1 株，红萝卜 1 根，花椰菜 2 枝，白菜 1 片，干香菇 2 朵，鸡汤或肉汤 1 杯。

做法　先烧开鸡汤（或肉汤），放入上述材料，文火煮 20 分钟左右。煮汤过程中如表面浮出残渣，要小心舀出。如果水分蒸发，可再补充少许水分。

功用　适合没有食欲及病后体弱者饮用。

（二）芦荟炒肉丝

配料 芦荟350克，猪里脊50克，精盐、水淀粉、豆酱、白糖、葱丝、姜丝、蒜末、酱油、花生油、鸡精各适量。

做法 将芦荟洗净去皮，切成丝。将猪里脊切成丝，加入水淀粉、酱油搅匀。锅内倒入花生油烧热，加入葱、姜、蒜、猪肉丝、豆酱、芦荟丝翻炒，加入白糖、精盐、鸡精调味，加少许水淀粉勾芡即成。

功用 通便、促进伤口愈合、抗菌消炎、美容等。

（三）冰糖芦荟

配料 芦荟、冰糖适量

做法 芦荟去皮，切小块，加水煮，水开后加入冰糖即成。

功用 适用于经常便秘的人。

（四）盐水花生芦荟

配料 生花生500克，芦荟、甜椒片、芫荽、食盐各适量。

做法 花生洗净，放入清水用小火煨至喷香酥软，加盐调味，捞出沥水，装盘。芦荟叶肉20克，煮熟后取出，切成丁块，铺摆在花生上。红色甜椒切成菱形片组成树叶，菱形尖端对准圆心，周边摆放芫荽绿叶。

功用 清热、养颜。

绿 茶 (lü cha)

绿茶是将采摘来的鲜叶先经高温杀青，杀灭了各种氧化酶，保持了茶叶绿色，然后经揉捻、干燥而制成。因干茶色泽和冲泡后的茶汤、叶底保存了鲜茶叶的绿色而得名。按杀青和干燥方式不同又可分为蒸青绿茶、炒青绿茶、烘青绿茶、晒青绿茶。

作为我国的主要茶类，绿茶产量位居六大初制茶之首。中国生产绿茶的地域极为广泛，山东、浙江、河南、安徽、江西、江苏、四川、湖南、湖北、广西、福建、贵州是我国的绿茶主产省份。

一、绿茶有哪些药用价值和营养价值

对于绿茶的各种有益于身心的功效，古今中外的说法很多，我国唐代刘贞亮的“十德”说法比较全面。他将饮茶的益处归为尝滋味、养身体、驱腥气、防病气、养生气、散闷气、利礼仁、表敬意、可雅心、可行道。

茶叶是富含维生素 K 的饮品，而且还含有维生素 C 等成分，具有抗血小板凝集、促进膳食纤维溶解、降血压、降血脂的作用，对防治心血管疾病十分有利。茶中含有氟、茶多酚等成分，能防龋固齿。茶中维生素 A、维生素 E 含量丰富，并含有多种抗癌防衰的微量元素，是天然的保健饮料，有助于保持皮肤光洁白嫩，减少皱纹，还能抗氧化、防辐射、提高免疫力、预防肿瘤。茶叶还具有提神醒脑、振奋精神、增强免疫、消除疲劳等作用。

二、饮用绿茶有哪些好处

（一）延缓衰老。茶叶含有一种名叫茶多酚的物质，具有很强的生理活性和抗氧化性，是人体自由基的天然清除剂，所以有抗衰老的作用。

（二）抑制心脑血管疾病的发生。绿茶中的儿茶素能降低血浆中总胆固醇、游离胆固醇、低密度脂蛋白胆固醇以及甘油三酯含量，有抑制血小板凝集、降低动脉硬化发生的功效。含有的黄酮醇类有抗氧化作用，可防止血液凝块及血小板成团，降低心血管疾病。

（三）预防癌症。茶叶含有的茶多酚可以防止很多种可能致癌物质在体内生成，而且对多种癌细胞有一定的杀伤力。

（四）消炎止泻。茶多酚有着非常明显的杀灭、抑制病毒的作用，在医学上有人已经运用它治疗流感、痢疾等病症，效果非常好。

（五）瘦身减肥。绿茶含有茶碱及咖啡因，可以减少脂肪细胞堆积，达到减肥的功效。

（六）提神醒脑。茶叶含有的咖啡碱，可以增强大脑皮层的兴奋，促使神经中枢处于兴奋的状态，达到清心、提神的效果。

（七）保护牙齿。绿茶含有的氟、茶多酚，可以减少牙菌斑及牙周炎的发生。茶所含的单宁酸，具有杀菌作用，能阻止食物渣屑繁殖细菌，有效防止口臭。

三、饮用绿茶应注意什么

（一）一般人都可饮用。尤其适宜高血压、高血脂、冠心病、动脉硬化、糖尿病、油腻食品食用过多的人饮用。

（二）不适宜发热、肾功能不全、习惯性便秘、消化道溃疡、神经衰弱、失眠、孕妇、哺乳期妇女、儿童饮用。

（三）因为绿茶能在很短的时间内迅速降低人体血糖，所以低血糖患者慎用。

四、保存绿茶有“五忌”

一忌潮湿：绿茶茶叶是一种疏松多孔的亲水物质，因此具有很强的吸湿还潮性。存放绿茶时，相对湿度在60%较为适宜，超过70%就会因吸潮而发生霉斑，进而酸化变质。

二忌高温：绿茶茶叶最佳保存温度为0~5℃。温度过高茶叶中的氨基酸、糖类、维生素和芳香性物质则会被分解破坏，使质量、香气、滋味都有所降低。

三忌阳光：阳光会促进绿茶色素及酯类物质的氧化，绿茶贮存在玻璃容器或透明塑料袋中，受日光照射后，内在物质会起化学反应，使绿茶品质变坏。

四忌氧气：绿茶茶叶中的叶绿素、醛类、酯类、维生素C等容易与空气中的氧结合发生氧化。氧化后的绿茶汤色变红、变深，营养价值大大降低。

五忌异味：茶叶与有异味的物品混放贮存时，会吸收异味而且无法去除。

五、怎样鉴别绿茶

绿茶的品质差别较大，可根据绿茶外观和泡出的茶汤、叶底进行鉴别。

（一）新鲜绿茶和陈旧绿茶

新鲜绿茶的外观色泽鲜绿、有光泽，有茶香味；泡出的茶汤色泽碧绿，有清香、兰花香、熟板栗香味等，滋味甘醇爽口，叶底鲜绿明亮。

陈旧绿茶的外观色黄晦暗、无光泽，香气低沉，如对茶叶用口吹热气，湿润的地方叶色黄且干涩，闻有冷感；泡出的茶汤色泽深黄，味虽醇厚但不爽口，叶底陈黄、欠明亮。

（二）春茶、夏茶和秋茶

春茶外形芽叶硕壮饱满、色墨绿、润泽，条索紧结、厚重；泡出的茶汤味浓、甘醇爽口，香气浓，叶底柔软明亮。

夏茶外形条索较粗松，色杂，叶芽木质分明；泡出的茶汤味涩，叶底质硬，叶脉显露，夹杂铜绿色叶子。

秋茶外形条索紧细、丝筋多、轻薄、色绿；泡出的茶汤色淡，汤味平和、微甜，香气淡，叶底质柔软，多铜色单片。

（三）高山绿茶和平地绿茶

高山绿茶外形条索厚重，色绿、富光泽；泡出的茶汤色泽绿亮，香气持久，滋味浓厚，叶底明亮，叶质柔软。

平地绿茶外形条索细瘦、露筋、轻薄，色黄绿；泡出的茶汤色清淡，香气平淡，滋味醇和，叶质较硬，叶脉显露。

马齿苋 (ma chi xian)

马齿苋别名长命菜、马蜂菜、五行草、安乐菜、酸米菜、长寿菜、麻子菜。马齿苋作为一种野菜，中国老百姓食用已久，夏秋季节，采拔茎叶茂盛、幼嫩多汁者，除去根部，洗后烫软，拌入食盐、米醋、酱油、生姜、大蒜、麻油等佐料和调味品，做凉菜吃，味道鲜美，滑润可口。也可烙饼，做馅蒸食。我国许多地方的群众，至今还有将马齿苋洗净、烫过、切碎、晒干，贮为冬菜食用的习惯。

一、马齿苋有哪些药用价值和营养价值

马齿苋含大量的去甲肾上腺素，多量钾盐、枸橼酸、草酸、氨基酸（包括谷氨酸、天冬氨酸、丙氨酸）、胡萝卜素、维生素 B_1、维生素 B_2、维生素 C、烟酸、糖类、蛋白质、钙、磷、铁等成分。中医用于痢疾或湿热腹泻、痈肿恶疮、肠痈、热淋、小便不利、妇女湿热带下、月经过多、崩漏、产后出血、或尿血、便血等症。马齿苋是治菌痢的要药，可单用本品煎服（新鲜者效果较佳），对大肠杆菌、痢疾杆菌、伤寒杆菌、金黄色葡萄球菌等有抑制作用。现代大多用于治疗肠炎、急性关节炎、膀胱炎、尿道炎、肛门炎、痔疮出血等，近年来应用范围有所发展，如用于治疗百日咳、肺结核及化脓性疾患等。由于可做蔬菜食用，即使大量食用也很安全，所以是一味值得重视的药品。

二、食用马齿苋应注意什么

（一）适宜肠胃道感染的人食用；适宜皮肤粗糙干燥、维生素 A 缺乏症、角膜软化症、眼干燥症、夜盲症的人食用；适宜小儿单纯性腹泻、小儿百日咳者食用；适宜钩虫病患者食用；适宜妇女赤白带下及孕妇临产时食用；适宜矽肺患者食用。

（二）因马齿苋性属寒滑，食用过多，有滑利之弊。所以，凡脾胃虚寒，腹泻便溏的人忌食。

（三）马齿苋有收缩血管和子宫的作用，所以怀孕妇女，尤其是有习惯性流产的孕妇忌食。

（四）根据前人经验，马齿苋忌与甲鱼一同食用，否则会使食用者发生肠胃消化不良、中毒。

三、马齿苋的食疗选方

（一）治赤白痢疾：马齿苋 60~90 克（鲜草加倍），扁豆花 3~12 克，水煎加红糖，一日分 2 次服。或马齿苋烧炭存性，研细，以糖水调服。每次服 6 克，一日 2 次。

（二）治妇女赤白带下：鲜马齿苋，洗净捣烂绞汁约 60 克；生鸡蛋 2 个，去黄。用蛋清和入马齿苋汁中搅匀，开水冲服，每日 1 次。

（三）黄疸：鲜马齿苋绞汁，每次约 30 克，开水冲服，一日 2 次。

（四）烂腿（臁疮）：鲜马齿苋捣烂，连渣敷于患处。

（五）尿血，便血：鲜马齿苋绞汁，藕绞汁，两者等量和匀，每次半杯（约 60 毫升），以米汤和服，一日 2 次。

（六）尿道感染、尿滴沥、尿不尽、尿线细、尿分叉：马齿苋 150 克，红糖 90 克，加水浸泡 2 小时，文火煎 30 分钟，一日一剂，一日服 3 次。

（七）痢疾便血、湿热腹泻：马齿苋 250 克，粳米 60 克。粳米加水适量，煮成稀粥，马齿苋切碎后下，煮熟。空腹食。

（八）用于急性阑尾炎（肠痈）：马齿苋 1 把，捣烂，绞取汁液 30 毫升，加冷开水 100 毫升，白糖适量，顿服。每日服 3 次。

松 针 (song zhen)

松针又名松叶、松毛，是松科植物油松或马尾松、青松、赤松、巴山松、华山松、铁甲松等的嫩叶。松针可以泡酒饮，可以鲜食，也可烘干食用松针粉，还可以煎水当茶饮。

一、松针有哪些药用价值和营养价值

中医认为，松针具有祛风活血、明目、安神、解毒、止痒等功效，用于流行性感冒、风湿关节痛、跌打肿痛、夜盲症、高血压、神经衰弱等症，对治疗脑中风、动脉硬化、性功能减退、高血脂、糖尿病、便秘、青年人的经常感冒、青春痘、过敏性鼻炎、肥胖等有物殊的疗效，特别是对血压有双向调节功效。外用可治冻疮。饮松针水可以预防感冒，治疗慢性气管炎、风湿性关节痛。松针气味芳香，富含蛋白质、抗菌素、叶绿素、植物纤维，植物酵素、8 种氨基酸和多种微量元素、多种维生素等。其中，胡萝卜素、维生素 C、维生素 E 有抗衰老的功效。松树翠绿长青，春夏之交，可采嫩松针炒吃；秋高气爽，可采松针煎茶；寒冬数九，可采松针为菜，或将松针烘干晒干研末加入食品中享用。我国古代就有吃松针、饮松针茶而获享高寿的记录。

注意：属于花粉过敏体质的人，春天松花开时慎用。

二、民间传统松针疗法

（一）高血压：将 50 支松针洗干净，装入罐中加水煎煮，代茶饮用，每日 3~4 次。或用 50 支松针于研钵中，加水两小杯，研磨成汁液，分 3 份，早、中、晚空腹饮用。

（二）心肌梗塞：取嫩松针 50 支置于研钵中，加水磨成泥，再以纱布过滤出松汁分 3 份，早、中、晚分别空腹饮用。

（三）脑溢血中风：取雌株松针、棕榈叶、大豆各 20 克，煎煮后服用，额头出汗更好。若为预防中风，每餐前后可喝 1~4 小杯松针酒，也可每日嚼食松针。

（四）动脉硬化：每天取 50 支松针，以水洗净，放入口中咀嚼或取松针煎煮浓汤喝。

（五）预防脑梗塞：将松针、棕榈叶、大豆一起煎煮服用，或者嚼食松针。

（六）过敏性哮喘：取阴干的雌松针，每日煎服 20 克。也可将松针的新芽焙烤后研末，涂在口腔咽喉部。支气管哮喘，可煎煮鲜、干松针当茶饮用。

（七）中风口邪（斜）：将松树嫩叶 500 克捣成汁，放 1000 毫升酒中浸两天后，再放在火旁加温 8~12 小时。初服 5 毫升，逐渐增至每餐 10 毫升。

（八）牙龈肿痛：用松针 50 克、精盐 5 克、酒 100 毫升、水 500 毫升，共煎含漱。

（九）风热牙痛：取油松节如枣大一块，切碎，加胡椒 7 粒，浸于热酒中，趁热再加焙过的白矾少许，以此漱口，数次后即能见效。或用松节 100 克，槐白皮、地骨皮各 50 克，煎汤漱口，热漱冷吐。

（十）口臭、禁声失语：以数枚松针置于口中咀嚼。也可取鲜松针或干燥松针煎煮，代茶饮。此法亦可治咽喉痛。

（十一）急性胃炎：取阴干的松针 10 克，加水 300 毫升，煎煮到一半水，早、中、晚 3 次空腹服用。

（十二）糖尿病口渴：将红松针放入研钵中磨碎，饮其汁液。或用松针 4 份、嫩松柏叶 6 份的比例混合，煎煮服用。服时宜忌肉食。

（十三）妇女白带：松香 250 克、松针 50 克，酒 1000 毫升，共煮收干、捣烂，做成梧桐子大小丸子，每服 10~15 粒，每日 3 次。

（十四）盆腔炎：将小腹、腰部以松针水熏洗和浸泡，每日数次。

（十五）便秘：老松针 3 枚，嚼食，每日 3 次。

（十六）老年性痴呆症：取松针、松树皮一起煎煮，代茶饮。

（十七）关节酸痛：用嫩松针、松节末等分，捣烂，取 250 克加入 500 毫升酒中浸泡 7 日，每日 3 次，每次 1 杯（10 克左右）；或以松针煎汁口服，加松针汁温热患处。

（十八）痛风：松针煎煮后，捞出叶子，将痛风发病部位浸泡在 40℃左右的汤液中。

（十九）神经痛：以鲜松嫩叶捣汁当茶饮；或取鲜松针 100~200 克，加艾草、柳树叶适量，装入布袋中烧水泡浴。

（二十）过敏性鼻炎：用 20 克阴干的松针或新鲜松针，煎煮服用。

（二十一）晕车船：乘坐车、船时口中咀嚼松针可预防发生。

燕　窝 (yan wo)

燕窝又称燕菜、燕根、燕蔬菜，是雨燕科动物金丝燕以及多种同属燕类用唾液与绒羽等混合凝结所筑成的巢窝，主要产于我国南海诸岛、海南岛、东南沿海、云南广西边界及东南亚各国。燕窝因采集时间不同可分为白燕（又称宫燕）、毛燕、血燕三种。燕窝的营养较高，是我国传统名贵食品之一。

一、燕窝有哪些药用价值和营养价值

燕窝具有很高的食用和药用价值。据中国医学科学卫生研究所编的《食物成分表》和香港中文大学生物化学系关培生、汪润祥两教授合著的《燕窝考》分析：燕窝含蛋白质49.9%，有大量的生物活性蛋白分子，还有向量脂肪和磷、硫、钙、钾等成分，对人体有滋阴复壮的作用。燕窝还含有大量的粘蛋白、糖蛋白、钙、磷等多种天然营养成分，有润肺燥、滋肾阴、补虚损的功效，能增强人体对疾病的抵抗力，是一种纯正高贵的天然保健品。中医认为燕窝养阴润燥、益气补中，治虚损、咳喘、咯血、久痢等症，适宜于体质虚弱、营养不良、久痢久疟、痰多咳嗽、老年慢性支气管炎、支气管扩张、肺气肿、肺结核、咯血吐血和胃痛病人食用。《本草纲目》说："燕窝甘淡平，大养肺阴，化痰止咳，补而能清，为调理虚劳之圣药，一切病之由于肺虚，而不能肃清下行者，用此皆可治之"。燕窝作为天然滋补食品，男女老少都可食用。孕妇在妊娠期间、产前产后进食，有安胎、补胎作用。燕窝是天然增津液的食品，并含多种氨基酸，对食道癌、咽喉癌、胃癌、肝癌、直肠癌等有抑止和抗衡作用。凡经放疗、化疗而引起的后遗症如咽干、咽痛、肿胀、便秘、声嘶、作呕等，食燕窝都能有明显的改善。燕窝内含有丰富的燕窝酸，有助于小儿成长期的大脑发育和记忆力提升。

二、如何选购燕窝

燕窝有采自天然的洞燕、人工饲养筑于室内的屋燕和用海藻制成的人造燕窝。市场上还有用淀粉等制成的假燕窝，这种假冒品几乎可以乱真，所以选购鉴别燕窝首先要分出真假，再分品类、定档次。

（一）看：

1. 燕窝应该为丝状结构，由片块结构构成的不是真燕窝；纯正的燕窝无论在浸透后还是在灯光下观看，都不完全透明，而是半透明状。

2. 看燕窝的发头。不同种类的燕窝亦有不同的“发头”（“发头”就是燕窝在湿透后，在重量上与干燥时的差异，倍数越大，“发头”越好），一般宫燕有6~8倍的“发头”。

3. 看燕窝是否干爽轻身，以干爽者为上品。优质燕窝手摸应有干爽的感觉。较湿的燕窝水分较多，存放不当会发霉。

4. 看燕窝是否干净：细毛越少越好。

（二）挑：也就是挑盏型，燕窝两端的头脚越细越好。

（三）闻：燕窝有特有的馨香，但没有浓烈气味。气味特殊，有鱼腥味或油腻味道的是假货。

（四）摸：取一小块燕窝以水浸泡，松软后取丝条拉扯，弹性差，一拉就断的是假货；用手指揉搓，没有弹力能搓成浆糊状的也是假货。

（六）烧：用火点燃干燕窝片，如果是真燕窝就绝不会产生任何剧烈声响和飞溅火星。

三、燕窝保健食疗配方推荐

（一）秋梨燕窝

配料　白梨2个，燕窝5克，冰糖10克。

做法　梨切掉柄端（备作盖用），挖出核心，将燕窝、冰糖一同放于梨中，用柄盖好，以竹签插定，略加水蒸熟。每日早晨食用。

功用　源于《文堂集验方》。本方取燕窝滋阴润肺，白梨、冰糖润燥化痰。适用于老人肺虚燥热，咳嗽痰喘等。

（二）人参燕窝汤

配料　白燕窝6克，人参3克。

做法　放瓷杯中（加水适量）隔水炖熟，徐徐服食。

功用源于《救生苦海》。本方以白燕窝补益脾胃，以人参鼓舞脾胃元气，增进饮食。用于泻痢后，干呕欲吐饮食不进。

（三）牛乳燕窝汤

配料　燕窝6克，牛奶500克。

做法　燕窝隔水炖熟，加入牛奶煮沸，一同服用。

功用　源于《本草纲目拾遗》。本方以燕窝益脾和胃，润燥去枯，牛乳益胃润燥。用于胃气虚弱、胃阴不足、反胃呕吐或噎嗝、胃肠津液枯槁、饮食难下、大便燥结如羊粪珠。